# オーソモレキュラー医学入門

エイブラム・ホッファー
アンドリュー・W・ソウル

中村篤史 訳

# ORTHOMOLECULAR MEDICINE for EVERYONE

Abram Hoffer
Andrew W. Saul

translated by NAKAMURA Atsushi

論　創　社

ハンフリー・オズモンド、ヒュー・リオルダン両医師の思い出に本書を捧ぐ

ORTHOMOLECULAR MEDICINE FOR EVERYONE: Megavitamin Therapeutics
for Families and Physicians
by Abram Hoffer, MD, PhD & Andrew W. Saul PhD


This translation published under license with the original publisher Turner Publishing
through Japan UNI Agency, Inc., Tokyo

# 謝辞

私は、老若男女の別なく、きわめて多くの医師・科学者・患者の皆様からお力添えを頂いて参りましたので、その全てのお名前をここに列挙することなど到底できないほどです。しかしとにかく、オーソモレキュラー医学を実践するなかで、これら全ての支援者の皆様（とりわけ何千人もの患者の皆様）がこの方式の医療のやり方がいかに有効であるかを教えてくれたのです。患者の皆様は、栄養療法による治療を受け入れてくれました。オーソモレキュラー医学に基いて診療を行うことは、とりもなおさず「何よりも大切なのは、危害を与えないことだ」という〝医療行為の基本中の基本の大原則（ゴールデン・ルール）〟に素直に従うことであり、しかもそれによって驚くほど素晴らしい治療の成果が得られることを、私に教えてくれたのです。さらに私は、二度のノーベル賞受賞者ライナス・ポーリング博士にも感謝せねばなりません。博士こそが「オーソモレキュラー」（*orthomolecular*）という言葉を創始し、いくつかの特定の種類の栄養素を高用量で摂取する必要性を、科学の言葉で理路整然と世に伝えてきた人なのですから。

サスカチェワン州首相として御活躍された故トミー・ダグラス氏にも心からの感謝を捧げます。彼の絶大なる支援がなければ、今日のオーソモレキュラー医学の発展につながる研究は存在しなかったでありましょう。

エイブラム・ホッファー

コリーン・ドナルドソン、ヘレン・Ｆ・ソール、ジョン・Ｉ・モッシャー、リチャード・ベネット、ナンシー・ワトソン・ディーンの各氏に、まず個人的な感謝を申し上げます。

そして私のウェブサイト《DoctorYourself.com》を御覧になり、日々変わらぬ健康を享受しておられる読者の皆様には、格別なる感謝をいたしております。ロバート・サーバー、スティーヴン・Ｈ・ブラウン、ロバート・マクヘフィーの各氏にも、心から感謝の意を表する次第です。御三方のご尽力あればこそ、《オーソモレキュラー医学ニュースサービス（ＯＭＮＳ）》は広く社会に向けて教育啓発の広報資料（プレスリリース）を発表し続けてこられたわけですし、こうして世に出た情報を一冊にまとめ上げたものが、他ならぬ本書なのですから。

アンドリュー・Ｗ・ソウル

# はじめに

効果的に医療を実践していくための基本は、臨床での栄養状態であり、これはオーソモレキュラー栄養学、あるいはオーソモレキュラー医学として知られている。本書は元々は『医師のためのオーソモレキュラー医学入門（*Orthomolecular Medicine for Physicians*）』というタイトルで一九八九年に出版されたが、その後しばらく絶版となっていた。その後二十年の間に大きな進展があったことから、旧版を改訂・加筆して、『オーソモレキュラー医学入門（*Orthomolecular Medicine for Everyone*）』と名前を変更した。栄養医学への関心や、それをどんなふうに行えばよいかについての関心が、近年一般の人々の間でも大いに高まっているためである。北アメリカの調査では人口の少なくとも半数が、標準的な用量以上のサプリメントをすでに摂っているという。

一昔前には、オーソモレキュラー医学に関するメディア報道の多くは否定的なものだった。こうした状況は変わりつつある。製薬会社がつぎ込む広告費用のために、多くの新聞・雑誌・テレビは言うに及ばず医学雑誌においてさえ、偏見はいまだに残っているが、新たに認知されつつあるオーソモレキュラー栄養医学は今では非常に好意的に報じられることが多い。一般の人々がこうした情報を必要としていて、しかも人々は自分の主治医からそうした情報を得られないものだから、ますます情報が欲しくなっているのだ、と我々は現状を見ている。

なるほど、この本に書いてあるようなことに出くわすと多くの人は、「もしビタミン療法がそんなに効くのなら、なぜ私の主治医はそれを使わないのだ」と尋ねる。逆に医師の側から出る疑問としては「もしビタミン療法がそんなに効くのなら、なぜ私はそれを医学部で教わらなかったのか」といったものだろう。知識というものは、知られて初めて明らかになるものである。医学校や大学、公立学校の教育カリキュラム作成者は、栄養療法の興味深い歴史をほぼ丸ごと見落としている。教育内容や資金面に意図的な選別があって、それが教育上の偏見やある種の検閲になっていると我々は考えている。前記のような疑問を持った人は、一九三〇年代から一九五〇年代にかけてオーソモレキュラー栄養学の分野で先駆的な活躍をした医師についての情報を探してみたいと思うかもしれない。フレデリック・R・クレンナー、マックス・ゲルソン、ウィリアム・J・マコーミック、ウィルフリッド・シュートとエバン・シュートの並外れたほどすばらしい臨床成果は、しかし、今日、医学の教科書には載っていない。アメリカ国立医学図書館は、『ジャーナル・オブ・オーソモレキュラー・メディスン』について、この医学誌が査読を受けすでに四十年以上継続的に出版されているにもかかわらず、索引に載せようとさえしない。

オーソモレキュラー精神医学は、一九三八年にビタミン$B_3$にはナイアシンとナイアシンアミドの二通りの形態があると特定されてまもなく始まった。これらの化学物質は、抗ペラグラ因子としての栄養的有用性が知られるまでは、有機化学の単なる脇役に過ぎなかった。しかしその効用が認識されると、臨床の栄養学者たちは様々な精神疾患をこれらの投与（用量は一日１０００mg（＝１g）まで。当時は大用量だと思われていた）によって治療し始めた。鬱病患者（初老期や老年期の症状増悪も含む）や中毒性精神病（アルコールやその他の薬物などを、自らの意志でか、または誤って大量に体内に入れたため起こる精神障害）の患者が、このビタミンの投与により回復したという報告は、一九五〇年以前からあった。一九四九年までに、ウィリアム・カウフマン医師は関節炎についての彼の研究を要約する二冊の本『ナイアシンアミド欠乏病の一般的形態』と『関節の機能不全の一般的形態、その発生と治療』を出版していた。これらは数百の関節炎患者に行った臨床的に非常に注意深くコントロールされた研究であり、彼はそれによって、ナイアシンを投与されたほとんどの患者は正常になったか、あるいはもはや重度の障害ではないほどにまで回復することを示した。しかしこれら全ての報告は無視された。折しも様々な「魔法の薬」が次々と開発されていた新たな時代の頃のことであり、医学校は栄養素のことなど忘れてしまっていたし、また、医学教育によって教えられる多少のことさえもカリキュラムから事実上消滅してしまったのだ。それ以来、医学が栄養素に興味を持つことはほとんどなくなってしまった。

ここ数十年にわたり、病気に対して栄養を使うことについて、医師よりも一般の人々の方がますます興味を持ち始めている。いくつかの分野において、一般の人にも利用可能な情報量が爆発的に増えているが、この新版で我々が伝えようとしているのもそうした情報の一つである。ナイアシン（ビタミン$B_3$）の大量投与による統合失調症の治療についての情報もますます多くなっている。ナイアシンにはＨＤＬ（高密度リポタンパク）コレステロール（いわゆる善玉コレステロール）の血中濃度を上げ、ＬＤＬ（低密度リポタンパク）コレステロール（いわゆる悪玉コレステロール）や中性脂肪の血中濃度を下げる効能があることも示されている。こうした際立った特性を持つ物質は他に知られていない。過去二十年、様々な栄養素について栄養的な知見が深まってきた。高用量の栄養が効くことを示す研究は存在しない、とよく言われるが、実際にはすでに何千何万の臨床研究でその有効性は示されている。我々は代表的な研究を引用するが、興味のある読者は《DoctorYourself.com》に掲げたオンライン上の参考文献目録や、本書の付録に掲げてあるその他のオーソモレキュラー関連のウェブサイトを使ってさらに調べてみるとよい。

そうやって調べてみれば、栄養に関する大量の医学文献は、あちこちに散らばっていたり、アクセスすること自体が難しかったりすることに気付くだろう。我々はそうした状況を改善しようとしているが、この本を書いたこともその一つだ。本書『オーソモレキュラー医学入門』は、医師のみならず一般の人が、オーソモレキュラー医学を使うために最も必要な情報を一冊にまとめたものである。本書はオーソモレキュラー医学が様々な病気の治療に際してどのように行われるのかを記述している。その病気は、精神病、消化管障害、関節炎、自己免疫疾患、さらには癌までも含んでいる。本書は、生理学、病理学、生化学の教科書を代替するものではない。確立された医学知識と組み合わせて使ってもらうのが理想的である。オーソモレキュラー医学による治療は、西洋医学の主流派が現在採用している所謂（いわゆる）「標準治療」の完全な代替物ではない。オーソモレキュラー医学による治療を必要とする患者が一定の割合で存在し、実際にオーソモレキュラー医学による治療の方が成果が上がる患者もやはり一定の割合で存在しているわけだが、その他残りは両者のほどほどの組み合わせが必要、といったところだろう。

オーソモレキュラー医学に親しんでみたい、始めてみたいという人は、まずは全体食（ホウルフード）、砂糖抜きの食事、それにいくつかのビタミンといったところから始めてみるとよいだろう。こんな単純なアプローチだけでも、調子が良くなったという声を耳にする。実際にこの治療を使った医師たちが、結果に非常に説得力を感じ、オーソモレキュラー診療医になっている。我々がこの本を書いたのは、まずもって臨床医の皆さんに、そして近年ますます関心を高めている一般の人々に、入門的な知識を提供するためである。第一部はオーソモレキュラー栄養学の基本原則を概観し、様々な栄養素を詳しく紹介する。第二部は、いくつかの特定の病気についてオーソモレキュラー医学のアプローチを検証する。栄養療法は効果的であり、副作用がなく、しかも安価である、ということが分かるだろう。第一に克服すべきは、何であれ安くて安全なものなど効くはずがない、という古い思い込みである。そうした思い込みから解放されたとき、健康はあなたのものになる。

# オーソモレキュラー医学入門　目次

# 第一部　オーソモレキュラー医学

## 第1章　オーソモレキュラー医学とは何か　2



## 第2章　栄養補助食品の利用　45

# 第二部　それぞれの病気の治療

# 第18章　皮膚障害

# オーソモレキュラー医学入門

《本書ご利用上のご注意》

本書に収録した情報は、著者の調査研究と、医師として、医学者として、さらに一人の人間としての経験に基づいたものである。

本書は、読者諸氏が医師などの医療サービスを全く利用せずに済むような〝医者の代用品〟として用いられるために書かれたものではない。（読者が「これに頼りさえすれば医者や各種医療サービスの世話になる必要は全く無くなる」と考えて本書を〝医者の代用品〟と見なしてしまうなら、それは著者にとって不本意なことである。）

病気の診断と治療は、それがどんなものであっても、医療専門職の監督指導のもとに行われるべきである。本書（原著）の発行者（米国の Basic Health Publications. Inc.）は、この本に記された具体的な治療指針のいずれについても、強引に実施すべきとまで主張しているわけではない。しかし本書に収められた情報は一般市民が利用できるよう公開すべきと確信しているのである。

本書で論じられている提案や、調理および調剤や、医療処置を使用することにより、使用者の意に沿わない作用や結果が生じたとしても、本書の著者および発行者は、そうした作用や結果がいかなるものであれ、責任を負うものではない。

本書で言及している医療処置や、調理および調剤のいかなるものであれ、その適否について読者諸氏が何らかの疑問をお持ちになった際には、医療専門職から指導助言を受けるべきであると、本書の発行者は、読者諸氏に強くお勧めしておく。

# 第一部　オーソモレキュラー医学

# 第1章　オーソモレキュラー医学とは何か

健康の基本は、良好な栄養状態である。栄養不良あるいは飢餓状態があるときには、どのような医学的治療に対しても、病んだ心身が改善を示すことは不可能である。一九六八年にライナス・ポーリングによって作られた「オーソモレキュラー（orthomolecular）」という言葉は、最適な量の栄養素と身体の正常な（"ortho"）構成要素を主要な治療として使う方法のことである。[1] オーソモレキュラー診療医は、薬物、手術、身体的アプローチおよび心理学的アプローチを含め、それが適切であるならば、こうした全ての現代的治療も活用する。たとえば、抗鬱薬や抗精神病薬が必要なときには、それらと栄養素および栄養を組み合わせて使う。薬物は、望ましくない障害となっている症状をすばやくコントロールするために用いられ、いったん患者がオーソモレキュラー治療に反応し始めたなら、薬物は徐々に減量していく。栄養を用いる外科医は、患者の術後の回復が早く、術後の合併症が少ないことに気付く。ジャンクフードや人工的なものを避けて良質な食べ物だけを食べていれば誰もがもっと健康でいられるのと同様に、結局は同じ生化学的な原理によって、栄養状態が最適で健康ならば病気や外傷に対してももっと能率的に対処できるわけだ。

「栄養素ごとに分類された食品そのものを意識して食べる」ことをひたすらに勧める従来の栄養学とは違って、オーソモレキュラー栄養学はビタミンやミネラルその他の補助的な要素を、国の推奨する「一日所要量」よりも大量に、サプリメントとして使うことを強調している。さらに、オーソモレキュラー栄養学は、一般的には栄養欠乏由来の病気と考えられていない病気の治療にも用いられている。二つのことを挙げるなら、癌の患者に数万mgのビタミンCを静脈注射で点滴投与したり、精神病の治療に数千mgのナイアシン（ビタミン$B_3$）を使ったりといったことである。

栄養状態および栄養素を非常に重視するところが、オーソモレキュラー診療医とその他の医師を分ける違いである。その他の医師は、患者の栄養状態にはほとんど興味を示さないし、ビタミンやミネラルの使用には一般的に抵抗感を持つばかりか、敵意さえ持っている場合がある。これらの医師は薬物と手術と放射線にほぼ完全に頼り切りなのだ。心理学者や栄養士のような医学の専門家でない人は、栄養について患者に助言することができる。彼らは医療を実践（たとえば薬を処方したり）することはできないが、多くの人が健康を取り戻すのを手助けすることはできる。しかしオーソモレキュラー診療医の大半は医師である。

栄養状態が病気の発生にどれほど重大な影響を及ぼしているか、そして治療に際して患者の食生活（ダイエット）を具体的にどのように矯正すればよいのか――こういったことを、ほとんどの医学校は学生に教育していない。医師たちは、栄養面については栄養学者（生化学者であることが多い）や栄養士に任せて、自分たちはその責任を放棄してしまった。病院の臨床現場で働いている栄養学者はほとんどいない。だから病院が栄養について無知であっても不思議はないし、患者が退院後に栄養不良状態で苦しむことが多いことも驚くには当たらない。医学生らは臨床現場にいない栄養学者にほとんど注意を向けない。彼らの多くにとって、医療専門職という階級社会の中では、栄養などというものは取るに足りないものに違いなく、臨床現場で何の役割も果たしていない、と見なされていることは明らかだ。けれどもオーソモレキュラー診療医は、栄養を医学的治療、外科的治療、精神科的治療の柱として採用してきた。

## 1　個人差の原則

どんな医学の分野も、患者を扱う際の理論的背景や臨床経験に基づいた一連の原則によって支えられている。オーソモレキュラー医学におけるこうした原則の一つに、個人差というものがある。人には皆、特徴があり、栄養素の必要量も違えば治療に対する反応も違う、ということだ。個人の意識は、幼児が自分の母親を他の女性とは違うのだと最初に認識して以後、常に存在している。個々人での肉体的、解剖学的な違いというのは、議論にはならない。我々はそれぞれ、自分独自の姿かたち、皮膚の色、個性、生活史を持っているものである。名前があることによってその事実や個人の重要性を改めて認識する。

医師は皆、解剖学的な個別性に注意を向けているものだが、薬物の必要量には幅があることや、ビタミンの最適必要量にはさらに幅があるということについては、それほど意識していない。外科医は切除する虫垂(ちゅうすい)があるべき場所にあって欲しいと思うものだが、優れた外科医であれば、場所が多少違っても驚かない。医師は、少数の患者は標準的な抗鬱薬25㎎の投与によって鬱病が軽快するし、なかにはその一〇倍量必要な患者がいることを知っている。栄養必要量は様々であり、タンパク質、脂肪、炭水化物、微量栄養素の必要量には個人差があると栄養学者は考えているが、専門のオーソモレキュラー診療医でないほとんど全ての医師は、必要量を総じてどれも低く見積もっている。生化学者のロジャー・ウィリアムズ博士はこの分野における先駆的研究者の一人であるが、彼は一九五六年に、人がそれぞれ独自に持つ〝生化学的な個性〟に関する膨大なデータを、誰でも理解できる一冊の著作にまとめて世に出した。(2)

ある集団に対して、ある特性(どんな特性でもいいが、たとえば身長・体重・体格・皮膚の色など)について調査すると、測定結果はある範囲をもって現れる。身長なら幼児の2フィート(60㎝)未満から、7フィート(2・1m)以上もある大人まで、様々である。多くの成人男性は、4・5フィート(1・37m)から6フィート(1・82m)の間である。身長を横軸に、その身長の人数を縦軸にしてグラフを描くと、それは度数〔=頻度〕分布曲線になる。5フィート(1・52m)や6フィート(1・82m)であるよりも、5・5フィート(1・67m)の背丈の男性の方が、自然の傾向として、多いということだ。ある集団の身長がどんな具合であるかを誰かに伝えるときには、身長の平均値と、標準偏差による平均値からの偏りの程度を評価するとよい。統計学では、平均値から標準偏差の二倍をプラスマイナスした範囲に、集団の95%が収まるようになっている。どんな集団でも両極端に属する5%は、生物学的変数の範囲を超える多様さを示すことが一般的である。

一般に、この曲線は〝釣り鐘(ベル)〟状に見える。このベル状分布曲線は、他のものを測定したとき、たとえば、タンパク質やビタミン、ミネラルの一日必要量を測定したときにも、当てはまる。しかし各栄養素で、その曲線は異なる形をとるだろう。高さが低く横に長いかもしれないし、細長いかもしれないし、ベル型でないかもしれない。しかしそれぞれの栄養素の曲線で、少なくとも２・５％は、集団のその他（97・5％）よりもより多くの栄養素を必要としている。なぜこうした違いが生じるのかについては、この現象が一般にあまり興味を持たれていないこともあって推測することしかできないが、腸での栄養の吸収が低下しているのかもしれない。悪性貧血では、正常ならビタミン$B_{12}$を吸収する腸の一定部位が欠如していたり、ビタミン吸収後に酵素に能率的に結合できなかったり、あるいはある種の臓器で消費が亢進（こうしん）しているとか特定の臓器にがっちり〝捕捉〟されてしまったせいで他の身体部位にまわっていかない、といった可能性がある。

　オーソモレキュラー診療医は、ビタミンの需要が普通以上に高まっている患者の治療にあたっている。これらの患者は、ある種の栄養素について通常の１０００倍に達するほどの大量を必要としている場合もある。ところがオーソモレキュラー診療医が「個人差の原則」に基づいて実際に医療を行うと、こうした重大かつ基本的な〝医療の原則〟を知らない医師や、桁外れ（けたはず）れの栄養不足に適切な対処をしていないせいで多くの慢性疾患が起こるのだという原因論を信じられない医師から、批判されることが多いのである。

「個人差」という考え方はオーソモレキュラー医学において極めて根本的なものであり、その重要な役割を理解しておくことは、人間の活動全てにおいて必要だとさえ言える。一見して分かる特性（たとえば身長、体重、皮膚の色、姿かたち、指紋など）に関して我々は皆個々それぞれに違うのだという事実を否定する人はほとんどいないだろう。我々は身体的能力、筋力、手先や身の熟（こな）しの器用さ、複雑な動作を行う際の様々な筋肉の〝協調運動〟の巧みさ、ある種の技能といった点でも皆違っているし、どういう物事に興味を持つかというのも違っている。発見者は、一番になりたがるものである。なぜなら、一番であるということこそが独自性なのだから。同様に、科学者も第一発見者になろうと競い合う。一番であることによってのみ、人々の記憶に残り、栄誉を得るのだから。芸術家は他と異なろうと努め、創造性や才能の独自性によって名を上げようとする。独自性というものはしばしば尊ばれ、報（むく）われるものである。だがそれはもちろん、社会に受け入れられるタイプの独自性でなければならない。ある種の独自性ゆえに刑務所や精神病院のお世話になることもある。正常とは異なっていると測定される身体的要因、生理的要因、そして心理学的因子さえもが、我々の身体という代謝装置（これこそがその人独自のものである）に由来しているということを、ほとんどの人は認識していない。我々の個人差を形成するこれらの隠された生化学的因子の総計は、目に見える特性よりはるかに大きいものだ。遺伝的にこの上なく同一と言っていい一卵性双生児でさえ、生化学的にも栄養学的にも多くの個体差（同一種の生物の個体間に存在する差異）がある。一つの受精卵が何らかの要因で二つに分裂し、そのそれぞれが個人になるときでも、全ての遺伝子や生命をコントロールするその他の細胞内分子がそっくり等しく分裂するということはないのだ。

## （1）生化学的相違

オーソモレキュラー診療医はもっぱら各人の生化学的相違や栄養学的相違に関心を向ける。つきつめて考えれば心身ともに健康な人間を支えている物理化学的な土台は、正常な生化学反応に他ならない。そうである以上、各人の生化学的・栄養学的な状態は、その人が健康を維持できるか病気になるかを決める基本条件となるのである。高用量の栄養素を必要とする人がいるという事実は、ビタミンについてのある種の思い込みがあまりにも根深いために、かえって逆に、受け入れ難いものになってきた。つまり、「ビタミンは少量必要なだけである」という初期の観察が今日でも教義(ドグマ)のようになっていて、これをいまだに信じている人が多いのだ。だがこの「ビタミンは少量摂取で十分だ」と信じたがる教義は、すでに数十年も前に、高用量のピリドキシン（ビタミン$B_6$）が必要な病弱な子供たちが発見された頃から次第に疑われ始めた。彼らは「ビタミン$B_6$依存症(デペンデント)」だと言われた。初期の概念では「ビタミン欠乏症(デフィシェンスィー)」という考え方しかなかった。いくつかの古典的欠乏病（たとえばペラグラ、脚気(かっけ)、壊血病、くる病）は産業化した国では稀であるが、出現したときには、ひどい欠乏や食事の偏りが原因である。ピリドキシン依存状態(デペンデンスィー)の子供に対して、普通の人にとっては十分量のピリドキシンを含む食事を与えたところで病気は治らないままだろう。こうした初期の発見以来、その他の多くの栄養依存性疾患が次々と発見された。

これらの発見はすでに六十年以上前に研究者らに予見されていたものである。彼らは、慢性ペラグラ患者（皮膚炎、消化器障害、精神錯乱を特徴とするナイアシン欠乏疾患）のなかには一日に少なくとも６００㎎のビタミン$B_3$（ナイアシン）を与えられなければ症状が消失しない者がいることを驚きとともに報告した。この用量は当時にあっては、途方もなく莫大だと見なされていた。なにしろ、ペラグラ予防の所要量は５㎎程度で十分だと考えられていた時代だったのだから。

慢性的ペラグラ患者では不可逆な生化学的変化を来しており、少量のナイアシンではもはや健康の維持はできなかった。ビタミン欠乏症は、少量のビタミン$B_3$を失ったなら我々誰しもがかかり得る病態だが、ビタミン$B_3$依存の状態にまでなってしまっては、この治療には毎日高用量の$B_3$を長期にわたって摂ることが必要なのである。

私（エイブラム・ホッファー、以下Ａ・Ｈ）は、一日３ｇのビタミン$B_3$を摂り始めるまでは回復しなかった患者をたくさん見てきた。彼らは過去に、長引くひどいストレスや栄養不良状態を経験していた。最も分かりやすい例は、ヨーロッパの強制収容所や、アジアの捕虜収容所での艱難を生きのびた人々である。戦時の多くの元収容者たちは、これらの恐ろしい経験のために急激に老化するという症状に見舞われた。そうした収容所での一年は、五年分の加齢に相当すると私は見ている。彼らのうちの何人かは、１０００㎎のナイアシンを一日三回摂取することによってようやく、正常レベルの健康を取り戻した。

私の見立てによれば、統合失調症を成している症候群のなかには、確かに一つの類型として「ビタミン$B_3$依存状態」だと診断すべきものが存在している。しかし、高用量のアミノ酸も必要かもしれない。毎夕１０００〜２０００㎎のＬ-トリプトファン（必須アミノ酸の一種）を摂ることで、睡眠の質が改善される（よく眠れるようになる）人たちが、少なからずいるのである。イソロイシン（必須アミノ酸の一種）はある種の統合失調症の症候群の症状改善に高用量で必要かもしれない。

ここで疑問が生じる。少数とは言え、こうした高用量の栄養素を必要とする人がいるのはなぜだろう。こうした状況が我々の個体群の一部だけに留まっているのはなぜだろう。大きな不利益をかかえて、なお、それと見合うだけの生物学的メリットは何だろう。こうした遺伝的因子を持つ人は進化の過程でなぜ淘汰されなかったのか、あるいは、自然の淘汰プロセスはいまだ非常にゆっくりとながら進行中で、ある種の栄養素への依存度がはるかに少ない多様な人間を発達させている途上ということだろうか。壊血病は少量のビタミンCでは生存できない個体を選別するための一つの淘汰プロセスということだろうか。我々はこれらの問いに明確な答えはないが、我々が確かに分かっているのは、人間（ひと）がヒトである以上、誰もが、何らかの栄養素に対して（その深刻な欠乏状態がきっかけとなって）大量摂取が必要な「依存状態」になり得る、ということだ。

ライナス・ポーリングは、一部の動物種がなぜビタミンCを生成できなくなったのか、細胞のエネルギー必要量の観点から説明した[3]。数千年前、我々の動物の祖先は、ビタミンCを豊富に含む食物を探し回っていた。彼らは緑の植物や果物から一日数gを摂取していたかもしれない。こうした食事をしていれば、今日多くの動物がしているように体内でビタミンCが生合成できても、メリットは少ないだろう。ビタミンCは食事から十分摂れるわけで、グルコースからビタミンCを生合成する能力をなくす遺伝子変異が起こったとしても何ら不都合は起こらなかっただろう。これによって節約できたエネルギー（ビタミンC生成のために必要だったエネルギー）は、他の反応に回されることになったことだろう。こうしたエネルギー節約は、この遺伝子変異が（その動物種の）集団全体に広まって、生物としての利点をもたらしたが、一度確立されてしまうと、もう後戻りはできない。ビタミンCの生合成を再び行うことはできないため、食品やサプリメントに頼らざるを得なくなってしまったのだ。通常の生活環境に適応した〝健康状態（コンディション）〟として、遺伝子によって規定される「低アスコルビン酸血症」がヒト集団全体に定着して以後（これは別の観点から見れば、とりもなおさず「低アスコルビン酸血症」という遺伝的な〝疾患（コンディション）〟が根づいたということだ）、人類は壊血病という疫病に延々と苦しめられることになった[4]。

ポーリング博士の「低アスコルビン酸血症」の発生についての説明は、我々が食品から摂取せねばならない全ての栄養素についても、当てはまることかもしれない。これは二つに分類できる。第一のグループは、体内で他の栄養素からでも生成可能なもの（すなわち、何らかの栄養素の化学的〝前駆物質（プレカーソル）〟として食品中に含まれており、体内摂取後に別の栄養素の生合成のための材料となるもの）、第二のグループは、食品中に含まれていないといけないもの（すなわち、何らかの栄養素の化学的〝完成形態〟（＝既成された栄養素）として食品中に含まれており、体内摂取後はそのままの形で栄養・代謝に用いられるもの）である。前者のグループは、非常に多種多様であり、健康維持に必要な体内のあらゆる化学物質が含まれる。数千種類はあるかもしれない。普通はそれについて心配する必要はないが、一つでも生合成されないとなれば、その栄養素は「必須」のものとなる（つまり食品から摂取せねばならない）。それを供給できない食事をしていては、欠乏症が現れることになる。後者のグループは種類としてはそれほど多くなく、全部で四〇～四五種類の栄養素といったところである。そこにはビタミン、八種類のアミノ酸（あるいは九種類。チロシンは一部の人では食品から摂取しないといけないので、これを加えるなら九種類）、少数の脂肪酸、いくつかのミネラルあるいは微量元素が含まれている。二〇種類のアミノ酸のうち八種類は体内で生合成できないため、「必須アミノ酸」であると考えられている。その他の一二種類は必須アミノ酸から体内で生合成できる。しかしこれら全てが人体の中に存在していないといけないということは知っておくべきだ。一二種類の非必須の（つまり「必ず食物から摂らねばならない」という意味での「必須」性のない、体内で生合成できる）アミノ酸も、やはり代謝に必要なものであり、十分量が供給されたなら身体がそれらを生合成する必要がなくなる。生化学者は栄養素の欠乏と病気の関係について調べ始めたばかりなのである。

太古の昔、単細胞生物は動物でも植物でもなかった。いや、むしろ「植物だった」と言う方が適切かもしれない（無機塩類、水、酸素、日光にだけ依存していたので）。動物の生命は、一つの細胞が他の細胞を呑み込み、生き延びたときに初めて発達したに違いない。というのは、この単純なステップによって、細胞が多量の有機化学物質を生合成するのに必要な全てのエネルギーが、他の代謝機能に転用できるようになったからだ。近隣の細胞を呑み込んだ最初の細胞こそが、地球上の全ての動物の生命の母体となったのだ。節約されたエネルギーは、移動や細胞群体のために使われたり、多細胞動物を生み出すために使われた。もし我々が自分の身体の中であらゆるものを自前で生合成しないといけない状態が続いていたならば、我々は恐らく植物のままだったであろう。

最初期の動物細胞は、植物のように塩を摂取して生きていたか、あるいは他の細胞を呑み込むことによって生きていたに違いない。自前であらゆるものを生合成する必要性は徐々に消えていき、これらの細胞はますます他の細胞を食べることへの依存を深めていった。有機分子を生合成するのに必要な機構は、他の目的をやり遂げることができる生化学的機構へと、徐々に変容していったのであろう。ビタミンCのような栄養素が生成されなくなると、それは摂取しなければならない「必須栄養素」になった。こうして我々がビタミンと呼ぶところの分子は、八種類のアミノ酸同様、「必須」のものとなった。このプロセスはもう終了して今の我々と無縁のものだと考えるのは間違いだ。

たとえば、ナイアシン（ビタミン$B_3$）はちょうど移行の段階にあるのかもしれない。つまり「食物中に微量に存在する生理的に重要な物質であるが、動物の体内で生合成されず、栄養として食物から摂取せねばならない有機化合物の総称」と定義された意味での、「ビタミン」になる途中段階にあるのかもしれない。人体は、トリプトファンというアミノ酸の1〜2％をビタミン$B_3$に変換することができる。もっと大きな割合がこのビタミンに変換される人もいるかもしれない。トリプトファンを全くビタミン$B_3$に変換できない人というのはいるだろうか？　これは研究してみなければ分からない。私の経験上、この研究は統合失調症の患者を持つ親、特に児童統合失調症や幼児自閉症の症例で、非常に有益なものとなるだろう。なぜなら、これらの患者は食品に含まれるビタミン$B_3$の量に対して普通の統合失調症患者よりもはるかに敏感であり、より多くの$B_3$を必要とするからである。トリプトファンをより多くビタミン$B_3$に変換できる人ならば、そうでない人ではペラグラ（ビタミン$B_3$の摂取不足で生じる疾患で、皮膚炎や消化器症状、精神症状を伴う）を発症してしまうほどにビタミン$B_3$含有量の少ない食事でも、やっていけるということになるだろう。内因性（＝生体内の条件に起因する、あるいは生体内で生成された、という意味で、「内生」的ともいう）のビタミン$B_3$（食事による供給ではなく自分の体内で生合成したビタミン$B_3$）への依存度が低いということは、食事がビタミン$B_3$を十分多く含んでいる場合には、メリットがありそうだ。どういうことかというと、健康な生命活動の維持に欠かせないセロトニンをはじめとする諸々の体内合成物質（睡眠・覚醒リズムを整えている松果体ホルモンのメラトニン、血管収縮作用を持つトリプタミン、興奮性アミノ酸受容体の働きを抑える拮抗物質（アンタゴニスト）であり抗興奮毒・抗痙攣（けいれん）作用があるキヌレン酸など多数）の生合成に必要な代謝反応の素材として、利用できるトリプトファンの量が増えるからである。セロトニンは中枢神経系の活動に重要であり、恐らくは消化にも重要な役割を果たしている。統合失調症は、こうした現象が徐々に広まっていることに対して社会が支払うべき〝対価〟ということになるのかもしれない。

## 2　オーケストラの原則

ロジャー・ウィリアムズ博士は、「オーケストラの原則」と彼が呼ぶところの、もう一つの基本的診療思想（コンセプト）を強調した。[5] オーケストラにおいて一つの楽器を別の楽器よりも重要だと考えることはできないのと同じで、人体も必要とする全ての栄養素が使える状況であらねばならない。それらは〝全員が一体〟となって協調しながら働くのであって、何か一つが過剰にあっても別のものが不足しているのを代償することはできない。実際的な話でいうと、サプリメントをどんなにうまく使ったとしても、砂糖や添加物がたっぷり含まれた食品を食べ続けているようでは、その埋め合わせはできないということだ。

偉大な指揮者が指揮するすばらしいオーケストラが最高の楽曲を奏でているときに、首席バイオリン奏者が気を失った、という状況を想定してみよう。演奏の中断は必至の状況。どうすればいい？　演奏の続行こそ至上の使命（ザ・ショー・マスト・ゴー・オン）、というのが指揮者の信条。そこでこの指揮者は、ひょっとすると首席打楽器奏者を呼びつけて、バイオリンの演奏席に着かせ、バイオリンを握らせて演奏を続行するかもしれない。……だが結果は、交響楽（シンフォニー）ではなく、聴くに堪えない雑音（カコフォニー）となるのが関の山だ。演奏は、首席バイオリン奏者が失神から回復して演奏を再開することによってのみ、再開可能となる。生命という交響楽において、何か単一の栄養素というのは、そのメインのバイオリニストのようなものだ。別の栄養素や別の薬物では替えがきかない。

## 3　オーソモレキュラー精神医学

オーソモレキュラー精神医学とオーソモレキュラー医学の関係は、正統的（オーソドクス）精神医学と正統的医学との関係と同じである。どんな病気であれ、患者は何らかの心理的な症状が出ているものである。それはごく些細なもので特段の精神科的治療は必要ないこともあれば、精神科的介入が必要なほど重度なこともある。多くの患者にとって、両方の専門家が協調して見ていくことが必要である。

正統的医学は器質（＝臓器や器官の構造的・形態的・解剖学的性質）的・心理学的な観点からアプローチする傾向がある。物質的（フィジカル）身体の検査を徹底的に行っても症状について十分な説明がつかないときには、その患者の病気は精神的なものだろうということで精神科に投げ込まれる。心療内科のお世話になったところで状況は変わらない。なぜなら、ほとんどの医師は心療内科のことを、心理的な要因によって引き起こされた身体症状を伴う疾患を扱うところと見なしているからだ。要するに、これらの医師は精神医学と心療内科を一緒くたにしているのだ。

オーソモレキュラー診療医は、精神科患者の大部分は、何らかの器官の機能（ファンクション）（＝〝本来の役割〟として当然期待される働き。「社会」の中での「構成員」の「職分」）の異常によるものではなく、物質的身体の要因による疾患だと認識している。精神科の検査では物質的身体の病理は分からない。これらの物質的身体の要因は、代謝および栄養状態における変化なのだ。これは精神疾患の病理的背景を成す体液性因子（脳のような特定の器官や臓器の局在的な器質損傷とも機能障害とも違う、疾患の第三のカテゴリー）と見なすことができる。治療がうまくいけば精神症状は消失する。精神療法はほとんど必要ないし、こうした治療は有能な医師なら誰でも実践可能なものだ。

自分の患者をオーソモレキュラー診療医に差し向けてくる医師が、自分自身でオーソモレキュラー医学の治療投薬プランを診療の初期段階で実行し、とりあえず三カ月の経過観察を行うようになれば、私のところに照会されてくる患者は半減するはずである。オーソモレキュラー精神医学を必要としている患者は、長らく不安症や鬱（うつ）病、統合失調症、その他、総合医が時間や経験や技術がないために対処できない障害をわずらっている。オーソモレキュラー診療医は多くの統合失調症患者の治療で非常に大きな成果をあげている。患者の大半は一般的な精神科医療（薬物治療のみ）では治らなかった患者である。[6]

オーソモレキュラー医学の診療の指導原理を成すものと全く同じ基本原則が、オーソモレキュラー精神医学にも当てはまる。「個人差の原則」と「オーケストラの原則」、そして非常に重要なことだが、精神医学の診断（＝疾病の特徴を見定めて記述し、鑑別分類すること）の重要な構成要素を成す各種の「症候群（シンドローム）」の〝見極め（レコグニション）〟を行う、という原則だ。

精神疾患はどれも同一ではなく、様々な要因によって引き起こされるものである。たとえば、精神科医は統合失調症を「緊張型」「妄想型」などいくつかに分類している。この区別は臨床的な症状に基づいているが、ほとんど意味がない。なぜならそれらの症状は続かないし、治療法を選択するのに何の参考にもならないからである。オーソモレキュラー精神医学が用いる「症候群」は、原因因子に基づいて区分するものであり、治療法の決定に実に役に立つ。

オーソモレキュラー医学を実践する医師と、これを忌避する医師との間に生じてきた対立の、原因の一つとして存在してきたのは、どういった〝質〟（＝内実の善し悪し）の回復が見込めるのか、という点についての認識の違いだ。どのような回復を見込むかは、自分の患者がどういった〝質〟の回復をしてきたか、それを観察してきた医師の経験に左右されるところである。抗精神病薬だけを使っている精神科医は、治療に最適な用量を使えば、ほとんど全ての患者でひどい症状を軽減させることができると見込んでいる。しかし彼らはほとんど回復までは期待していない。というか、数年の経過で、一時的な安静のために患者が負うべき代償（社会で普通に生活できなくなったり、神経学的副作用を受けたり）のことを知っている。抗精神病薬は素早く効いて症状をコントロールするが、多くの患者は回復はしない。

オーソモレキュラー精神科医は症状を軽減する抗精神病薬の素早い効果と、患者をしっかり回復させる栄養素によるゆっくりした治療の効果とを組み合わせて用いる。彼らは大部分の患者が回復していくのを自分の目で見ている。それは抗精神病薬しか使わない医師が目にしたことのない回復ぶりである。そうした医師は、オーソモレキュラー療法は成果を大げさに喧伝(けんでん)していると思っている。栄養素を使った治療に偏見を持っている精神科医は、栄養素を投与した患者の治療成績を見ると、その回復の〝質〟の高さに、腰を抜かすほど驚くことが多い。栄養素によって回復した患者には、症状を評価するための質問用紙だとか測定尺度だとかは不要である。だがこれと対照的に、抗精神病薬による患者は一見回復したように見えても、精神病は何ら改善していないのである。

## 4　局所的疾患と全身疾患――誤った区別

医学が数千年前に始まった頃には、訴えとしては癤(せつ)（化膿菌で起こる皮膚の限局性の炎症）とか足首が腫れただとか骨折だとか、目に見えたり触って分かるものが対象だった。体の一部にある状況があって、結果、それが不快感につながっていた。今日の医学の大半はいまだこういう「原因と結果」式の医学を含んでいるが、我々は技術を洗練させたことにより、数十年前には見ることができなかった病理を今では見ることができる。我々は体の内部のどこに異常があるのかを見るために、X線やCAT（コンピューター連動による体軸断層撮影）はもちろん、さらに技術的に進んだ機械も使っている。

局所的な医学（あるいは単一臓器に注目する医学）は病気の一部、それも本当にごく一部だけを治療している。そうではない医学は、身体全身に影響する代謝反応を扱っている（とは言え、そうした問題は甲状腺、下垂体、副腎のような単一の臓器に由来している場合もある）。代謝の異常は、ダウン症のように生まれてすぐに症状が出る遺伝性のこともあれば、ハンチントン病のように比較的遅くに現れることもある。壊血病・脚気・ペラグラ・亜鉛欠乏のように栄養欠乏に原因があることもあるし、水銀・銅・ニッケル・カドミウムのような重金属による中毒反応、あるいは、フッ素や塩素のようなハロゲンに対する反応が原因のこともある。ウイルス・細菌・カビ・寄生虫が体に侵入すると代謝異常が起こる。免疫系の異常も代謝系全般にストレスを与える。ショック（身体的なものであれ精神的なものであれ）も、ストレス要因(ストレッサー)として影響し続ける限り、身体の代謝をかき乱す。これらの全身的な疾患は、たん瘤(こぶ)などの身体構造上の変化と見なすことはできないわけで、局所的な疾患とは異なるものである。症状の性質や、体液や組織を様々に検査することで、それが全身性の疾患なのだと推測されねばならない。

局所性疾患と全身性疾患にはもう一つ大きな違いがある。局所性の疾患というのは、様々な「症状（シンプトム）」（頭痛や吐き気のように患者自身が主観的・自覚的に感知する不健康感覚、すなわち患者の「自覚症状」）と、「徴候（サイン）」（発熱や嘔吐のように患者以外の者にも他覚的に検知できる心身の異常、すなわち「他覚徴候」）が組み合わさった、（ちょうど星々の集団を一個の「星座（コンステレーション）」と捉えて、その「星座」模様の〝自己同一性（アイデンティティー）〟を認識したり、他の「星座」や星々の集団と見分けることができるのと同じような）その疾患に特徴的な自覚的・他覚的病状の〝集合態（コンステレーション）〟を（ちなみにこうした各種病状の、それぞれの疾患に特有の〝集合態〟は「症候群」と呼ばれているが）生み出す場合が、全身性の疾患に比べてはるかに多い。そうした「症候群」が存在するときには、局所的疾患であることを示している。狭心症（労作時の胸痛）で不快な症状を感じる部位は心臓である。全身性疾患には特定の「症候群」がほとんどないため、症状として出現し得る徴候や症状を全て一覧にまとめようとすれば、多くのページ数が必要となるだろう。たとえば水銀中毒では様々な神経学的・内科的・精神科的な症状が現れる。フッ素中毒も同じくらい多様な症状を引き起こす可能性がある。しかしペラグラでは決まったような症状が出現するかもしれない。それぞれの代謝異常のタイプについて、様々な症状があるわけだが、その中に特徴的な認定標識（マーカー）として使えるものがある。水銀中毒では、歯茎や歯の変色が出現することがあるし、壊血病では結合組織の明らかな変性が見られることがある。しかしこうした認定標識は、はっきりしないことも多く、出現するとしても症状が非常に進行してからということが一般的である。代謝疾患の全般について言えることだが、罹病（りびょう）期間が長いほど完治させるのが難しくなってしまう。

局所的な診断スタイルでは「病変はどこだ」と考えるところだが、全身を見る診断スタイルでは「何が原因で体が病気になったのか」と問わねばならない。局所的な症状は、狭い範囲にはっきりした症候群を引き起こすことが多く、実際に重症化したりひどい痛みや不快感の原因ともなり得る。全身的な症状では、疲労感、はっきりしない痛み、何となく胃腸の調子が悪い、皮膚の違和感など、広範囲の様々な訴えが見られがちである。そうした患者を診断せねばならないときには、局所的な原因は除外して、すぐに全身性の原因が何であるかを探すことが可能だろう。全身性の原因について、考えつくもの全てを片っ端から検査していては高くつくし効率的ではない。最初に行うべき検査は、病歴聴取から最も疑わしい原因に向けられたものでないといけない。栄養素や環境といった一般的な因子を最初に検査するのである。

私の経験上、全身的な症状の75%程度は、不足した栄養素で体が何とかやりくりしていこうとしていることから生じている。百万年以上の進化の中で適応してきた我々の身体と我々の現在の食事の間には、不調和があるのだ。不調和を取り除けば、患者の健康は回復するはずである。回復しないときは、その他の原因（たとえば慢性カンジダ症や重金属中毒）を探すべきである。患者の一人ひとりが、個々に独立した一大研究事業のようなもので、そこでは患者と医師が一緒に協力して原因を探り、治療を試みてそれを検証する。必要であれば、可能性のある原因を一つ一つ調べていく。幸いなことに、主な原因因子が三つ以上あるという患者はほとんどいない。

病気を特異的（局所的）か全身的かで分類することは間違いだろう。どんな侵襲であれ、身体という全体への攻撃であり、局所的反応と同時に全身としての反応も惹起されているのだから。多くの病理的な症状は全身を巻き込むものである。吹き出物であれ、疣であれ、目の痛みであれ手首の腫れであれ、局所症状は全身の防御反応を呼び起こす。この防御反応がなければその人は死んでしまうだろう。そうした機能不全の例として一番分かりやすいのは、後天性免疫不全症候群（AIDS）である。

代謝ストレス（以後、ストレスと呼ぶ）は以下の要因によって起こる。

- 栄養不良および飢餓
- 微生物の体内侵入
- 外傷、骨折、熱傷
- アレルギーおよび過敏症
- 中毒反応——金属、有機分子、ハロゲン（塩素、フッ素）、動物・植物・虫の生物毒素

●心理社会的な（社会的要因と心理的要因の相互作用による）もの

## 5　栄養状態と身体の防御

健康な人はそうでない人よりも外傷に対して強い、ということに疑問の余地はないだろう。我々の身体の自然な防御力は、最適の効率で保たれなければならない。こうした状態が保たれていれば、まず病気にかかることはないだろう。関節炎になることはないだろうし、糖尿病をわずらう可能性は低く、細菌やウイルスが入ってきても体の中に定着できないだろう。

ここで、二つの問題がある。

第一は、栄養不良状態は身体の免疫力を普通の状態以下に下げるのかどうか、ということである。これについては決定的なエビデンス（＝明確な証拠）がある。タンパクやカロリー不足からビタミンやミネラル欠乏まで、どんな栄養不良であれ、感染症にかかる確率を高め、外傷や手術や熱傷後の治りが遅くなる確率も高くなる。こうした栄養不良はぜひとも治療しておくべきだ。

第二の問題は、オーソモレキュラー栄養学者の勧めるように栄養状態を改善させれば、普通の状態よりも身体の防御力は上がるのかどうか、ということである。これについては二つの立場がある。栄養状態が高まったことによる健康は、多くの病気の発症率を減少させるほどに防御力を高めるし、もしすでに病気にかかっている場合には、治癒のスピードが上がる、と我々は考えている。医師の多くは、ほとんどの人はすでに栄養面では十分健康なのだから栄養状態を改善する必要などないと考えているが、自分自身で患者の回復を観察した多くの医者は、栄養状態を改善すべきという主張を支持している。本書で述べるように、多くの症状がオーソモレキュラー療法によって改善するのである。このように、事実として改善するのだから、身体の防御力が再活性化されるのだという結論が導かれる。ビタミン$B_3$が関節炎を改善するのなら、ビタミン$B_3$の摂取量を増やすことによって関節炎を予防できるはずである。栄養状態を改善することで免疫力が高まるのである。

一九八六年三月四日の『メディカル・ポスト』（一九六五年創刊のカナダの医師向け隔週刊誌）のトップ記事にこういうものがあった――「整形外科手術患者によく見られる栄養不良状態によって、患者の合併症の罹患率と重症度が上昇する」。大学および私立病院で整形外科患者を対象にした研究では、栄養不良の患者はそれぞれ42％および68％だった。ある研究では、栄養状態不良の患者を対象に行ったサイム切断術（足関節部分での下肢切断手術）では85％が失敗（切断部の回復不良、感染、組織壊死）したのに対し、栄養状態が適切な患者では86％が成功した。『メディカル・ポスト』誌のレポートは、こう結論している。「栄養状態不良の患者に行った手術では、（手術後の合併症の）罹病率も、死亡率も、明らかに高いということを、外科医たちは昔から知っていた。しかし、栄養の重要性に関する言及は、整形外科の文献の中にほとんど現れない。今回の研究は、外科手術を受ける患者の中には栄養不良患者が、意外なほど多いことを示した」。その他にも、動物および人間で行われた実験で、栄養補助サプリメントを使って免疫力を検証したところ、栄養の重要性を支持する結果が出た研究がある。

## 6　我々にはどのような食物が必要か

我々は、身体が消化でき、なおかつ我々に必須の栄養素を供給してくれる食物に頼って生きていかねばならない。人体の中では作ることができない栄養素があるのだ。言い換えると、進化の過程で我々が適応してきた食物を食べなければならない。

動物は、主に何を食べているかによって、三つのグループに分類される。

- 草食動物は主に植物を食べて生きている。
- 肉食動物は主に肉を食べて生きている。

●雑食動物は、動物および植物に由来する多種多様な食物を食べることができるし、実際食べることが必要でもある。このグループには人間や猿や熊などが含まれる。

草食動物はセルロースを豊富に含んだ食物を分解・消化できる消化器系を発達させることで、食物に適応してきた。肉食動物は、草食動物とは異なる消化管を持っている。雑食動物は植物も肉も消化できる消化系を持っているが、たとえば草を食べたとしてもそれを単純なグルコースまで分解することはできない。牛に肉を食べさせたり、ライオンに草を食べさせるとなぜ病気になるのかを、理解することは難しいことではない。言い換えると、我々の健康は、我々が十万年以上の進化の中で適応してきた食物を食べているかどうかで決まってくるのである。不幸にも、我々の食物の大半は加工され、改変されているので、洞窟に暮らしていた時代の我々の先祖が食べていた食物とは、ほとんど似ても似つかぬものになっている。しかし我々「ヒト」という動物は、進化発達を遂げてきた長大なる人類史の大部分の時間を、野生の動物や魚が食べているのと同じような食物を摂ることで、生命をつないできたのである。

雑食動物としての我々人間は皆が同じというわけではない。生まれつき肉体的に異なるし、性格も血液型も指紋も違う。どれぐらいの栄養を必要とするのかも違う。人間は雑食だとはいっても、ほとんど肉しか食べないという人もいれば、菜食主義者の人もいる。多くの人はそうした両極の間ということになるだろうが、その幅は非常に大きい。万人にとっての「唯一無二の健康食」などという食事はない。そういうことを言う人が仮にいるとしても、それは嘘だ。なるほど確かにその食事によって多くの人が救われるかもしれないが、全員ではない。これまでのところ、個人にとっての最適の食事を決める上で万人に一律に当てはまるやり方というものはない。ただ、試行錯誤によって決めていくしかないのだ。

食事の必要量は、年齢によっても異なるし、活動量・性別・ストレス・病気の有無によっても異なる。幼児は母乳を消化できるが、大きくなるにつれ乳糖不耐症になるかもしれないし、妊娠した女性は妊娠していないときの食事とは違う食事を摂るべきだ。たいていの人はこういうことを多少なりとも知っている。サプリメントの必要量も、人により場合によって、様々である。たいていの栄養素の必要量はそれほど多くの個人差があるわけではないが、栄養素によっては必要量に千倍の違いがあることもある。食事の質を改善させることで、サプリメントの必要量は減少する。

## 7　これまでに我々はどのような食物に適応してきたのか

我々の先祖が口にしていたものは、現代の我々が食べる科学技術が天盛り(てんこ)の食事よりも、栄養学的にはるかに質が高かった――。これは当世の我々には実感し難(がた)いことだけれども、様々な研究成果が明示してくれる証拠の数々は、圧倒的な説得力でこのことを教えてくれる。人類学的研究、食料加工技術とはほとんど無縁(むえん)の食生活を今なお続けている人々の研究、動物園の動物の研究といった分野からエビデンスがあがっている。こうした原始的な食物は、以下の六つの形容詞で表現される。すなわち、①丸ごと全部の（whole）、②生きている（alive）、③毒のない（nontoxic）、④多種多様の（variable）、⑤地産の（indigenous）、⑥倹(つま)しい（scarce）である。これら六つの形容詞で表される食事は、野菜であれ肉であれ、人々が常食すべきものとして適切であろう。残念ながら、病院・介護施設・レストラン・喫茶店・それにほとんどの家庭で供される食物は、この六つの形容詞が当てはまる食事ではない。

**●丸ごと全部の（whole）**――原始的な状態の動物は食物を丸ごと全部を食べている。鹿は葉っぱや液果(ベリー)の類いを食べ、狼は他の動物を食べ、熊は魚・動物・昆虫・植物を食べる。我々の先祖は過食に耽(ふけ)ることはほとんどなかった。欠乏しないように、という思いが、食物を粗末にするまいと努める大きな動機だった。彼らは、動物なら食べられるところは全部食べた。骨を割って骨髄まで食べていたのだ。穀物が手に入ったときには全粒穀物として食べた。〝丸ごと全部食べられる食物〟の利点は、そこには生命を立ち行かせるのに必要な栄養素が全て含まれている、ということである。最初の頃には利点があったかどうかはともかく、我々の身体は、我々が適応してきた食物を食べることを求めるシステムの中にしっかり組み込まれている。この食物こそ、つまり、

「丸ごと全部の食物（ホウル・フード）」である。

● **生きている**（alive）——原始的な状態では、動物、特に肉食動物は、「生きている」か、あるいは「ついさっきまで生きていた」食物を食べる。その利点は、こうした食物は栄養素の喪失、酸化、細菌や菌類の汚染などによって劣化していないことである。食物が保存される必要がないときには、保存は問題にはならない。

● **毒のない**（nontoxic）——ほとんどの植物種は人間にとって有毒である。我々の先祖は、次の二大原則に従って、目の前にある植物が「食べられるかどうか」を判断してきた——①「クセのある味がしないか？　甘いか、苦いか？」、②「これを食べて気分が悪くなったり死んだ前例はないか？」試行錯誤によって、我々はどの植物が食べられるか、また、植物のどの部分が食べられるか、ということを発見してきた。あらゆる生物種は捕食者にとって外来物であり、一部の人に何らかのダメージを引き起こすこともあるのだから、理論的には、毒性のない植物というものはない。しかし、食物となる植物には比較的毒性が低く、我々の食事が六つの形容詞にこだわる限り、害になることはないだろう。

● **多種多様の**（variable）——我々の先祖の食事は、地理的条件に左右されたことはもちろん、一日の中での時間帯や季節にも依存していた。アフリカ南西部のカラハリ砂漠に住むクン族が最近までそうしていたように、我々の先祖は食物を求めて移動する放浪者だった。多くの種類の食物を食べると、食物アレルギーを起こしにくくなる。

ある食物のもたらす栄養素の余剰が、別の食物の不足を補ってくれることがあるため、食物の多様性は食事の栄養面での質を高めることにもなる。かつてのアメリカ先住民（ネイティヴ・アメリカン）は、現在の我々や、彼らの当世の末裔が食べているよりもはるかに多種多様な食物を食べていた。

● **地産の**（indigenous）——動物や植物は、オメガ3系必須脂肪酸とオメガ6系必須脂肪酸の割合を変えることで、寒冷な気候に適応している。オメガ3系必須脂肪酸は液状で、低温で保存可能であり、不凍液が車を守るように我々の体を守る。地元で収穫された食物を食べているのなら、オメガ3系とオメガ6系の脂肪酸の比率がすでにその気候風土に適合した食物を食べているということであり、体内の必須脂肪酸のオメガ3系と6系の存在比率を適切に保つための生化学的負担が少なくて済むのである。適切な食物を食べることなしにこの割合を是正することは難しい。地産の（地元で育てられた）食物を食べる人は、健康的で、その土地の気候により適合できるだろう。

●**倹しい（scarce）**——一万年前に農耕が発達するまでは、食物が余るということはそれほどなかっただろう。世界の人口（ヒトの個体群の個体総数）は農業が発達するまでは爆発的に増えることはなかったということが、その何よりの証拠である。人口の大きさと食物の余剰の間には強い相関が常にあるし、それは未来においても変わらないだろう。アフリカで飢餓に苦しむ人々の存在がこれを実証している。我々は食物の過剰摂取に対しては適応していない。しばらく飢餓が続いた後、食物の収穫があって、しばらくは満たされ、また空腹に耐え、という状況の方にむしろ適応している。洞穴で暮らしていた人の中に肥満が多かったとはとても考えられない。

## 8　現在の我々はどんな食物を食べているのか

しかしながら、全く対照的に、ほとんどの人が食べている現代の食事は総じてこんなふうに描写できる。①人工的で（artifact）、②死んでいて（dead）、③有毒で（toxic）、④単調で（monotonous）、⑤外国産で（exotic）、⑥食べる量が過剰である（surplus）。我々の先祖は他に選択肢がない中で栄養のあるものを食べていた。同様に、野生の動物も他の選択肢がないのに栄養学的に自己の身体に適合した賢明な食事をしている。我々の先祖が火を発明し料理をするようになったことで食物の技術革新が始まったが、彼らはそれがまさか食物の質を結局破壊してしまうことになろうとは予想できなかった。この点については先祖よりも現代の我々の方がよく知っているはずなのだが、一般社会の人々が食物の質について任せているはずのプロフェッショナル（医師や栄養学者）がその責任に応じた役割を果たしていないのだ。身体に良くないとは知りながらジャンクフードを勧めていることさえあるぐらいなのである。今こそ社会は良質の食物と健康との関係性、粗悪な食物と病気との関係性を理解する新たな専門家を必要としている。

**●人工物**（artifact）――食物は部分ごとに切り分けられている。栄養豊富な部分が捨てられたり、家畜のエサになっている。タンパク質・脂肪・炭水化物がそれぞれ単離され、見た目・匂い・味とも、食物のようなものに再度混ぜ込まれるが、それはもはや食物ではない。でん粉と黒い着色料と食塩（＝塩化ナトリウム）を使ってキャビアそっくりのものを作ることも可能である。自然からとれた食物は手を加えられてしまうのである。今や魚は、全く別ものの、もっと好ましいシーフードに見えるように加工されている。人工物にはもともとの食物には存在していた栄養素が含まれておらず、代わりに添加物が入っていることがよくある。

**●死んでいる**（dead）――畑で作られたものが家庭の台所に届くまでの道のりが長いため、現代の食物は貯蔵が利(き)かねばならない。店に並ぶ食物は黴(かび)や雑菌が涌(わ)いてはダメなので、食物自身の持つ酵素は除去されたりその活性を抑えないといけない。〝丸ごと全部食べられる食物(ホウル・フード)〟にこうした処理をするのは難しいのである。だから、たとえば小麦は全粒粉よりも、精製した白い小麦の方が保存が簡単なのだ。保存のために食物は加熱処理・殺菌・缶詰・冷蔵・冷凍しなければならないこともある。最も「生命」を抜かれた食物が、最も長持ちする。そして食物は保存期間が長いほど栄養素が少なくなる。

**●毒のある**（toxic）――現代の食物、特に加工された食物は、味・風味・色合い・安定性など、都合のよい性質を高めるために化学物質が使われている。最もよく知られているのは、見た目をごまかすための添加物である。しかし加工食品にはラベルに表示されていない添加物や化学物質も使われている。添加物を使って途中段階の人工物が作られ、これが最終形態の加工食品を作るのに用いられるのである。加工食品の最終段階を請け負う業者は、恐らくこうした添加物が使われていることに気付いてさえおらず、したがって表示ラベルに記載されないのだろう。現代の食品は直ちに毒性が現れるということはない。しかし砂糖が、普通の子供をたった一時間で、どんなふうに多動的な暴君に変えてしまうかを見れば、砂糖は毒物も同然だと思わない方が難しい。現代の食物は陰湿で、数年にわたって徐々に身体を蝕（むしば）んでいく。それゆえに食品と特定の疾患について因果関係を立証するのは難しいのだ。

●**単調な**（monotonous）――科学技術を駆使する食品産業は、わずか数種類の植物由来の食料（砂糖、小麦、オーツ麦、コーン、牛乳、チーズなど）を大量に用いて、それらを我々の必需食料品に作り変える加工作業を生業（なりわい）としている。これら数種類の食料をもとにして、手を加えることで、驚くほど多種多様な加工食品が作られる。現代のスーパーマーケットには二万品目もの商品があるという。一〇〇種類の朝食シリアルの箱があるかもしれないが、どれも砂糖、小麦、オーツ麦、コーン、それに食品添加物からできている。同じような人工の食物を毎日単調に食べ続けると、身体に負担がかかり、大量のアレルギー患者を作り出す一因となる。

●**外国産の**（exotic）――これらはある気候の地域で栽培され、別の地域（南北の移動のことが多い）へ輸送された食物のことである。バナナはカナダにとっては外国産であるが、亜麻仁（亜麻仁油〔リンシードオイル〕の原料となる、亜麻の種子〔フラックス・シード〕）や小麦はアフリカ北部のサハラ砂漠においては外国産ということになる。熱帯でとれたものを寒冷な地域に輸送するのは好ましくないという考えには一理ある。熱帯の植物には寒冷地で生きていくのに必要なオメガ3系の必須脂肪酸が十分には含まれていないからである。

●**過剰**（surplus）――我々の食物は粗悪だというのに、しかも我々はそれを食べ過ぎている。現代の科学技術社会に暮らす人々の半数は肥満なのだ。過剰な食物消費（特に砂糖）が引き起こす肥満その他の疾患が大きな問題となっている。これらの病気に対して「糖質代謝性症候群」なる言葉が用いられている。

## 9 「避けるべき食物」を見分けるための単純明快な目安

新鮮で「生きて」おり、毒のない、多種多様な、地産の食物を、倹しくほどほどに、丸ごと全部食べなさい――などと、そんなややこしい養生訓を聞かされても、ほとんどの人は「ありがたい」とは思わないだろう。けれども自分の体調不良が栄養不良と関係している可能性に一度興味を持てば、「食べるべき食物」と「避けるべき食物」を見分ける一番簡単な〝判断基準（ルール）〟を知りたい、と思うだろう。幸いにも、「避けるべき食物」を決める目安は実に単純明快で、次の二点に気をつければいいだけだ――。

(1)ジャンクフードはダメ。ここでいう「ジャンクフード」とは、砂糖と添加物の入った食物全てのことである。

(2)食べると気分が悪くなる食物は避ける。

「ジャンクフードなし」の食事は分かりやすいし、比較的実践しやすいだろう。

## 10　現代食により引き起こされる害

食品業界、ほとんどの医師、ほとんどの栄養学者は、食事の「バランスがとれている」限り、現代の食事を食べていても害はない、と我々に指導している。「バランスのとれた食事（ミール）」という言葉は栄養士たちが長年使ってきたお気に入りの言葉である。必要な食物の構成要素が全て最適な割合（バランス）で供給されている、という意味である。しかしこの言葉は別の意味合いを持つようになってきた。つまり、ほとんどの栄養学者は「バランスのとれた食事」なる名のもとに、食事に大量の砂糖が入っていても、若干のタンパク質と脂質、それに必須ビタミンとミネラルとの兼ね合いさえ良ければ、まことに結構なことだと考えている。そんな具合なので、加工穀物食品（シリアル）のごとき〝即製栄養失調食品〟に牛乳をかけて食べれば栄養満点である、などという馬鹿げた考えが広まってしまう。実際には（穀物由来のフィチン酸塩が、牛乳に含まれる亜鉛その他のミネラルの体内への吸収を阻害するなどして）シリアルが牛乳の栄養面での質を低下させている。ドーナツも、精白小麦粉に油と砂糖とわずかばかりのビタミン類を加えて捏（こ）ねて揚げただけの食品なのに、それで「バランスがとれている」と思っているせいなのか、そんなものを〝良質な食品〟だと見なす栄養学者さえ、いる始末なのだ。

「均衡調和（バランス）」という言葉なり思想（コンセプト）は本来役に立つものだったが、今や食物の科学技術によってすっかり変質劣化しており、もはや何の役にも立たない。しかし他にうまい言葉もないため、我々はこの言葉を本来の意味（全ての必須栄養素を最適な量で用いることの重要性）で使うことにしよう。これを達成するには、多様な食物から栄養を摂ることがベストな方法である。その方が、単一の食物に依存するよりも栄養必要量を満たすのに有効である。

　食物はそれ自体において、また、一回ごとの食事において、さらには、一日の食事を通じて、バランスがとれていなくてはならない。食物それ自体におけるバランスを確保する最良の方法は、「丸ごと全部の食物（ホウル・フード）」（wholefood[s]）のみを使うことである。「丸ごと全部の食物」は自然がすでにそれ自体にバランスを与えているのだから、一回の食事におけるバランスは、異なる食物群（たとえば肉、新鮮な野菜、果物、乳製品、種実類）から複数の食物を食べることで達成できる。一日を通じてのバランスは、毎回の食事をバランスよく食べることで確保できる。間食は食事に占める割合からすれば比較的少ないので多様な食物から作られている必要はないが、ドーナツやチョコレートその他のジャンクフードではなく、「丸ごと全部の食物」でなければならない。

　臨床栄養学者、オーソモレキュラー診療医、臨床環境医は、患者の食事の改善がいかに直接的に回復に結び付いているかを観察してきた。患者が最適な食事を続けていれば、そもそも病気は起こらなかっただろう、という結論は自然なもので、別段に飛躍した論理ではない。

　現代の食事は、我々が適応してきた食事とは多くの点で異なっている。食事中のタンパク質・脂質・炭水化物は多過ぎるものもあれば少な過ぎるものもある。ビタミンやミネラルについても同様のことが言える。しかし、どの食物の構成要素についても、その過剰や過少ばかりを問題にするのは、あまりにも話を単純化し過ぎている。一個人はそれ相応のカロリーしか摂取できない。もしある一つの食物について、その摂取量を増やせば、別の食物の摂取量は減るだろう。タンパク質の摂取を増やせば、脂質や炭水化物の摂取は減るだろう。こうした理由から、炭水化物を無視して脂肪の摂取量だけに注目した冠動脈疾患の研究は、両者の間に実際には高い関連性があったとしても、「相関はほとんどない」、という結論が出るだろう。

　次に、現代の食物についての最も多い間違い、およびその間違いのために人々にどんなことが起こるのかについて話すことにしよう。その間違いとは、「蛋白質(ロウ・プロテイン)が少なく、糖分(ハイ・シュガー)は多いが、繊維分(ロウ・ファイバー)が少ない」食生活(ダイエット)であり、これこそが、「糖質代謝性症候群」を起こす元凶である。

## 11　炭水化物のタイプ

　炭水化物は全て砂糖と同じである、と世間の人々は信じ込んでいる。栄養学者たちも同じ誤りに陥っている。「炭水化物は最終的にはグルコース（ブドウ糖）やフルクトース（果糖）のような単糖（ブドウ糖・果糖・リボースのように、単純な加水分解では、それ以上に単純な糖に分解できないような最小単位の炭水化物）類に分解されるのだから、それらは皆同じだ」と彼らは思い込んでいるのだ。食物の嵩（嵩張り具合、物体としての大きさ、すなわち体積）の重要性、炭水化物を豊富に含んだ食物に含まれる他の必須栄養素の存在、砂糖(シュガー)が消化管で放出されて血中に吸収される速度の重要性――こういったことを彼らは認識していない。スクロース（ショ糖。グラニュー糖はほとんどショ糖でできている）のような人工物（単一炭水化物）は、複合炭水化物の吸収・代謝とは同じではないということも認識していない。

　そういうわけなので、化学の視点から、炭水化物について多少なりとも理解しておくことが必要である。炭水化物は、「複合長鎖炭水化物」と「短鎖炭水化物（すなわち砂糖）」に分類される。それぞれの炭水化物は多くの分子から構成されているが、この（炭水化物の構成要素となる）分子は五個、もっと一般的には六個の炭素原子が連なってできた一本の〝鎖〟を基本構造としている。ブドウ糖（グルコース）は互いに化学結合で結びついた個々の分子からなる。グルコースは単糖類と呼ばれる。単糖類はたいていの場合、グルコース、フルクトース、ガラクトースである。血中および体内の主要な糖はグルコースである。身体の全ての細胞はグルコースに依存しているが、身体細胞が組織的な集合体を成して特定の働き（＝機能）を遂行している〝器官〟なり〝臓器〟となると、とりわけてグルコースへの依存度が高いのは、脳に他ならない。グルコースは人体にとって（自身では生合成できないため、食物すなわち他の生物体を食べることによって、自身の体内に取り込むしかない、という意味で）〝必須(エッセンシャル)〟の糖ではあるけれども、だからと言って、食物の中に純粋なブドウ糖の形で含まれることが〝不可欠〟というわけではない。グルコースは複合糖類を基本的な単位に分解することで作られる。このプロセスは口の中で始まる。唾液には酵素が含まれていて、炭水化物を単純な糖に分解（加水分解）する。加水分解は胃でも続いているが、胃酸が出るとそのプロセスは妨げられる。しかし食物が小腸に到達したとき、特に食物が膵(すい)液と混ざり合った後には、加水分解が再び進む。

グルコースはエネルギーとなる糖である。しかし食品産業が「砂糖は優れたエネルギー源である」と主張すると、スクロース（砂糖大根(ビート)や砂糖黍(きび)から作った一般的な糖で「蔗糖(ショトウ)」と呼ばれる）が優れたエネルギー源だという印象を与えてしまう。事実はむしろ逆で、スクロースは多くの身体疾患（糖質代謝性症候群で出現する症状全て）の原因であり、また、鬱病・不安・アルコール症・さまざまな嗜癖(アディクション)の多くの症例でその原因となっている。純粋な形態のグルコース（すなわちブドウ糖の粉末や水溶液）は恐らくスクロースと同じぐらい危険である。食物から、グルコースが他の栄養素の放出とともにゆっくりと放出されるときだけは安全であるという事実は、一見すれば（グルコースが人体のエネルギー源になっているという基本的事実と相反(あいはん)するように見えて）逆説的のようにも思えてしまう。しかし純粋なグルコースは、その他の栄養素が全く含まれておらず、スクロースと同じぐらい有害なのだ。耐糖能試験で１００ｇのグルコースを飲んだ後に暴力的になる患者は、砂糖の悪影響だと自覚する。ひどい吐き気や嘔吐、頭痛、その他同じぐらい不快な症状が出現することも、砂糖の害を雄弁に語っている。

もう一つの単糖類はフルクトースである。果物に含まれており、その毒性はグルコースやスクロースよりも二つの理由で多少ましである。より甘いため、重量当たり少なめの使用で同じ甘さの満足感が得られる。また、膵臓(すいぞう)を刺激してインスリンの分泌を促すことがない。しかし大量に食べては健康によくない。なぜなら、他の栄養素を含んでいないのはフルクトースも同じことだからである。グルコースのように、食物からフルクトースが放出されると、それは有害ではないし、エネルギー源として有用である。しかし食物以外から遊離状態の（すなわち単糖としての結晶や粉末やその水溶液の形での）フルクトースをあえて摂取する生理的な必要性はない。フルクトースは錠剤の形であれ粉末状であれ、主に健康食料品店で入手できるが、スクロースと同じくらい有害である。それは、純粋なスクロースやグルコース、あるいはその他の純粋な糖の安全な代用品ということにはならない。

三つ目の一般的な単糖類はガラクトース（脳糖）である。牛乳に含まれる糖であるラクトース（乳糖）の主要な構成成分の一つである。グルコースやフルクトースより甘さは少ない。

二糖類は、二つの単糖類が互いに化学的に結合した糖である。よくある二つとしては、スクロース（グルコースとフルクトースの分子からなる）やラクトース（グルコースとガラクトースからなる）がある。これらの複合糖は、血中に吸収される前に単糖類に加水分解されねばならない。分解されなければ腸の中に残り、腸内細菌のカロリー源となる。そのためにひどい胃腸の不調の原因となることがある。人体は、これらの二糖類を分解する酵素であるスクラーゼ（スクロース加水分解酵素）とラクターゼ（ラクトース加水分解酵素）を備えている。

スクロース（蔗糖）は現代社会の食生活で一番広く用いられている糖である。この糖の平均的な消費量は、一人につき年に約１２０ポンド（54・4kg）である。もちろんこれが平均値だということは、人口の半分はこれより多く食べているということを意味する。この数字は砂糖の全消費量を全人口で割ることで求められている。そこにはお菓子・キャンディー・ソフトドリンク・朝食用の食品・缶詰スープなどに使われた砂糖が含まれている。スクロースはどこにでもあるので、砂糖抜きの食事プログラムを行うのにも差し支えになるほどである。まさかこんなところに、と思いも寄らない食品にも含まれているからだ。スクロースを食べると急速に加水分解され、体内に吸収され、素早く肝臓に回され、中性脂肪に変換される。この脂肪はその後血中に放出され、脂肪として貯蔵される。全ての一般的な糖のうち、スクロースは中性脂肪に転換されるスピードが最も速い。

スクロースは人体に非常に悪い。スクロースにはその他の栄養素が含まれておらず、また、血中に急激に放出されるからである。サトウダイコンやサトウキビを食べてもそれほどの害はない。なぜなら、これらはある程度の嵩（かさ）があって、その中に希釈（きしゃく）された（つまり「薄められ」て、溶媒に溶け込んでいる物質の分子どうしの間隔がますます離ればなれになった）形で糖が存在しているので、素早く吸収されることがないからだ。言い換えると、自然な食物の中に存在するスクロースは有害ではないが、商業用スクロースや家庭用スクロース（すなわち純粋な蔗糖の結晶や粉末や水溶液など）はそうではないということだ。スクロースを純粋なエネルギーのもとになる食物だといって広告宣伝することは、詐欺である。〝純粋なスクロース〟の使用は禁止されるべきだ。

これらの単糖類や二糖類は加工されて精製糖となるが、自然界ではこうした純粋な形態の糖は一般には存在しない。例外を一つ挙げるなら、蜂蜜である。蜂蜜には大量のグルコース、フルクトース、スクロースが含まれている。春は働き蜂にとって花粉が少ない時期だが、養蜂家の中には蜂にスクロースシロップ（砂糖水）を与える者がいる。これが蜜蜂の中に蓄積する。季節が進んで花粉が多くなってくると、スクロース（砂糖水）をやる量は段々少なくなる。サトウダイコンやサトウキビにアレルギーがあれば、そこから精製した糖に対してアレルギーが出るわけだが、それと同じように、蜂蜜に対してもアレルギー反応が出るはずである。そういう事情で、春よりは晩夏や秋の蜂蜜の方が好ましいが、晩夏や秋に生み出された蜂蜜が欲しいなら、スーパーマーケットでなく、養蜂家から直接入手せねばなるまい。スクロース（砂糖水）を与えていない地域ならこうしたことは問題にならない。蜂蜜はフルクトースを含んでいるから、同じ量でもスクロースより甘いし、だから使う量も少なめで済む。しかも砂糖水（スクロース）のように純粋ではなく、精製されていないから、少量ながらもビタミンやミネラルを含んでいる。こうした点で蜂蜜はスクロースより幾分安全だ。けれども蜂蜜をスクロースの代用として同じ量を使っているようでは、スクロースと同程度に有害である。

複合糖類（コンプレクス・サッカリド）は、互いに結合したグルコース分子の極めて長い〝鎖〟からなる。その長さは様々で、グリコーゲンのような比較的短鎖の炭水化物から、繊維のように極めて長い繊維質の食物まである。これらの炭水化物は多糖類と呼ばれ、異なる特性がある。多糖類の炭水化物は甘くなく、ジャガイモのように薄味だ。単純糖と違って、水に簡単には溶けない。また、単純糖には見られない構造上の特性がある。そういうわけで複合糖類は単糖類ほどの毒性はない。けっこうな嵩（かさ）があるので、食べるのに時間がかかる。また、消化管でゆっくりと加水分解されるため、分解の結果生じて体内に解き放たれた単糖（グルコース）はそれほど急速に血中に入らず、水溶性の糖に比べて、安定的に穏やかに糖を吸収させる。たとえばリンゴを（リンゴでなく、ジャガイモやニンジンでもよいが）5個、次々と食べるにはそれなりの時間がかかるだろう。咀嚼（そしゃく）したり飲み込んだりという機械的な動作のために食べるスピードは落ちるし、自然な経過としてその間に満腹感を覚える。一方、同じ量のグルコースやスクロースは数オンス（1オンス＝30ccだから、数オンスはコップ一杯ほど）の水に溶け、ほんの一〇秒で飲み干すことだってできる。しかも複合糖類は〝鋭い甘味〟がないので甘い砂糖と違って味覚を狂わせることがない。

「複合」炭水化物といえども、それが純粋精製された状態ともなれば、これは人工物でしか存在し得ない。自然界では精製した状態では存在せずに、タンパク質・脂質・ビタミン・ミネラルと混じり合って存在している。だから自然状態で炭水化物がもともと豊富なものは、それ自体がすでに良質な食物であって、危険ではない。これらは「天然の、未精製の、未加工の炭水化物」と言える。これに対して、「加工された炭水化物」というのはでん粉のような物質である。これも人体に害を与え得るが、その危険性は単糖類や二糖類ほど深刻ではない。未精製の炭水化物は、体内で加水分解できない複合多糖類を含んでいる。それを分解するための酵素がないのである。たとえば木材・もみ殻・糠（ぬか）のようなセルロース（繊維素）である。これらは加水分解されず、消化管を通るときに水を吸収し、体内においてデトックス（解毒）の役割をするため非常に有益である。

一般的に未加工（未精製）の炭水化物は安全で、加工（精製）された食物は安全ではない。人体にとってどれだけ有害かは、精製の程度によって決まる。全粒小麦は、小麦アレルギーでもない限り、毒性はない。これが加工の間に割ってすり潰され、中央部にある胚乳はより分けられる。表皮とその下の数層の繊維膜を含む麸（ふすま）と、胚芽は他の用途のために取り去られる。穀粒全体が使用されていると「１００％抽出の小麦粉」と呼ばれる。中央や内側の胚乳が使用されている場合は「60〜70％抽出」と呼ばれる。小麦粒全体からの成分「抽出」率が高いほど、麸や胚芽が多いということであり、小麦としてそれだけ栄養豊富ということである。小麦という植物が生長に伴って作り出した植物体の一部である、穀粒の主な役目（ファンクション）は、新たな植物を生み育てることである。成長は胚芽から始まる。だから、植物の成長に必要な栄養素が胚芽のごく近くにあることは理に適(かな)っている。

## 12　糖質代謝性症候群

英国内科医師会の会員で、一等軍医のT・L・クリーブは、多くの病気は精製した食物および加工食品（特に砂糖と精白小麦粉）の消費が大きく増えた結果生じたものだと主張した。全粒穀物(ホウル・グレイン)シリアル食品のような自然のままの炭水化物は、有害ではない。むしろ食物として欠かせない。クリーブ医師は「精製炭水化物病（retined carbohydrate disease）」という言葉を使うことを考えた。どんな名前であれ、この症候群は、脳を含む多数の様々な器官に症状が出る病気の、唯一の根本的な原因である、と定義されている。

精白パン（精白小麦粉で作ったパン）は数千年間使われてきたが、18世紀の終わり頃までは一般世間で消費されるほど安くはなかった。進化と適応の観点から見れば、非常に長い進化史の中で「精白パン」が広く普及したのはごく最近のことであるため、何であれ生物学的に適応をすることは無理である。一八一五年のイギリスにおける砂糖の年間消費量は、一個人あたり約15ポンド（6・8kg）だった。今日、その消費量は125ポンド（56・8kg）に迫っており、しかも消費総量はさらに増加傾向にある。この増加傾向がこれまでに二回だけ中断したことがある。第一次世界大戦（一九一四〜一八年）の間、砂糖の消費は約65ポンド（29・5kg）ほどにまで低下したが、同じことが第二次世界大戦（一九三九〜四五年）でも起きた。これは海外からの砂糖の輸送が封鎖されたせいだった。戦時下のイギリスでは、国民全般の健康が大幅に改善した。これは非常に驚くべきことで、心身医学の理論家にとっては落胆を感じるものでもあった。なぜなら彼らは、戦争による心身へのストレス増加によって、いわゆる「心身症」の発生が増加すると予想していたからである。しかし戦後は砂糖の消費が急激に増加し、やがて現在の水準にまで至った。砂糖の消費が今や頭打ちに達した、と考える理由はない。なぜなら砂糖の大量消費はある種の「嗜癖(しへき)」を形成し、摂取量をますます促すことになるからだ。この現象は先進国の特徴だと思われてきたが、今や世界中で見られるようになっている。

「悪貨が良貨を駆逐する」ように、「粗悪な（甘い）食物が優れた食物を駆逐している」のである。多くの国で砂糖を大量に含む食品の輸入がますます増えており、栄養価の高い自然な食物の摂取量は減少傾向なのだ。

メキシコ料理を食べる人なら、伝統的な朝食は、二つの目玉焼きをのせたコーン・トルティーヤ（唐黍〈＝トウモロコシ〉粉で作った種なしパン）に豆料理を添えたものだとご存知のはずだ。安くて満足のいく食事であり、午後まで腹持ちする。レストランで近年、メキシコ人がアメリカ式の朝食をよく注文するようになったことは、我々も先刻承知である。それはシロップをかけたパンケーキ（その原料は、胚芽も麩も取り去った「精白小麦粉」）、ジャムをのせた精白パンのトースト、大量の砂糖を入れたコーヒーが〝定番〟である。メキシコの公衆衛生担当者がある医学会の場で嘆いていたことだが、「メキシコで行った検診で糖尿病の前駆症状（恐らくは低血糖症）が見つかった国民が実に40％に達している」。アメリカ風の食事は値段が倍も張るのだから栄養豊富で価値がある、とメキシコ人が信じていることは明らかだった（二倍甘いことは確かである）。

我々は、砂糖が行き渡り飽和した産業文化の中で生活している。砂糖の毒性作用に関するすばらしい分析として、ロンドンのクイーンエリザベス大学名誉教授ジョン・ユドキン医学博士による著書『スウィート・アンド・デンジャラス』（邦訳『純白、この恐ろしきもの――砂糖の問題点』、坂井友吉他訳、評論社、一九七八年）を読むとよい。ユドキン教授は砂糖を禁止すべしと勧告しているが、彼の著作を注意深く読めば、これに同意するはずである。実際に砂糖が禁止されることはまずあり得ないだろうが、砂糖の消費がせめて今日の半分（二度の大戦中にイギリスが経験した消費水準）にまで減少したならば、国民全体の健康が大いに向上するだろう。

精製した小麦について言えば、この新たな日常食に人体が適応するだけの時間が経過していないのである。砂糖を原料にしてビタミン・タンパク質・脂肪を生合成できるような消化器系や腸内細菌叢を発達させた〝新人類〟が出現しない限り、ヒトという生物種がどのようにこの新たな食事に適応できるのか、我々には分からない。だが仮にこういう消化器系を身につけたとしても、必要なミネラルまでも自前で産生することはできないだろう。たとえそうした〝進化〟的な発達が可能だとしても、数十万年かかるだろう。この間、ヒトという生物種の生命がどれほど犠牲になるか、どれほど病気に苦しめられるか、途方もないものとなるだろう。我々は、人間の自然な進化を待つべきだとは考えていない。そうではなくて、栄養に関する我々の知見を活用すべきだ。単純に、我々がこれまで適応してきた類型（タイプ）の食物に復帰することによって、様々な病気から人間を救うことができる。そうしない限り、人間は苦しみ続けることになる。

### （1）炭水化物の過剰消費

●**未加工の（unprocessed）炭水化物**——ジャガイモ・小麦・米などの炭水化物の過剰な消費は、肥満を引き起こし、タンパク質や脂質の不十分な摂取と相俟（あいま）って、栄養状態は健全な均衡（バランス）を失う。炭水化物の食べ過ぎによる危険性は、必須栄養素を含んでいない食物（炭水化物以外であっても）の食べ過ぎによる危険性と同様である。未加工の炭水化物を豊富に含んだ食物については、嵩張るために、食べ過ぎに陥ることはあまりない。

●**加工した（processed）炭水化物**——これには砂糖をたくさん使った食品や、加工の過程で他の栄養素の大部分を失った食品が全て含まれる、たとえば精製した米（＝精米）、精白小麦粉、それらから作られた様々な食物が、この「加工した炭水化物」の部類なのである。加工して精製した炭水化物を過剰消費すれば、様々な神経症や多くの身体疾患の主な原因になる。最近までこれらの疾患は、あくまでも「原因不明」の、炭水化物摂取と無関係な病気だとされていた。しかし、栄養不良が引き起こす病気だということが明らかになっている。なぜ自分は病気なのか——この自分の心身に起きている現実の問題を直視し、開明的な理性によって自分の生活習慣を反省し、自発的・実践的な生活態度で《分子整合医学による栄養状態の健全化（オーソモレキュラー・ニュートリション）》の診療の諸原則を受け入れて自らの栄養状態を健全化していけば、栄養不良に起因する数多（あまた）の病気に悩む人々は、まさに自助努力によって健康を取り戻すことができるだろう。

## 13　不安障害（神経症）と糖質代謝性症候群

オーソモレキュラー精神医学は神経症（ノイローゼ）の生化学的な側面に注目し続けてきた。これは栄養不良や、誤った栄養摂取によって引き起こされる疾患なのである。神経症（あるいは精神神経症）は「主に気分変調をきたす精神疾患」である。この「変調」は、正常人の反応としての気分変化とは、程度が全く違う。だが神経症は、知覚の変化（幻覚や妄想）や思考の障害を起こすことはないし、だからこの病気をきっかけに統合失調症を発症するということもない。神経症は、鬱病や精神病と区別せねばならない。

「不安」を診断する上で難しいことの一つは、どんな病気に対しても、「不安」は正常な反応だということだ。誰だって、健康や快適さに対する脅威があれば多くの不安を感じる。そして「不安」はたいていの栄養不良の状態が、その結果として生み出す一種の〝病的な心身反応〟でもある。「不安」の原因となる栄養不良の状態として最もよく見られるものを二つ挙げるなら、それはビタミンB群の不足と、加工・精製食品の過剰消費に関わるものだ。どのようなビタミン欠乏も何らかの形で不健康を生み出すわけだから、ある種のビタミン欠乏が「不安」を引き起こし得るという想定は理に適っている。とりわけビタミンB群は、他のビタミンよりも「不安」と密接に関係している。ビタミンB群は本来、格別大量に必要とされる傾向があるのだが、それが恐らく、B群の欠乏が不安障害と密接に関係している理由なのであろう。ビタミンB群関連の神経症については、ナイアシン（ビタミン$B_3$）について詳述した第3章で検討しよう。

鬱病や不安障害の患者の（ビタミンB群が欠乏状態の人々と居並ぶ）もう一つの大きな一群は、砂糖だとか精白パンや菓子のような加工・精製食品を食べ過ぎる人々である。このタイプの栄養不良によって起こる症状は、少なくとも疾患による身体症状ゆえに「糖分過多疾患（the Saccharine Disease）」と呼ばれてきた。[7] けれども当時の研究者らはこの大きな症候群の中に精神医学的要素を含めなかった。こうした精神科的要素は大部分の患者に見られるため、いわゆる「糖質代謝性症候群」によって身体症状を呈している患者のうちで、神経症に典型的に見られる気分変調が全く見られない人というのは、なかなかいない。身体症状はないがひどい気分障害を伴っている患者というのは、珍しくない。身体症状が主訴の患者が身体的な治療を受ける一方、精神症状が主訴の患者は結局精神科のお世話になることが多い、というだけの違いである。いずれのケースにせよ、栄養不良については無視されるし、たとえ考慮されるとしても一番最後、ということが多いのである。

## 14 糖質代謝性症候群の身体症状

精製した炭水化物が有害なのは、次の三つの理由による――①食事から繊維が除去されてしまうので、その結果、消化器系（歯から直腸まで）に悪影響が及ぶ、②摂取食品中の糖分の密度が高まるため、カロリーの過剰消費や肥満や糖尿病の原因となる、③胃の中で胃酸（＝塩酸）を中和するためにはタンパク質が必要なのだが、炭水化物を精製すると自然な食物に本来含まれていたそうしたタンパク質が除去されてしまう。

### （1） 胃腸への問題

食事からの食物繊維の除去は、次のような二つの系統の諸々の症状を引き起こす。

- 単純性便秘に伴う、静脈性疾患（静脈瘤、深部静脈血栓症、痔核（ぢかく）や、大腸憩室（けいしつ）疾患、大腸癌など）の合併症の併発。
- 虫歯と歯周病

普通の量（嵩、体積）の繊維を摂っていれば、大便の通過時間はおよそ二四～四八時間である。一方、繊維の少ない食事を摂っている人では、四八～九六時間かかる。結果として便秘が起こりがちになる。イギリスでは人口の15％

までが緩下剤を常用している。栄養不良により長らく腸への負担をかけてきた高齢者では、便秘は最もありふれたものである。緩下剤を毎日使い続けた結果、吸収不良などの様々な合併症に苦しむことになった高齢者を、我々は無数に見てきた。便秘は二つの深刻な結果をもたらす。憩室症（結腸の筋層を貫く袋状の脱漏が生じて消化管の一部が外側に飛び出した病理的異状）と、憩室炎（憩室の炎症）である。直腸の内容物の通過が遅いことによって、大便からの水分吸収が増加し、腸内容物が乾燥する。そのため、腸は排便のために強く収縮せねばならない。原因が何であれ、便秘と憩室症、それに十分な食物繊維を含む食事の摂取不足との間には、明らかな関連がある[8]。

憩室炎は、食物繊維の不足による便秘と、それに伴う糖類の過剰摂取の悪影響、この組み合わせが原因で起こる。糖類の余剰によって腸内細菌叢に病理学的に好ましくない影響が見られる。腸への影響はすぐには現れず、症状として明らかになるのは四十年ほどかかるかもしれない。我々にとって有害な食物を、拒絶するために発達してきた進化上のメカニズムでは、何とも対応が難しいのだ。

別の症状は、先と同じ二つの原因による大腸過敏性（大腸炎）である。だから、大量の糖類を食べ続けているところに単純に糠や麩を食べるようにしたところで、症状改善の助けにはならないかもしれない。最も危険な症状の一つは大腸癌であり、これもやはり同じ原因に由来している可能性がある。

### （2）肥満と糖尿病

食物の精製は炭水化物を不自然に濃縮させることになり、我々の味覚を欺き、過剰消費につながっていく。これは肥満の唯一直接的な原因である。旺盛な食欲が原因なのではなく、運動嫌いが原因なのでもない。たとえば誰かが五分間でリンゴを六個食べたとしても、それはかなり珍しいことだろう。自然な食物は嵩張るから、こういう食べ方はなかなかできないのだ。けれども紅茶やコーヒーやソフトドリンクに砂糖を入れて飲むことで、リンゴ六個と同じ量のカロリーを摂取することは、珍しくも何ともない。肥満はいくつかの気分障害と関連していることが多い。

肥満は、（真性の）糖尿病や、「低血糖症」と呼ばれるもっとありふれた症状と非常に密接に関連している。多くのいわゆる「糖尿病」（特に成人型糖尿病、あるいは肥満と関連した晩発型糖尿病）は、実際には「糖尿病」というよりは相対的な「低血糖症」の一つなのだと我々は考えている。インスリンを必要としない患者は、本当の糖尿病にかかっているとは言えない、というのが我々の意見である。

### （3）胃酸と胃潰瘍

食物を食べると胃が刺激され、塩酸を含む胃液が分泌される。恐らく地上に暮らす我々人類のうち、99%以上の人たちが日々食べている食物というのは、タンパク質とその他の成分が自然な状態で混じり合った〝混合物〟に他ならない。食物が胃に達すると、酸がすぐにタンパク質と結びつき、消化を助ける。したがって胃には余分な胃酸がいつまでも残存することは通常は起こらないから、胃の内側表面（粘膜）は無傷のままである。タンパク質が胃壁に対して胃酸をやわらげる働きをしている。

しかし今日の栄養状態においては、食物に昔ほどタンパク質が含まれていないことが多いし、全く含まれていない場合さえある。精白小麦粉や精白米のような精製した食物は、精製によって恐らくタンパク質の10%程度を失っている。精製した砂糖ともなればタンパク質含有量はゼロだ。炭酸飲料（ソーダ）は見た目は魅力的で味も甘いので、これを一瓶も飲めば胃の中に一見「食物のようなもの」が入ってくることになる。そこで、胃内では胃酸の分泌が増加するわけだが、タンパク質は含まれていないため、ソーダは胃の中で何と結合するわけでもなく、フリーのままである。胃酸を緩衝（かんしょう）してくれる唯一のタンパク質は胃粘膜それ自身ということになり、タンパク質（血管から放出される物質）が粘膜表面に滲み出てくる。

消化性潰瘍（胃液に含まれる塩酸やタンパク質分解酵素、ペプシンの増加、胃粘膜の防御因子の低下などにより、胃や十二指腸や食道の粘膜が侵されて生じる潰瘍）の原因はもっと複雑である。それは現在のところ、ヘリコバクター・ピロリ菌の侵入による慢性細菌性疾患と考えられており、多くの症例で特定の抗生物質が著効を示す。治療しなければ、後に胃癌に進行する可能性がある。胃潰瘍はかつては古典的な心身症の一つと考えられていたが、今では糖質代謝性症候群の一つの現れなのだと分かっている。栄養豊富な食物を摂ることの方が、数千時間の巧みな精神分析を受けることより、はるかに重要なのだ。

糖質代謝症候群の症状かもしれないものとしては他に、冠動脈疾患、腸の原発性（他の疾患に由来する二次的なものでなく、その疾患自体が起源を成す一次的な）大腸菌感染症、胆石がある。

## 15　科学技術は救いとなるか

科学技術は二通りに使うことができる。西洋社会ですでに使われているように、食物の風味を高めるためや、食物に色付けしたり、美味しくしたり、手軽に調理できるようにしたり、長期間保存できるようにしたりするために使うことができる。ただし、こういった科学技術は〝栄養の質〟というものを、程度の多少はあれ無視している。しかし技術には、もう一つの使い方がある。それは自然な食物の〝自然な栄養の質〟を、道理に適った〝下拵え（したごしらえ）〟の手立て（テクニック）で高めることである。技術の望ましくない使い方については、いろいろなところで十分に記述され、記録されている。技術の有益な使用法の例はあまり知られていない。

トウモロコシを灰汁（アルカリ）で加工する技術によって下準備することは、少なくとも二千年にわたって知られていた。トウモロコシは普通に調理すると不十分な食物であり、主食としてトウモロコシに依存すると、アメリカで起こったようなペラグラ流行の原因となる（ペラグラの汎流行（パンデミック）は一九四〇年代に小麦食品にビタミン$B_3$が添加されるまで続いた）。トルティーヤは〝灰汁煮沸処理（ニシュタマリゼーション）〟を施したトウモロコシを加熱調理して作った食物である。トルティーヤを与えられたネズミや豚は、普通のトウモロコシを与えられたものより健康である。中央アメリカではトルティーヤは、石灰の50％溶液に入れた乾燥トウモロコシを三〇～五〇分間およそ沸騰するまで加熱して作られる。その後は冷まして液体は捨てる。トウモロコシはよく洗ってから水気を切る。それから細かく粉にすり潰して、捏（こ）ねて平べったく焼き上げて〝トウモロコシのパンケーキ〟にするわけである。こうした〝仕込み〟をしておくことで、トウモロコシに含まれる必須アミノ酸の利用度が高まり、ロイシンに対するイソロイシンの含有比率が高まり、普通のトウモロコシでは本来ほとんど利用できないビタミン$B_3$の利用度が高まる。したがってトルティーヤを食べる人は比較的ペラグラになりにくい。

こうしたトウモロコシの〝下拵え〟の手立てを知らなかったとしたら、人々はもっと栄養不良に苦しんできたはずだ、というのが研究者たちの結論である。五一の社会を注意深く調査したところ、トウモロコシが主要な食料源なのは、アルカリによる〝下拵え〟が用いられている社会だけだった。七つの社会ではトウモロコシの栽培・消費とも活発であり、アルカリによる〝下拵え〟を使っていたが、トウモロコシの栽培・消費ともあまり行われない一二の社会では、アルカリによる〝下拵え〟は行われていなかった。トウモロコシは、アルカリによる〝下拵え〟が用いられている場合にだけ、主要な食材になっている、と研究者は結論した。この調理技術は少なくとも紀元前一〇〇年までには〝開発〟されており、古代都市テオティワカン（メキシコ）では当時からすでに石灰にひたす壺が使われていた。

数世紀にわたって〝灰汁（アルカリ）煮沸処理〟を採り入れてきた人々は、この方が体の調子がいい気がする、元気な感じがする、と何となく体験的に気付いていたに違いなく、それゆえにこの新たなトウモロコシ調理法を健康の改善と結び付けたのだ。後にこの技術は文化的伝統の一部となり、宗教的な価値さえ与えられるに至った。この技術がひとたび一般的に使われるようになると、進化的な形で生物学的に優れた人種を生み出すことになった。無知のせいであれ、考え方の相違によるものであれ、とにかくこの技術を導入しなかった人々は、〝灰汁煮沸処理〟を用いた人々に徐々に淘汰（とうた）されていったのである。

食物を改良する現代の技術の利用について、最近の例としては、第二次大戦中に小麦の栄養強化が一般に行われるようになったことが挙げられる。全粒小麦は白い小麦より栄養価が高いということが広く認められたのだが、様々な事情により全粒小麦パンは一般の消費者の手に入らなかった。全粒小麦パンを食べていたのは恐らくアメリカ人の10%に過ぎなかっただろう。一九四一年に精白小麦に少量のチアミン（ビタミン$B_1$）、リボフラビン（ビタミン$B_2$）、ナイアシンアミド（ビタミン$B_3$）を添加することによって、製粉で失われる栄養素のいくらかは補うことができると認められた。一九六一年、米国パン屋協会（ＡＢＡ）と米国製パン協会（ＡＩＢ）は、ノーマン・ジョリッフ医師に栄誉を授与した。両協会は、栄養強化の導入はアメリカ国民を頑強かつ健康にすることに貢献したのみならず、予防医学における新たな大きな一歩でもあったとして、栄養の歴史における大きな出来事だったと結論したのだ。

確かに、栄養強化の導入によりペラグラの発生率は減少したが、六〇年以上前に考案された栄養強化プログラムは必ずしも最良のものだとは言えないし、近年の栄養学における発達に注目すればもっと改良できるのに、と思われることもまた事実である。しかし、量的に栄養強化をどんなに進めたところで、本来の全粒穀物（ホウル・グレイン）の食事に戻ることのすばらしさには及ばないだろう。言い換えると、ひとたび精白した小麦は、精白によって除去された全てのビタミンを添加するだけでは全く不十分なのであって、精白で除去されたミネラルや食物繊維も元々の穀粒に含まれていた程度にまで〝強化〟してやらねば、話にならないわけである。ところが皮肉にも今日の状況は全く異なっている。天下公認（オフィシャル）のあれやこれやの医学会が、一般大衆によるビタミン錠剤の使用に反対しているのだ。この背景には恐らくＦＤＡ（アメリカ食品医薬品局）による思惑や圧力があるのだろう。

## 16　アレルギー

アレルギーを防ぐ第一の原則は、ジャンクフードを避けること、第二の原則は、調子が悪くなる食物を避けることである。アレルギーによるものか毒性によるものか、ということは重要ではない。どちらが原因であれ、患者は同じように苦しんでいるのだ。臨床環境医はこれらの食物を検知し、治療を見つける専門家である。だが内科医だって、わざわざ臨床環境医にならなくても、患者がアレルギーを持っている食物を特定することはできる。既往歴の聴取や各種の検査により原因食物は特定できるのだ。

患者は毎日どんな食物を食べているかや、食事の好み、食べて調子が悪くなったことがある食物について尋ねられる。問題の原因となっている食物は、大量に食べているもの（主食）であることが多い。「この食物が大好物だ」ということがよくあるのである。チーズが好きなら、チーズアレルギーの可能性がある。同じ人が「牛乳は嫌い」ということなら、アレルギーが存在することは間違いない。彼らは牛乳を飲むと不快な症状、たとえば副鼻腔（ふくびくう）がつまったり鼻水が出たり胃が痛くなることに気付いているが、チーズ（これに対しても同様にアレルギーなのだが）を食べても少し体が疲れたり気分が落ちたりするだけなのだ。時にはチーズばかりか牛乳も大好きで、一日コップに八杯も飲む人もいる。アレルギーはどんな食物でも起こり得る。

食事歴を聴取することで、アレルギーの原因食物や毒となっている食物を全て特定できることもある。これらの食物は少なくとも六カ月間食べないようにする。診断が正しいなら、患者の体調は非常に良くなるだろう。六カ月後、たまに（たとえば五日おきとか）ならばこれらの食物を食べることは可能かもしれない。しかし、しっかり固定（もはや治療に反応せず医学的にそれ以上の変化はないと診断された症状を「症状固定」という）してしまって治らないアレルギーもある。

食事歴の問診だけではアレルギーの原因や毒となっている食物が完全には分からない場合であっても、除去食を行うことは可能である。除去食には多くの種類があり、四日間の水断食（水以外のものを一切飲食しない断食法）から、普段めったに（あるいは全然）食べない食物だけを使った特別選択食まで、様々である。除去食がうまくいけば、患者は回復するだろう。その後、個々の食物を一つ一つ再開していくことになる。もしある食物が反応を起こせば、その食物は以前のように再び六カ月間除去される。その他の検査として、食物の抽出物を使った舌下試験、アレルゲンを皮内（特に真皮）に接種してアレルギー反応の誘発を試みることでアレルゲンへの患者の反応性を診断する各種の試験、免疫グロブリンや細胞毒性を調べる血液検査などが用いられる。これらの試験を行うためには、患者をアレルギーの専門医に照会する必要があるかもしれない（その専門医が臨床の病因学に精通している場合には特に照会した方がよいだろう）。

ヒトも含めて動物というのは、カロリーなり栄養素が飢餓状態に達するほど欠乏しても、短期間の摂取不足であれば対応できるものである。永続的な影響が出るかどうかは、どの特定の栄養素が欠乏しているかで決まってくるし、また、その栄養素が体内にしばらく貯蔵が利くのかどうかにも左右される。もし欠乏が長引くようであれば、慢性的な欠乏状態、より正確に言うなら、ある種の依存状態に陥るだろう。ペラグラ患者の中にはあくまで短期間の不調であって、通常量（少量）のビタミン$B_3$で回復する者もいれば、そうではなくて、通常量では回復しない患者もいることは先に述べた通りである。これは犬を用いた動物実験でも当てはまることが確認されている。栄養学者は、ビタミン欠乏が発するメッセージを全く理解していないか完全に無視しているかのどちらかである。それは戦時の収容所で重度のストレスを経験した捕虜が証明していることである。捕虜はカロリーやタンパク質や脂質やその他のあらゆる必須栄養素の欠乏に苦しんだ。私が治療した香港の退役軍人たちは、高用量のナイアシンのサプリメントを含む通常の良質な食事を再び与えられることで、ようやく初めて健康を回復できた。アジアの収容所に一年間置かれていたことで、兵士らは少なくとも四年分は年を取っていた。単なる栄養欠乏状態が歴然たる栄養依存状態に達するほど酷くなるのにどれぐらいの時間が必要かについては、誰もが同意できるような数字はない。T・L・クリーブ医師は、二〇年間も（糖分ばかり多くて栄養的価値が低い）劣悪な食生活を続けた結果「糖質代謝性症候群」になってしまった症例の観察から、その期間を二〇年と見積もった。

慢性的な食物アレルギーと栄養依存状態の発現の間には因果的な連関がある。牛乳と一緒に摂った亜鉛のサプリメントは吸収されない、という科学的知見は、その最たる例である。乳製品にアレルギーがあり亜鉛不足がはっきりと認められる慢性疾患（たとえば鬱病、統合失調症）の患者数は、顕著に多い。これらの臨床的徴候（ちょうこう）は、カール・C・ファイファー医師により初めて記述されたのだが、具体的には爪の白い部分（爪の根元に生じる白い半月マークや、白い斑点や、横断上の白色帯が爪甲［そうこう］に生じる）、皮膚線条、子供の時の成長痛、重度のＰＭＳ（月経前症候群）、肌の色が異常に青白くなる、といった症状である。

臨床環境医学の教科書には、実際にはアレルギーに起因しているのに、それがアレルギー性であるとの認識に及ばない医師たちのせいで誤診が頻発している数多の疾患について、網羅的な解説が載っている。こうした誤診によって非常に深刻な事態になり得る例として、ある最近の臨床症例が挙げられている。ある十代の女児は、子供の頃から痙攣（けいれん）を起こすことがあり、「癲癇（てんかん）」だと診断されていた。ところが神経内科医は彼女を助けることはできなかった。その後、彼女は精神病の症状を繰り返し示すようになり、抗精神病薬の投与を受けた。彼女の体重は２５０ポンド（１１４kg）まで増えた。彼女はカロリーの50％を乳製品から摂っていた。乳製品なしの食事になると、体重が減り始め、精神病の症状再発（エピソード）は減少し、数週間で痙攣が起こらなくなった。

長期間にわたる多くの研究によって、慢性的栄養失調による壊滅的な（ダメージング）影響が示されている。たとえば、ボストン大学医学部の行動発達・精神遅滞センター所長のJ・R・ガレー医師は、絶え間なく続く栄養失調によって次世代にどのような影響が出るか、動物を使った研究を行った(9)。彼女は一九六〇年代半ばから飼い始めた栄養失調のラットの一群の子孫を用いた。栄養状態不良の母親から生まれたラットは、小柄で、体重が軽く、行動上の問題があり、病気に罹(かか)りやすかった。同じ食事を続けると、八世代の間そうした特徴は着実に悪化していったが、その後はさらに悪化することはなかった。十分な食事を与えると、元の状態に回復するのに四世代かかった。彼女が人間で行った研究によると、子供が粗末な食事を食べていると、一世代(約二〇年)以内に悪化することが示された。これらの研究から言えるのは、粗末な食事をずっと続けると、悪化は百年以上続く可能性がある、ということである。どこの社会もそんなに悠長に構えている余裕はない。

## 17 まとめ

オーソモレキュラー栄養学の目的は、我々が進化の過程で適応してきた食物を提供することであり、これらの食物に現代の食事では不足している栄養素をプラスして補う(サプリメント)ことであり、また、特に病気のため、平均よりも多くの栄養素を必要とする人には、より多くの量の栄養を提供することである。

良好な栄養状態といっても、難しい話ではない。数百万年もの間、我々の祖先や野生の動物は、何らの特別な訓練を受けることもなく、何を食べるべきかを知っていて、達者に生きてきた。彼らが現代の我々以上に頭が良かった、というわけではない。単純に、他の選択肢がなかったのだ。彼らは自分たちが適応してきたものを食べていたのだ。我々は、自分たちの食事の質を落としたり、一見「食物」のように見えるもの(実際には食物ではない)を世に広めることによって、選択肢を増やしてきた。昔の食事(これにより我々は健康を取り戻せる)に戻りたいなら、全く簡単な次の二大原則を守ればいいのである――。

●ジャンクフードを食べないこと。
●調子の悪くなる食物を避けること。

この原則を守らないなら「病気」という代価を払う羽目になる。だがしっかり守れば「すばらしい健康」というご褒美が得られるのだ。

# 第2章　栄養補助食品の利用

オーソモレキュラー医学は、薬の利用に適用されるのと同じ科学的原則を、栄養素の利用についても適用している。それは「薬は少な過ぎても効かないが、かといって多過ぎては危険であるから、ちょうど最適な用量の薬を用いるべし」という、〝正統（オーソドックス・メディシン）〟を自負する主流派医学で神聖視されている原則だ。ところが〝正統〟を自任する医学のほうは、この科学的原則を栄養や栄養素のサプリメントの利用に対しては適用しない。「ごく少量の栄養素しか必要でないし、最適用量をわざわざ決める理由もない」という迷信に嵌り込んだせいで、自らの神性なる原則を等閑（なおざり）にしてきたのである。この時代遅れの迷信は、長年にわたって多くの医師が発表してきた数千件におよぶ研究報告や症例報告によって、誤りであることがすでに証明されている。オーソモレキュラー医学は「ビタミンやミネラルのような補助栄養素は必須のものである」という発見を理論的に拡張したものである。食物は炭水化物・タンパク質・脂肪だけでなく、これらの補助栄養素も含んでいなければならない。つまり、食物にこれらの栄養素が欠けていると、健康は維持できないのである。

脚気やペラグラのような欠乏性疾患を防ぐために、精白小麦粉にビタミンを添加しているように、食物に少量の補助栄養素を加えることについては、もはや医師も反論していない。しかしそれは、欠乏性疾患を防ぐためだけの僅かな量である。オーソモレキュラー医学はこれをもう一歩進める。我々は皆（生理学的な個体差があって）それぞれ異なるのだから、必須栄養素の量にも違いがあるわけで、なかには栄養強化した食物でさえ十分ではない人がいる――これがオーソモレキュラー医学の基本認識である。こうした重度の栄養不良の人々が、病気と無縁でいるには、あるいは病気を治すためには、不足した栄養素のサプリが与えられねばならない。我々は理論を重んじる科学者であるから、医学界の主流派勢力（エスタブリッシュメント）といえどもこの簡潔かつ的確な病理学の考え方（コンセプト）をもはや拒絶できないであろう、と確信している。オーソモレキュラー栄養学は、一般の医師が薬の処方の際に準拠しているのと全く同じ思考判断の基準に基づいているに過ぎず、まさに〝適正な診療を実践する実地医学〟であって、それ以上でもそれ以下でもない、と我々は考えている。

## 1　サプリメントは粗悪な食事の埋め合わせとなるか

サプリを摂るべきだ。数十年にわたって、大量の資金をかけて熱心に大衆への教育啓発を行ってきたにもかかわらず、70％のアメリカ人は一日推奨量の5～9サーブ（一サーブは「一盛り・一人前」）の果物や野菜を食べていない[1]。果物1サーブはジュース6オンス（170g）分、野菜1サーブは豆半カップ分だというが、計算するのがややこしいだろう。今や少なくとも半数のアメリカ人がビタミンのサプリを毎日服用しているのだから、果物や野菜をもりもり食べろと説教する専門家たちに、こう言い返してやりたい気持ちにもなる――「大衆はすでにかなりの程度、自分なりの〝解決策〟を見つけてそれを実践しているのですよ」と。だがついに〝正統医学の牙城（がじょう）〟そのものが、そんな大衆の味方につくまでになった。長年にわたってサプリをけなしてきた『米国医師会雑誌（JAMA）』が、全ての人々が毎日マルチビタミンを摂るべきだ、と勧める記事をついに掲載したのだから[2]。

最近『ニューヨークタイムズ』紙が葉酸サプリメントの服用や更には毎日マルチビタミンを摂る生活実践について

までいちゃもんをつけた。記事には、「ビタミンのサプリメントを摂ったからといって、粗悪な食事の是正にはならないし、マルチビタミンによって何らかの病気が防げるとは全く証明されていない」とある。(3) この記事は、現実の状況、つまり「人々はひどい食事をしている」という事実を敢えて黙殺しているのである。

脂肪の摂取量は減っているのに、ますます多くの西洋人がこれまでにないほど肥満になっており、アメリカでは、驚くなかれ、二五歳以上の80％の人々が体重過多である。連邦厚生省（ＨＨＳ）が一九九九～二〇〇〇年に実施した全国健康・栄養調査（ＮＨＡＮＥＳ）によると、全アメリカ人の3分の2近く（一億二千万人以上）が体重過多か肥満なのである。(4) タンパク質と糖類（シュガー）の摂取量が驚くほど高く、果物と野菜の消費量がとんでもなく低いのである。ビタミンのサプリを飲んでも体重は減らないが、痩せようとしている人は自分の栄養面での課題に直面する。およそ五千万人のアメリカ人が常時ダイエットをしていると自認している。サプリを使わない一般的な〝痩せる食事法（ダイエット）〟はほとんど全て、栄養が欠けている。多くの人にとって食事量を抑えることが食物からのビタミン摂取量の減少につながっている。だからこそサプリを摂ることはダイエットしている全ての人にとって特に重要なのだ。

栄養学者は、皆に毎日上手に食べさせようとして、非常にご立派な、しかし達成不可能な目標を立てるものである。だが仮に目標通りの栄養が得られたとしても、いわゆる「良質な食事」が提供するビタミン摂取量では、最適な健康を維持していくにはいまだ十分ではないことがよくある。たとえば数百万人の女性には特に心配すべきことがある。経口避妊薬は血中のビタミンＢ群（特に$B_6$）や葉酸、ビタミンＣを減少させるのだ。(5)

また、政府の推奨するビタミン摂取量は、非常に低い。誰でも合格できる試験のようなもので、本当に最小限度の基準なのだ。たとえばビタミンＥの食事摂取基準（ＤＲＩ）は、15ＩＵ（ＩＵは「国際単位（インタナショナルユニット）の略称」）が一日分の推奨摂取量とされているが、心血管系その他の疾患の予防には少なくとも１００ＩＵ（恐らく４００ＩＵ以上）のビタミンＥが必要だということが広く認められている。けれども１００ＩＵのビタミンＥを得ることは、どんなに完璧な食事計画を立てたところで、文字通り不可能なのだ。これを実証するために私（アンドリュー・Ｗ・ソウル、以下Ａ・Ｗ・Ｓ）は私が栄養学を教えている学生に、一日当たりビタミンＥ１００ＩＵを摂取できる「バランスのとれた」食事を数日間作るように指示した。この目的達成のためには、どんな食材を組み合わせてもいいし、それぞれの食材をほどほどの範囲内であればどれだけ使ってもいいこととした。たった一つだけ、人が実際に「食べたい」と思うような食事にするように、という条件をつけた。このルールのために、全粒穀物をポンド単位で使ったり、植物油をキャップ単位で使ったりできなくなったため、彼らはこの課題を達成することはできなかった。一般の人たちにもできないことである。ほとんどの人は食事からは30ＩＵのビタミンＥを摂ることさえできないのだ[6]。

「サプリメント」というのは、言葉の定義からして、粗悪な食事の栄養面での（健康維持のために充足させるべき〝目標摂取量〟には届かぬ）不足分（ギャップ）を「補充（サプリメント）」する目的で作られているが、良質な食事さえもが抱えている、〝目標摂取量〟に及ばぬ、意外に大きな不足分も、やはり補ってくれるのだ。ビタミンＥについて言うと、サプリを摂ることで数百万人の命を救う、と言っても大げさではない。ビタミンＥのサプリを摂っている人は心血管系疾患の発症率が40％ほども少ないことを研究者は発見した。この研究には四万人近くの男性と八万七千人近くの女性が参加した[7]。ビタミンＥの摂取量が多ければ多いほど、長期間であればあるほど、心血管系疾患が少なくなった。適量のビタミンＣを摂っているだけでも、病気を予防し、命を救う。毎日５００mg摂っているだけで、心疾患による死亡リスクが42％低下し、原因の如何を問わず死亡率が35％低下したという結果が出ている[8]。人口の３分の２は十分な果物や野菜を食べていないのだから、栄養の不足分を補う唯一の方法はビタミンサプリメントだ。

古代エジプトの時代から現在に至るまで、医師たちは粗悪な食事について記述し、批判してきた。けれども事態はほとんど改善せず、むしろ大幅に悪化してしまった。栄養学者は「ビタミンは食事から摂るべし」と言い張り、その摂取源とすべき〝優秀な食物〟のあれこれを、まるで熱心な宗教信者のような厳しさで指定してきたわけだけれども、世の人々は、お腹が空くから食べるのだし、食べると気分が良くなるから食べるのだし、食べること自体が快楽だから食べている。《食事警察》に縛られるのは誰だって嫌なのだ。食事のような個々人の嗜好の領分に口を挟んで「あれをせよ、これをせよ」と指図したところで、すんなりと成功するなんてことは先ず無いのである。ご苦労なことだが……。

食物群の図に従って「バランスのとれた食事」をするように一般の人に教育し、推奨し、懇願したところで、肥満はますます増えているし、癌も増えている。心血管系疾患はいまだ男女とも死因の第1位である。もはや我々の食卓が〝死刑台〟になっている、と結論せざるを得ない。食生活の善し悪しにかかわらず、サプリを摂ることでどんな食生活も大いに改善されるのである。

人間の歴史上数千年間そうであったように、栄養不良の問題は今日も我々に付きまとっている。サプリが使えるようになったのはようやく前世紀になってからのことだが、それを毎日摂取することは、清潔な飲み水が利用可能になったことや下水道の整備に比肩（ひけん）すべき公衆衛生上の飛躍的な進歩であり、そうした改革と同じぐらい多くの人命を救うことが期待できる。

**【コラム1】研究によると、ビタミン常用者は健康である**

サプリを摂っていないことは健康にとってマイナスである可能性があり、毎日マルチビタミンを1錠飲んでいるだけでは不十分、というのが新しい研究の示すところである。数種類の異なるサプリを飲んでいる数百人を調査したところ、サプリを飲む量が多いほど、それだけ健康状態も良好だということが分かった。「サプリを多く摂ることで高血圧や糖尿病の発症リスクを低下させることはもちろん、ホモシステイン、C反応性タンパク、HDL（高密度リポタンパク）コレステロール、中性脂肪の血中濃度が改善する」という調査結果が最近報告された。[9] サプリを摂ることで栄養素の血中濃度が高くなり、心血管系の健康に関連した生体指標（バイオマーカー）が理想的なレベルになるのである。

サプリを摂るのなら、マルチビタミンだけで済まそうとはせずに、数多の錠剤を毎日飲むことが特に大切である。サプリ飲用者の半数以上がマルチビタミンと各種ミネラルの混合錠剤にさらに補足するかたちで、ビタミンB群、ビタミンC、ビタミンE、カロテノイド、ビタミンDとカルシウムの合剤、オメガ3系の各種脂肪酸、フラボノイド、レシチン、アルファルファ（栄養豊富なマメ科の植物で和名は「紫馬肥［むらさきうまごやし］」）、レスベラトロール入りコエンザイムQ10、グルコサミンを飲んでいる。研究に参加した女性は、ガンマリノレン酸、プロバイオティク・サプリメント（乳酸菌やビフィズス菌などの生菌製剤）も摂っており、男性は亜鉛、ニンニク、ノコギリヤシ、大豆タンパクを摂っていた。

## 2　栄養補助食品（フード・サプリメント）とは何か

栄養補助食品（フード・サプリメント）とは、食物中に含まれている成分で、（ヒトの）体内にはごく少量が存在するだけで、それ自体がカロリー源となるわけではないが、（ヒトの）栄養にとって〝必須〟の（すなわち〝最良の健康状態〟を保持するために不可欠だが、体内で殆ど、あるいは全く生合成できないため、食事を通じて外部から摂取する必要がある）栄養物質や、酵素自体の必須の構成要素や、酵素の働きを助ける補助的物質のことである。栄養補助食品の必要量が比較的少量で済んでいるのは、酵素は大量の基質（酵素による触媒作用を受けて、化学反応を起こす物質）を変換することができるため、無駄がほとんどないからだ。

植物や動物から摂取する栄養について考える場合、それぞれに対する栄養補助食品の必要量は異なってくるが、生体組織であれば全て同じ基本的な栄養素を共有している。動物が植物を食べたり他の動物を食べて生きていけるのはこれが理由である。植物は最終産物や酵素など、あらゆる有機分子を生合成している。植物が必要とするのは水、二酸化炭素、酵素、ミネラル、光、それに全ての化合物を生産するための安定性だけである（ただしビタミン$B_{12}$は例外で、これは植物が自前で作るのではなく、細菌によってのみ作られる）。ところが動物は、植物が作るのと同じ栄養素を自分で生産できないため、〝食物〟として有機物を食べないといけない。

進化上の最初の大きな変化は、細胞が他の細胞を呑み込み始めたときに起こった。捕食者たる細胞は単細胞生物、つまり我々の祖先となった。他の細胞体を捕食して〝自分の一部分〟にすることはできなかったものの、幸運にも生き延びた細胞もあったが、それは残念ながら動物の祖先には成り得なかった。他の細胞体を捕食できたことは、細胞体の生存にとってまことに好都合だった。彼らはいわば自分自身の内部に〝新たな食料供給装置〟を備え付けることができたわけで、自前で生産する必要がなくなったのだ。余計なエネルギーを使うことなしに、しかも余分な〝化学反応炉〟を体内に増設して生きて行けるのだから、途方もない利便である。植物細胞はあらゆるものを自分で作らねばならず、移動のために残されたエネルギーはなかった。手近な食料供給があることによって節約されたエネルギーのおかげで、動けるようになったのだ。こうして植物と動物に分岐することがなかったら、動物は存在し得なかっただろう。植物はビタミンを必要とするが、必要なものは自分で作ることができ、ミネラルの栄養補助だけは植物にも動物にも必要なのである。

自然の状態では、ビタミンやミネラルは他の食品の構成成分と組み合わさって、複雑な三次元の形で存在している。たとえば純粋なビタミン$B_3$は自然には見られない。それはヌクレオチド（核酸の構成単位を成す、塩基と糖とリン酸から成る化合物）の中に存在している。自然状態では食物の抗生物質とビタミンとの結合が非常に固いことがあり、食物として食べてもビタミン$B_3$の放出が非常にゆっくりであったり、場合によっては量的に不十分ということになる。食物にビタミンを加えても自然の食物と同じになるわけではない。自然の食物のビタミンやミネラルは消化管でゆっくりと吸収されるが、食物に加えられたビタミンやミネラルは素早く吸収される。したがって小麦粉に加えたナイアシンアミドは、小麦のでん粉が糖に変換され吸収されるずっと前に吸収されるということだ。だからといって有害なわけではないが、こうしたことを知っておくのは大切である。

ビタミンやミネラルのサプリは人工物なのだから、賢く使わないといけない。砂糖とは違って大概は有用だけれども、過度に頼ってしまうこともある。優れた自然の（未精製の）食物を食べることこそが、優れた健康プランの根本であるべきだ。「サプリメント（補助）」はその名前どおりの意味しかないのだから。

## 3　栄養補助食品（フード・サプリメント）のタイプ

ビタミンは、脳を含む身体のあらゆる生体組織で生起する様々な化学反応に必要な、有機分子である。たとえばビタミンCとナイアシンアミド（ビタミン$B_3$）は脳の神経伝達物質受容体の働きに直接的な影響を与えることが知られている。定義から言えば「ビタミン」は、体内で生合成できないが必要量は極く微量で済み、その微少量で全身の生化学反応を触媒する働きを持つ物質だ、ということになる。

いくつかのビタミンはこの定義を満たさないのだが、非常に長い間「ビタミン」であると考えられてきたため、もう一度分類方法を見直してどうのこうの、という話にはならないだろう。アスコルビン酸（ビタミンC）は大量に、時にはグラム単位で必要だが、一部の研究者に言わせると、これは「ビタミン」の特徴ではないし、「ビタミン」と考えるべきではないだろう、ということになる。[10] ナイアシンやナイアシンアミドは体内で生合成できる（ナイアシンは、「ビタミン$B_3$」とも呼ばれるが、これはニコチン酸と、（ナイアシンアミドとも呼ばれる）ニコチン酸アミドとの総称に他ならない。ニコチン酸はビタミンとしての働きがあるが、タバコ葉に含まれる毒物の「ニコチン」と混同されぬよう、「ニコチン酸ビタミン（NIcotinic ACid vitamIN）」の略称として「ナイアシン（niacin）」と名付けられた）。約60mgのトリプトファンはヌクレオチドサイクルによって1mgのビタミン$B_3$を産生する。したがって$B_3$は定義に厳密に照らして言えば、「ビタミン」ではない。ビタミン$D_3$は紫外線の影響で皮膚で合成されるのだから、「ビタミン」の一覧に挙げられているのはおかしいはずである。これは「ビタミン」というよりは「ホルモン」に近いと見なされている。ならばいっそうのこと「ビタミン」という専門用語に纏（まつわ）りついている全ての概念はいったんご破算にして、各々の「ビタミン」はその化学名（ビタミンCなら「アスコルビン酸」、ビタミン$B_1$なら「チアミン」のように）によってのみ名付けることにするか、あるいは（ビタミンという一般名詞の代わりに）「栄養補助因子（アクセサリーファクター）」とか「食物栄養補助物質」と一律に呼ぶようにした方が、よほど道理に適っているはずだ。「ビタミン」の概念は一定の役割を果たしてきたが、今日ではむしろ逆に、オーソモレキュラー栄養学にとっても一般医学にとっても有害無益なものとなっている。

ミネラルは主に二つに分類される。有害なもの（たとえば水銀）と必須微量元素（たとえばセレン、亜鉛）である。ミネラルは体内で合成されない。全て水や食物から供給されねばならない。

ビタミンのサプリメントは安全である。サプリによってひどい反応が起こった例を私は一つとして見たことがない。一九六九年以来これまで私自身が飲んできたアスコルビン酸は2トン以上になるし、二万人以上の患者に対し腸が下痢を起こさないぎりぎりの耐容量を処方してきたが、重い副作用は全くなく、すばらしい効果をあげてきた。

（ロバート・F・キャスカート医学博士）

## 【コラム2】栄養レベルを決める検査

どのビタミンがどのくらい足りていないかを見るために病院で採血検査を受けても効果は限定的である。その主な理由は、検査数値に現れるだけのはっきりした変化というのは、欠乏状態が非常に重度になってようやく出るものだからである。ペラグラは致死的な疾患だが、発症時の血中ビタミン$B_3$濃度は正常であり、尿中にも出て（つまり排泄されて）いるほどである。赤血球に含まれるヌクレオチドの総量も正常である。しかし、モノヌクレオチドの割合が増加しており、総量の2～3％（正常）だったものが約12％にまで増加していることさえある。ジヌクレオチド（ニコチンアミド-アデニン-ジヌクレオチド、略称 NAD）は活性のある抗ペラグラ因子であり、モノヌクレオチドにはそうしたビタミン的作用はない。モノヌクレオチドとジヌクレオチドの比率は一般の病院では計測できない。検査で異常値が出るまで問題なしと放置していては、ビタミン療法の開始が相当遅れることになる。

体内ビタミンの検査が効果的でない第二の理由は、血中濃度を測定したところで、組織内や細胞内の濃度については大雑把な推測しかできないことだ。脳、眼球内の水晶体や眼房水、副腎皮質に実際どれくらいのビタミンCが存在するのか、血中濃度や尿中への排泄量から推測することしかできない。また、血中ビタミン濃度は毎日どれくらいのビタミンを摂取すべきかを決める参考にはならない。なるほど血中濃度が極めて低い場合には欠乏状態が存在する確かな証明になるが、基準内にあるからといって「サプリメントは必要ない」ということにはならない。血中濃度が正常の多くの人が、その「正常」濃度とされたビタミンのサプリを飲むことで、健康になったのである。

別の方法としては、ビタミンの多寡によって左右される反応を計測することである。欠乏状態にあればこの反応は異常になる。しかしこの反応は感度が十分ではない。異常な反応が明瞭に出現する頃には、欠乏は非常に重度になっているに違いない。栄養療法を行う医師は、患者に必要な栄養素を一層的確に見極めるための参考として、多くの種類の臨床検査を利用することができるが、そうした実験室的な分析検査が実施できる専門施設の数は極く限られている。このような検査で得られた〝客観的な数値〟は、患者に治療プログラムを受けるよう説得する際にも役立つものである。

健康状態を反映する測定法が発見されてこうした問題が解決されるまでは、我々は臨床的な診断をし、ビタミンの必要性を念頭に置きつつ患者の治療反応を見ながら最適量を決定していく、という実践的方法で診療を進めていくしかないだろう。幸いにもビタミンは非常に安全なので、ベストな用量を決めていく際に患者への危険はほとんどない。最適用量の決定は、症状の改善が現れた投与量を超える用量を試しに与えて、もうこれ以上改善しないという状態になるまで徐々に用量を増やしていくことによってなされる。いったんこの状態に達した後は、少し量を加減することによりベストな維持用量を調べることが容易にできる。患者が良好な状態にあるのなら、新たに用量を追加してもよいだろう。症状が再び現れるようなら、やはり用量を増やしてもよい。各ビタミンにはそれぞれ独自の特性があるので、しっかり理解しておかなくてはいけない。それは正確な用量を決定する上で大切なことである。

## 4 「天然」ビタミンと「合成」ビタミンの違いについて知っておくべきこと

ビタミンを使う人々は、「天然のビタミンの方が合成ものより健康的(ヘルシー)である」という主張に混乱させられている。これらの言葉の真に意味するところを理解しておくことが重要である。ビタミンは、分子の次元で見れば、植物が生合成したものも、人工的に化学合成したものも、全て有機分子である。それらはあらゆる点で同一である。唯一の違いは、植物により作られ、その植物の中に存在するビタミンは添加物を含んでいないが、人工のビタミンには含まれているということだ。しかし植物が生合成したビタミンであっても、抽出・精製され、粉末や錠剤にされる過程で使われた化学物質は全てそこに含まれることになる。合成ビタミンとの唯一の違いは、どんな添加物が入っているかの違いである。添加物の入っていないビタミンを確保する唯一の方法は、食物だけを使うことである、しかしこれは食物が供給できる以上のビタミンを必要としている人にとっては、実行できない無理な注文になってしまう。

ある種のビタミンを豊富に含む食物の、その抽出物（エキス）とか乾燥粉末であっても、ミネラルや、ビタミンの代謝に関わる酵素は含まれているが、その含有量は少ない。たとえばアセロラやローズヒップから作られた乾燥パウダーはビタミンCに加えて酵素やミネラルや、他にも代謝を円滑にする各種のビタミンを含んでいるが、高用量のビタミンCを必要としている人の場合は、この粉末を非常に多く飲まないといけないことになってしまう。

おまけに、食品の原料表示に関する現行法規が、ビタミンをめぐる世間の誤解や混乱を助長する結果を招いている。ある製品に、合成であれ抽出であれビタミンなんぞ全く入っていないのに、表示ラベルには多くのビタミンが列挙されていることがある。たとえばイースト菌の錠剤に含まれているビタミンは、種類こそ多いが、含有量は極めて少ない。これはそもそもビタミン錠剤ではなく、錠剤の形をした食品なのだ。ローズヒップパウダーはビタミンCの供給源としては比較的乏しいものであり、ビタミンC含有量が100mgであるとか、もっと高用量の錠剤型食品を作るには、もっと高濃度にせねばならない。現在世の中に出回っているローズヒップパウダーはそのほとんどが合成であり、ほんの申し訳程度に天然由来のビタミンCが入っているだけである。「天然」という言葉を使えば全ての含有ビタミンがそうなのだと勘違いさせてしまうわけで、こういう言葉は削除すべきだろう。成分表示ラベルには各栄養素の出所と用量が簡潔明瞭（シンプル）に書かれていればよい。

## 5　ビタミンのサプリメントを詳しく見ていこう

ビタミンは、生体組織に極く微量、自然（ノーマル）のままに含まれている有機分子である。各種のビタミンは体内でのほとんどの代謝反応に必須であり、それ自身が触媒となるか、あるいは「酵素」と呼ばれる触媒の補助的成分（これを「補酵素」という）となって、生体内で働いている。炭水化物や脂質は〝栄養学的熱量(カロリー)〟を作り出すが、ビタミンはカロリー源にはならないし、また、生体組織の〝構造材〟（建築用語で、建造物を構成する石材・煉瓦・コンクリート・構造用鋼材などの建築材料の総称）になることもない。

定義では、「ビタミン」は体内で生合成されないということだが、この定義はビタミンについてまだよく分からなかった頃になされたものである。この定義によると、いくつかのビタミンは「ビタミン」でないことになる。つまり、ビタミン$D_3$は皮膚に紫外線が当たることで体内で生合成される。ビタミンCは、これを生合成できないヒトおよびいくつかの動物種にとってのみ「ビタミン」だということになり、ほとんどの動物では体内で大量に生合成される。ビタミン$B_3$（ナイアシンおよびナイアシンアミド）はアミノ酸のトリプトファンから生合成される。しかしこれらの三つの物質は非常に長い間「ビタミン」として分類されてきたので、改めて他の何かに分類されるということはまずないだろう。

栄養学者は人体に必要なビタミンの最適な量について長く関心を持ってきた。ビタミンが最初に同定されたとき、ビタミン欠乏による典型的な末期症状を防ぐためにはごく少量あれば十分だという認識ができた。ビタミンの発見と同定は、そのビタミンが欠乏した食事を与えておいた動物や植物や細菌に対し、様々な食物を少しずつ与えてどのような影響が出るかを調べることによって成し遂げられた。チアミン（ビタミン$B_1$）を検出するには、特別に調整してチアミンを含まないようにした食事によって脚気に罹患させた鳩に、食物の抽出物を与えたのである。脚気の予防・治療にはごく少量のチアミンで事足りる。これは壊血病やペラグラのような他の欠乏性疾患にも当てはまることだ。科学者は、これらの欠乏性疾患でないのなら、追加のビタミンは必要でないと考えた。患者がペラグラではなかったときには、ビタミン$B_3$を追加して摂る必要はないとされた。ところがその後、栄養学者たちは、病気として完全に発症して診断がつく、というほど重症ではないものの、欠乏による症状のある患者がいることを知ることとなる。患者は「潜在性ペラグラ」と診断された。ペラグラ患者ほど死に近づいているわけではないが、かといって決して健康でもなかった。彼らに十分量のビタミンを投与すると、正常に戻った。

全米科学アカデミーによる公式な食事摂取基準（ＲＤＡ／ＤＲＩ）を見れば、ビタミンの必要量はごく少量でよい、という考え方が反映されているのが分かる。しかし必要量は、年齢・生理学的状態・ストレスの程度によって様々に変わる、ということも認識されている。それにもかかわらず、RDA／DRIの一覧で推奨されている最大用量は、古典的なビタミン欠乏疾患を予防するのに必要な最少用量よりも、少し多い程度のものである。この一覧は食物から摂取できるビタミンの量を示しているが、食事では不十分な栄養素を補充する方法として各種ビタミンのサプリメントを使うことを全く考慮していない。この食事摂取基準の支持者らは、バランスのとれた多様な食事を摂っていれば大部分の人にとって十分である、と信じている。たとえそれが正しいとしても、RDAは、今現在健康でない人や、かつて患者だった人など、膨大な数の民衆を無視している。患者のためのビタミン推奨量一覧、というのは存在しないのだ。

多くの患者は高用量のビタミン（ビタミン欠乏疾患が末期症状に至らぬようにするための〝予防的推奨量〟とされてきた量の百～千倍）で治療されると回復する。患者の中には一日1mgのビタミン$B_{12}$を必要とする人がいる。これは平均一日用量の千倍である。コレステロールや中性脂肪を低下させるには、患者は一日3000mg（3g）のナイアシンを摂らねばならない。これはペラグラを予防する用量の数百倍に当たる。統合失調症患者の中には一日30g（3万mg）かあるいはそれ以上必要な人もいる。「メガビタミン療法（セラピー）」（ビタミン大量投与療法）という言葉はこれらの高用量を表現するために作られたが、「メガビタミン」という名前の何か特別なビタミンがあるのかと多くの人を混乱させてしまう恐れもあるので、この言葉はあまり適切ではない。「メガ用量（ドウス）ビタミン療法」という言葉の方が高用量の使用という点に焦点があって、ベターだろう。

高用量のビタミンを用いる医師は、個々人で必要量が異なることを認識しているし、その違いの幅は数十年前に考えられていた以上に大きい、ということも認識している。最適な健康のためにどれぐらいのビタミンが必要かは、丸ごと全部食べられる良質な食物に含まれているビタミンの量が最低限必要だと考えるとしても、ビタミン欠乏疾患の程度によってはその千倍以上も必要な場合があり、必要量の幅は諸個人の状態によってそれほど大きいのだということを、今や我々は十分に理解している。オーソモレキュラー診療医にとっての主な課題は、その最適な量を決定することである。

## 6　欠乏と依存

「依存（デペンデンシィー）」こそ生命の実相である。人体は食物・水・睡眠・酸素に依存している。もっと言えば、体内の化学反応はビタミンに絶対的に依存している。十分なビタミンの摂取量がなくては、身体は病気になるだろう。どのようなビタミン欠乏も長引けば致命的である。確かにこれは字義通りの意味で、「依存」なのである。長期間続いている栄養素の欠乏によって、その不足した栄養素の必要性が非常に高まると、普通の食事ではもちろん、サプリメントで栄養補充するにしても低用量を服用したくらいでは満たされないほど激しい欠乏状態となる。

各種のビタミン欠乏疾患は、平均的なビタミン必要量の人が、そのビタミンが欠如した食物を常食することで生じる。そうした食事はたいてい他のビタミンやミネラルも不足しているものである。食事によって必要な栄養素を供給できない場合には、一種の「相対的な欠乏」が生じる。その必要量が非常に多く、完璧な食事によっても必要な栄養分が供給できないほど深刻な場合にも、やはりある種の「相対的欠乏」状態が起きていると考えられるが、この状況において「相対的な栄養欠乏」をもたらしている原因は〝栄養分が足りなすぎる食事〟にあるのではなく、簡単には充足できないほど体内でしっかりと構造化・固定化されてしまった〝特定の栄養素に対する身体全体の深刻すぎる必要量〟なのであって、こういう状態を我々は「依存」と呼ぶ。この意味で、栄養素に対する「依存」というのも、栄養素の「相対的欠乏」の一つの形態なのである。栄養「欠乏」であれ栄養「依存」であれ、疾患となって現れた場合に、異なるのはその機序だけであって、実質的な結果は同じである。

栄養「依存」は生まれてすぐに存在していることもあるし、後天性のこともある。栄養「依存」には、遺伝子に関わる要因も関与している。なにしろ、個々人が発生と発育の過程で過ごすことになる化学的な環境が、染色体の正常な働きに必要な化学物質を十分に供給できなかった、という可能性を想定せずには、栄養「依存」が先天的にも後天的にも起こり得るという現象を、病理的に説明できないのだ。個々人にとって最適なビタミンの必要量も、やはり遺伝子に関わる要因によって決定的な影響を受けることになる。ビタミンは全身の全ての細胞に行き渡らねばならないが、そのためには体内の生体組織に浸透し、細胞膜を通り抜けて、細胞内にビタミンを送り届ける〝ビタミン輸送〟が順調に進行する必要がある、そしてこの〝ビタミン輸送〟の様々な生体機構は、ビタミンそのものが存在してこそ、順調に作動するわけである。ある人がビタミンを吸収するための能率的な生体機構を持っていれば、その人の最適ビタミン摂取量は、吸収能率があまりよくない生体機構の人よりも少なくて済むだろう。悪性貧血はビタミン$B_{12}$を能率的に吸収できないせいで発症する。だから悪性貧血の患者には消化管を飛び越して注射によって直接このビタミンを体内に送り込まねばならない。

　ビタミン依存は後天性のこともある。たいていの場合、重度の栄養不良にストレスが加わって、そのビタミンが長期間欠乏したことによるものである。なかには重度の栄養不足に加えて外科手術の前や術中・術後のストレスが数週間続いたことでビタミン依存に陥る人もいる。現代の病院は、患者には特別な栄養処置が重要であることをほとんど意識していない。入院中の出来事をきっかけに疲労・緊張・鬱といった症状が始まった多くの高齢者を私（A・H）は数多く見てきた。彼らは点滴を受けていたが、何日も食物を与えられなかった。そのうち一人は、二週間食事を与えられず、ようやく出された院内給食もジャンクフード（着色したゼラチンとソフトドリンク）だったのである。こうした患者の回復のためには、高用量のビタミンが必要だったにもかかわらず。

　後天性の栄養依存の最も際立った証明は、第二次世界大戦で行われた「実験」により得られたものである。連合国側の軍人の中には数年間日本の戦時捕虜であった者がいる。カナダ人兵士はタンパク質・脂質・カロリー・ビタミン・ミネラルの不足に苦しんでいた。カロリーと栄養素の欠乏からくる重度の疾患が、ひどい精神的ストレスと相俟（あいま）って、急激に老化が進むという臨床症状として出現した。これらの兵士たちはビタミン$B_3$依存状態にあり、高用量のビタミン$B_3$を与えられてようやく回復し、この用量を飲み続けていることによってのみ、健康を維持できた。彼らは複数の栄養素において依存状態にあった可能性があるが、これらの退役軍人のほとんど全員がナイアシンの摂取によって非常に改善したことから考えると、ビタミン$B_3$への依存が主なものだったということだろう。彼らは捕虜として一年過ごしたことで、通常の五年分に相当する加齢を経験した。これは、四年間捕虜として過ごした六〇歳の退役軍人がいるとすると、身体的・精神的に収容所で過ごしたことのない八〇歳と同じぐらい老けているということだ。

六五年前、栄養学者は慢性的ペラグラ患者の中には通常の少量のナイアシン治療では回復しない者がいることを観察した。彼らが驚いたのは、その患者らは一日1000mg必要だったことである。つまり、少ない用量では彼らのペラグラ症状は消失しなかったのだ。彼らには理論と観察の間にあるこの矛盾を説明することはできなかった。しかし現在の目で見れば、慢性的なペラグラがビタミン$B_3$への依存を引き起こしていたということは明らかである。犬を用いた実験によってこの結論が支持されている。黒舌病（こくぜつびょう）（ナイアシン欠乏により舌が黒く変色する、犬のペラグラ）に罹った犬は、ペラグラを発症してからすぐに$B_3$を与えられると、少量投与でも回復した。黒舌病のままで寿命の3分の1ほどの期間放置されたままでいると、回復するのにはるかに大量の$B_3$を必要とした。このように、$B_3$に関する強固なエビデンスがあるが、他のビタミン依存についても、慢性的な欠乏によって引き起こされるのだと我々は考えている。

さらに、栄養依存に起因する各種疾患を予防するのに必要な摂取量は、「栄養欠乏指標疾患（index disease）」を予防するのに必要な量よりも多いのである。ビタミン依存性疾患の概念は、以前は食事内容の調整に重点が置かれていたが、身体の組織内部が何を必要としているかを考慮するという点が重視されるようになってきている。(11) 特定の栄養素（たとえば特定のビタミン）についての、「欠乏」と「依存」の違いは、患者に投与すべき当該の栄養素の用量である。高用量の栄養療法によって救われた全ての患者が、ビタミン依存の概念に賛成している。さらに、高用量の栄養素を不適切なやり方で急にやめたことによって起こる症状は、ビタミン依存について同じぐらい分かりやすい例になっている。低用量のビタミンCでもやめてしまえば壊血病が起こるように、高用量を飲んでいたのを急にやめることで一連の症状が出るかもしれない。これは「反跳性壊血病」（リバウンド）と呼ばれているが、高用量療法により消失していた症状が予想通り再燃することはもちろん、壊血病の古典的な諸症状もこれに含まれる。

要するに、体は体が必要とするものを欲しがっているに過ぎないのであって、これが「依存」なのである。アルコール依存症やその他よからぬ薬物への依存症（デペンデンス）によってどんな破壊的な結果が起こるかについては小学校で教えられている。一方、好ましい栄養素への「依存」を無視した結果、どのようなことが起こるかについては、医学会誌においてさえ議論はほぼ皆無である。遺伝・食事・薬剤・疾患によって引き起こされるビタミンへの依存は、もっぱら医学的好奇心と見なされている。統合失調症が高用量のナイアシンに依存しているという考えは、精神医学において異端のままである。

これは全くの驚きというには当たらない。ビオチン（ビタミンB群の一種で、かつては「ビタミンH」と呼ばれた）とビタミンEが健康に必須のものだと医学界が認めるのに何十年もかかった。単純な「特定の原因が引き起こす特定の結果」としての微量栄養素欠乏というのは、栄養に関する仕事をしている人にとっては長らく関心を持たれてきた〝宗教教義（ドクトリン）〟のようなものであるが、古典的に受け入れられた少数の例外を除き、多くの疾患をメガビタミン投与で治してきた医師たちからの長年にわたる大量の治療成功報告を説明するには必ずしも十分ではない。一つの栄養素がこれだけ多くの異なる病気を治療できるのは、一つの栄養素の欠乏が多くの異なる病気を引き起こしているからだ。これはオーソモレキュラー療法を成立させている一つの基本法則と言ってよいだろう。

「栄養欠乏」が基本的に「不十分な摂取量」に纏（まつわ）るものならば、「栄養依存」は本質的に「高まった必要量」に纏るものである。乾燥したスポンジが牛乳を吸い取るように、病弱な体は一般に高用量のビタミンを取り込む。ある病気についてその病気を治すのに必要な栄養サプリメントの量は、患者の欠乏の程度次第である。したがって、我々が扱っているのは、ビタミンの高用量（メガ・ドウス）ではなく、栄養素の高度欠乏（メガ・デフィシエンスィー）である。オーソモレキュラー療法を実践している人は、治療的栄養素について、「これほどならきっと効くはずだ」と思える量を使うのではなく、明白な結果が出る量を使うべきだ、ということを知っている。レンガの壁を作る第一のルールは、まず、十分量のレンガがなくてはならない。病んだ体は多くのビタミンについて大変な高用量を必要としているのだ。私たち医者は、その必要性を満たしてやることもできるし、放置して不必要に苦しめることもできる。医学界の全体がオーソモレキュラー療法を十分に受け入れるまでは、「医学」は「有毒な化学物質を栄養不良の人に投与して何が起きるのかを見る人体実験」と言ってもいいだろう。

## 7　無症候性ビタミン欠乏症候群

先進国では古典的なビタミン欠乏症候群は稀だが、壊血病やペラグラといった類いの古典的なビタミン欠乏症候群は外見的にも非常に顕著な徴候を呈するものだし、しかも致命的なので、医学生に教育する生化学の教授にとってはいまだに主要なテーマであり続けている。だが先進国でそれらを実際に目にする機会がほとんどないので、たいていの医師はそうした症状を見ても気付かないだろう。このような古典的なビタミン欠乏状態は、トウモロコシを（灰汁煮沸処理せずに）常食したあげくにペラグラを発症してしまうといった具合に、食物の種類の非常に少ない単調な食事が原因で起こったり、飢餓が原因で起こったりする。一種類の栄養素の欠乏が病像形成に支配的な役割を果たしているのかもしれないが、他にも多くの栄養素の欠乏が実際に起きているのだ。複数の栄養素の欠乏が同時に起きている〝栄養欠乏の混在〟状態ではなく、単一種類の栄養素だけが欠乏した〝純然たる単一栄養欠乏〟は、人間なり動物なりに生体実験を行えば作り出すことはできるが、ビタミン「依存」状態に陥ることによっても、やはり〝純然たる単一栄養欠乏〟に至る場合がある。たとえば栄養豊富な食事をしていてもビタミン$B_3$「依存」になってしまう人というのは、ビタミン$B_3$以外のすべての栄養素は十分に摂取できているが、ビタミン$B_3$だけは身体が非常に多くを必要としているために、一見健康的な食生活でも、供給が間に合っていないのかもしれない。統合失調症の急性期患者の中には、ビタミン$B_3$に関してこのような〝純然たる単一栄養欠乏〟（つまりビタミン$B_3$依存状態）に陥っているにもかかわらず、精神状態の変調が突出して目立っているため、ペラグラの身体症状が明らかに出ていたとしても見逃されている患者がいるかもしれない。

軽度のビタミン欠乏は、「健康」と「明らかな欠乏状態」の中間状態である。特定の症状が出ていないため、この中間状態は外見上は分からないわけである。ビタミン欠乏はゆっくりと起こる。ビタミン欠乏には〝準備段階〟とも言うべき「先行段階」があって、先ずこの段階では体内のビタミンとミネラルの貯蔵量がゆっくりと減っていく。これに続く第二段階は「生化学の次元での段階」と言えるもので、これらの微量栄養素が枯渇したときに起こる。十分なビタミン量があることによって活性を発揮できる酵素は、微量栄養素の枯渇によって効率的な働きができなくなるが、その人の見た目や成長はいまだ良好そうに見える。第三段階は「生理学的段階」である。ここまでくると、酵素活性が非常に損なわれているため、人格変化や行動変化が見られるようになるが、こうした症状は非特異的であり、他には拒食症・鬱病・易怒性（いどせい）（ストレスなどが原因で些細（しさい）な刺激にも激しく反応し、不快感情が異常に亢進（こうしん）して、穏やかな状態から一転して突然爆発的な怒りを示す傾向のことで、「易刺激（いしげき）性」とも言う）・不安・不眠・眠気などが現れることもある。最後の段階は古典的欠乏であり、これは死の手前の段階である。臨床的変化、解剖的変化は今や明らかである。最初の三つの段階は「健康」と「古典的欠乏」のどちらにも属さぬ中間領域（グレイゾーン）の状態なのであるが、こうした状態こそ「軽度の欠乏状態」あるいは「無症候状態」（七十年前に最初に使われた言葉）と呼ぶべきものなのだ。

特定の栄養素が十分に摂取されないことで、二つ以上の病気が起こることがある。筋萎縮性側索硬化症（ALS）、進行性筋萎縮症、進行性球麻痺（別名「舌口外口唇麻痺」あるいは「舌咽頭口唇麻痺」）、原発性側索硬化症（別名「外側脊髄硬化症（がいそくせきずいこうかしょう）」）は皆同じ病気ではないが、これらも含め、その他の神経筋疾患は共通の基盤、すなわち、無視されたままで治療されていない長期間のビタミン依存が背景にある可能性がある。したがって、半世紀前にフレデリック・R・クレンナー医師が多発性硬化症や重症筋無力症に対して用いて成果をあげたように、これらの疾患はオーソモレキュラー療法で改善する可能性がある。[12]

無症候性ビタミン欠乏によって様々な症状および兆候が出現するが、それらは驚くほど様々な医学的症候群や精神的症候群（これらの症候群は感染症や免疫不全などのような他の疾患が原因の可能性もある）と似通っている。これらの症候群を目の前にした医師は、それらの症状を疾患の現れだと考える。そうした症状が治療に反応しなければ、彼らはあきらめて患者を精神科に回すことが多い。多くの医師は、患者に栄養面で問題がある可能性など考えもしないのだ。患者の食事の内容をきちんと調べれば、診断に必要な手がかりが得られるだろう。これらの患者が、自分で選んだビタミンや誰かに勧められたビタミンを飲んで回復すれば、回復したのは「信念のせい」だとか「プラセボ効果」

だとか「自然に寛解しただけ」だ、など言って医者は済ませてしまうわけである。栄養療法には「プラセボ効果」を突然高める著明な効果がある、と言っているに等しい。

栄養欠乏は身体の全ての細胞、全ての器官に影響する。細胞が正常には及ばぬ程度にしか作動できない状況では、全身が病んだ状態になっているに違いない。全身的な症状には、疲労感・倦怠感・緊張・全身痛・筋肉の過敏性（イリタビリティー）の亢進（こうしん）がある。さらに、標準以下の能率で働いている器官にはその器官特有の症状が現れる。不調の原因は何かと考えるとき、見てすぐ分かる病気（たとえば甲状腺機能亢進症）や感染症がなく、疲労・不安・鬱病といった症状があるならば、栄養面での問題がないかと徹底して調べるべきだ。長らく重度のストレスを受けた後で主な症状が出ている場合には特にそうである。外科手術の術前・術中・術後と、患者が長く入院しているときには、こうしたストレスが一般的に見受けられる。胃腸の合併症・極度の体重減少・慢性感染症・癌やその他病気により衰弱しているときには特によくあるものである。

## 8　どのくらいのビタミンが必要か

人によってビタミンの必要量には大きな幅があり、同じ人でも時期によって幅があるのならば、我々はどのようにして最適量を決めればよいだろうか。最も能率的なやり方は、試行錯誤である。結局のところ、量を決定する手助けとなるような臨床検査は存在しないのだ。欠乏状態にあることや、もうすぐ欠乏状態になることを示してくれるような体液中のビタミン濃度を決めることは可能だろうか。ビタミン$B_3$やアスコルビン酸やチアミンが尿中に全く含まれていないならば、もはや体内にもほとんど存在していないことは確実であろう。しかし医師は欠乏状態がここまで進行するまで放置してはいけない。古典的な欠乏疾患にまで至ると、死亡率は非常に高いのだから。歴然たる欠乏疾患がまだ発症していない状態であっても、これらの欠乏疾患が無症候性に潜んでいる場合があって、そういう人には生化学的検査はあまり意味がない。

患者とその主治医は、最適服用量を決めることができる。「最適服用量」とは、不快な副作用や危険な副作用を起こすことがなく健康を回復させる量のことだと我々は定義している。この定義は、最適処方量を決定する手がかりにもなる。その症状に最も有効であることが長年の診療実践を通じて判明している処方量で治療を開始するのだ。副作用がほとんど無いか、全く無いと確認されれば、治療効果が十分に出るかどうか観察を続ける。患者、医師ともに現状の回復具合に満足しているならば、服用量は増やさない。回復が遅いようなら、もっと速やかな回復が見られるまで、あるいは副作用が出現するまで、数週間か数カ月おきに徐々に服用量を増やしていく。

高用量のビタミン$B_3$でよく見られる副作用の一つは、吐き気である。高用量のナイアシンを飲むことは可能であっても、吐き気があるようなら、用量は減らさなければならない。でないと、嘔吐が起こる可能性がある。手に負えない吐き気や嘔吐は、脱水や電解質異常の原因となり、危険である。最適な処方量は吐き気が起こらない量、つまり、吐き気が起こる量から1000~2000mg少ない量である。

他のビタミンにも、それなりの副作用がある。たとえばビタミンCはナイアシンとは違った限界量がある。飲み過ぎると腸にガスがたまったり（鼓腸）、下痢をするのだ。最適用量はお腹が緩くならない程度の量であり、それが最も治療効果の高い量でもある。たいていの場合、健康な人はそんなに多くのビタミンCは必要なく、ストレスを抱えた人や病気の人よりも比較的少ない用量で緩下（かんげ）作用（痛みや急激な作用を起こさずに、腸管の動きをわずかに高める作用）が現れる。普通だとビタミンCの一日所要量は数g程度かもしれないが、状況次第である。たとえば蚋（ブユ）に刺されたとき、A・H（著者ホッファー）は一日30g摂ったのだが下痢は起こらなかった。A・W・S（著者ソウル）はひどい風邪を治すため一日85gも摂ったことがある。ビタミンCは緩下剤としても使うことができる。腸の栄養吸収に恐らく影響しないので、一般に販売されている緩下剤よりはるかに安全である。

健康を回復するための最適用量は、いったん患者が回復したとなれば多すぎる可能性があるため、維持投与量（メインテナンス・ドウス）（病勢を悪化させることなく、疾患や症状の安定を保つために必要な投薬量）としてはもっと少なめでよいかもしれない。特に副作用が出ていなくても、考え直した方がいいだろう。健康維持の最適量（ヘルス・メインテナンス・オプティマム・ドウス）はもう少し少なめでよく、健康を保つのに必要な量程度でよい。繰り返し言うが、それは試行錯誤で決めていかなければならない。投与量の減量はゆっくりと行う。減らした量で数カ月様子を見て、さらに次の減量を行う、というようにやっていく。何らかの症状が再発すれば、用量はすぐに増量する。ある種のビタミンには維持投与量があって、そこから減量しない方がいいものもある。こうしたビタミンでは少なめだと健康維持には有効性が落ちてしまうが、この詳細については後の各ビタミンの章で述べることにしよう。

オーソモレキュラー診療医は、政府（米国）推奨のＲＤＡ（一日所要量）が治療上の指針としては殆んど役立たないことを十分に承知している。なにしろＲＤＡ／ＤＲＩ（食事摂取基準）は最低限の摂取推奨量なのだし、おまけに「全ての健康なアメリカ人」を念頭に置いた必要量にすぎない。……ということは、病院に来るような人は、年に一度の健診のために来る人たちを除き、この基準から外れているということである。アーサー・Ｍ・サックラー医師は、たいていの人は、たとえ病院に通っていなくとも何かしらの不調を抱えているものである、と指摘している。五つの症状（アルコール症、アレルギー、関節炎、糖尿病、高血圧）だけを考えても、アメリカ国民の3分の1が該当する。患者はそれぞれに〝個性〟（個体差）があるのだから、患者に関する平均値というものにはあまり意味はない。平均にばかり目を向ける医師は、〝平均的〟な（つまり〝十人並〟の）医師になることとさえ、とうてい覚束ないだろう。「ＲＤＡは基準としてアメリカ人全員に当てはまると一般に思われているが、これは全くの妄想である。基準としては、事実よりも誤りの方が多いぐらいである」とサックラー医師は結論付けている。ＤＲＩは新たに改訂版が出されたのだが、栄養摂取の〝基準（スタンダード）〟としては、ますます不適切なものになってしまった[13]。

医師と学会と研究者からなる委員会によると、ＲＤＡ／ＤＲＩの基準値はすぐに引き上げられるべきだという。『ビタミンの安全性を再検討する独立委員会（インデペンデント・ビタミン・セイフティー・レビュー・パネル）（ＩＶＳＲＰ）』は、この政府推奨の栄養所要量について「最近の栄養研究における進歩についていっていない。摂取量が不十分であり、摂取量を判断する基準自体が不十分であるため、栄養欠乏や慢性疾患の人、また栄養不足なのに体重過多の人が増加するという事態になっている」と批判する声明を出したのである。ＩＶＳＲＰは、医師のレポートや臨床研究をたくさん引用しつつ、ビタミンＢ群、Ｃ、Ｄ、Ｅ、それにミネラルのセレン、亜鉛、マグネシウム、クロムの一日摂取量について大幅に増やすよう求めた。「栄養欠乏は、症状として現れている場合はもちろん、無症候性の栄養欠乏も含めて、我々の社会が直面する最も大きなヘルスケアの問題の主な原因の一つである。癌、心血管系疾患、精神病、その他の疾患は、栄養摂取量が乏しいことが原因となったり、悪化の原因となる。よいニュースとしては、科学的なエビデンスによると、十分量の栄養素を摂ることは、これらの疾患を予防する一助となることが証明されていることだ」。新たな基準として、最適健康所要量は、成人の各栄養素の一日所要量として以下の量を推奨している。

- ●チアミン（ビタミン$B_1$）――25mg
- ●リボフラビン（ビタミン$B_2$）――25mg
- ●ナイアシンアミド（ビタミン$B_3$）――３００mg
- ●ピリドキシン（ビタミン$B_6$）――25mg
- ●葉酸――２０００mcg（mcgは「マイクログラム（microgram）の略称で、１００万分の1グラム、１０００分の1ミリグラム）
- ●コバラミン（ビタミン$B_{12}$）――５００mcg
- ●ビタミンC――２０００mg
- ●ビタミン$D_3$――１５００ＩＵ（ＩＵは「国際単位（international unit）」の略称）
- ●ビタミンE（天然トコフェロール含有）――２００ＩＵ
- ●亜鉛――25mg
- ●マグネシウム――５００mg
- ●セレン――２００mcg
- ●クロム――２００mcg

ＩＶＳＲＰは、以下のように述べて結論としている――「世間の人々は加工食品を使った〝バランスのとれた食事〟

で必要な栄養素を全て摂取できると思っているが、これは間違っている。ビタミンとミネラルを十分に摂取するには、丸ごと全部食べることができ、なおかつ加工されていない各種の食物を基本とした日常食（ダイエット）を摂るとともに、それを補う形で各種の栄養サプリメントを賢く使うことである。これを〝美しい理想（ア・グッドアイディア）〟に終わらせてはならない。必ず実行に移すべき事柄である」[14]。

**【コラム3】ビタミン大量投与療法に対する〝拒絶・嫌悪・反発〟について**

ビタミンC（アスコルビン酸）を高用量使えば、風邪なら数時間で、インフルエンザなら一日で、ウイルス性肺炎なら二日で治る。ビタミンCは非常に効果的な抗ヒスタミン剤であり、抗ウイルス薬であり、抗毒素である。また、ビタミンCは炎症を抑え、熱を下げる。あなたの主治医はこうしたことを信じないかもしれないが、信じる信じないの問題ではない。経験の問題である。

だから、多くの人はこうした発言を耳にすると「では、なぜ医師は広い心でビタミンC療法を受け入れないのか？」と、当然思うだろう。その理由はこうである。すなわち、ビタミンの有効性を「検証」したと主張する多くの研究は、そもそもビタミン療法に難クセをつけるために研究設計されていたのである。一般の人々およびその主治医は、研究者に栄養療法の有効性を検証・確認して欲しいと思っているが、そうした研究で十分量のビタミンが使われない限り、つまり少な過ぎて効果が決して出ない用量で実験が行われている限り、メガビタミン療法の有効性は「実証されていない」と言われ続けることになるのである。

ビタミンC療法が広く試されたり利用されるための主な障害として、恐らく、高用量を使うと何か未知の危険があるに違いないと多くの人が思い込んでいることがあるだろう。しかし一九四〇年代にフレデリック・R・クレンナー医学博士によってメガビタミンC療法が使われ始めて以来、現在に至るまで、その経過記録は驚くほど安全である。どのような治療計画であれ、安全性と有効性が常に基準であったし、それは今後もそうあるべきである。

私は一九七八年以来、一万人以上の患者に血中ビタミン濃度測定を行っており、ＲＤＡより多い量のサプリを使って血中低濃度を安全に是正してきた。血中低濃度の是正や病状の是正に際してビタミンサプリは安全だし、また、必須のものである。私の経験上、ビタミンサプリは、早死に、鬱病、自殺、認知症、精神病、心不全から人々を救っている。

（クリス・Ｍ・リーディング医学博士）

## 9　サプリメントの安全性と毒性

「潜在的に毒性がある」とされる物質について議論するときには、「毒性」という言葉の定義をはっきりさせておかないといけない。「潜在的に毒性がある」ということは「毒性がある」ことと全く異なる。さらに、「毒性がある」ことは「死」と全く異なる。「毒性」という言葉を使ってしまうと、差し迫った致命的な危険性という誤った印象を与えてしまうかもしれない。ひどい毒性の影響が出る前には、多くの警告となる症状が出現するものである。一番よくあるのが吐き気であり、これのおかげでもっと多く摂取することが自然とできなくなる。米国中毒情報センター協会（アメリカン・アソシエーション・オブ・ポイズン・コントロール・センターズ）（ＡＡＰＣＣ）の報告によると、アメリカではビタミンによる死者は年に一人もいないとのことだが、その理由は、吐き気によってブレーキがかかるから、ということである。

アミノ酸、ハーブ、ビタミン、ミネラルといった栄養補助食品は、使用されてきた歴史を見れば、極めて安全だと分かる。アメリカ人の人口の半分以上が毎日ビタミンのサプリを飲んでいるのである。仮にこの人たちが一日一錠しか飲んでいないとしても、アメリカ全体で一日一億五千万、年間にすれば五三〇億の処方となる。多くの人はいくつか他のビタミンも飲むからこの数は実際にはもっと多いわけで、つまり、ビタミンの安全性はますます明らかである。ビタミンの一番の副作用といえば、せいぜいビタミンの服用量が足りていない人が多いこと、ぐらいなもので、ビタミンは極めて安全な物質なのだ。

二三年間のうち、アメリカでビタミンと関連があるとされる死亡は合計一〇人である。毒物に関する統計によると、一年間にビタミンを飲んで死ぬよりも石鹸を食べて死ぬアメリカ人の方が多い、と確認されている。犯罪捜査において最も初歩的な事柄は、「死体はどこにあるのか」ということだが、AAPCCの年次報告のレビューに、非常に分かりやすい（しかしほとんど無視されている）話が掲載されている。ビタミンは極めて安全だ、ということだ（次頁の表参照）。

ゼロは報告がなかったため、ということではない。AAPCCはアメリカの六一カ所の中毒センターからの情報を国のデータベースとして管理しているが、ビタミンは実は最も報告件数の多い一六種類の物質のうちの一つだという。だが意図的な誤用、うっかりの誤用を含めてさえ、ビタミンのせいで死亡したとされる数は極めて低く、二〇年以上の間で年平均一人以下なのだ。二三年間のうち一六年でビタミンによる死者は一人もいなかった。[15] これは製品の安全記録としては並ぶものがないほどである。これらの統計でいうビタミンは、具体的には、ビタミンA、ナイアシン（$B_3$）、ピリドキシン（$B_6$）、その他のB群、C、D、E、ビタミンKのようなその他のビタミン、鉄を含まないマルチビタミンである。

ミネラルは化学的にも栄養的にもビタミンと異なるが、ビタミン同様のすばらしい安全記録となっているものの、ビタミンほどよくはない。鉄サプリの過量服用による鉄中毒によって平均すると年に一、二名の死亡がある。その他のミネラルのサプリが原因の死亡は極めて稀である。ビタミンほど安全ではないが、その鉄サプリによる死亡者数でさえも、洗濯用洗剤や食器用洗剤による死亡者数より少ない。

一方、製薬会社による薬によって一年間に二千人以上の死亡が引き起こされたとAAPCCに報告されている。ここには抗生物質（一三名死亡）、抗鬱薬（二七四名死亡）、抗ヒスタミン薬（六四名死亡）、心血管系薬剤（一六二名死亡）が含まれている。処方薬だけが人を殺していると言っては不正確だろう。二〇〇三年にはアスピリンのみによる死亡が五九件あった。それは鉄サプリによる死亡率よりも三〇倍高い。さらに、アスピリンと他の製品を組み合わせたことによる死亡はもっと多かった。最近の統計によると、処方薬として服用していたとしても、アメリカでは毎年少な

**ビタミンによる死亡とされる件数（年間）**

| 年 | 死亡数 | 年 | 死亡数 | 年 | 死亡数 |
|---|---|---|---|---|---|
| 2005 | 0 | 1997 | 0 | 1989 | 0 |
| 2004 | 2 | 1996 | 0 | 1988 | 0 |
| 2003 | 2 | 1995 | 0 | 1987 | 1 |
| 2002 | 1 | 1994 | 0 | 1986 | 0 |
| 2001 | 0 | 1993 | 1 | 1985 | 0 |
| 2000 | 0 | 1992 | 0 | 1984 | 0 |
| 1999 | 0 | 1991 | 2 | 1983 | 0 |
| 1998 | 0 | 1990 | 1 | | |

くとも一〇万六千人の病院死がある。(16)

死亡の原因は薬剤に限ったものではない。二〇〇三年には「クリーム／ローション／化粧品」による死亡一件、「洗濯用粉末洗剤」による死亡一件、「銃の青焼法（銃をさびないようにする処置）」による死亡一件、石鹸による死亡一件、ベーキングソーダ（重曹）による死亡一件、食卓塩による死亡一件があった。その他、ＡＡＰＣＣに報告された死亡として、消臭スプレー（二件）、爪化粧（マニキュア）の除光液（二件）、香水／コロン／ヒゲ剃り後ローション（二件）、木炭（三件）、食器用洗剤（三件）などがあった。

アメリカでは二〇〇三年にヘロインによる死者は二八名だったが、アセトアミノフェン（たとえば「タイレノール」のような商品名で流通している非ピリン系鎮痛解熱剤）を単剤で服用して亡くなったのは一四七名だった。アセトアミノフェンはヘロインの五倍以上の人命を奪ったわけだが、〝一般市販薬（オーバー・ザ・カウンター・ドラッグ）〟扱いで誰でも買えるこの鎮痛薬を、購入に処方箋が必要な薬にすべきだと言う人はあまりいないだろう。二〇〇三年にはカフェインでさえも二名の人命を奪っているが、この数は各種のビタミン／ミネラルサプリメント（鉄サプリを除く）によるとされる死者と同じである。茶、コーヒー、コーラのようなソフトドリンクは販売に規制はないし、買うのに処方箋が必要でもなく、子供の安全に配慮したボトルに入って売られているわけでもない。そういう規制をすべきだと主張する人もまずいない。

ビタミンが薬剤とマイナスの相互作用をすることは稀である。これとは対照的に、薬剤によってビタミン欠乏が引き起こされることはよくある。これを確認するには、『米国医師用卓上参考書（PDR）』を参照するとよい。この本はアメリカのどこの図書館でも自由に借りることができる。あなたが飲んでいる薬について、薬と栄養素の相互作用のところを注意して読んでみるとよい。他人の意見や思い込みではなく、事実に基づいた決定ができるだろう。

脅しに乗ってはいけない。誰かが、「ビタミンは危険だからやめろ」と言うなら、根拠となる科学的な論文を見せてくれ、と言えばいい。そしてビタミンを批判しているその人があなたの求めに応じて、ビタミン批判の論文を本当に持ってきたとしても、その論文が製薬会社のウラ金で行われた〝ヒモ付き研究〟の賜物ではないかと疑い、研究資金の出所を調べるべきである。

### （1）「ビタミンのせいで死んだ」と称する物言いについて

二〇〇三年にはビタミンCが原因だと称する死亡が一件、ビタミン$B_6$が原因だと称する死亡が一件あった。ただし、ビタミンを原因だとする主張が正しいかどうか、疑わしいものである。ビタミン$B_6$（ピリドキシン）やビタミンC（アスコルビン酸）といった水溶性ビタミンは、数十年間にわたり安全に用いられている。「ビタミンの問題」だと称する申し立てはいつも誇張して言われており、しかもその裏付けはない。二〇〇三年のAAPCC毒物曝露監視システム報告によると、報告された死亡は「恐らく、あるいは間違いなく、曝露に関係している」として、報告書の中で不確実であることをはっきり認めている。

たとえ本当だったとしても、こうした出来事は非常に例外的なことである。たとえば一九九八年には毒物曝露監視システムの報告によると、ビタミンCと$B_6$による死者はゼロであった。実際、その年はどのビタミンによる死者もなかった。数十年間、私は自著の読者や同僚や学生の諸君に、この二つのビタミンに限らずどのビタミンでもいいから、死亡との因果関係がはっきりしているという科学的エビデンスを私に見せて欲しいと頼んでいるが、今日に至るまでそのエビデンスは見たことがない。

ビタミンCの「副作用」だと誤って信じられているものは、全くの事実無根だということが示されている。『米国医師会雑誌（ＪＡＭＡ）』（一九九九年四月二一日号）に掲載されたアメリカ国立衛生研究所（ＮＩＨ）の報告によると、低血糖、反跳性壊血病、不妊、ビタミン$B_{12}$の破壊といった問題のうち、ビタミンＣの「過剰摂取」により引き起こされるものは皆無である。

サプリメントの極めて小さいリスクよりも、はるかに深刻な健康問題は、ビタミンの欠乏である。たとえばピリドキシン（ビタミン$B_6$）のサプリによる摂取は、積極的に推奨されるべきだ。というのも、このビタミンを食品から摂取できる以上に摂取することによって、心血管疾患や鬱病（これらはアメリカ人の大きな健康問題である）の両方を防ぐことが示されているからだ。避妊薬を使っている女性はビタミン$B_6$欠乏になるということは数十年前から知られているが、そうした女性には$B_6$のサプリ摂取を勧める必要がある。[17]

様々なサプリを数十年摂っている人々について、副作用が言われることはほとんどなく、また、サプリのせいで死亡したという報告もゼロである。一般国民の健康にとって、ビタミンサプリを摂取することよりも、それをやめることによるリスクの方がはるかに高い。

（マイケル・ジャンソン医学博士）

### (2) ハーブによる栄養補助

二〇〇三年のＡＡＰＣＣの毒物曝露監視システムの報告によると、ハーブを使った製品が原因とされる死亡が合計一三件指摘されている。これらのうち三件はエフェドラ（シナマオウ〔支那麻黄〕抽出物。鎮咳や抗炎症などの作用があり、葛根湯や小青竜湯などの漢方薬にも配合される）、二件はヨヒンベ（西アフリカ原産のアカネ科常緑高木。樹皮から抽出される成分には勃起中枢興奮作用、外陰部血管拡張作用がある）、一件はマオウ（麻黄）によるものである。私（Ａ・Ｗ・Ｓ）は三十年以上にわたって代替医療の分野で精力的に活動してきたが、エフェドラ、ヨヒンベ、マオウを飲む人をほとんど聞いたことがないし、致命的なほど高用量を飲む人はなおさら聞いたことがない。それにもかかわらず、これらの製品が原因だとされる七件の死亡を受け入れるとしても、アスピリンやアセトアミノフェンによる死亡はこの三〇倍も多いのである。その他の「単一の植物性原料」が原因とされる死亡は三件しかなく、奇妙なことに、それが具体的に何なのかということは報告書の中で明かされていない。

数百万の人々がハーブ療法を行っており、それは数世代にわたって行われてきた。土着の人々も欧米化した人々も皆同様に、それを安全で効果的だと考えており、ＡＡＰＣＣの報告書もこれを確認している。[18] アーユルベーダ医学やアジアの医学を含む「文化的な医学」による死亡はなく、そうしたタイプに属する全ての医学においても、死亡は実際ゼロである。また、ブルーコホシュ、イチョウ（銀杏）、エキナセア、チョウセンニンジン（朝鮮人参）、カバカバ、セントジョンズワート、バレリアンといったハーブの使用による死亡も報告されていない。さらに言うと、植物エストロゲン（マメ科植物由来の女性ホルモン類似物質）、グランデュラ（動物の腺抽出物）、スピルリナ（藍藻類の植物プランクトン）、ホメオパシー療法による死亡もない。

二〇年近く西洋医学しか使わずにやってきた後で、高用量のビタミンを使うようになって一〇年が経った。その経験からあなたに保証できることは、ビタミンは安全なばかりか、あらゆる種類の重篤な患者に非常に有効だということである。

（カリン・マンスター・イェルム・アウマダ医学博士）

## 10　オーソモレキュラー医学を否定する人たち

オーソモレキュラー医学の批判者は、ビタミンとミネラルの副作用や毒性を非常に誇張していて、これらは政府（アメリカ）の発行する公的な文献にも載っている。何年も前にＦＤＡ（連邦食品医薬品局）がビタミンとミネラルに対する看過しえない不当な言いがかりを数多盛り込んだパンフレットを一〇万部配布した。ライナス・ポーリングが

ＦＤＡにそれらの主張の根拠を示すように求めたとき、当局は彼に対する回答を長いあいだ遅らせたが、後に「そのパンフレットの著者はもうＦＤＡに勤務していない」と返答してきた。もっと後になって、ＦＤＡは謝罪し、深刻な間違いがあったことを認め、パンフレットの回収を命じた。そのパンフレット自体は、一部の連中があれこれと書きちらしそのせいで人目に触れることが多い数多の与太記事と同じ程度の出来映えであったが、こういう記事を書く連中には一つの共通点がある。それは、誰一人として、実際にオーソモレキュラー医学を使って一人の患者も治療したことがない、ということである。だから、彼らは高用量のビタミンについて、治療効果にせよ副作用にせよ、直接的な経験は全くないのである。このパンフレットに関して重要なことは、こんなパンフレットの出版を許可してしまうＦＤＡの専門家の無知である。あるいは、彼らはこんな誤った情報を流しても誰も訂正してこないだろうと高をくくっていたのだろうか。

　オーソモレキュラー医学に対する少数の批判者は、『米国医師会雑誌』（ＪＡＭＡ）のような医学会誌にすぐに載せてもらうことができるが、オーソモレキュラー医学の学理に向けられた攻撃の数々に対するいかなる反論も、ＪＡＭＡは決して掲載しない。批判者は「推奨量を超えるビタミン量は不必要であり、したがって無駄である。第二に、こうした用量は毒性を持つ可能性がある」と非難する。

　第一の批判は、単に伝統的なビタミン学説の声明そのものである。その声明は約百年の間、変わっていない。オーソモレキュラー医学を用いる実地医家（プラクティショナー）たちは六〇年以上にわたる臨床経験を通じて、多くの患者は高用量のビタミンを投与することでようやく回復に向かう、という事実を見出してきた。これらの患者は、「高用量のビタミンは必要ない」と言われたって同意しないし、ビタミン代くらいなら喜んで払う。健康であるということは、病気のままでいることよりもはるかに安くつくことなのだ。高用量を使うということは、何もビタミンに限ったことではない。あらゆる薬には人によって異なる治療的・効果的投与量があるものである。最も大きな効果を得るのに必要な量は、もっと多い用量かもしれない。たとえば、精神安定薬（トランキライザー）を注射で投与する場合には、同じ薬を経口で投与する場合よりはるかに効果的である。有効な血中濃度にするために一日40ｇ以上の抗生物質が使われる病気があるが、この抗生物質の大半が尿中に排泄されているからといって、この投与が無駄だと考える人はいないだろう。「薬の使用は尿中に溢れ出ない程度にとどめるべきである」というのは、ビタミンに吹っかけられる理不尽な要求である。ビタミンに限らずどんな投薬に関しても、こんな要求を受け入れられる医者はいない。

人間に使用されるどんなものも（食物や水でさえも）、毒物になり得る。治療が勧められるときには、どんな症例においても、リスクを比較考量することが必要である。その病気を治療しないことによるリスク、他の薬で治療するリスク、治療によるメリットと副作用の兼ね合い、といったリスクの比較である。病気が命を脅かすようなものであるとき、あるいは、症状を慢性化させてしまう恐れがあるときには、治療の副作用や有害反応が病気自体の脅威ほど大きなものでなく、また、医師により対処可能である限り、どのような治療も用いられ得る。精神安定薬は場合によっては有毒なものだが、必要なら使わねばならない。インスリンは場合によっては有毒なものだが、やはり必要とあれば使わねばならない。この状況での根本的な問題は、毒性ではなくて有効性である。ある薬が有効なとき、毒性が考慮されねばならないが、同じくらい有効で毒性がより少ない薬が使えるようになるまでは、その薬が使われることになるだろう。ある薬が有効ではないときには、そんなものは使ってはいけないわけで、この場合にはそもそも「クスリの毒性」は投薬の可否を決める判断材料にさえならないのである。ところがビタミン療法の批判者は、この治療手段の有効性についてはどのようなエビデンスも拒絶し、医師や一般大衆がビタミンを使うのをやめさせる方法として、毒性を強調するばかりなのだ。批判している人たちも、ビタミンはドラッグストアで売っている調合薬の中で他のどれよりも安全だということは分かっているが、にもかかわらず彼らはビタミンの潜在的な毒性反応を探り出そうと頑張る。そしてついに、彼らはある種の毒性が起こり得ると結論付けるのだ。しかし彼らは、実際の患者が何らかのビタミンの毒性により被害を受けたことを示す研究や、現在ビタミンを摂っている多くの人々のうち副作用や毒性に苦しんでいる人の割合の推測値を出すような研究を挙げることはしない。

三五年以上にわたってオーソモレキュラー医学を実践してきて、ビタミンは極めて安全だと分かったが、そのことは患者の他の治療選択肢（たとえば薬や手術、あるいは治療を拒否して我らの時代の〝生命力を削ぎ落とした食事〟に身を委せたあげくビタミン欠乏疾患に陥るという〝選択〟）を比較すれば、特によく分かる。

（ジェリー・グリーン医学博士）

## 11　ある批判的な見方

サプリメントの使用を厳しく批判する人は昔から、ビタミン（特に高用量）は全くもって「危険」であり、あるいは少なくとも「おカネの無駄づかい」であると非難してきた。しかし栄養サプリメントは非常に安全であり、大半の人々にとって大いに必要なものである。ＪＡＭＡ（米国医師会雑誌）が全ての人は毎日マルチビタミンを摂るべきだと推奨する記事を掲載したが、そこには「古典的なビタミン欠乏症が起こらない程度のビタミン摂取は、慢性疾患のリスク因子であり、一般集団の中では特に中高年齢層によく見られる」との記述がある。[19] つまりＪＡＭＡは、広くはびこった粗悪な（あるいはせいぜい、良いとも悪いとも言えない程度の）食事に対し、栄養面でのお決まりの備え以上のものが必要だ、と考えているのである。その目的はこの記事の標題そのままに。「成人における慢性疾患予防のためのビタミン」ということなのだ。これは賢明な考えであり、数世代前にこの考え方が出てくるべきだったのに……と感慨を禁じ得ないのである。

好ましくない食事をしている人にとってサプリメントがいかに重要かを説明するためには、以下のことを考えてみるとよい。つまり、週一回ホットドッグを食べる子供は脳腫瘍のリスクが二倍高い。月に一二本（週に三本）以上のホットドッグを食べる子供は、全く食べない子供に比べて白血病のリスクはほぼ一〇倍である。[20] しかしホットドッグを食べる子供がビタミンサプリメントを飲んでいれば、癌のリスクが減少することが示されている。[21]

ビタミンの「潜在的」危険性についてはやたらと屁理屈が並べられているのに、サプリによるこうした癌予防効果についてマスコミがしばしば無視を決め込むのは興味深い。ビタミンに言いがかりをつける連中は、サプリがいかに安くつくかということも指摘せずに済ます。低収入の家庭にとって、どこのディスカウントストアでも手に入るような単価二セントのビタミンC錠と単価五セントのマルチビタミンを摂ることは、それと同じ量を食事で摂ることよりもはるかに安上がりである。栄養のある食物、特に季節外れの新鮮な産物を買うことよりもサプリの方がしばしば安くつくということは、ビタミン批判者にとって不都合な真実だろう。

毎年三〇万人ものアメリカ国民が栄養価の乏しい選択が原因で亡くなっている。サプリはどんな食生活（良い食生活であれ悪い食生活であれ）も大幅に改善する。サプリは栄養に対して一般の人々が簡単に実践できる解決法である。テレビで情報を得ているような人は、動物の臓物や全粒胚芽や芽吹いた豆類（ビーン・スプラウト）やあり余るほどの野菜を食べるよりは、手軽な錠剤を飲むことの方を好むだろう。マスメディアがサプリの恐怖をあおる報道をしているが、サプリを摂ることは問題ではなく、解決策である。栄養不良こそが問題なのだ。[22]

【コラム4】サプリメントへの強い国民的支持

一般の人々が自由にサプリを入手できる状況を規制しようとする上院法案722号「2003年の栄養補助食品安全法」DSSAは最近（二〇〇三年三月二六日）失敗に終わった。この法案は、アメリカ食品医薬品局FDAのトップに、副作用の報告に基づいて「サプリの販売継続を承認する」かどうかの決定権を一任しようとするものだった。副作用については因果関係があいまいであることが多いため、法案ではその決定は「有害事象がサプリメントを原因として関連しているかどうかに関係なく」と明記されていた。

上院法案722号の意図は、「1994年の栄養補助食品健康教育法」（DSHEA）の主な条項を撤回させることにあった。アメリカ議会はDSHEAを施行して、ビタミンやアミノ酸やハーブその他の栄養サプリを「薬」ではなく「食品」であるとはっきり定義した。DSHEAは一般の人々から強く支持された。一九九二～九四年にかけてDSHEAに賛同して二五〇万人もの市民からの手紙が議会に送られた。これだけの手紙はアメリカの歴史上、他のどんな問題をめぐっても送られたことがない。上院法案722号に対する市民の反対もまた強いものだった。それは四人の賛同者しか獲得できず、委員会を通過できなかった。サプリを自由に入手できるよう保証してくれることを市民は圧倒的に支持していることを、議会は目の当たりにしたのである。

## （1） 有効性の証明

低用量のビタミンを使った研究では否定的な結果が出るのだが、大半のビタミン研究は低用量である。低用量しか与えられていないようでは、高用量の有効性を検証することはできない。栄養学の研究で低用量のビタミンしか使っていないときにはいつも（そのような低用量では効かないということは数百のオーソモレキュラー診療医がすでに報告していることだが）、ビタミン療法は「効果なし」と結論されるのがオチである。失敗する研究ならいつだって企画できる。失敗を確実にする一つの方法は、調べたい物質については不十分な量を使って、無意味な試験をすることである。突進してくる犀（サイ）に豆を投げつけたところで、その結果に大した影響を及ぼさないだろう。通りで会うホームレス全員に25セントずつ与えたところで、貧困の解決に何らの助けとはならないことにすぐ気付くだろう。

低用量で研究を行うことを正当化するためによく言われるのが、高用量のビタミンは危険だということである。これは違う。以下に述べる声明を信じない人もいるかもしれないが、信念の話ではなく、事実関係の話である。その声明とは、つまりこうである――「ビタミンのサプリによる死亡は年に一人もいない」[23]。ビタミンには副作用があるとの主張に対しては、プラセボを使った二重盲検を行うよう我々は求めている。そして毒性があるという彼らの主張の根拠として、その二重盲検の結果を引用してもよいことにしよう。しかし副作用が存在しないのだから、彼らは自らの検証結果を引き合いに出して〝ビタミンの危険性〟を言い募（つの）るなどという芸当はとうていできっこないのだ。

皮肉なことに、ビタミンを悪（あ）しざまに叩く連中というのは、ビタミンがいかに効果がないかを示そうとして低用量の研究結果に飛びついてそれを引用しつつ自説を捲（まく）し立てるのだけれど、高用量の研究結果を見てもビタミンの危険性を示すものがないため引用できないのだ。これは、ビタミンが高用量で有効であり、かつ安全だからである。

特許薬には製薬会社といういわば生みの親がいて、彼らはそうした薬を大々的に売り出し、擁護している。ビタミンは特許が取れないので、孤立無援の立場に甘んじている格好である。高用量のビタミン療法が広く使われるようになるかどうかは、その効果を実感した医師の熱意や、他の何を試しても効かなかったがこれのおかげで救われた患者の熱意にかかっている。

## 第3章　ナイアシン（ビタミン$B_3$）

たいていのビタミンは、その化学構造が決定される前から、生物学的・栄養学的に認識されていた。化学においては、化合物が学問的に命名されるのは、その構造が最終決定されてからのことである。最初のビタミンが精製されたとき、それはビタミン$B_1$（後にチアミン）と呼ばれた。二番目はビタミン$B_2$（リボフラビン）であり、次に抗ペラグラビタミンである$B_3$が続いた。これは後に、ニコチン酸（別名 ナイアシン）およびニコチンアミド（別名 ニコチン酸アミド、ナイアシンアミド）であると認識された。

ニコチン酸は何年も前に合成されていたが、生物学的に何らの面白味もない多くの化学物質の一つに過ぎなかった。それがビタミン$B_3$であることが見出されると、ニコチン酸はナイアシンに、ニコチンアミドはナイアシンアミドに改名された。「ニコチン酸」では「ニコチン」と似過ぎていて、ニコチンの有害な影響を思わせてしまい、このビタミンを忌避することになってしまう。ナイアシンアミドもナイアシンも、ヌクレオチドサイクルの構成要素であり、ニコチンアミド－アデニン－ジヌクレオチド（NAD）を継続的に産生するために欠かせない。これは活性のある抗ペラグラ因子であり、呼吸酵素系の構成要素でもある。ビタミン$B_3$という呼称は、《アルコホリック・アノニマス》（略称「AA」。一九三五年にアメリカで創設されたアルコール依存症者のための相互自助グループ）の創設者の一人であるビル・ウィルソンがよみがえらせたものである。彼は最初のAAのレポートを医師らに配布したが、そのタイトルが

『ビタミン$B_3$療法』だった。この言葉はナイアシンとナイアシンアミドの両方を含んでおり、実際、非常に便利である。

ビタミン$B_3$の主な供給源としては、全粒穀物（ホウル・グレイン）、レンズ豆、ナッツ、肉である。たいていの穀物は製粉（精製）され、その麸（ふすま）や胚芽ははぎ取られている。これによってビタミン$B_3$のほとんどが除去されているため、白い小麦粉はナイアシンアミド添加によって「栄養強化」されている。これによって、一九四二年（ナイアシンアミド添加が命じられた年）までアメリカを含む多くの国で猛威を振るっていたペラグラの大発生は、沈静化した。

人類は進化による変遷のさなかにあり、アミノ酸であるトリプトファンを体内でナイアシンアミドに変換する能力を失いつつある、とする仮説がある。[1] このため我々は食事からのナイアシン供給にますます依存的になっているが、同時に食事から摂取できるナイアシンはますます少なくなっている。「栄養強化」の量では、まだまだ足りないのだ。

ナイアシンは消化管・皮膚・神経の健康のために必要である。炭水化物からエネルギーを生み出すのに必要なのだ。ナイアシンおよびナイアシンアミドのヌクレオチドサイクルは、体中至る所で広範囲に行われる重要なもので、注目すべき特徴をすべて述べようとすれば、それだけで本が一冊必要になる。そうした特徴の主要なものとしては、ナイアシンが性ホルモンの生成やＤＮＡの修復に関与していることである。

## 1　ビタミン$B_3$によって回復が見込める症状

### (1)　ペラグラ

ペラグラは西洋文明の古典的な疾患の一つである。それは皮膚炎、胃腸障害、精神障害を特徴とするナイアシン欠乏病であり、また、年齢に見合わない老化、神経学的症状、感染症に対する免疫力の低下の原因でもある。

人々が様々なホウルフード（全部丸ごとの食物）を食べている時代には、ペラグラは非常に稀だった。しかし、農家が現金収入を得るために単一作物を育て始めたとき、単一栽培穀物を原因とする病気が流行した。アメリカ南部や地中海周辺の国々（スペイン、イタリア）の農家や貧困な人々はトウモロコシに依存し始めた。ペラグラは、トウモロコシの過食と様々な食品の欠乏が組み合わさってもたらされた結果である。これは、トウモロコシにビタミン$B_3$が欠乏していることもあるが、ナイアシンが非常に強く結合しているために人体にほとんど吸収されないという事実によるものである。おもしろいことに、中央アメリカの原住民は、数千年前に、トウモロコシをトルティーヤとして食べるとペラグラが起こらないということを発見した。粗く挽いたトウモロコシを、カルシウムを豊富に含んだアルカリで前処理（したごしらえ）する（アルカリ水を使う。具体的には石灰や木灰などを使ってアルカリ処理を行っていた）と、ナイアシンが吸収されやすくなるのだ。

多くの疾病は実に様々な症状（シンプトム）および徴候（サイン）を呈するので、これらの疾病を研究しようとすれば、ほぼ必然的に、医学そのものの在り方を研究することにならざるを得ない。梅毒はそうした疾病の典型だけれども、ペラグラもまた、数多の身体疾患および精神疾患にみられるものと酷似した病状や徴候を伴う疾患だといえるだろう。必須脂肪酸（ＥＦＡ）の欠乏は、ビタミン$B_3$の主要な働きの一つがＥＦＡをホルモン様プロスタグランジンに変換するのを補助することであることを考えると、ペラグラのもう一つの原因であるといえる。ペラグラは、トウモロコシによって引き起こされる一方、ＥＦＡの欠乏によっても引き起こされているのである。[2] 結局両者とも、プロスタグランジンの欠乏ということにつながる。

古典的ペラグラの特徴は４Ｄである。つまり、皮膚炎（Dermatitis）、下痢（Diarrhea）、認知症（Dementia）、死（Death）である。結局のところ、死の前触れ（プレターミナル）とも言うべき疾患である。ペラグラが明らかになってからようやくビタミン$B_3$欠乏だと診断されるようでは、患者の命でロシアンルーレットをしているようなものである。皮膚炎は、日に当たった部分が、体の左右に対称的に、赤茶色に（時には黒っぽく）変色した症状である。慢性的な日焼けのような見かけをしている。これは恐らくはトリプトファン欠乏によるものだろう。下痢は便秘と交互に現れることもある。栄養分の吸収が悪化し、症状が悪化することになる。認知症は、混乱・見当識障害・記憶障害を伴う器質性認知症である。これは典型的な精神的末期症状である。

もっと初期の段階では、知覚の変化、思考障害、気分障害など典型的な統合失調症のようであり、精神病的な行為がよく見られる。かつては、アメリカ南部では精神科病院に春に入院してくる患者の25％以上が、精神症状を呈するペラグラ患者だった。彼らを他の統合失調症症候群と区別する方法は、ビタミン$B_3$が臨床で用いられるまでは存在しなかった。もしこれらの患者がナイアシンにすぐに反応するなら、ペラグラと診断され、そうでなければ統合失調症と診断された。この実践的な診断法は、しかしマイナスの影響をも、もたらした。一九五〇年代に二重盲検法による比較対照試験が行われるまで、ビタミン$B_3$を統合失調症の治療として使うことへの関心を消してしまったのだ。[3] ペラグラによる精神症状は統合失調症症候群の一つなのだと認識し、これらの患者をビタミン$B_3$（低用量あるいは特大用量（メガドウス））に対する反応が早いか遅いかによって分類することが、より適切であった。

ペラグラの中期の段階の特徴は、精神医学的には非精神病的な状態を呈する様々な症候群である。初期のペラグラ研究者は、神経症を無症候性ペラグラのバリエーションの一つ、つまりこの中間状態と考えた。多動や学習障害の子供に見られる症候群は、この別の形態である。ペラグラの重度の形態はより神経学的な形態（器質性精神病あるいは毒物による混乱状態）をとり、これは高齢者の精神病の主要な因子であるかもしれない。ハンチントン病はペラグラの現れの一つとして説明されている。[4]

ペラグラにはいくつかの原因がある。第一に、それはトリプトファンの欠乏である。通常このアミノ酸はビタミン$B_3$の主な前駆体である。60㎎のトリプトファンから1～2㎎の$B_3$が作られる。トリプトファン欠乏は、ペラグラによる典型的な皮膚炎の原因だと示唆するエビデンスがある。つまり、トリプトファンを与えられたペラグラ患者の皮膚炎は、ビタミン$B_3$だけを与えられたときよりも急速に回復したのである。第二に、ペラグラはビタミン$B_3$の欠乏によって引き起こされる。つまり、トウモロコシが多過ぎる日常食（ダイエット）あるいは小麦粉のような加工された食品やナイアシン含有量がもともと少ない食品への依存度が高い食事によって引き起こされる。ペラグラの第三の原因は、ピリドキシン（ビタミン$B_6$）の欠乏である。トリプトファンがＮＡＤに変換されるためには、まずピリドキシンが存在しなくてはいけない。$B_6$が欠乏した食事は$B_3$が欠乏した食事と同じぐらいペラグラを引き起こす。

第四に、ペラグラはビタミン$B_3$が尿中に過剰に失われることで引き起こされる。NADはトリプトファン、ナイアシンアミド、ナイアシンから作られる。大量のナイアシンが失われた場合、NADの生成が十分に行われない。ビタミン$B_3$の喪失は、アミノ酸であるイソロイシンとロイシンの比率によってコントロールされている。イソロイシンは$B_3$の喪失を防ぐ一方、ロイシンは逆に$B_3$喪失を促進する。食品はイソロイシンを多く含んでいるのが理想だが、ロイシンのほうが若干多いことのほうが多い。過剰なロイシンはペラグラを引き起こし、イソロイシンは抗ペラグラ因子である。トウモロコシは、トリプトファンが少なく、ビタミン$B_3$が少なく、イソロイシンよりもロイシンが多いという、最悪のペラグラ誘発食である。

## (2) 関節炎

ウィリアム・カウフマン医学博士が骨関節炎を一日2～4g（2000～4000mg）のナイアシンアミドで治療し始めたのは、ちょうど世界大恐慌の真っ最中の頃だった。今やそれから七〇年近くが経って、オーソモレキュラー医学における彼の先駆的な仕事は新たに注目されている。一九五〇年までにカウフマン医師はすでに二冊の本を出版しており、そこで関節炎に対するビタミン$B_3$の効用を述べている。カウフマン医師は数百の患者について、骨関節炎、リウマチ性関節炎いずれにも適用できるナイアシンアミドの用量についての情報など、詳細な症例記録を提示した。さらに、彼は$B_3$の抗鬱・抗精神病特性について先見の明のある観察をしていた。

保守的な医師として知られるカウフマン医師であったが、関節の可動域を改善するために一日5000mgものナイアシンアミドを複数回に分けて処方した最初の人物であった。これまでに出版されていない彼の言葉の中に、「ナイアシンアミドは全身的な治療薬だ。関節の動き、筋力を改善し、疲れやすさを軽減する。筋肉の最大作業容量を増大させ、関節痛を軽減する」とある。

用量について、「関節炎の治療では、（投与回数のより多い）ナイアシンアミド250mgは、（投与回数のより少ない）500mgよりも、40～50％有効である。ナイアシンアミド（単独であれ、その他のビタミンと組み合わせてであれ）は患者1000人年の使用当たり、副作用は全く引き起こしていない」と述べている。しかし彼は、より保守的なアプローチもしていた。「関節炎の進行によって、中にはどんなに大量のナイアシンアミド療法を行っても関節可動域に改善が見られないこともある。しかし改善しないと結論付けるには、三カ月はナイアシンアミド療法を行う必要がある。関節の中には治癒の遅いものもあるからだ[5]」。

著書『関節機能不全のよくある形態』の中で、カウフマン医師はこう述べている。「現在の基準から見て、申し分のない食事をしている人でさえ、加齢とともに関節の可動域がかなり悪化してくることがある、ということが経験的に示されている。そういう人が食事に加えて十分量のナイアシンアミドのサプリメントを摂った場合、その年齢にかかわらず、関節可動域が相当改善する、ということも示されている。総じて言えることは、いかなる重症度であれ、関節機能不全からの回復の程度は、主に十分量のナイアシンアミド療法を継続するかどうかにかかっている[6]」。

カウフマン医師の患者の一人は、関節炎が非常に重度であったため、血圧を測るために肘を曲げるのも困難なほどであった。カウフマン医師は彼にナイアシンアミドを複数回に分けて一週間投与した。すると、腕を曲げられるようになった。その後、$B_3$投与をやめ、代わりに見かけは同じような薬（プラセボ）を一週間投与したところ、その患者はふりだしに戻ってしまった。関節がまた固くなってしまったのだ。「様々な程度の関節炎の患者がどんなふうに反応するかを実際に見ることで、私はビタミン$B_3$大量投与スケジュールを確立した」とカウフマン医師は述べている。「関節炎に対し、一回の大用量の投与によって何らかのすばらしい効果が得られるということはない。起きている間のナイアシンアミドの血中濃度をおおむね均一に保つために、頻回投与をしないといけない[7]」。

彼の発見は、簡潔かつエレガントだった。つまり、「関節の固縮がひどいほど、投与はより頻回に」ということだ。ひどい障害のある関節炎患者たちには一日総量4000mgまで必要で、一〇回に分けて投与された。一カ月～三カ月で、彼らは椅子やベッドから起き上がれるようになった。「大量投与療法を継続することで、彼らは毛を櫛でとくこともできれば階段を登れるようにもなる。家に囚人みたいに閉じこもっている必要がなくなるのだ。治療が三年も経つ頃には、十分に歩けるようになる。これは高齢者にも有効だった[8]」。

### （3） 統合失調症

一九五二年、ハンフリー・オズモンド医師と私（A・H）は、ナイアシン、ナイアシンアミド、プラセボを使って、三〇人の急性統合失調症患者群に二重盲検を行った。各群で最も症状の重い患者（鬱状態か、あるいは暴力的）には、電気ショック療法も併せて行った。プラセボ群（医薬品の効果を見定めるための比較対象基準として、その医薬品の代わりに偽薬〔プラセボ〕を投与した〝比較対照基準群〟）では、三人が回復した（一般的な自然寛解率は約35％と考えられている）。他の二つの群では、より成績が良かった。それぞれの群で、約75％が回復した。一年の自然寛解（かんかい）率の二倍である。さらに三件の二重盲検が行われたが、いずれもこの結論を裏付ける形となった。それ以来、ビタミン$B_3$の使用はオーソモレキュラー医学を実践する人にとってスタンダードとなった。しかし、統合失調症の治療において、ビタミン$B_3$が単独で用いられることはほとんどないということは注意しておく必要がある。オーソモレキュラーによる栄養、その他のビタミンやミネラルが（また必要があれば一時的には一般的な抗精神病薬も）、併せて用いられることが普通である。この包括的な治療プログラムは北アメリカで一〇万人以上の統合失調症患者に用いられており、見事な実績を残している。抗精神病薬が使われているとしても、その必要量が減るし、最終的には回復して薬なしでやっていけるようになる。(9)

### （4） 高脂血症（血中の脂肪の過剰）

最近、心血管系の問題、血中の脂質代謝について新たな知見が集まってきており、脂質異常を是正する化合物の使用が非常に広まってきた。脂肪にもいくつかの分画があり、それぞれの分画成分が動脈硬化、心臓病、脳卒中とそれぞれ異なる関係性があって、問題は非常に入り組んでいる。低密度リポタンパク（LDL）コレステロール、高密度リポタンパク（HDL）コレステロール、中性脂肪、リポタンパク、これら全てが基準範囲内におさまっているのが理想的だ。

一九五五年、ルドルフ・アルトシュール医学博士とジェームズ・スティーヴン医学博士と私（A・H）は、ナイアシン（ナイアシンアミドではない）にはコレステロール（特にLDL）を下げる作用があることを発見した。(10) ナイアシンに中性脂肪を低下させる働きがあることも続いて発見された。それ以来、二千以上の研究が行われ、我々の成果が正しいことが確認されており、また、なぜナイアシンがこのような作用を示すのかの解明が試みられている。ナイアシンは広範囲に作用する脂質低下物質と考えるべきだろう。高脂血症改善薬である「アトロミドＳ®」（クロフィブラート）は死亡率や胆嚢疾患の発生率を上昇させることが見出されている。

後に、我々はナイアシンは全コレステロールを下げるばかりでなく、コレステロールが異常に低い人では、ナイアシン投与によってコレステロールが増えることを見出した。[11] つまり、ナイアシンは単純にコレステロールを下げるだけの化合物ではなく、コレステロールの血中レベルを正常にするということだ。さらなる研究により、心血管系の健全さの指標としては、全コレステロールよりもＨＤＬの方がより重要であるということが示された。被験者はナイアシン摂取によって異常な脂質分画が全て、より正常な状態になった。この実験により、ナイアシンは、脂質是正の分野で知られている物質の中で、最も有効だと目されるようになった。[12]

ナイアシンは冠動脈疾患の発生率を有意に減少させることを我々は確信しているが、$B_3$それ自体が解決策だとは考えていない。まずは砂糖を含まないオーソモレキュラー食（繊維が豊富で、脂肪が少ない）から始め、コレステロール降下作用のためには必要に応じてナイアシンを摂る、というのが理想だろう。ナイアシンを投与すると、全コレステロール値は１８０㎎付近に集まる傾向があるが、これは理想的な血中レベルだと考えられている。ナイアシンにプラスして、ピリドキシン（ビタミン$B_6$の化学名。動脈硬化に関連している）、アスコルビン酸（ビタミンCの化学名。ダメージを受けた内膜を治癒させる）、必須脂肪酸、亜鉛も摂るのが賢明だろう。家族性高コレステロール血症は食事に気を使っても改善しない。唯一の効果的な治療は、「コレスチポール」（胆汁酸の捕捉剤）とナイアシン（ＬＤＬ合成を減少させる）の組み合わせだ。

ナイアシンを含めた冠動脈疾患治療薬の研究が一九七五年に行われ、その一〇年後に八千名近くの生存者が再検査され、治療が何らかの有害な副作用（死以外）を引き起こしていないかどうかが調べられた。[13] 研究者らは、ナイアシンによる治療群は他の全ての群に比べて二年長く生き、死亡率が11％低いことを発見した。これらの患者が一九七五年以後もナイアシンを投与され続けていたら、死亡率はもっと低下していただろうし、90％の低下といったさらなる発見があったかもしれない。

ワシントンDCにある国立衛生研究所（NIH）は高いコレステロール値は食事の改善によって下げるのがよいが、それで不十分な場合にはナイアシンのような薬剤を使うことを推奨している。

ナイアシンには以下のような治療効果がある。

- LDLコレステロールを下げる。最初の値が高いほど、効果も高い。
- 血中の中性脂肪を下げる。
- 脂質タンパクを下げ、HDLを上げる。
- 遊離脂肪酸の流動化を抑制する。
- 抗炎症作用があり、心血管系の疾患に重要だと考えられる。
- 腸の透過性を修復して正常化する。

これらはナイアシンが人体にもたらす重要な変化だが、もっと重要なことは、ナイアシンが死亡率を減らし、寿命を延ばし、動脈硬化による害を軽減させ、脳卒中や冠動脈疾患を減少させるということである。[14] ナイアシンはビタミンとして分類されているが、アミノ酸として分類したとしても、同じくらい適切である。効率、長期投与の安全性、経済性という点から見ても、単一の物質であれ化合物の組み合わせであれ、こんなにすばらしい作用を発揮する物質は、ナイアシンをおいて他にない。

心血管系疾患のコレステロール仮説は、決して十分に受け入れられているわけではなく、そもそもコレステロールがこうした重度の症状に密接に関わっているのかどうかについて、いまだに激しい議論がある。全コレステロールは動脈硬化に直接的に関わっている、という古典的で単純な見方は修正されねばならない一方で、現代的な見方では、

HDLこそが最も重要な因子である。この分野では古典的な見方が五〇年以上にわたって支配的である。全コレステロールやLDLコレステロールを下げる薬が大量に用いられているのは、この見方に基づいている。「フィブラート」のような初期の薬は、より現代的な、より毒性の高い「スタチン」に置き換えられている。「スタチン」が高いコレステロールを下げ、心疾患の発症を減少させることは間違いない。しかし、これらの薬で全コレステロールを下げることにより全体的な健康が向上するのかどうか、あるいは、もっと重要なことだが、これらの薬によって患者の寿命が延びているのかどうか、ということになると、エビデンスはほとんどない。古い仮説に基づいて、数十億ドルを費やして数百万人の患者に「スタチン」が投与されているが、患者に利益がないばかりか大きな副作用を与えるものである。[15]これらの薬は使うにしても、細心の注意を払いながら利用されるべきだと我々は考えている。

しかし、HDLを上げる化合物を使うことは、非常に効果的である。これを安全にやってのけるのは、ナイアシンをおいて他にない。ナイアシンがHDLを上げることについては、強いエビデンスがある。また、先に述べたように、同時に死亡率も下がる。国立冠動脈薬剤プロジェクト所属で、後にマイアミ・ビーチにあるマイアミ心臓研究所の研究監督となったエドウィン・ボイル・ジュニア医学博士は、ナイアシンについてもっと注目すべき結果を報告している。「冠動脈疾患を持つ多くの患者のうち、保険会社の死亡率統計表によると約六二名が亡くなるとみられていたところ、冠動脈血栓で死亡したのは現在のところ六名だけである」と報告した。[16]これはすでに冠動脈疾患のエピソード（再発性の疾患で、症状が繰り返し出現することを、医学用語で「エピソード」と呼ぶ）を経験したことがある患者についての死亡統計データである。初発エピソードが起こる前に患者にナイアシンを投与することで、冠動脈血栓による死亡はもっと減少するだろう、と結論することができる。

ビタミン$B_3$の大量摂取（一日約2000mg）によって血中のHDLを35%も増やすことができ、しかもLDLや中性脂肪は50%も下がるということを、最近ニューヨークタイムズが報じた。アメリカ心臓病学会の会長であるスティーブン・E・ニッセン医学博士は「ナイアシンはすごい。他の薬でこんなに効くものはない」と述べている。[17]

## （5） 血管障害

ナイアシンは多くの血管障害に対してかなり広く用いられている。一九三八年に研究が始まったが、それはナイアシンの血管拡張作用に焦点を当てたものだった。ナイアシンは血管投与をしても全く害がない。いわゆるナイアシンフラッシュは一時的に軽度の血圧上昇を引き起こすが、基準レベルよりも10％上昇することはほとんどなく、五分以内に正常に戻る。これに続いて血圧の一時的低下が起こるが、収縮期血圧への効果がより大きいため、10％以上減少することはほとんどない。どんな実際上の目的に対しても、ほとんど悪影響はない。循環時間は25％まで減少し、心拍出量は、収縮期に駆出される容量の増加に応じて、増加する。肺血管抵抗は減少し、末梢での血管抵抗も減少する一方、酸素消費量は増大する。

血管拍動性の頭痛、局所的な血管攣縮、網膜の痙攣によって起こる黒内障（黒そこひ）、脳血管性攣縮、末端攣縮症候群を含め、ナイアシンが効く症状はたくさんある。[18] ナイアシンが効く頭痛のタイプには、顔色不良や網膜の血管攣縮を伴う非拍動性の痛み発作であるという特徴がある。ある研究者は、ナイアシンが塞栓症の治療選択肢となることを発見した。（手・足・骨などの）基部に近い大血管に塞栓ができた後、静脈注射で１００㎎のナイアシンを投与したところ、数分で痛みが緩和された。顔色不良が軽快すると同時に、低体温やチアノーゼも改善した。続く数日間、ナイアシンが静脈注射で二〜四時間おきに投与され、その後は六〜八時間おきに投与された。[19] ナイアシンは末端の動脈（脳、脊髄、腎臓、腸間膜、網膜）にも有効だが、それほど劇的に効くわけではない。私の高齢患者の一人は、網膜動脈の塞栓がもとで片目を失明していた。一日３０００㎎のナイアシンを数週間続けたところ、突然クリアになり、視力を取り戻した。

ナイアシンは異常な動脈血栓の治療選択肢でもあり、動脈の閉塞による血液供給の減少による障害を緩和する。ナイアシンは跛行（片足を引きずるようにして歩く症状）にも有効であり、糖尿病性壊疽で切断の必要があったのが、回避された例もある。[20] 末端の動脈塞栓に対しては最良の治療であり、改めて強調しておくが、治療効果が最も劇的に現れるのは、（手足のような）身体末梢部の血栓症に対してなのである。とはいえ、私はナイアシンを脳卒中患者に使ったことがあるが、脳機能の回復には非常に有用であると思った。周辺の組織が機能を獲得して、壊れた脳組織の機能を引き継いでいるように思われる。

ビタミン$B_3$は冠動脈疾患の治療に非常に有効であることが見出されている。冠動脈の血流不全の改善によって、労作性狭心症や心室伝導系の障害が改善したのだ。しかし、ショックを伴う急性心筋梗塞に対してはナイアシンを使ってはいけない。ただ、いったん循環動態が落ち着いたら、ナイアシンを始めてもよい。虚血による不可逆な損傷を限定的な範囲に抑えてくれるだろう。

私（A・H）の女性患者で、腎臓内科医に「治らない」とはっきり言われた重度の腎炎に苦しむ患者がいた。医師は他に何をやっても効かないと考え、透析の準備を始めた。その腎臓内科医は、その分野では最も有名で尊敬されている専門家の一人だった。私は彼女に、その医師と相談しながら一日３０００㎎のナイアシンを使うことを勧めた。彼はその考えを即座に却下してしまった！　しかし彼女は、その代替選択肢を重視し、ナイアシンを試してみることにした。すると、一カ月も経たないうちに彼女は回復し、今でも元気なままである。こうしたことは動物実験によって確認されている。つまり、ナイアシンは糖尿病のラットの血糖値を有意に下げ、糖尿病性腎症の発症を遅らせることが見出されている。[21]

血管性の症状について、研究者らは一般的に、１００㎎のナイアシンを静脈注射することから開始する。経口投与の場合でももっと多い用量なら、同様の結果が得られるだろう。

### （6）学習障害と行動障害

五〇年以上前にR・グレン・グリーン医学博士は、学習障害および行動障害の子供たちは、潜在性のペラグラに罹患している子供たちに非常に似ていることに気付いた。彼らはペラグラに典型的な皮膚病変を発症しているわけではなかったため、グリーン医師は彼らを「潜在性（疾患に罹っているが、疾患初期段階などの事情によって、症状が顕れていない状態で、「無症状性」「無症候性」「不顕性」「亜臨床的」ともいう）ペラグラ患者」と呼んだ。[22] 学習障害や行動障害は全て、この患者群に含まれる。これらの子供たちはオーソモレキュラー療法によく反応し、ビタミン$B_3$はその重要な構成要素である。[23]このテーマについては第15章「精神疾患および行動障害」でさらに詳しく述べることにしよう。

## （7）糖尿病

糖尿病患者がナイアシンを摂取して血中脂質レベルを正常に保つことによって、糖尿病の最も恐ろしい慢性的悪影響である動脈硬化を防ぐことができるはずである。しかしナイアシンは血糖値、耐糖能、インスリン必要量に対しても（増加させるのであれ減少させるのであれ）影響を与える可能性がある。

インスリン依存性の若年成人糖尿病患者にナイアシンアミドを投与したところ、一部の患者に寛解が見られたことを、研究者らは発見した。彼らは一六人の新たに診断されたインスリン依存性糖尿病患者（一〇～三五歳）に二重盲検を行った。被験者は一日３０００㎎のナイアシンアミドかプラセボを与えられた。六カ月経ってまだインスリンが必要なら、ナイアシンアミドは中止となった。治療群のうち三人が二年間にわたって寛解状態となった。しかし、プラセボ群では九カ月以上続く寛解状態になった者はいなかった。「１型糖尿病ではナイアシンアミドはβ細胞（インスリンを産生する膵臓の細胞）の破壊の進行を遅らせ、再生を促進した。これによって寛解期間が長くなった」と研究者らは結論付けた。[24]

動物実験では、症状と組織学的変性を伴う非肥満性糖尿病（ＮＯＤ）のマウス（人間でいうところの、インスリン依存性糖尿病患者）を使って、研究者らはナイアシンアミドの大量投与の治療効果を検証した。尿糖陰性の（糖尿が認められない）一八匹のＮＯＤマウスが無作為に二つのグループに分けられた。九匹が毎日ナイアシンアミドの皮下注射（０・５㎎／体重ｇ当たり）を受け、その他の九匹はコントロール群である。四〇日後、ナイアシンアミドを投与されたマウス全てで耐糖能がほとんど正常になっており、膵炎はごく軽度にしか見られないことが示された。コントロール群の九匹のマウスのうち六匹で著しい尿糖と重度の膵炎が観察された。顕著な尿糖が見られた六匹のＮＯＤマウスに初日からナイアシンアミドを投与したところ、そのうち四匹で尿糖が消滅し、耐糖能が改善した。この結果は、Ｎ

ＯＤマウスにおいてナイアシンアミドは予防効果と治療効果があることを示しており、また、β（ベータ）細胞の損傷は、少なくとも糖尿病の初期においては、回復可能であることを示唆するものである。[25]

## （８）アレルギー

ナイアシンは、ヒスタミンを、その貯蔵庫であるマスト細胞から放出させる。血中ヒスタミン濃度が低いことは、アレルギー性のショックが起こった場合にかなり大きな助けになる。エドウィン・ボイル・ジュニア医学博士は、事前にナイアシンで処置をしておいたモルモットはアナフィラキシーショックで死なないことを発見した。[26]

食物アレルギーの患者は高用量のナイアシンを投与しても耐えられるし、しかもそれだけの高用量を必要としているのである。アレルギーの原因となる食べ物をもう食べていないときには、耐えられる用量も、必要な用量も、急激に低下する。経験上言えることは、一日１２０００mg（12ｇ）のナイアシンを必要とする人は、恐らく一つ以上の食品に対してアレルギーがあるということである。私（Ａ・Ｗ・Ｓすなわち著者ソウル博士）は個人的にこれは正しいと思っている。チョコレートや人工着色料を使った食べ物を食べるといつも、一日何ｇという高用量のナイアシンを摂っても私は平気になる。これらの食品を避けていると、ナイアシンの必要量は急激に減少する。

重度のアナフィラキシー型のアレルギー反応を持つ人に対しては、ビタミンＣとナイアシンの組み合わせで治療できる。自身のピーナッツアレルギーを恐れている若者がＡ・Ｈ医師（すなわち著者ホッファー医師）のところへ来た。ピーナッツを極力避けているにもかかわらず、彼はこれまで一〇回も病院の救急にかからねばならなかった。最後に病院に行ったときには、首やのど全体まで腫れて、かろうじて助かったという格好だった。ビタミンＣ（１０００mgを一日三回）の投与から開始し、数日後からごく少量のナイアシン（50mgを一日三回）を開始した。全身を循環するアスコルビン酸が、少量のナイアシン投与によって放出されるヒスタミンを破壊し、ヒスタミンによる彼の全身への負荷を徐々に減らす、という考え方である。ナイアシンの量は徐々に増やしていき、６００mgを一日三回摂取するまでになった。もう救急外来のお世話になることはなくなった。これまでと同様に、ピーナッツを避けることは続けるようにと言われていた。数年後、ある飛行機に乗っていたとき、客室乗務員が乗客に無料のピーナッツを配った。彼は心配だったが、騒ぎ立てまいと思い、平静に乗り切れた。この症例は、ビタミンにより守られた例である。この治療は本質的に安全なので、別の患者にも容易に試すことができるだろう。

何年も前に、全ての頭痛のうち75%にナイアシンが効果があった、とメイヨークリニックが報告した[27]。ヒスタミンが関係しているように思われる。我々もナイアシンによって目を見張るほどの回復を見てきた。最も驚くべき観察は、三〇年ひどい頭痛に苦しんできた男性である。ナイアシン（一日3000mg＝3g）を一カ月続けると、彼の頭痛は消失した。

### (9) 多発性硬化症（MS）

新たな研究によって、ビタミン$B_3$こそが多発性硬化症（MS）およびその他の神経疾患の治療がうまくいくための鍵であるということが裏付けられている。ハーバード医学校の研究者は「ナイアシンアミドは、脱髄（だつずい）（神経線維の髄鞘「ずいしょう」の変性脱落）した軸索（じくさく）（神経細胞（ニューロン）から出ている突起のうちで最も長い突起で「神経突起」「軸索突起」とも呼ばれ、この軸索が集まって神経線維を構成する）の変性を防ぎ、行動上の不具合を改善する」と述べている[28]。これは非常に良いニュースだが、新しいニュースでも何でもない。七〇年以上前にカナダの医師H・T・マウントが多発性硬化症患者らに対して、ビタミン$B_1$（チアミン）を静注（静脈注射の略称）で、肝臓抽出物（その他のビタミンB群が含まれている）を筋注（筋肉注射の略称）で投与する治療を開始した。彼はこれらの患者の経過を二七年追跡観察（フォロー）した[29]。四〇年前、ノースカロライナのフレデリック・ロバート・クレンナー医学博士は、ビタミン$B_3$と$B_1$ならびにその他のB群、ビタミンC、E、その他の栄養素（マグネシウム、カルシウム、亜鉛）を使って、多発性硬化症の進行を止め、回復させた[30]。

H・T・マウントとF・R・クレンナーの両医師は、臨床的な観察によって、多発性硬化症、重症筋無力症およびその他の神経学的異常は主に栄養欠乏に陥った神経細胞に起因していると確信した。両医師は、患者にオーソモレキュラー医学で用いる水準の高用量の栄養素を与えることによって、この理論を検証した。彼らは数十年にわたって医療現場で患者の治療に成功しているが、そのこと自体が、彼らの理論が正しいことを証明している。ビタミンB群（ナイアシン、チアミンも含む）は、神経細胞の健康に絶対的に重要である。すでに病理的変化が存在する場合には、損傷した神経細胞を回復させるために高用量のビタミンが必要である。

## ⑽　ストレス

ナイアシンは注目すべき抗ストレス因子である。ストックホルムのカロリンスカ研究所にある臨床ストレス研究部門の責任者であるレナート・レビ医学博士は、興奮・恐怖・喜びによって脂肪酸の血中への遊離が促進されることを発見した。[31] アドレナリンが脂肪の貯蔵場所に作用して脂肪酸の遊離を促したのだ。しかし事前にナイアシンを投与された被験者が同様のストレスにさらされても、脂肪酸の増加は見られなかった。これはビタミン$B_3$が心臓発作の患者にどのようにして治療効果を持つのかについての説明を与えるものかもしれない。我々はこの抗ストレス効果について三〇年以上前に観察している。

## ⑾　ビタミン$B_3$によって治療できるその他の症状

●**アルコール依存症**――アルコール依存症の治療としてビタミン$B_3$の使用を最初に進めたのは、《アルコホリック・アノニマス》（ＡＡ）の創設者の一人であるビル・ウィルソンである。彼はその効果を自分自身にも実感したし、彼のＡＡ仲間三〇人にも有効であることを観察した。彼が興味を持ったことから、アルコール依存症にナイアシンを用いることは急速に広まっていった。患者数千名を対象とした最も優れた研究は、ラッセル・スミス医師によって行われた。[32]

●**鬱**――一部の鬱病に対し、ビタミン$B_3$は適切な栄養摂取と組み合わせれば有効な補助となる。[33]

●**老化**――ビタミン$B_3$とりわけナイアシンは、老化の発生を遅らせるのに非常に有効だが、それは総括的なプログラムの中の一つの構成要素に過ぎない。[34]

●紅斑性狼瘡（エリテマトーデス、ＬＥ）――『太陽は私の敵』の著者であるヘンリエッタ・アラジェムは、どんなふうに自身の紅斑性狼瘡の治療法を探してきたかを記述している。彼女は、ボストンで一番の医者に紅斑性狼瘡だと診断され「治らない」とはっきり言われた。彼女はブルガリアに治療法を知る医師がいると耳にし、最終的に彼に診てもらいに行った。医師は彼女にナイアシンの投与を開始し、以後、彼女は着実な寛解状態にある。多くの紅斑性狼瘡患者が治療の一つとしてナイアシンを使っている。

●白斑症――これは口腔や咽喉（のど）にできる前癌病変のことである。スウェーデンではこの治療にビタミン$B_3$が標準的に用いられ、癌化を防いだ。[35]

## 2　ビタミン$B_3$の摂取

オーソモレキュラー診療医は、ビタミン$B_3$を高用量で使用するが、これは多くの病気にとって通常量のビタミンでは全く不十分だからである。それぞれの症状にはそれぞれの最適用量があり、それは一日1000mg（1g）から数gまでと様々である。多くの場合三回に分けて用いられるが、それはナイアシンが水溶性で、体からすぐに排出されるためである。

初めてナイアシンを摂取すると、たいていの場合、著明な紅潮（ナイアシンフラッシュ、すなわちナイアシンに起因する一過性の紅斑で数時間にわたって顔が火照って赤みが差す）が起こる。これは恐らくはヒスタミンが急激に放出されるためである。紅潮（すなわち、血管拡張）はヒスタミンを注射したときに起こる紅潮と酷似しているが、一つ大きな違いがある。ヒスタミン注射は血圧を下げるが、ナイアシンの場合はそうではない。現在の仮説では、プロスタグランジンも関与していると考えられており、アスピリンによってナイアシンフラッシュの程度が減少するという観察がこの仮説を後押ししている。

紅潮は額や顔に始まり、次第に下方に広がっていく。全身（足のつま先まで）が赤くなることもあるが、ここまでのケースは稀である。紅潮の間、顔や体は赤くなり、かゆくなったり熱さを感じる。一時間ほどで紅潮は徐々に消える。初めての紅潮がたいてい最もひどい。その後同じ用量を摂取するごとに、紅潮はますます少なくなり、たいていの場合数週間もする頃にはほとんど出なくなる。用量が少な過ぎる場合には、紅潮が出続けることがある。紅潮が出なくなるためには越えねばならない最少用量があって、それはたいていの場合一日に１０００㎎を三回摂取、という用量である。

紅潮の程度は、服用者の血中ナイアシン飽和度やナイアシンの吸収スピードによって様々である。紅潮を少なくするには、ナイアシンの服用を食後にするとよい。食物により希釈され、ナイアシンの吸収割合が落ちるためである。逆に、ナイアシンをお湯に溶き、空腹時に飲むと、紅潮は強くなる。徐放剤（体内での代謝や薬理活性の喪失が急速に進んでしまうような薬物について、投与後に体内でその薬物を徐々に放出するように製薬学的な工夫を施して、血中の薬物濃度が長時間持続するように調整した薬剤のことで、「持続性製剤」とも言う。〝クスリの効き方〟が急速すぎたり、あるいは急激に〝効き目〟を失ってしまうような薬物を、小さな穴を持つ粒子に吸着させるとか、高分子化合物で出来た皮膜に包み込んでカプセル封入するなどの方法で、徐放剤にする）は明らかに紅潮の強さが軽減するため、多くの人に好んで利用されている。紅潮は害のあるものではないが、患者に事前にそれが起こることを伝えておかないといけない。でないと非常に心配するだろう。なかには、この紅潮の感覚を楽しむ人がいて、数日間あえてナイアシンをやめて、また紅潮を起こそうとしたりする。ナイアシンを再開すると、次第に紅潮が減少していく一連の流れを、再び経験することになる。

「リノディル®」（イノシトールとナイアシンの合剤）のようなナイアシンのエステルでは、こうした紅潮が一般に起こらない。ナイアシンが非常にゆっくり溶けていくため、紅潮が起こる閾値を超えないためである。紅潮の強さは、抗ヒスタミン薬かアスピリン、あるいはその両方を、ナイアシンを飲む前か、ナイアシンを飲むのと同時に飲むことによっても軽減できる[36]。ナイアシンアミドでは、一〇〇人中九九人は紅潮が起こらない。ナイアシンアミドで紅潮が起こる稀な人は、ナイアシンアミドをナイアシンに変換するスピードが非常に速いのかもしれない。

ビタミン$B_3$の最適用量は、副作用が起こらない治療用量である。よくある副作用は吐き気とその後の嘔吐である。吐き気を感じたら、用量を減らすべきである。嘔吐するようならナイアシン投与は数日間いったんストップして、その後少なめの用量から再開するとよい。ナイアシンもナイアシンアミドも、２５０㎎、５００㎎、１０００㎎の錠剤かカプセルで利用できる。投与開始の用量は、成人なら一日三回食後に1000mgである。この量で治療効果が出るのがあまり遅すぎるようなら、副作用が出ない程度まで増量するとよい。一日6000mgで吐き気が出現するなら、一日5000mgか4000mgまで減らすべきだろう。ナイアシンアミドでは、吐き気の生じる用量はナイアシンよりも低い。ナイアシンでは極めて高用量でも吐き気を生じない場合があり、一日60g摂取しながらも吐き気が全く生じない被験者もいた。ナイアシンとナイアシンアミドのどちらを使っても低い用量で吐き気を生じてしまう場合、ビタミン$B_3$の合計投与量が治療効果を発揮するレベルに達するためには両方を組み合わせて使う必要があるかもしれない。

ビタミン$B_3$は、特に医師の監督のもとで飲んでいるというわけでなくても、非常に安全性の高い物質である。十分な医師の監督のもとで飲んでいるなら、確実に安全である。オーソモレキュラー診療医は、ビタミン$B_3$を無害だと考えている。何十年もの間、あちこちで高用量の使用が行われているが、$B_3$の過量服用が原因だとされる死亡は一、二例しかないし、それにしたところで因果関係は確認されていない。

## 3　潜在的な副作用

治療に使われるどのような化学物質もマイナス面とプラス面の両方がある。好ましい副作用というのはあまりないので、薬理学でこうしたことが議論されることは殆どない。毒物学はマイナスの影響に対処するものである。これとは全く対照的に、栄養素には思いがけないようなプラスの影響が多くあり、考察されていない。その理由は、栄養素は症状の治療に対してのみ用いられるものではないからである。つまり、栄養素は健康そのものに対し、全体的な影響を与えるのだ。たとえばビタミン$B_3$はペラグラを治す。ペラグラの主な症状の一つとして、程度に差はあるが、典型的には皮膚（特に日光に当たる部分に）に発疹が現れるが、ペラグラが治ると、プラスの副作用として、そうした皮膚の発疹も治る。コレステロールを下げるためにナイアシンを使うと、動脈硬化の程度が軽減するというプラスの副作用がある。

ナイアシンのマイナスの副作用としては、先に述べたように紅潮や吐き気（時には嘔吐）、頭痛、ヒスタミンの過剰放出、耐糖能への影響、皮膚病変、肝臓への影響がある。[37]

●**吐き気および嘔吐**――ナイアシンアミド、ナイアシン、いずれも高用量では吐き気や嘔吐が起こることがある。この副作用が現れるのは服用から数日かかる。最初の反応は軽度の吐き気である。段々とひどくなってきて、用量を減らさなければ、嘔吐することになる。あまりひどい嘔吐は脱水につながる恐れがあり、肝障害が起こったときにはその原因の一つにもなり得る。

小さな子供では吐き気をどう表現したらいいのか分からず、単に食欲がなくなっただけにしか見えないこともある。吐き気があるときには用量は減らすべきだが、減らし過ぎて治療に有効なレベル以下の用量になってしまうこともある。ナイアシンで吐き気が起こった場合には、ナイアシンアミドに変えてもよいし、逆にナイアシンアミドからナイアシンに変えることもあり得るし、吐き気が起こらない程度に両方を使う手もある（たとえば、ナイアシン1500㎎とナイアシンアミド1500㎎を合わせて使えば、ビタミン$B_3$を合計3000㎎摂取できる）。ナイアシンもナイアシンアミドもどちらもダメとなれば、「リノディル®」や「ヘキサナイアシン®」のようなエステル型を使うのもよいだろう。吐き気は抗ヒスタミン薬や制吐薬を使っても軽減できる。抗精神病薬には抗ヒスタミン作用によって吐き気を抑える作用もあり、吐き気の抑制には有効である。

ビタミン$B_3$の過剰によって起こる吐き気は、使用をやめてから二四～四八時間以内にほぼ確実に消失する。吐き気がビタミンからきているのか、ある種の身体疾患からきているのか、その鑑別にはこれがベストな方法である。嘔吐まで起こるようであれば、すっきりするのに二日ほどかかることもある。脱水予防にこまめに水分を摂るとよい。

●**頭痛**――頭痛は、稀な副作用である。ナイアシンの場合には、特に稀である。原因としては、ナイアシンのヒスタミン放出作用が関係している。重度になることはないが、軽度の緊張性頭痛が持続する。軽い鎮痛薬でコントロール可能である。非常に稀なケースだが、頭痛のせいで服用しているビタミン$B_3$を異なるタイプ（ナイアシンアミドやイノシトールヘキサナイアシネート）に変更しなければいけないことがある。

**●胃酸過多**――少数ながら、胃液の過剰分泌を経験する患者もいるが、これはナイアシンによって放出されたヒスタミンが胃液の分泌を過剰に刺激するせいかもしれない。

**●耐糖能への影響**――私（A・Hすなわち著者ホッファー医師）がビタミン$B_3$の臨床的・生理学的特性を研究し始めてすぐの頃、$B_3$によって耐糖能のカーブが変化する人が少数いることに気付いた。変化するときには、耐糖能が下がった。少なくとも五日間はナイアシンを中断して、ブドウ糖負荷試験を行うことが必要である。残留効果はない。糖尿病患者にもナイアシンを用いた治療は行うことができ、たいていの場合、インスリンの必要量には影響しない。耐糖能が変化するとは言っても、これはたいてい小さな変化であって、処方量の微調整が必要になるだけである。ナイアシンアミドはブドウ糖負荷試験、インスリン必要量いずれにも影響しない。

**●皮膚病変**――患者のごく一部、特に統合失調症患者では、ナイアシンを初めて与えられたとき、皮膚に黒い色素沈着が見られることがある。ただしナイアシンアミドではこうした影響はない。色素沈着は、投与開始から数カ月後に、特に関節表面に現れる。これに関連して他に症状（かゆみや皮疹）は現れない。これは黒色表皮腫（皮膚の過剰な色素沈着）ではない。

**●肝臓の問題**――稀ではあるが、ビタミン$B_3$によって黄疸（おうだん）が起こることがある。過去五〇年間ナイアシンを使って治療してきたが、黄疸を発症した患者は私（A・H）が思い出せる限りでは五人もいない。全員が回復したし、一人はナイアシン投与を再開したが黄疸が再発することはなかった。患者の多くはアルコール依存症であったが、この場合はただでさえ黄疸が出やすいものである。死亡者など出ていない。後で分かったのだが、鎮静剤によって黄疸を発症している者がいたのだった。鎮静剤をやめてナイアシンを再開すると、黄疸は消失した。

もう何年も前のことだが、ナイアシンにコレステロールを下げる効果が確認された後、黄疸は見られないものの肝機能検査で機能障害が見られることを危惧する医師がいた。彼らは一年間にわたって一日3000㎎のナイアシンを使い続けている何人かの患者に肝生検を行った。電子顕微鏡を使った組織学検査を行ったが、肝機能不全の様子は観察されなかった。そのとき以来、患者がナイアシンを服用しているときに検査が行われたら、SGOT（血清グルタミン酸オキサロ酢酸トランスアミナーゼ）とSGPT（血清グルタミン酸ピルビン酸トランスアミナーゼ）が上昇しているということは多くの人が言及してきた。肝機能障害の臨床的徴候がない限り、私はこの検査結果を無視することにしている。適切に肝機能検査を行うには、患者は五〜七日間ナイアシンの摂取を中断する必要がある。黄疸が出ていないならば肝機能は正常であるし、ナイアシンの用量をゆっくりと増やしているのならば、肝機能は明らかに正常である。

ナイアシンが肝機能検査の機序に干渉するか、そうでなければ、肝臓に影響を与えるということは、あり得ることである。ナイアシンは肝細胞の取り込みにおいてビリルビンと競合するため、ビリルビンの血中濃度を上げる。ジルベール症候群（遺伝性の肝疾患で、ビリルビン高値の最も一般的な要因である）の患者ではナイアシンによって高ビリルビン血症を起こす。ジルベール症候群の患者では、ナイアシンを開始する前に、ナイアシンで肝機能検査で異常が出るかどうかを見ておき、ビリルビン値を定期的に計測するのがよいだろう。

# 第4章　ビタミンC（アスコルビン酸）

六個の炭素を含むビタミンCの分子（アスコルビン酸。$C_6H_8O_6$）は地球上で生命が進化した原始のスープの中に恐らく存在していたはずで、その中にはビタミン$B_3$（ナイアシン）やその他のビタミンも含まれていただろう。最もシンプルな糖（ブドウ糖（グルコース）、$C_6H_{12}O_6$）よりも小さいビタミンCは生命の発生するずっと前からあったもので、もしそれが生命にとって危険なものだというのなら驚くほかはない。生命は、すでに原始スープの液体の中にあった分子に適応して進化してきたのだから。四億五千万年前に水棲の脊椎動物が進化し、一億年にわたって繁栄した。それから陸棲（りくせい）動物（爬虫類、鳥類、哺乳類）が進化した。魚類や両棲類は腎臓でアスコルビン酸を合成した。鳥類は初期の形態からの過渡期にあり、当初は腎臓を使っていたが次第に腎臓と肝臓の両方を用いるようになり、最終的にもっと最近の形態になると、たいていの哺乳類のように肝臓だけを使うようになった。

しかし二千五百万年前、我々の先祖はアスコルビン酸を生合成する能力を失った。アスコルビン酸は構造的にはグルコースに似ているが、グルコースよりも化学的にはるかに反応性に富む。動物ではアスコルビン酸の生合成はグルコースから始まる。この一連の反応には、グロノラクトンオキシダーゼという酵素が必要で、人間およびその他の少数の動物種にはこの酵素が欠けているため、アスコルビン酸を生合成できない。その形成を制御する遺伝子が消滅してしまったのだ。

我々の最も初期の先祖はアスコルビン酸を豊富に含む食物を食べていた。料理していない生（なま）の食物全般、特に果物にはビタミンCが多く含まれている。獲物となった動物の臓器（筋肉でない部分）にもやはりビタミンCが多い。アスコルビン酸の合成能力を失ったからといって死ぬことがなかったのは、食物中に生命を維持するだけのアスコルビン酸が十分にあったからだ。アスコルビン酸を生成するのに必要なエネルギーを使わずに済むことになったので、代わりに他の生化学的な反応に利用できるようになり、大きなメリットが得られた。つまり、アスコルビン酸生成の遺伝子を失ったことが進化上の利点となったのだ。だが一度失われたアスコルビン酸生成能を再び取り戻すことはできない。後に人間は軽度から重度までのアスコルビン酸欠乏に陥ることにもなり、その結果としての病気や死という代償を払うことになった。我々の先祖がアスコルビン酸豊富な食物に深く依存すればするほど、代償はそれだけ高くなった。ビタミンC欠乏の行き着く先、死の直前の段階こそが、人間にとっての大きな災難、つまり壊血病である。たとえば船乗りは、竜巻よりも難破よりも大砲による砲撃よりも何よりも、壊血病によってはるかに多くの命を落としたのだ。人間と同様に、モルモットやフルーツ・イーティング・バット（果物を食べるコウモリ）も、アスコルビン酸を外部からの供給にすっかり依存するようになった。自分の飼っているペットのモルモットがビタミンCを多く含む食品が必要で、食べなかったら壊血病にかかってしまうということは、子供でも知っている。その他の家畜化された動物、特に犬や猫は、人間のきた道と同じ道をたどっているようだ。血統書付きの子犬の中には股関節の形成不全にかかっているのがいて、これは犬の壊血病の兆候である。

見た目に明らかな古典的な壊血病は先進国ではほとんどお目にかかることはないが、最初に見られる外見的な特徴としては、活気がなく、疲れやすくて、関節痛があって、黄ばんだ土気色(つちけ)の表情をしていることが多い。歯茎が痛く、すぐ出血する。鼻血や皮膚からの出血も多い。結果、肌は茶色っぽく薄汚い。歯がぐらつき、治ったはずの古傷がぱっくり開いたり、傷の治りが遅くなる。息切れしやすくなり、まもなく死ぬ。感染症への抵抗力も低下する。黒死病があんなに恐ろしかったのは、その背景に壊血病があったためである。[1] ヨーロッパの総人口の四人に一人（二五〇〇万人）が死亡したが、すでに当時の人々は壊血病の原因として野菜不足が関連していると考えていた。

海洋航行する木造船が開発されたことで一度に数カ月も航海することが可能となったが、このために壊血病の問題がますます浮き彫りとなった。船は母国を出帆する際に必要以上の船乗りを乗せたものであるが、これは航海中に壊血病で亡くなる人員を想定していたからである。長期間の航海となると船員の半分が死亡した。ジェームズ・リンドが柑橘類を食べることで壊血病の予防が可能となることを証明した後でさえも、イギリスの海軍が果汁(ジュース)の支給を始めるまでに四〇年もかかった。レモンジュースによって海軍の戦闘力は倍増したが、導入が四〇年遅かったことで一〇万人の犠牲者が出たと見積もられている。

イギリスで商工会議所が商船に柑橘果汁を支給するのはさらに遅く、七二年後のことである。アメリカ海軍がこうした壊血病対策を認識したのは一八九五年のことである。壊血病は、最終的にはハンガリーの生理学者アルベルト・セント・ジェルジ（一八九三〜一九八六）が、アスコルビン酸がビタミンCであることを一九三二年に証明したことで解決された。当初、彼はコショウから抽出した白い結晶体を、その正体を誰も知らないことから「イグノース（無知）」と名付けようとした。しかし彼が論文を提出した専門誌の編集者はこれを却下した。それでは、とセント・ジエルジの出した二番目の提案である「ゴッドノース（神のみぞ知る）」も却下された。この発見やその他の重要な研究のため、彼は一九三七年にノーベル医学生理学賞を受賞した。

ビタミンCの最良の供給源は、色付きの野菜の多くや、あらゆる種類の果物である。１００ｇ（３・５オンス）当たり50㎎以上含む食物としては、ブロッコリ、カリフラワー、赤キャベツ、いちご、ホウレンソウ、そしてもちろん、オレンジが挙げられる。25～50㎎含む食物には、キャベツ、レモン、グレープフルーツ、カブ、ネギ、ミカンがある。25㎎以下含む食物としては、エンドウ豆、大根、トマトなどがある。

## 1　体内のアスコルビン酸

体内の様々な生体組織におけるアスコルビン酸の量には大きな幅があるが、これは恐らくその生体組織がどのようにアスコルビン酸を利用しているかによって決まってくる。副腎は体重当たりでは他のどの生体組織より多くのアスコルビン酸を含む。副腎髄質（ずいしつ）はノルアドレナリンやアドレナリンを合成し、副腎皮質は様々なステロイドホルモンを合成する。アスコルビン酸はこれらの合成反応に関わっている。ストレスを受けるなどしてアスコルビン酸不足に陥ると、副腎はこれらのホルモンを酸化から守ることができなくなる。ビタミンCは副腎疲労に対する重要な治療法となる。

白血球はアスコルビン酸をせっせと見つけては、それを損傷した生体組織に運ぶ。こうした働きにより、アスコルビン酸の濃度を、血漿（けっしょう）の流れしかない場合よりも高くすることができる。白血球はグロブリンの生成や貪食（どんしょく）（細菌やその他の侵入者を消化すること）に際してもアスコルビン酸を必要とする。白血球はアスコルビン酸を非常に強く求めるので、体内にアスコルビン酸が少ないときには、他の生体組織に壊血病が起きようとも自らのアスコルビン酸を保持しようとする。単に白血球の要求を満たし、他の部分に行き渡らせるためだけでも一日７ｇ（７０００㎎）までアスコルビン酸が必要と言えるかもしれない。つまり、ＲＤＡ／ＤＲＩの言う一日１００㎎の摂取量では病人には全く不十分ということである。

目の水晶体は、水分と透明性を保つために多くのアスコルビン酸を必要とする。アスコルビン酸の量が減少すると白内障になる。逆に、白内障の予防および治療には高用量のアスコルビン酸が有効である。[2] アスコルビン酸は脳にも豊富に含まれるが、加齢とともにその濃度は減少する。脳にとってアスコルビン酸は非常に重要なので、脳は生理学的に大きな手間をかけてまでアスコルビン酸に血液脳関門を通過させ、脳に貯めている。そこまでしても経口摂取したビタミンCのうち脳に取り込まれるのは1%もない。脳でのビタミンCの働きは、神経細胞をアミンの酸化派生物による破壊から守ることである。クロムインドール（ドーパクロムなどの脳内に存在する構造分子）はシナプスにおけるシグナル伝達を抑制することが見出されているが、ビタミンCはそうしたシグナル伝達を保護するのである。

アスコルビン酸は体内の多くの反応に必須であり、それればかりか、生命それ自身にとって鍵となる分子であるかもしれない。アスコルビン酸はヒスタミンを破壊する。壊血病のときには組織にヒスタミンが蓄積するが、これはアスコルビン酸不足によるものである。早期胎盤剝離の大半において血中アスコルビン酸濃度が非常に低かったという研究者の報告がある。[3] 血中ヒスタミン濃度の上昇が見られるあらゆる状況（たとえば熱傷、虫刺され、じんましん、様々なアレルギー反応）では、大量のアスコルビン酸を使うべきだ。

アスコルビン酸はコレステロールに対し、その可溶性を高めることによって、血中コレステロールを下げる働きもある。動脈内腔にあるカルシウムの沈着物（動脈硬化の原因）からカルシウムを引き出す作用もある。その他の元素や分子（ナトリウム、カリウム、アンモニア、マグネシウム、鉄、銅、亜鉛など）を除去する作用もある。鉛、水銀、カドミウムもアスコルビン酸によって排出される。つまり、ビタミンCは体内に重金属が過剰にたまっているときに、それらを解毒するために使うことができる。

## 2　ビタミンCが有効な場合

ビタミンCの重要性は、強調してもし過ぎることはない。ビタミンCは肺炎、関節炎、癌、白血病、粥状動脈硬化症、高コレステロール、糖尿病、多発性硬化症、慢性疲労を含む主要な三〇以上の重大疾患に対して有効性が示されている。[4] 高用量のビタミンCによって癌患者の生活の質が改善し、寿命を長くすることができるということは、適切に計画された多くの研究が示している。[5]

ビタミンCのサプリを通常量摂るだけでも、病気を予防し、命を救う。一日たった500mg摂っただけで心臓病による死亡リスクが42%低下し、原因を問わず35%死亡リスクが低下した。[6] 人口の少なくとも3分の2の人々が十分な果物や野菜を食べていない現状では、その差を埋める唯一の方法は、ビタミンサプリメントを使うことである。「ビタミンCは人体に入れることができる最も安全な物質の一つである」と胸部内科医フレデリック・R・クレンナー医学博士は書いている。ビタミンCは非常に大量に処方されても極めて安全である。一般的に用いられる処方薬に比べて、副作用はほとんど存在しない。クレンナー医師は一九四〇年代初め頃から疾患治療にビタミンCを積極的に使い始めた最初の医師である。彼は水疱瘡、麻疹、おたふく風邪、破傷風、ポリオ（急性灰白髄炎）の治療に高用量のビタミンCを使って成果をあげた。以下は、クレンナー医師がビタミンC大量投与療法の有効性を見出した疾患の一覧である。

- 肺炎
- 脳炎
- 帯状疱疹、単純ヘルペス
- 単核球症

- 膵（すい）炎、肝炎
- ロッキー山紅斑（こうはん）熱
- 膀胱（ぼうこう）感染症
- アルコール症（アルコホーリズム）
- 関節炎
- 一部の癌および白血病
- 粥状（アテローム）動脈硬化症
- 椎間板（ついかんばん）ヘルニア
- 高コレステロール
- 角膜潰瘍（かいよう）、緑内障
- 糖尿病
- 統合失調症
- 熱傷（放射線による熱傷を含む）、虫刺され、これらに伴う感染症
- 熱中症
- 重金属中毒（水銀、鉛）
- 多発性硬化症
- 慢性疲労
- 外科手術に伴う合併症

あり得ないほど長い一覧だと思われるかもしれない。クレンナー医師は家庭医として四〇年以上にわたってビタミンCの大量処方をしてきたし、ビタミンCに関して二〇編を優に超える医学論文を書いた。彼の成果を無視すること

はできないはずだが、無視され続けている。クレンナー医師は書いている。「アスコルビン酸を使うことなく、患者が死んでゆくのをただ突っ立って見ているだけの医者がいる。彼らのお堅い頭にはそれは〝ありふれたビタミン〟として存在しているに過ぎないのだ。[7]」

## （1）心臓病と心臓発作

アメリカでは心臓病および心臓発作により毎年数百万人が亡くなっているが、ビタミンCのサプリによって多くの命を救うことができることについては、圧倒的なエビデンスがある。二回ノーベル賞をとったライナス・ポーリング博士は、アメリカの成人が一日２０００〜３０００㎎のビタミンCサプリを摂ったなら、心臓病の割合は80％減少するだろうと推測した。ポーリング博士によると「ビタミンC欠乏こそが心臓病の一般的な原因なのだから、ビタミンCのサプリを摂ることはこの病気に対する普遍的な治療である」とのことだ。[8]

アメリカでは心臓病で命を落とす人が最も多い。すでに心臓病にかかっている人のためにポーリング博士が言っているのは、サプリとしてビタミンCを６０００㎎と、リシン（一般的なアミノ酸）６０００㎎を、一日複数回に分けて摂ることで心臓の動脈閉塞は元通りに改善できる、ということだ。ビタミンCのサプリメントによって血中コレステロール濃度を下げ、しかも動脈壁の病変を修復することができる。ビタミンCとEのサプリを摂ることは、動脈硬化が進展するリスクを有意に減少させる。[9] ビタミンEとCのサプリの使用と死亡率の関係についての研究として、一万一千一七八人（六七〜一〇五歳）が参加した「高齢者の疫学研究のための確立母集団（ＥＰＥＳＥ）」という九年間にわたる研究がある。ビタミンEとCの同時使用は、飲酒歴、喫煙歴、アスピリンの使用、既往歴といった要因を調整した後、全死亡リスクや冠動脈疾患による死亡リスクの低下と関連していた。[10]

八万五千人以上の看護師を一六年にわたって追跡した画期的な研究によって、ビタミンCのサプリは心臓病のリスクを有意に減らすことが分かった。サプリで大量のビタミンCを摂ることが心臓病の予防効果を得るために必須のものだった。この研究は年齢や喫煙その他の冠動脈疾患の様々なリスク因子を調整したものである。[11]

ある国際チームがビタミンE、カロテノイド（動植物界に広く見られる黄色からオレンジ色・赤色・紫色に及ぶ一群の色素で、かつては「リポクローム」とも呼ばれ、葉や果実や魚のα／β／γ-カロテン、トマトのリコピン、鶏卵黄や葉のルテイン、トウモロコシ種子や柿の実のゼアキサンチンなど数百種類の天然カロテノイドが知られている）、ビタミンCの摂取量についての情報を含む九つの〝前向き研究（プロスペクティブ・スタディー）〟（二九万三千人が対象）のデータを蓄積した。そこには、研究開始時には健康であった人を観察対象に据えて、心臓の冠動脈疾患の発生度合を一〇年間追跡調査した研究もあった。食事で抗酸化ビタミンを毎日摂取しても、冠動脈疾患のリスク減少に対しては弱い相関が見られただけであった。しかし毎日わずか700mgのビタミンCサプリを摂っていただけの被験者でも、全く摂っていなかった人々に比べて、心疾患の発生リスクが25％減少した[12]。

ビタミンCは正常な血管壁および血液循環を維持する際に二つの重要な機能に関わっている。それは、コラーゲンの生成（血管の弾性と強度を保つのに必要）とコレステロールの可溶化である。動脈硬化、冠動脈疾患、脳卒中の予防に対しアスコルビン酸だけが関与しているというわけではない。これらは食事全て（特に脂質、複合炭水化物、単純炭水化物、タンパク質）が関係した非常に複雑な現象だが、アスコルビン酸が鍵となる役割をしていることは間違いない。

アスコルビン酸はコラーゲン（骨・腱・皮などに多く含まれ、膠〔にかわ〕の原料としても用いられる、動物の結合組織の主成分である硬タンパク質で、「膠原質〔こうげんしつ〕」ともいう）の合成・維持に必須である。コラーゲン構造の脆弱（ぜいじゃく）性こそが壊血病の際に見られる出血の原因である（壊血病では歯茎や毛細血管からの出血、歯のぐらつき、古傷がまた開く、といった症状が見られる）。アスコルビン酸の枯渇はストレスにより起こること、動脈の中でも機械的ストレスを最も受けやすい部分が最もアスコルビン酸の濃度が低いこと、アスコルビン酸の欠乏により基質（動物の結合組織に細胞よりも多く存在している細胞間物質の総称）のデポリメリゼーション（タンパク質のように、重合反応を経て鎖状の巨大分子を成している高分子が、重合が解けて分解することで、「脱重合」という）が起こること、こういったことが初期の研究の結論であった。後に研究者は、アスコルビン酸の欠乏した動脈の部位にはアスコルビン酸を使って補充することができると結論付けた。

コレステロールは動脈硬化と関連している。つまり、血中コレステロール濃度の高い被験者は動脈硬化や冠動脈疾患にかかる傾向が強かった。ビタミンCが欠乏すると、コレステロールの合成が非常に増大する。ウサギ、モルモット（テンジクネズミ）、ラット、ヒトにおいて、アスコルビン酸投与により血中コレステロールが低下する（ヒトではビタミン$B_3$と一緒に投与するとさらに効果的な結果が得られる）。コレステロールの高い人にはそれだけ用量を多くすると、改善は一層著明になる。研究者は、血中コレステロール濃度はアスコルビン酸の摂取量次第で様々に変動することを発見した[13]。

動脈硬化は実際のところ、アスコルビン酸の長期的な欠乏ということかもしれない。アスコルビン酸の関与した一連の流れは、血管内の沈着物（プラーク）から二通りのやり方でコレステロールを除去している。つまり、沈着物の表面張力を低下させる「洗剤」として作用することと、沈着物からカルシウムを除去することによってである。アルビノ（白化個体）のラットに高用量のビタミンC（体重kg当たり１００～２００mg）を与えると、全コレステロール、超低密度コレステロール、低密度コレステロールが低下した。この用量は１５４ポンド（69・９kg）の人間で言うと一日７０００～１万４０００mg（７～14g）に相当する。この実験を行ったM・U・エテングらは中等量から高用量のビタミンCは粥状（アテローム）動脈硬化症を予防する可能性があると述べた[14]。

フィンランドの研究者は、進行中の「クオピオ虚血性心疾患リスク因子研究」に参加した二四一九人の中年男性の血中ビタミンC濃度を測定した。脳卒中の既往のある男性はこの分析からは除外された。参加者は一〇年間にわたって経過を追跡され、脳卒中の発症について興味深い結果が得られた。追跡されている期間中、一二〇人が脳卒中を起こした。潜在的な交絡因子（年齢、肥満度〔ＢＭＩ〕、喫煙、血圧、血中コレステロールなど）を調整すると、血中ビタミンC濃度の低い男性では、脳卒中を二倍以上も起こしやすいということを研究者は発見した[15]。

脳卒中は一般に、凝血塊（ぎょうけつかい）あるいは血栓が脳への血流を閉塞遮断（ブロック）することで発症する。動脈硬化が進んだ動脈で血栓ができることがある。最近の研究では、特に高血圧と肥満を合併する男性で、血中ビタミンC濃度の低さが脳卒中リスクの増加に関連していることが示された[16]。ビタミンCは動脈壁の統一性を保ち、心血管系組織を強くするのである。やはり最近の研究で、ビタミンCは炎症マーカーであるC反応性タンパク（ＣＲＰ）の血中濃度を減らすことが示された。慢性的な炎症が心臓病の増加リスクと関連しているというエビデンスが増えていることから、この研究は重要である[17]。

## （2）風邪

世間では風邪のことを「普通の風邪（common cold）」と言うけれど、詳しく調べてみると、世間が思っているほど「普遍的で共通している（common）」わけではないのが、風邪の厄介なところである。「風邪（cold）」という言葉は急性かつ短期間のウイルス性上気道感染症（時には細菌感染の後で起こることもある）を言うときに用いられる。特徴的な症状は、不調感や、腫脹し湿った副鼻腔からの中程度から重度の鼻水であり、低めの発熱を伴うこともよくある。たいていの風邪はおよそ六日以内に治る。

鼻水がいっぱい出て風邪のように見えるが、ウイルスの侵襲によるものではない鼻水に悩む人がたくさんいる。これはアレルギー性の副鼻腔反応である。大規模な集団に対し何らかの風邪薬を試してみると、両方のタイプの「風邪」が存在する。しかしそれらは異なる原因による、異なる症状なので、両方が同じ治療によって改善したり、同じ方法によって予防できる、ということはまずないだろう。つまり、抗ヒスタミン薬はウイルス性の風邪ではなくてアレルギータイプの風邪に向いているし、抗菌薬は鼻やのどの細菌感染症を効果的に抑制するだろう。一方、アスコルビン酸はこれら三つの原因の全てに作用するが、アレルギータイプの風邪に対しては若干効果が落ちるだろう。乳製品へのアレルギーが、アレルギー性の風邪の原因であることが多い。

「普通の風邪」という大雑把な呼び名で一括りされてきた様々な「風邪」疾患の集合態ではあるが、それぞれの異質さに注目することで、アスコルビン酸の治療および予防因子としての有効性に関する多くの議論は、説明可能である。アスコルビン酸は多くの「風邪」を本当に予防し、症状が出ているときには症状を改善するが、私の意見では、アスコルビン酸は文字どおり（普遍的で共通している、という意味での）「普通の風邪」に、つまりウイルス性の風邪に対して最もよく効く。ウイルス性の風邪のひき方には二つのパターンがある。一つは、寒気がしたりストレスを感じて、気道に潜んでいたウイルスが活性化し、血中のインターフェロンや抗体の低下とあいまって、風邪をひくというタイプである。もう一つは、風邪をひいている人との接触、くしゃみによるしぶきの伝達によるタイプである。アスコルビン酸は血中のインターフェロンや抗体の濃度を高めるため、ストレスによる風邪、しぶきによる風邪、両方の風邪に対して効果的にその発生を防ぐはずである。

ノーベル賞受賞者のライナス・ポーリングは二重盲検試験においてアスコルビン酸（ビタミンC）を一日たった１０００㎎摂るだけで風邪の発生を45％、総死亡率を63％減少させるといった報告が数多くあることを見出した[18]。クレンナー医師は二七年間、ウイルス性の感染症の治療にアスコルビン酸を使ったが、「私の患者には三年から一五年、毎日ビタミンCを10ｇ（１００００㎎）とかそれ以上飲み続けている人が数百人いるが、この人たちの90％は絶対に風邪をひかない。残りの10％はビタミンCをさらに足す必要がある」と述べた[19]。一日１０００㎎の量で45～63％効果的であり、１００００㎎では90％効果的だということなら、サプリを摂っていない人の典型的な食事からの摂取量である１００㎎未満では、風邪予防は望むべくもない。しかし国の勧めるＲＤＡ／ＤＲＩは妊婦も含めて皆一日１００㎎以下で十分だとしている。

ビタミンCは風邪に対する最も安全で、最も安価で、なおかつ最も効果的な予防および治療方法であることが研究により確認されている[20]。七一五人を対象とした研究で、実験群に風邪症状あるいはインフルエンザ症状が見られた場合、最初の六時間は一時間ごとにビタミンCの１０００㎎の投与を続け、その後は一日三回の投与で治療した。症状のない人々に対してはビタミンCを１０００㎎ずつ一日三回投与した。実験群の風邪症状およびインフルエンザ症状は対照群と比べて85％改善した。「三〇年以上にわたってビタミンCの大量投与は風邪とインフルエンザに対する効果的な要因だと認識されている」とＨ・Ｃ・ゴートンらが述べている[21]。別の研究では、冬の六〇日間ビタミンCを摂った被験者は、プラセボ群に比べて風邪をひくことが有意に少なかったことを研究者は発見した。仮に彼らが風邪をひいたとしても、プラセボ群に比べて、風邪は短期間であり、かつ重症度も低かった。バン・ストラテンらはビタミンCは効果的だと結論した[22]。

ビタミンCは結合組織を強化することによりウイルスの侵襲に対する抵抗力を高める。同時に、ビタミンCは体の免疫系を強化し、フリーラジカル（生体においては主に活性酸素）を中和し、非常に高用量ではウイルスを殺す[23]。ビタミンCのこれらの重要な機能が協調して作用することで、風邪をひく頻度、ひいた際の重症度、持続期間を安全かつ効果的に軽減する。研究者が一六人の男性にプラセボあるいはアスコルビン酸を使って、500㎎を一日四回摂取する二重盲検試験を行った。一週間、参加者は研究室で人工的に風邪ウイルスに感染させた八人の男性と一緒に生活した。アスコルビン酸、プラセボはいずれもさらに二週間にわたって服用を続けさせた。プラセボを与えられた八人中七人が風邪を発症したが、アスコルビン酸を与えられた八人中では風邪をひいたのは四人だけだった。さらに、アスコルビン酸投与群では、風邪の徴候、症状がプラセボ群より統計上有意に軽度だった。(24)

ライナス・ポーリングは正しかった。つまり、風邪を予防する一番の方法はビタミンCを大量に摂ることなのだ。食事では精製した砂糖を避けることも有効である。一つの一般的な予防法としては、八時間おきにビタミンCを1000㎎摂ることである。風邪をひき始めていると感じたら、起きている間は一時間おきにビタミンCを2000㎎摂り、風邪がなくなるまでこの用量を続けるとよい。(25) これよりさらに頻回に摂取することでうまくやっている人がたくさんいる。ビタミンCに対して腸が耐えられない（便がゆるくなる）症状が出れば、用量を50％減らすとよい。ビタミンCの大量摂取により風邪およびその症状の持続期間を減らすことができる。一日の服用量の合計が多ければ多いほど、結果はすみやかに出て、かつ、好ましいものとなる。

最適用量は、おならや下痢が起こらないぐらいの量（緩下作用が出現する一歩手前の量）である。風邪を予防するのに最適なアスコルビン酸の用量は各人それぞれで、それは実際に自分で試して決めていくことができる。(26) 自分にとっての効果的な服用量を見付けられた人は、風邪をひくことがなくなり、医師にかかる必要もなくなるだろう。効果が出るのに必要な服用量が一日12000㎎（12ｇ）の人では、一日3000㎎（3ｇ）摂っても効果が出ず、相変わらず医者の世話になることになり、結果、「ビタミンCは効かない」と結論してしまうことになるだろう。医師はアスコルビン酸の失敗を目にしがちで、そのためビタミンCに偏見を持っていることがよくある。きちんと効果が出るだけのビタミンCを摂っている人は、医者いらずである。

## (3) ウイルス感染症と細菌感染症

ウィリアム・J・マコーミック医学博士は多くの感染性疾患の原因はビタミンC欠乏であり、ビタミンCこそが効果的な治療法であると提唱した。一九四七年、彼は一八四〇年以降の死亡表を引用して「結核、ジフテリア、猩紅熱、百日咳、リウマチ熱、腸チフスは主にビタミンC不足によるものである」と述べた[27]。歴史上の病気の流行はビタミンC摂取不足の歴史的変動として理解できるという指摘は、六〇年前と同様、今日の目から見てもなお斬新な考え方である。

マコーミック医師はビタミンCこそ治療の中心的栄養素と考えて、「還元剤として、時には酸化剤としても、化学反応を行うことで、ビタミンCは化学的な毒や細菌性の毒に対する特異的な拮抗剤としても作用している」と述べた。

さらに彼は「ビタミンCは組織内呼吸の酸化・還元反応において重要な役割があり、また、感染症に対する自然免疫ができる際に抗体を作ったり毒を中和したりする役割もある。一時間ごとに500~1000㎎を、できれば静脈注射か筋肉注射で繰り返し大量に投与すると、アスコルビン酸の治療作用は非常に強力だろう」と述べた[28]。

ビタミンCの大量・頻回投与によっていわゆる感染症が治癒することについては、かなりのエビデンスがある。感染症とされているこれらの疾患が実はビタミンC欠乏病であるということが確立されれば、我々はこれらの病気をビタミンCの定期的かつ大量の投与により予防することができるはずである。これはまさに可能なことであり、マコーミックはこう言っている。「アスコルビン酸の大量投与によって感染性疾患の急性発熱あるいは毒性の現れる段階がいったん抑制されたなら、再発予防には比較的少量のビタミンC維持量で十分である、というのがたいていの症例である。これはちょうど、防火に関して、初期の火災予防には小さな消火器で十分だが、大火事になってしまうと消防車の大きな高圧ホースが必要になるのと同じである」[29]。

マコーミック医師は、抗ウイルス薬・抗菌薬としてビタミンCを使うことを早くから提唱していた。一九五〇年代には1000㎎を繰り返し投与するという彼にとっては比較的少なめの治療法でさえ、天文学的に多い投与量であり恐るべきことだと受け取られた。今日でさえそういうふうに感じる人もいる。しかし高用量のビタミンC投与はウイルス感染症に対して極めて安全かつ効果的な治療法である。[30] ビタミンCは高用量で用いるとフリーラジカルを中和し、ウイルスの殺傷効果を高め、体の免疫系を強化する。定期的にビタミンCサプリを摂ることで、ウイルス感染症予防の一助となる。

　クレンナー医師はウイルス感染症の治療にアスコルビン酸をさらに大量に用いることで、さらなる成功を収めた。彼はワクチンが開発される数年前に、すでにポリオに対して劇的な結果を得ていた。アスコルビン酸を結晶の形で使えるようになって数年後には、研究者らは、ポリオに感染させた猿においてビタミンCは重症度を軽減し、ポリオに対する抵抗力を高めるという結論を得た。[31] しかし感染させるのにウイルス量をもっと多く使い、治療するのにアスコルビン酸をもっと少なく使った他の研究者らは、予防効果を観察しなかった。[32] クレンナー医師およびその他の研究者が肯定的な治療結果を得たのは、ビタミンCを非常に大量に用いたからである。[33] ポリオは現在ではその発生が抑えられているが、これらの初期の実験はアスコルビン酸の有効性と安全性を証明するものである。ポリオのワクチンを受ける前には（あるいはその他のワクチンについても言えることだが）、たとえ頻度は少ないにしても副作用の可能性を避けるために、全員が大量のアスコルビン酸を摂るべきだ。

　ウイルス性肝炎も高用量のアスコルビン酸に反応する。ビタミンCの専門家であるロバート・F・キャスカート医師は、ウイルス性肝炎はアスコルビン酸で治せる最も簡単な病気だと述べている。[34] その用量は経口で一日40ｇから１００ｇ（4万㎎から10万㎎）と幅があるが、緩下作用が低用量で生じてしまうようなら、静脈注射で投与する。急性の症例では三日以内に便や尿が正常化し、四日目には患者は体調の良さを自覚し、六日目には黄疸がなくなる。慢性の症例では好転にもっと時間がかかる。

　ヘルペスもアスコルビン酸で治療できる。ヘルペスには単純ヘルペス（単純疱疹(ほうしん)、口唇(こうしん)ヘルペスとも言う）、帯状疱疹、性器ヘルペスの三つのタイプがある。アスコルビン酸は十分量投与されるとヘルペスウイルスを不活化させる。研究者は一日１００００～２００００㎎のアスコルビン酸を使い始めた患者三八人を追跡した。患者はこの数年間に三～五回のヘルペスの突発を経験していたが、アスコルビン酸を飲むと、三〇人がその後ヘルペスの再発がなかった。その他の患者もヘルペスの症状（エピソード）の再発は起きたものの、その回数・重症度とも軽減した。八人中六人がアスコルビン酸の一日量を３０００㎎あるいは４０００㎎に増やし、調子がはるかに良くなったと述べた[35]。亜鉛を摂ると、アスコルビン酸と協調することで、効能が高まる。高用量のビタミンＣは帯状疱疹に対しても有効である。

　アスコルビン酸を局所に外用すると、一般には治療法がないとされている性器ヘルペスに有効だとの報告がある。アスコルビン酸が一番効くが、傷口には少し染みるかもしれないため、アスコルビン酸カルシウムならば非酸性で痛みがないだろう。不快感、局所のサイズとも、一晩で大幅に軽減したと人々は報告した。もし病変部に水疱が多くあるなら（その液体には無数のウイルスが含まれている）、ビタミンＣ塗布によって病変部が乾燥することに気付くだろう。水疱が破れて液体が漏れたら、塗るのは局部だけではなく、ある程度その周辺にも塗っておくのがいいだろう。ビタミンＣのペーストが乾くと、残ったビタミンＣの結晶が白い霜のようにかすかに残る。皮膚が治るまでこのように一日二回塗るのを繰り返すとよい。

　キャスカート医師によると「ビタミンＣペーストの局所塗布は単純ヘルペスの治療に非常に有効であり、また、有効性としてはそれより若干落ちるが、カポジ水痘様発疹症の治療にも効果がある」[36]。ＨＰＶ（ヒト乳頭腫（パピローマ）ウイルス）もビタミンＣペーストの局所療法で治療できるようである。

　新聞、雑誌、その他様々なメディアでしばしば話題になる鳥インフルエンザは、インフルエンザの特に重症なものである。一五〇人程度のヒトへの感染のほとんど全てが家畜の豚由来なのだから、鳥インフルエンザというよりは恐らく豚インフルエンザと呼ばれるべきだろう。興味深いことに、鳥インフルエンザの症状として、皮下出血、鼻や歯茎からの出血というのがある。これは臨床的な壊血病の古典的症状でもあるわけで、重度のビタミンＣ欠乏があることを意味している。これはまた、ビタミンＣがその治療に必要だということでもある。重度の症例では20万～30万㎎（２００～３００ｇ）、あるいはそれ以上のビタミンＣが必要であり、医師に静脈注射で投与されることになるかもしれない。これほどの高用量が必要なのは、鳥インフルエンザはエボラ感染症のような急性ウイルス性出血熱に似ており、ビタミンCを急激に消費しているからだと思われる。キャスカート医師は、たいていのインフルエンザには一日10万から15万mg（100〜150g）、鳥インフルエンザには一日15万から30万mg（150〜300g）といった具合に、ビタミンCの高用量治療について詳細に述べている。[37]

ビタミンC療法によって適切な量を適切な頻度で投与することが治療成功に絶対必要である。だからここで、改めて申し上げておきたい。「ベストな結果を得るためには、起きている時間帯にビタミンCを分割投与するが、便がゆるくなる（下痢が起こらない程度）まで増量すること。便がゆるくなればビタミンCの用量を減らす。ウイルス性感染症の症状が再び現れたら、それは用量を増やすサインである」。すっかり回復するまで使い続けることで、ビタミンCがウイルス性疾患の重症度、持続期間をどれほど大幅に軽減するか、自分の目で確かめることができる。

アスコルビン酸は、以下の理由で細菌性感染症にも有効なはずである。（1）制菌的（細菌の生長を抑制）に作用する。（2）細菌毒素を解毒する。（3）貪食作用（体内に遊走しているマクロファージのような「食細胞」が、異物をむさぼり食べて消化分解してしまう作用）を調整・維持する。（4）無害であるため、高用量での投与が可能である。アスコルビン酸は結核、肺炎、百日咳、腸チフス、赤痢、その他感染症の治療に用いられてきた。初期の多くの研究では、高用量は用いられなかったが、それでも低用量のアスコルビン酸で有効性が確認されていた。五〇年前にマコーミック医師は一日2〜4gのアスコルビン酸を使って患者が改善したことを報告した。クレンナー医師はその量の一〇〜二〇倍使うことを推奨した。

## （4）癌

ビタミンCは細胞と細胞をつなぐセメントであるコラーゲンの強度を増す。細胞がぎっしり密接に並んでいれば、腫瘍がその間をぬって増殖するのは一苦労ではないか、というアイデアは、理論的ではあるが大きな一歩である。マコーミック医師こそは、その一歩を踏み出した人である。「癌においてはコラーゲン合成を最適レベルに維持することによって、増殖している癌細胞の周囲にある組織基質が強固になり、そのため癌細胞はその場にしっかり止め置かれる格好になり、周囲組織を破壊して転移するといったことができないだろう[38]」。この簡潔な理論こそが、ライナス・ポーリングとユーアン・キャメロンが癌に対して高用量のビタミンCを使う決断の根拠となったのだ。結局のところ、癌細胞が転移しようとしているのならば、豊富なビタミンCを供給してコラーゲンを強化することにより転移を防ぐという考え方は、筋の通ったものである。

マコーミック医師は、典型的な癌患者では組織のビタミンC濃度が並外れて低いことを指摘した最初の人物の一人であり、彼によると、約４５００㎎不足しているという。これは、癌患者の身体のコラーゲンが、癌が広がるのを防ぐのに十分なタフさがない理由を説明する一助となっている。彼はまた、古典的ビタミンC欠乏である壊血病の症状は、ある種の白血病やその他の形態の癌の症状によく似ていることを考察した。今日、壊血病は一般的には事実上消滅したと考えられているが、癌は蔓延り過ぎているほどである。癌と壊血病は、その発症した諸徴候（客観的な臨床所見）が類似しているのなら、それらは根本的には同じ病気でありながら違う名前で呼ばれているだけ、ということではないだろうか。ビタミンCの欠乏がコラーゲンへの影響を通じて上皮組織や結合組織の弱体化を引き起こすことにより、整然とした細胞配列を破綻させ、実質的に癌の下準備をしているという仮説を、マコーミック医師は推し進めた。[39]

マコーミック医師の結論は次のようである。「癌に対する我々の大きな努力は、細胞配列の乱れ（上皮層および上皮下層の結合組織のコラーゲンの破壊）の原因を予防することに向けられるべきだ。細胞配列の乱れは、なかなか治らない開いたままの傷や出血しやすさといった症状として現れる。そうした病変部は、将来には癌になる警告症状であるかもしれない。またそれは壊血病の初期症状でもある[40]」。我々の文明が、現在「癌」という名のもとに実は壊血病を患っているのだとすれば、これら二つの疾患の症状、進行、予後には共通した原因（ビタミンC欠乏）があり、また、共通の治療法（ビタミンC大量投与）があるかもしれない。これが部分的にでも正しいなら、全ての癌患者は標準治療として大量のアスコルビン酸を投与されるべきだろう。癌におけるビタミンCの役割については第13章「癌」でさらに議論することにしよう。

## (5) 壊血病と潜在的壊血病

古典的壊血病は科学技術の進んだ国では稀である。あまりにも稀であるため、たとえこの病気になったとしても、恐らく診断されないだろう。この唯一の治療は、アスコルビン酸をできるだけ早く与えることであることは間違いない。その目的が、明らかな症候および症状を取り除くことだけであれば、それほど多くのビタミンCは必要ない。しかし目的が健康になることであれば、一日数gが使われることになるだろう。潜在的壊血病は壊血病よりはるかに頻度が高いが、きちんと診断されることは壊血病と同じくらい稀である。これは、潜在的壊血病を鑑別診断するトレーニングが医師の側で不十分であるためである。たいていの医師にとって、歯茎から出血をきたすような明らかな壊血病ででもない限り、アスコルビン酸の必要性を考えることはない。潜在的壊血病を検知できる採血検査はない。食事歴を問診してアスコルビン酸を豊富に含む食物をほとんど食べていないときや、心理的・身体的に大きなストレスを抱えているとき、他に病気はないが壊血病の最初期の症状があるときには、壊血病を疑わなければならない。

## (6) ストレス

アスコルビン酸はストレスに対処する際、体にとって恐らく最も重要な化学物質の一つである。動物はストレス状態に置かれるとアスコルビン酸の生成を増加させる。白血球は傷ついた局所にアスコルビン酸を運び込み、そこでのアスコルビン酸濃度を高めるが、これは血流による拡散だけではなし得ない高い濃度である。ストレスは副腎からアスコルビン酸を奪い、アスコルビン酸の酸化を促進する。[41] 人体は化学的・身体的・心理的原因など、様々な原因によってストレスを感じるものである。

重金属のような有毒無機物は、人体にとってそのようなストレスの一つである。高用量のアスコルビン酸はシアン化水銀を与えられたモルモットの死亡率を減らし、二塩化水銀に対し生体保護的に作用し、水銀を含んだ利尿薬の毒性を減少させる。アスコルビン酸は鉛の毒性を減少させる。ある実験では一日にたった100㎎のビタミンCを摂るだけで、大規模な工場プラントで鉛中毒に苦しむ労働者の症状がなくなった。鉛中毒の症状は潜在性壊血病に似ている。[42] 同様にして、アスコルビン酸は梅毒の治療に用いられるヒ素の望ましくない副作用や、クロム酸塩や金塩（塩化金酸ナトリウム）の毒性から患者を守った。歯の充塡に使われる水銀・銀のアマルガムに由来する水銀は、多くの人々に害毒となっているが、アスコルビン酸は体内から水銀の排出を促進する。

　ビタミンCはベンゼンにより引き起こされた毒による変化を回復させる。ベンゼンは体内からビタミンCを急速に減少させる。ラットにベンゼンを注射すると、アスコルビン酸の体内生成を増加することで対応する。アスコルビン酸はマウスをストリキニーネ（強烈な中枢興奮作用を持つ有毒の植物アルカノイドで、かつては興奮剤や強心剤として使われたこともあるが、今は治療に殆ど使われない）の有毒な影響から守る。アスコルビン酸を用いることで、ジギタリス（ジギタリス自体は観賞用・薬用に栽培されているゴマノハグサ科の多年草で別名「キツネノテブクロ」ともいうが、その葉の乾燥粉末である生薬「ジギタリス」には強力な強心作用があり、過剰摂取で重篤な心臓障害を起こす）は副作用が抑えられ、アスピリンは毒性が減少し、ビタミンAは過剰投与しても壊血病様の症状が出ない。アスコルビン酸はバルビタール中毒（バルビタールは19世紀半ばに開発されたバルビツール酸の誘導体で、全中枢神経抑制作用があり、トランキライザー（精神安定剤）が登場するまでは熟眠剤・鎮静薬・乗り物酔い止め薬などに使われてきたが、習慣性による慢性中毒ではアルコール中毒様の症状を呈する）に投与すべきである。[43] 麻酔は大きなストレスであり、血中アスコルビン酸濃度を減少させるものである。アスコルビン酸の減少した動物では、麻酔はすぐに効き、その効果が遅延するため、動物はなかなか目覚めない。

　化学的ストレスとして最もありふれたものは、空気や水の汚染や喫煙によるものである。これらのストレス要因の有害な影響は、大量のアスコルビン酸を摂ることで大幅に減らすことができる。ビタミンCは強力な抗毒素なのだ。アスコルビン酸は破傷風毒素（ストリキニーネと同様の症状を起こす）のような細菌毒を不活化する。ビタミンCを事前に投与しておいた動物では、破傷風の症状がはるかに軽減した。[44] ボツリヌス中毒の治療においてアスコルビン酸は用いられていないが、アスコルビン酸の著明な解毒作用を考えれば、高用量で試してみるべきだろう。毒蛇咬傷の治療に対しても用いられて成果をあげている。

　身体的ストレスも大量のアスコルビン酸を要求する。正常な状況下では急性のストレスに対処するのに十分なアスコルビン酸があるが、慢性的ストレスに対してはさらに必要である。発熱や熱傷、寒冷曝露、身体的外傷、骨折、高地、放射線、これらは皆、大量のアスコルビン酸が必要である。[45] 白血病のため全身に放射線を受けた患者で一日にアスコルビン酸を約10g摂っていた人を我々は数人知っている。彼らは吐き気に苦しむことが殆どなかったし、髪の毛も失わなかった。核爆発などで生活環境中に放出された〝死の灰（フォールアウト）〟のような放射性物質にさらされた人は、高用量のアスコルビン酸を摂るべきである。放射能により細胞内で生じたフリーラジカルをアスコルビン酸が取り除き、細胞へのダメージを軽減してくれるだろう（ビタミンEとセレンも摂ればさらに防御作用が得られるだろう）。

大きなストレスを受けると、体内のアスコルビン酸のほとんど全てが酸化されてデヒドロアスコルビン酸（「水素を奪われた（＝脱水素（デヒドロ））アスコルビン酸」という意味）になる。健康な組織はビタミンCの大半をアスコルビン酸として含んでいるが、アスコルビン酸は細胞膜を簡単には通過しない。デヒドロアスコルビン酸は膜を容易に通過し、細胞内で還元されて（電子を供与されて）再びアスコルビン酸になる。ひどいストレスがあると、デヒドロアスコルビン酸をビタミンCに戻して再利用する生化学的メカニズムが働かなくなり、還元されないままに大量のデヒドロアスコルビン酸が残る。一般論として健康には酸化が少ない方が好都合であり、病気のときには過剰な酸化が起きていることからも、やはり健康回復の秘訣はビタミンCを通常よりも大量に与えることである。キャスカート医師はアスコルビン酸を「処方量に上限のないフリーラジカルのスカベンジャー（掃除屋）」と呼んでいる[46]。大量に摂れば、まさしくこの言葉の通りである。

過剰な酸化の原因について考えるときには、一般にストレスと最も関連した生化学反応が考察されるべきで、アレルギー誘発性ストレスとともにヒスタミンの放出が増加することはもちろん、アドレナリン、ノルアドレナリン、コルチコステロイド（副腎皮質から分泌されるステロイド様物質の総称）といったホルモン分泌の増加も考えねばならない。それぞれの反応にはアスコルビン酸が必要とされる。ノルアドレナリンやアドレナリンの合成にはアスコルビン酸が必要であるが、この合成はノルアドレノクロムやアドレノクロム（アドレナリンが酸化して生ずる赤紫色の水・アルコール難溶性物質）の酸化を減少させるためにも必要である。ノルアドレナリンやアドレナリンが生成されるときには、アスコルビン酸と反応するが、その際アスコルビン酸は酸化されてデヒドロアスコルビン酸になる。アドレノクロムは大半が不活化されて毒性のないジヒドロキシインドールになるが、これには抗不安作用がある。

コルチコステロイドと総称される各種の副腎皮質ホルモンの産生にもビタミンCが必要とされるが、これは、副腎に非常に多くのアスコルビン酸が貯蔵されるもう一つの理由である。アスコルビン酸はヒスタミンを破壊する。虫刺され、毒蛇咬傷、植物毒、アレルギー反応、熱傷などのようなヒスタミンの放出を促すストレスを治療する際にアスコルビン酸が効果的である理由はこれである。アスコルビン酸が必要な生化学反応は他にもある。一般的に、ストレスを受けると体は酸化が進み、それはアスコルビン酸の減少という形で反映される。アスコルビン酸の投与こそが、そうした病態に対する適切な対応であると我々ははっきりと表明している。

### (7) アレルギー

多くの明らかなアレルギー反応は、ヒスタミンの放出によって仲介されている。過剰なヒスタミンは皮膚のかゆみ、腫脹（しゅちょう）、じんましん、血管拡張（紅潮）、血圧低下を引き起こす。最も効果的な抗ヒスタミン薬は、生体組織のヒスタミンに対する反応を遮断阻止（ブロック）する。ヒスタミンの影響を軽減する他の方法としては、（ナイアシン〔ビタミン$B_3$〕の大量摂取によって）ヒスタミンの貯蔵を減らすか、あるいはヒスタミンが放出されたときにそれを破壊することである。これはアスコルビン酸によって可能である。試験管内ではヒスタミン分子とアスコルビン酸は急速に反応し、互いに壊し合うが、研究によると同様の反応が生体内でも起こっていることが示されている。よくあるアレルギー反応はもちろん、虫刺され、毒蛇咬傷、毒性植物に対する反応のような、ヒスタミンが仲介する毒性反応に対処する際には、アスコルビン酸が大変有効である。高用量が必要であり、ヒスタミンが放出された後にはできるだけ早く用いるべきだ。予防がベターであり、虫に刺されることが事前に想定されるときには、その数日前から、一日最適量を摂取しておくのが賢明だろう。

### (8) 腎結石

ライナス・ポーリングが一九七〇年代初め頃にビタミンC大量投与の有効性を公表し始めて以来、「ビタミンCは腎結石を起こす」という迷信が、まるで〝医学常識〟ででもあるかのように語られ続けている。この難癖がそもそも嘘なのである。[47] 誰だって「ユニコーン（一角獣）」という妖獣の話を聞いたことぐらいあるだろうし、詳しく絵に描くことだってできるだろう。あなたも恐らくユニコーンを描くことができるし、今すぐ心にその姿を想像することもできるだろう。けれどもユニコーンは現実には存在しない。空想上のものであり、実体やその存在証明を伴わないものだ。「ビタミンCによる腎結石」という話もこれと同じである。世間に知れ渡ってはいるけれど、事実無根の神話なのだ。どの医師も何となく聞いたことはあるが、一人として実際に目にしたことがない。当然のことだ、そんなものは存在しないのだから。

ビタミンCは腎結石を起こさない。むしろ実際には、ビタミンCは尿量を増し、尿のpHを低下させ、カルシウムが尿中蓚酸塩(しゅうさんえん)と結合するのを防ぐ。こうした特性は全て、結石の形成を防ぐ働きをする。[48] 六〇年前に腎結石の予防と治療のためにビタミンCを最初に推奨したのは、マコーミック医師だった。一九四六年、彼は以下のように書いた――「リン酸塩や上皮組織が混じり込んで混濁(こんだく)した重い比重の尿は、一般にビタミンCの不足状態(ロウ・ステイタス)と関連していることを私は観察した。治療矯正のためにビタミンCを投与して血中アスコルビン酸（ビタミンC）濃度が正常になるとすぐに、人体から生じた結晶性の沈殿物は尿から魔法のように消える。この変化は高用量のビタミンC（５００〜２０００ｍｇ）によってたいてい数時間のうちに起こることを私は見出した[49]」。

何にでも効くと誇示していると思われるかもしれないが、マコーミック医師は、体内の他のところにある結石もビタミンCによって治ることを確認した。そこには、胆道、膵臓(すいぞう)、扁桃腺(へんとうせん)、虫垂（結腸の始部にある盲腸の部位から突き出ている、薬指のような形状のリンパ系器官）、乳腺、子宮、卵巣、前立腺にある結石が含まれ、さらに「動脈硬化によるカルシウム性沈着物さえも」含まれる。彼は、眼球内に生じるカルシウム性沈着物は「ビタミンCレベルを補正することで数日のうちに除去できる可能性があり、また、私は歯の問題の根本である歯石についても十分なビタミンC摂取によってすぐに抑制できることを発見した」と言っている。

## (9) 喫煙

五〇年前にマコーミック医師はこう書いた。「著者は臨床および研究所での調査から、一本のタバコは体内で約25mgのアスコルビン酸（平均的な大きさのオレンジに含まれるビタミンC量に相当）と打ち消し合うことを発見した。これに基づいて考えると、ヘビースモーカーが食事によって正常なビタミンC濃度を保つことができるかどうかは明らかに疑わしく、この一事だけを見ても我々現代人にビタミンC欠乏がなぜこんなにはびこっているかが分かるだろう[50]」。この言葉は一九五四年（医者が雑誌やテレビのコマーシャルで自分の好きなタバコの宣伝をしていたような時代）には、かなりすごい意見表明だったのである。結石（calculi）、タバコ（cigarettes）、癌（cancer）、心血管系疾患（cardiovascular disease）、結合組織（connective tissue）、コラーゲン（collagen）が皆「C」という文字を共通して持っていることは全くの偶然である。マコーミック医師は生涯を懸けた仕事によって、これらの単語の共通点にビタミンCがあることを証明したのである。目の前の患者とじかに接して最善の治療薬を模索するという、文字通り「臨床に即した」実地医療の経験のなかで、彼はビタミンC欠乏の病態を見出すと、常に必ずその治療を成し遂げるために奮闘したわけである。

## (10) ヘロイン依存

大量のアスコルビン酸をタンパク質（プロテイン）とビタミンB群のサプリを組み合わせて使うことで、ヘロイン中毒者が離脱症状なしにヘロインをやめられることを研究者らは報告した。メガビタミン療法としては比較的わずかな量（一日10g）で、ヘロインへの欲求を抑えることができ、その後もヘロインなしの状態を維持できた[51]。ヘロイン中毒者にメタドン（鎮痛およびヘロイン中毒の治療のために、ヘロインの代用として用いる合成麻酔剤）のような別の依存薬物を与え続けるよりも、栄養療法で健康を保つようにする方がはるかによいことだろう。

## (11) 乳幼児突然死症候群(SIDS)

オーストラリアの先住民(アボリジニー)の間で極端に高かった乳幼児死亡率が、乳幼児に壊血病予防のために十分なアスコルビン酸を投与するようになって以後、50%から2%以下に低下したということを、二五年前に研究者は報告した。彼らは、SIDSは恐らく主に乳幼児の壊血病によるものだろうと結論した。[52] 数多の人口集団において、壊血病は今もなお、生命に関わる重大疾患であり続けている可能性が高いのであるが、すでに根絶された〝過去の病気〟だ、などという思い込みが世に広まっているせいで、適切に診断されることが殆んどないというのが現状なのである。

## (12) 皮膚線条

一九四八年、マコーミック医師はこう書いた――「外観を損なうこれら皮下の傷は、何百年もの間、妊娠の自然な結果だと見なされていたが、ビタミンC欠乏によって腹部の結合組織の脆弱(ぜいじゃく)性が増した結果である」。[53] レンガ壁の強さは、実はレンガ自体にあるのではない。単にレンガを積み上げたところで、押せば簡単にバラバラになるのだから。ちょうど漆喰(しっくい)(モルタル)がレンガを結び付けるように、コラーゲンは我々の細胞を結び付ける〝漆喰〟のようなものである。コラーゲンが豊富にあって強固であれば、体の細胞の結合はしっかりしている。ビタミンCがコラーゲンを強化する特性がいかに皮膚線条(「妊娠線」のように、妊娠や急激な肥満などで、皮膚が急激に伸長して断裂が生じ、腹部や大腿に出現する白い線)を予防するか、観察することが可能である。

**【コラム5】ビタミンCはなぜ「万能ゆえに敬遠される」のか**

ビタミンは「あまりにも便利過ぎる」と受け取られて、逆に問題になっている。フレデリック・R・クレンナー医学博士はアスコルビン酸が効果的で、ほとんど全ての目的に使える抗毒素であり、抗菌薬であり、抗ウイルス薬であることを発見した。一つのビタミンがポリオ(急性灰白髄炎)、肺炎、はしか(麻疹(ましん))、連鎖球菌による各種感染症、蛇咬症(だこうしょう)、ロッキー山紅斑熱(こうはんねつ)の全てに有効だって? 医学の素人である〝ふつうの患者〟も、プロの医師に負けじと、一所懸命にこれらの病気と闘っているわけだし、この他にもクレンナー医師がビタミンCによる治療成功を報告している病気はさらに50種類近くもあって、それらについても患者たちが、医師に負けない主体的な闘いを展開しているのだ。簡単に説明するなら、こういうことになるだろう。すなわち「一つの栄養素がこんなに多くの異なる病気を治せる理由は、一つの栄養素の欠乏が多くの異なる病気を引き起こしているからだ」。

これはビタミンの宣伝活動の問題にも関係してくる。製薬会社の薬が多用途である場合には「薬効が広い」とか「魔法の薬」だと言われるのに、ビタミンが様々に効くとなれば「一時的な流行」とか「治る病気を探し出してくるような治療」などと言われる。そのような〝御都合主義のえこひいき（ダブル・スタンダード）〟があることを人々に知ってもらい、折あるごとに疑問に思ってもらう必要がある。

ビタミンは薬のように作用するが、薬は決してビタミンのように作用しない。注意欠陥多動性障害（ＡＤＨＤ）は「リタリン®」（鬱病や居眠り病（ナルコレプシー）に対して中枢神経刺激薬として用いる、塩酸メチルフェニデートの商品名）の欠乏によるものではないし、関節炎はアスピリンの欠乏によるものではない。しかし一見関連していない健康問題（およびその他の多くの問題も）は、実はありふれた栄養欠乏が主な原因であるかもしれない。その考えに基づいて治療することは一九四九年のクレンナー医師にとってすばらしいアイデアであったが、これは現在でも同じくすばらしいアイデアである。

たとえばビタミンＣ大量投与療法の有効性と安全性は、今となっては真新しいニュースではないはずだが、ビタミンＣこそが最もすぐれて広範な作用範囲（スペクトル）を持つ抗菌薬であり、抗ヒスタミン薬であり、抗毒素であり、抗ウイルス薬であるということを知らないままの人がいかに多いかに、我々は驚いてしまう。同じくらい驚いてしまうのが、一般の人々、大半の医者、ほぼ全てのマスコミが「ビタミンＣは効かないばかりか実に危険なものである」と信じ込んでしまう、その単純さである。

アスコルビン酸は、各種の栄養素の中の〝十徳ナイフ（スイス・アーミーナイフ）〟とでも言うべき万能多用途の栄養素だが、一つには「こんなにも効くなんて信じられない」という勝手な決めつけのために、不当に退けられているのだ。数十兆個の細胞からなる人体は、数千の生化学反応を、たった一〇種類ほどのビタミンで行っているのだ。一つの栄養素にたくさんの効能があるからといって、そんなに驚くほどのことだろうか？

## 3　ビタミンCの摂取

アスコルビン酸は、錠剤やカプセルの形で経口で摂るか、水に溶かして飲む。医師はアスコルビン酸を直接静脈に注射できるが、経口での服用が最も一般的だし、最もシンプルな方法である。錠剤やカプセルは、その成分量が１００～１０００㎎と様々だが、５００㎎が最も一般的な処方である。非常に高用量で使うときには、アスコルビン酸結晶（パウダー状）が最も実践的である。調剤には、商品を作るのに別段必要でない添加物（砂糖、でん粉、着色料、香料その他）が含まれていてはいけない。錠剤やカプセルは、暑いところを避けて、光の当たらない、ほどほどに乾燥したところなら、安定して保管できる（冷蔵庫では冷たすぎるし、湿度が高すぎる。一般的な戸棚を使うとよい）。ビタミンC粉末（結晶）を水に溶かすと、酸化が急速に始まる。この反応はジュースに溶かしたときにはさらに早く進む。ビタミンC溶液は全て、できるだけ早く飲むべきだ。徐放剤（じょほう）は、より安定した長時間の血中濃度を保ち、尿中への喪失が少ない。ただ、これは値段がかなり高めで、徐放剤の形態によっては特に高齢者ではうまく溶けずに消化吸収されないことがある。体内の組織にアスコルビン酸を供給するには、血中濃度を高くすることが望ましいのだから、最初にどっさりと高用量を投与することが、特に病気のときには、理想的である。

アスコルビン酸は弱い有機酸であり、胃の酸性度にはほとんどかあるいは全く影響しない。しかし少数ながら、この酸味に耐えられない人がいる。この強烈な酸味を弱めたり取り去りたいのなら、溶液から気泡が出なくなるまで、炭酸水素ナトリウム（あるいは炭酸水素カリウム）を少量加えるとよい。ナトリウムの摂取が増えるが、これはアスコルビン酸と一緒に排出される。アスコルビン酸塩は、純粋な塩の状態でも混ざった状態でも使用することができる。アスコルビン酸は非経口的に投与してはいけない。静脈注射用の調剤には、アスコルビン酸ナトリウムやアスコルビン酸カルシウムのように、ビタミンCがミネラル塩として入っている。

どれくらいのビタミンCが治療として効果的な服用量だろうか。クレンナー医師は、何と、一日30万mg（300g）まで投与した。一般に彼が使っていたのは一日当たり体重1kg（2・2ポンド）につき350〜700mgである。これは確かに大量であるが、繰り返し言うようだが、この大量処方によってこそ、彼は臨床で多くの成果をあげることができたのだ。クレンナー医師は、「少量では効かない」と強調した――「結果が欲しいなら、十分量のアスコルビン酸を使いなさい」。

## 4　潜在的な副作用

オーソモレキュラー療法の実践者が推奨するビタミンCの最適用量の範囲は危険だろうか。ビタミンCは高用量でも極めて安全であるが、多過ぎては何事も毒になり得る。毒という言葉を使っては、まるで差し迫った死の危険があるかのような、誤った印象を与えてしまうかもしれない。重度の毒性が出る前に、多くの警告的症状が出る。ビタミン全般に言えることだが、一番よくあるのが、吐き気である。このため自然と服用量が控えめになる。特にビタミンCについて言えば、過剰摂取で最もよくある兆候は、お腹がゆるくなることで、これもまた、明らかにそれと分かる症状である。米国中毒情報センター協会（AAPCC）の報告によると、アメリカではビタミンによる死者は年に一人もいない。ビタミンの批判者はここに言及するのを避けていて、科学的に正確であろうとするつもりがない。一般に使用される処方薬に比べて、副作用は実質存在しないのである。

**腎結石**――過去一〇年にわたって、高用量のアスコルビン酸は腎結石の原因になる、という印象が定着してしまった。この考え方は、ビタミンの生化学的な理解が不十分なままに、ビタミンCで腎結石が起こると聞きかじったことがある医師に特に根深い。ビタミンCで結石ができる可能性があるという発想は、あくまで理屈の上での話に過ぎないのだが、この憶測は事実として皆の心に刻まれるに至った。事実はむしろ逆で、ビタミンCは腎結石を溶解し、結石の形成を予防する。[54] ロバート・F・キャスカート三世医学博士は高用量のビタミンCを一九六九年に使い始めたと報告している。「これまで二万五〇〇〇人の患者にビタミンCの大量投与を行ってきたが、腎結石を発症した人はいない[55]」。クレンナー医師によると、アスコルビン酸が腎結石の原因だということは迷信に過ぎない。最近の研究がこれを確認している[56]。

**悪性貧血**――一九七四年、食事にビタミンCを加え、摂氏37度で三〇分間保温したところ、食事中のビタミン$B_{12}$が破壊された、と報告した研究者がいた。この試験管内の結果から、彼らは以下のように結論した。「風邪予防の民間療法として人気がある高用量のアスコルビン酸は、食物と一緒に消化されると、かなりの量のビタミン$B_{12}$を破壊する[57]」。彼らはビタミン$B_{12}$の濃度測定の際に不正確な方法を使っていたばかりでなく、試験管内の研究から臨床推論を行っている。この報告はＪＡＭＡ（米国医師会雑誌）にすぐさま掲載されたが、編集長に宛てたこの報告への反論の手紙は却下された。二年後、この研究の分析手法には誤りがあり、別のより正確な方法を用いたところ、ビタミン$B_{12}$の喪失は見られなかったということを他の研究者が発見した[58]。当初の研究の二〇倍のアスコルビン酸を使ってさえビタミン$B_{12}$の破壊は見られなかったのだ。臨床的に言っても、エビデンスは明らかである。つまり、高用量のアスコルビン酸を使用している人は何百万人もいるが、そのうち悪性貧血（ビタミン$B_{12}$および葉酸の欠乏による赤血球の形成不全で起こる貧血）を起こした症例はない[59]。

## (1) その他、有害作用だと主張されているもの

前記の他にも、ビタミンCの有害性と称する多くの主張が登場してきたが、それらはさほど深刻なものではないし、単に机上の空論を根拠にした言い分に過ぎない。ある主張は、アスコルビン酸は流産の原因になるかもしれないという。しかし、そんなことが起こったという臨床報告はない。ビタミンCのせいで患者が流産したと疑うだけの理由を医師が見付けたとすると、すぐにレポートが書かれ、医学文献に報告されることだろう。実際のところは、クレンナー医師は日常的に数百人の妊婦にビタミンCの大量投与を行っていたが、観察されたのは母子ともに有益な効用のみなのである。彼の産科の患者で流産をした人はいなかった。その妊婦らがビタミンCによって受けたものと言えば、

安全かつ楽なお産であり、生まれた子供は皆とても健康的なので、その病院の看護師らはその子たちを「ビタミンCベイビーズ」と呼んだほどである。

もう一つの根拠のない主張は、ビタミンCは癌を促進するというものである。ある試験管内の研究は、2000mgのビタミンCが（どういうわけか）脂肪酸とヒトのDNAに実際の生体内でも影響を与える、と結論付けた。ビタミンCが2000mgで有害なものならば、動物界全体がとっくに死に絶えていることだろう。我々に最も近縁の霊長類は皆、ビタミンCを毎日この量以上に食べている。体のサイズはそれぞれ違うが、たいていの動物は体内でビタミンCを毎日2000～10000mg（2～10g）作っている。これほど大量のビタミンCに発癌性があるのなら、数百万年の進化の中でそんな形質はとっくに淘汰されているだろう。実際のところは、高用量のビタミンCによって癌患者の生活の質、余命とも改善されるというのが、多くの適切に設計された研究が示すところである。[60] ビタミンC大量投与療法を、抗癌剤治療の補助として用いたときにも、化学療法の副作用である脱毛や吐き気が軽減し、癌専門医が最大限の治療を行うことが可能になる。一般の人々にビタミンCのサプリの大量摂取をやめさせるようなことがあってはいけない。正反対である。ビタミンCは問題どころか、解決策なのだ。

すでに地歩を固めた〝治療方法論〟をおびやかしかねない新たな治療法が登場すると、それが「有毒」だと断罪できるような証拠捜しが頻（しき）りに行われ、「有毒」だと判ればこれまた頻りに発表が行われるのだが、地歩を固めた治療法（たとえば抗癌剤の化学療法）そのものは有毒な副作用があってもの、ら、り、く、ら、りと誤魔化しが続き、なかなか公表されないのが、世の常である。

いったんアスコルビン酸の大量摂取を始めると、やめたときに禁断症状が出るぞ、とか、「反跳（リバウンド）」効果が生じて（アスコルビン酸の大量摂取を始める）以前よりも悲惨な不健康状態に引き戻されるぞ、などと、まるでその人が（ビタミンCの）薬物依存症患者であるかのような決めつけが主張されたことがある。この説は、普通量のアスコルビン酸を服用していた母親から生まれた乳児を対象にしたたった一件の調査研究に基づいたものである。その研究者は、これらの新生児が生後数週間にわたってビタミン欠乏に陥ったと結論した。だが、この研究が本当に示していることは、ビタミンCを摂っている人はより元気だということである。アスコルビン酸を飲んでいると壊血病になりやすくなるという考え方を我々は支持していない。なるほど、十分量のアスコルビン酸を摂っていた人が急にやめると、それまでアスコルビン酸のおかげで調子が良かったのなら、調子が悪くなったように感じることはあり得るだろう。どのビタミンについても我々は皆、十分な量を必要とし、十分な量を摂れないときには不調を感じるかもしれない。

しかし癌のために高用量のアスコルビン酸を摂っている患者は、急にやめてはいけない。癌が〝反跳(リバウンド)〟して急速に増大することを実証するエビデンスがあるからだ。最適量を摂っている人は皆、服用をやめるべきでないと我々は考えている。アスコルビン酸の好ましい効果がなくなり、ウイルスや細菌に攻撃される可能性が増えるからだ。アスコルビン酸を飲んでいる全ての人は、医者や病院にこのリスクがあることを伝え、医者がアスコルビン酸の服用継続を認めないようであれば、その影響についての責任はきちんと取ってもらうようにすべきだ。医者あるいは病院がビタミンに対する嫌悪感（あるいは偏見）を理由にして、患者の健康が損なわれるようなことがあってはならない。

あらためて申し上げておくが、アスコルビン酸の最適量は、お腹を下さない程度の量である。このことを知らなければ、医師も患者も下痢や腹部膨満の問題に直面することになりかねない。患者、医師ともにアスコルビン酸の特性に無知であるがために、こういうことが起こるに過ぎない。アスコルビン酸は緩下剤としての利用も可能で、その効果の強さは用量に比例する。

少数ながらアスコルビン酸に異常な反応をする人がいるが、それはアレルギーによるものかもしれない。アレルギー反応だとすると、それはビタミンに対するものというよりは錠剤中に含まれる添加物（賦形剤、すなわち成型や増量や希釈などのため加えられる添加物のこと）に対するものである可能性がはるかに高い。必須なビタミンに対し正真正銘のアレルギーが起こるというのは、進化に反している。そんなことが起こっていれば、ずっと前に致死的な結果が起こっていたはずである。生存にはビタミンCが必要なのだ。違うことがあるとすれば、どんな状況下でどれぐらいの量を必要とするか、ということだけだ。

**【ビタミンCについてもっと読みたい人のために】**

アスコルビン酸について書かれた文献は膨大である。以下に挙げる本（略①…417頁参照）は、ビタミンCについて書かれた本のうち、最も重要なものであり、医師に限らず一般の人も読んで勉強すべき本である。

# 第5章　ビタミンE

ビタミンEはハーバート・M・エバンスとK・S・ビショップによって一九二二年に発見された。ビタミンEは、悪臭を放つほど変質劣化した豚脂肪を含む飼料を与えられた妊娠中の動物が胎児の分解吸収（不妊や流産）を起こしてしまうのを防止するレタスの含有物質として、初めて認識された。エバンスはそれを「トコフェロール」（ギリシャ語のtocosは「出産（分娩）」を、pheroは「もたらす」という意味）と呼んだ。このように当初はビタミンEを出産の〝特効物質〟として、後には男性生殖能力の〝特効物質〟として特定してしまったことは、ビタミンEの非常に重要な特性が軽視される一因となった。ビタミンEの歴史において、その初期にこういう主張がなされたことで、それ以来、ビタミンEの大量投与を批判する人は皆この点に言及し、ビタミンEの信頼性を失わせようとする。ビタミンEに抗酸化特性があることはかなり早くから知られていたが、最近まで無視されていた。

一九三六年、エバンスの研究チームは小麦胚芽油からα（アルファ）トコフェロールを単離した。これにより、ビタミンEの存在が広く知られるようになり、その欠乏の結果どのようなことが起こるかについて理解が進んだ。一九三六年一月号の『ヘルスカルチャーマガジン』には、こうある。

繁殖力増進食物因子は今ではビタミンEと呼ばれている。全粒穀物にこのビタミンが含まれていなければ、人類がここまで生き長らえることはなかっただろう。食事にビタミンEが含まれていないと、男性の生殖腺の生殖細胞が変性し、取り返しのつかない不妊へと進行する。妊婦にとってビタミンEが必要なのは、本来の妊娠期間を満了して確実に出産できるようにするためである。日々の平均的な食事から豊富なビタミンEを確保することは、これまで知られている他のどんなビタミンを十分量確保することよりも難しい(1)。

同じ年、カナダのオンタリオのエバン・シュート医師とウィルフリッド・シュート医師は、トコフェロールを使って狭心症の症状を軽減させる研究を行っていた(2)。ビタミンEと分娩には関係があるのだから、エバン・シュートやその他の産婦人科医らがどのようにしてその研究に引き込まれていったのかは想像に難くない。すでに一九三一年にはデンマークのフィリップ・フォークト＝モラーが小麦胚芽油由来のビタミンEで習慣流産の治療に成功していた。一九三九年までに彼は数百人の女性を治療し、その成功率はおよそ八割に及んだ。一九三七年には切迫流産と妊娠中毒症の治療に成功したと別の研究者が報告した。一九四〇年にはシュート兄弟がビタミンEで粥状(アテローム)動脈硬化症を治療し、一九四六年までに血栓、静脈炎、跛行(はこう)に対し成果をあげた。

シュート兄弟は冠動脈や末梢血管の病気の治療にビタミンEを使い始めたが、これにより激しい議論が起こり、それはいまだに続いている(3)。これもまた、医学を混乱させるだけの無意味な議論である。ビタミンEの批判者がシュート兄弟の研究を注意深く繰り返せば、とっくの昔に解決できたことなのだ。しかし彼らの批判や反対にもかかわらず、ビタミンEは広く用いられている。ビタミンEを販売するある会社によると、カナダの医師の約25％がビタミンEを個人的に服用しているが、患者のために処方する医師は殆(ほとん)どいないという(4)。

ビタミンEには八通りの形態があるが、それらのうち最も活性が高いのは、d（右旋光性(デクストロ)）－α（アルファ）トコフエロールである。ベータ・トコフエロール、ガンマ・トコフエロール、デルタ・トコフエロールというのも存在する。同じようなトコトリエノールというのも4種類ある。合成のビタミンEはアルファ、ベータ、ガンマ、デルタの混合物であり、それぞれのトコフエロールは、結晶構造の光学的特性が〝左旋光性〟か〝右旋光性〟の、いずれかの構造形態を成す物質として存在している。こうした形態のビタミンは空気にさらされると不安定なので、酢酸エステルあるいはコハク酸エステルの形で製造される。合成の酢酸dl（ラセミ化）-αトコフェロールが標準的なタイプで（ちなみに「ラセミ化」とは、同一種類ではあるが光学活性が「右旋光性（D）」と「左旋光性（L）」の物質が等量混合した状態を言い、これにより光学的活性は中和されて不活化している）、この1mgが1国際単位（インターナショナル・ユニット）（IU）に等しい。天然のd（デクストロ）-αトコフェロール1mgは1・49IUに等しい。

大半の生体組織は酸素環境下に存在している。しかし生きている植物が自然環境下で勝手に〝燃え尽きて灰になる〟（すなわち酸化）ことがないのは、植物の中に抗酸化物質が含まれているからである。植物は多価不飽和脂肪酸の酸化を防ぐためにトコフェロールを生成する。ビタミンEは動物の組織内でも同じ役割をしており、脂質、ビタミンA、リン脂質を保護している。ビタミンEは体内の主要な脂溶性抗酸化物質である。成長過程にある動物では（人においても同様だが）、ビタミンEは内分泌、筋肉、末梢血管系の適切な成長や機能に欠かせないものである。全てのビタミンについて言えることだが、ビタミンEの欠乏状態が続くと病気になり、補正されないままだと死に至る。

米国政府推奨の最少一日必要量（MDR）は、一九四一年に初めて公表されたが、これにはビタミンEについての言及がなかった。ビタミンEが人間の生存に必要だとFDA（アメリカ食品医薬品局）に認められたのは一九五九年のことであり、ビタミンEを推奨すると国が表明したのは、ようやく一九六八年になってからのことだった。この年、全米研究評議会（NRC）の食品栄養委員会は、ビタミンEについて初めて推奨栄養所要量（RDA）を提示したが、それは30IUだった。これは一九七四年になっても15IUと低いままで、二〇〇〇年には妊婦も含め全ての人に22IU（15mg）だと決められるに至っている。七〇年間の研究史において、妊娠中にいかにビタミンEが重要かということが示されていることを考えれば、このような決定は奇妙に思える。もう一つ不可解なのは、一般の人々は不飽和脂肪の消費を増やすよう奨励されているのだが、不飽和脂肪の酸化を防ぐにはビタミンEが必要なのに、ビタミンEの公的な摂取推奨量は三五年前よりもかなり低くなっているということである。

RDAが引き下げられた理由の一つは、栄養学者が自然の食物から30IUのビタミンEを含む食事の献立を案出することが困難だったためである。[5] 8オンス（240mL）のコップに入ったオリーブ油には約39IUのビタミンEが含まれる。1ポンド（0・45kg）のピーナッツからは34IUが摂れる。マックス・K・ホーウィット教授は食品栄養委員会でRDAの作成に一五年間携わったが、彼によると、サプリメントなしの平均的な成人の摂取量は、一日にαトコフェロールがおよそ8mg（12IU）だという[6]。生物としてビタミンEの必要量、一般的な食事から摂取する量、そのはざまで、国の推奨量をどう定めるかの調整は、結局のところ、「橋脚を高く築いて橋桁を底上げするのではなく、川を深く掘り下げることで、河川氾濫に備える」といった具合の本末転倒になったのだ。一九六八年以来、抗酸化物質の研究は爆発的に進んだのに、ビタミンEのRDAは減少するということになってしまった。

国の推奨用量の大半は、明らかな欠乏性疾患を防ぐのに十分な量（脚気にならない程度のチアミン、ペラグラにならない程度のビタミン$B_3$といった具合）であるが、全ての人を最適な健康状態にする用量というのは誰も計算していない。それはこれらの国の推奨用量より間違いなく高い数字であり、また、個人差も大きい。オーソモレキュラー医は心血管系疾患の治療のためにビタミンEを一日3000IUまで使うこともある。生体組織にビタミンEを行き渡らせるには長い時間がかかる。血中濃度は比較的すみやかに上がるが、組織内の濃度はそうではないのだ。高用量で使うことの一つの利点は、より早く生体組織のビタミンE飽和状態に持っていけることである。しかし高用量であっても治療効果が明らかになるまでは、何カ月間もの治療が必要になる。

ビタミンE欠乏によって何かこれという特定の病気になるわけではない、という認識が世間の通念になっている（ただし、ある種の心血管系疾患や筋ジストロフィーについては議論になっているところである）。ペラグラや壊血病のような古典的欠乏性疾患と対照的に、ビタミンE欠乏がこんなにも長く無視されてきたことはこれが理由の一つである。ビタミンEの批判者は、ビタミンE投与による治療をあざけって「治る病気を探し出してくるような治療」だと非難した。

ビタミンEを豊富に含む食材としては、小麦胚芽および小麦胚芽油、全粒穀物、ヒマワリやその他の種子、アーモンドなどのナッツ（堅果）類、新鮮なバター、ピーナッツ油、コーン油がある。

## 1　承認待ちの治療

私（A・W・S）が教鞭をとった初めての講座は「医学における忘れられた研究」というタイトルで、一九七六年のことだった。その頃すでに非常に多くのすばらしい研究者や医師が薬と手術ばかりの医学に愛想を尽かして、ナチユロパシー（身心一如の身体観に基づき、自己治癒力を正常に働かせることで心身の不調を整える自然療法）的なアプローチに流れていた。すでに私は、数々の重大慢性疾患を栄養療法で安全かつ有効に治療できることを示す夥しい数の文献報告を知っていたので、（栄養療法のような医療手段が広く社会に認知されて内科医療の主流になっていくのは）誰が見ても自明の理だと思っていた。全ての医師が西洋医学から自然療法にシフトするのは時間の問題だろう。噂は山火事のように広がるもので、患者たちもそうした医療を求めるのだから。私はそんなふうに思っていた。

心血管系疾患に対してビタミンEを使用することをめぐって、一九五〇年代に激しく続いた信じられないほどの白熱した議論について私は読んだことがある。シュート兄弟はこの嵐の中心にいた。彼らは従来の薬による治療に代わって、高用量のビタミンEを臨床で使った最初の医師だったのだ。多くの先駆者がそうであるように、彼らも様々な毀誉褒貶にさらされた。私が見た肯定的な記事のほとんど全ては病歴（個別の疾病事例史）に基づくものであり、一般大衆向けの出版物だった。批判記事のほとんど全ては医学系の出版社から出されたもので、シュート兄弟の方法を支持するどころか、試してみることさえ頑なに抵抗していた。それどころか医学系出版社の連中は、シュート兄弟が提起した高用量ビタミンE投与という一種の自然療法の真価を検証する気など更々なく、この療法を試すような論文はあっさり却下して、それで問題なしとしているようだった。

一九五〇年代初め頃、カナダは最先端の栄養学研究の舞台だった。シュート兄弟はビタミンEが心疾患へのすばらしい治療であることも発見した。こんなにも重要な発見をしたのだから、医師らの反応はさぞ好意的で、医学雑誌にも広く取り上げられたことだろうと思うかもしれないが、実際に起こったのはその逆のことである。製薬業界にとって安価なビタミン療法は、特許は取れないし高い利益も上げられないわけで、そこから得られるものはほとんどない。薬を使わない治療に転向した医師らに何が起こるのかを見ていた人がいる。彼らが得たものは、病状が改善したことに感謝する多くの患者であり、失ったものは製薬業界から流れる多額の研究費だった。

シュート兄弟は早くからそうした目に遭っていて、自腹で研究を行った。彼らはロンドンとオンタリオに自身の研究基金と治療施設（シュート研究所）を立ち上げ、自身の雑誌（『ザ・サマリー』）を創刊し、そうした活動をしていく中で、医学会とのトラブルを生み出すことになった。シュート兄弟の高潔さは、金儲け主義に走らないスタイルを貫いたところや、ビタミンEの販売から利益を得ていなかったところに現れている。だが奇妙なことに、一九四八年、シュート兄弟はビタミンEを（医師の処方箋がないと患者が購入できない）「処方薬」に指定すべきだと主張した。とはいえ、このような主張をするに至った動機は、理解できる。なにしろシュート兄弟は、以下に列挙するように、ビタミンEを与えられた患者がまるで〝魔法のクスリ〟を使ったみたいに劇的な回復を遂げる事実を、20世紀半ばまでにすでに見届けていたわけであるから。

一九三六年：ビタミンEを豊富に含む小麦胚芽油によって狭心症を治療。

一九四〇年：ビタミンEの子宮筋腫および子宮内膜症に対する予防効果、粥状動脈硬化症（アテローム）に対する治療効果を考察。

一九四五年：ビタミンEが皮膚および粘膜における出血を治し、糖尿病患者のインスリン必要量を減少させることを証明。

一九四六年：皮膚潰瘍（かいよう）含め皮膚の創傷治癒がビタミンEにより大幅に改善。跛行（はこう）、急性腎炎、血栓症、肝硬変、静脈炎の症例への有効性を確認。ビタミンEにより心拍が安定化する。

一九四七年：壊疽（えそ）、血管炎（バージャー病）、網膜炎、脈絡膜炎の治療にビタミンEを使用して成果をあげる。

一九四八年：エリテマトーデス、息切れにビタミンEが有効。

一九五〇年：静脈瘤（りゅう）および重度の熱傷に対するビタミンE治療の効果が示される。

一九五〇年代にシュート兄弟は『心血管系疾患におけるαトコフェロールの効用』という医学系教科書と、『心臓とビタミンE』という一般向けの読み物を出版した。こんなに前途有望なビタミンEがどうして長い間無視されてきたのか、理解し難いことだが、本当に無視され続けたのだ。執拗なまでに頑なな医学会に対するエバン・シュート医師の苛立ち(いらだ)が、彼の記述の中にはっきり現れている。「学会で自分の未来を大事にしようという人にとって、ビタミンEを支持したり処方したりその使用を勧めることは、ほとんど不可能になってしまった。そんなことをすればすぐさま『やぶ医者』呼ばわりされるだろう」[7]。米国医師会は、シュート兄弟が医師の集会の場で自分たちの発見について発表することさえ拒否した。一九六〇年代初め頃、アメリカの郵便局はビタミンEを郵送することさえ妨害した。一九八〇年代半ばにライナス・ポーリングはこのように書いた。「過去四〇年間医学会が心疾患に有効なビタミンEの価値を認めなかったがために、多くの人が無用の苦しみを味わうことになり、また、多くの早期死亡を招くことになった。ビタミンEについてのシュート兄弟の発見を封じ込めようとする当局の努力は、健康を向上させる栄養療法に対して医学会がどれほどひどい偏見を持っているかを知る上で興味深い話である」[8]。

今日、こうした状況がもっとよくなっていれば、と思うのだが、残念ながらよくなっていない。なるほど、一般のアメリカ人は処方箋なしでビタミンEを買うことが可能だし、実際買っている（郵送でも購入可能である）。しかし我々は、話題のビタミンEをメインの治療法として活用しているクリニックを知らない。「ビタミンEの大量投与によって心血管系疾患が治ります」とテレビコマーシャルで見たことがないし、集中治療室にビタミンEの瓶が一本でさえ備えられているのを見たことがない。ビタミンEが糖尿病患者や心血管系疾患の患者に非常に有効だということが発見されてから六〇年近く経ったが、ようやく最近になって医学研究はこのビタミンの価値をわずかながら「発見」した。半世紀の間、ビタミンEは間欠性跛行や狭心症の治療にも、心臓発作、血栓性静脈炎、その他様々な重度な疾患の予防や治療にも利用可能だったのである。

「我々はビタミンEによる治療が継続されることを支持せず、冠動脈疾患のハイリスク患者における今後の一次的・

二次的予防試験ではビタミンEは除外する」[9]。この声明は一日の治療用量として50〜800IU使った研究に対する二〇〇三年の分析から引用したものである。しかし一九四〇年代以降、臨床医らは心血管系疾患を効果的に治療するにはビタミンEを450〜1600IU（あるいはそれ以上）服用することが必要だと報告している。幸いにも我々は、シュート兄弟の治療成績のメタ分析を見ることができる。彼らは冠動脈血栓を一日450〜1600IUのビタミンEで、血栓性静脈炎を600〜1600IUで、それぞれ治療したのであった[10]。ところが最近のメタ分析にはこのデータが含まれていないのである。メタ分析をする研究の選択についても、服用量の選択についても、無作為に選んでいるわけではなかった。研究者も分析者も、高用量なら低用量とは違った結果が得られることなど、十分に分かっている。意味のない統計分析から意味のある結論が得られることなんて滅多にないであろうに。

しかしビタミンEによって間欠性跛行の治療に成功したという科学的エビデンスは膨大にあって、伝統的な教科書でさえもこれを認めている。膝と足首の間の動脈にだけ効くような何か特別なものがない限りは、ビタミンEは他の動脈の閉塞をも軽減するのではないだろうか。これこそが六五年前にシュート兄弟がビタミンE（一日3200IUの高用量）を使って数千人の循環器系疾患の患者を治療して成果をあげた際の、理論的根拠である。この成功により彼らは患者から称賛され、正統医学からは追放された。

一九七一年までにはシュート兄弟の正しさがますます明らかになった。間欠性跛行は、今では末梢動脈疾患の明らかな兆候と考えられており、ビタミンEの使用により66％減少することが二重盲検で示された。投与する用量は一日1600mgである[11]。トコフェロールは一九二〇年代から知られており、研究されているが、妊娠期間を無事満了して出産するための方法として研究されていて、少量で用いられることが一般的だった。シュート兄弟の研究、特に心臓医学において高用量を用いる研究がなかったら、今日ビタミンEの高用量療法をしている人はいないだろう。我々は彼らに感謝せねばならない。多くの人が彼らに命を救われたのだ。

## 2　ビタミンEはどんなふうに効くのか

ビタミンEサプリには以下のような効果がある。

- 生体組織の酸素必要量を減らす。(12)
- 形成されたばかりの血栓を徐々に溶かし、塞栓（血管内の凝血や血管壁の破片や空気・脂肪などの異物によって、血管末梢部の細い部分が閉塞すること）を防ぐ。(13)
- 側副循環（大動脈や大静脈の血行が閉塞障害などで阻害された場合に、閉塞部位の前後にある小血管網が膨張して〝血流の迂回路〟を作り出し、隣接血管と合体する形で行われる補助的な血行）を改善する。(14)
- 創傷が治癒するときの瘢痕（切り傷・火傷［やけど］・潰瘍などが治った後に、皮膚や粘膜に残る〝傷あと〟）の収縮を防ぐ。(15)
- 糖尿病患者の約4分の1でインスリン必要量が減少する。(16)
- 筋力を刺激する。(17)
- 毛細血管壁を保護する。(18)
- C反応性タンパク（肺炎球菌の「C多糖体」と反応する、血清中のβグロブリンの一種）およびその他の炎症性マーカーを減少させる。(19)
- 前立腺癌やアルツハイマー病の発症リスクを減少させる。(20)

もし全てのアメリカ人がビタミンE、良質のマルチビタミン・マルチミネラル、さらにビタミンCを毎日サプリで摂れば、毎月数千人の命が救われると我々は考えている。

### (1)　心臓病

アメリカでは心臓病で亡くなる人が最も多いが、ビタミンEが心疾患の予防および治療に効果があるとするエビデンスは山のようにある。シュート兄弟は数十年にわたって約三万人の患者を治療し、平均的な健康状態にある人でも一日８００ＩＵのｄ－αトコフェロールビタミンＥを摂ると最高のメリットが得られることを発見した。ビタミンＥは多くの心疾患の予防および治療に有効であることが証明されている。「狭心症発作の完全な、あるいはほぼ完全な予防というのが、αトコフェロールによる治療の結果である」とウィルフリッド・シュートは述べている。[21] 彼はビタミンＥを一日１６００ＩＵまで処方して、急性冠動脈血栓、急性リウマチ熱、慢性リウマチ性心疾患、高血圧性心疾患の患者の治療に成功した。

『ニューイングランド・ジャーナル・オブ・メディスン（ＮＥＪＭ）』に掲載された二つの画期的な研究は、総計一二万五千人の医療職の男女を追跡し、合計八三万九千人年を対象としたものである。[22] ビタミンＥを少なくとも一日１００ＩＵ摂った人は、心疾患のリスクが59～66％減少するということが分かった。この研究はビタミンＥサプリ単独の心臓への影響を見定めるために、ライフスタイルの違い（喫煙、運動量、食物繊維の摂取量、アスピリンの使用）が調整された。平均的な食事に比べて、ビタミンＥを含む食物が多い食事では、軽い心疾患予防効果しか見られなかったため、スタンプファーらはビタミンＥサプリの必要性を強調した。イギリスのケンブリッジ大学の研究者は、冠動脈に動脈硬化があるとの診断を受けた患者に対して、自然なタイプ（ｄ－αトコフェロール）のビタミンＥサプリを一日４００～８００ＩＵ投与すると、心臓発作のリスクを77％低下させることができたと報告した。[23]

ビタミンＥは体内の脂質（脂肪）に対する強い抗酸化物質である。フリーラジカル反応によるＬＤＬコレステロールの酸化を防ぐことができる。酸化から細胞膜を守る能力は、心疾患の予防および治療に非常に重要である。抗炎症作用があるが、そのことも心疾患の予防に重要である。さらに、ビタミンＥは血栓（血小板の凝集および粘着）の形成を抑制し、粥腫（じゅくしゅ）（ギリシア語の〝粥（かゆ）〟に由来する「アテローム」とも呼ばれ、動脈血管の内膜にコレステロールが蓄積し、次第に脂肪分が沈着して生じる〝おかゆ状の病変〟を指すが、この〝粥腫〟が肥大化すると血管が狭くなり、血栓や潰瘍をつくる原因となる）の拡大や破裂を防ぐ。

ビタミンＥはジギタリスやその他同様の薬のように、一日８００～３０００ＩＵの間の適切な服用量で、心拍を強くかつ規則正しくする。ビタミンＥは心臓が必要とする酸素量を節約する作用があり、心臓は少ない酸素でより多くの仕事をすることが可能になる。一日１２００～２０００ＩＵ摂ることで狭心症の症状が大幅に軽減したことから見ても、心臓発作の患者を回復させる効果はかなりのものである。私の父は狭心症と診断されていたが、ビタミンEの服用を数週間にわたって徐々に1600IUまで増やしていった。その後彼は狭心症の症状を経験することがなくなった。彼の治療成功は、シュート医師がビタミンE投与で治療した何千人もの患者が得たものと全く同じであった。

### (2) 血栓

五〇年以上前、テュレーン大学のアルトン・オクスナー医師は、彼の外科患者に大量のビタミンEを与え始めた[24]。血栓がほとんど見られなくなったが、これは明らかにビタミンEの血小板凝集を抑制する作用によるものである。スウェーデンの研究では、一日300mgのビタミンEで六週間治療を受けた後では、血漿中での血栓形成時間が延長することが発見された[25]。

ビタミンEはプロトロンビンの凝固時間を適度に延長し、血小板の粘着性を減少させ、軽度の「抗凝血」効果がある。血栓性静脈炎およびその関連症状に対し、シュート兄弟がビタミンE(一日1000〜2000IU)を使った背景にはこのような理由がある。製薬産業および医学界は、ビタミンEの抗凝固特性のことを十分に知っているし、「このビタミンを高用量で用いると抗凝固薬と相乗的に作用するかもしれない」ことも知っている[26]。しかしこのことは、ビタミンEでそうした薬の一部なり全体なりを代用できてしまうし、しかもそうした薬よりビタミンEの方が安全性が高い、ということでもある。研究者は、抗血栓作用のためにならアスピリンよりもビタミンEを試すべきであり、そうすれば経口避妊薬を飲む女性の血栓リスクを減らせるかもしれないと提唱している[27]。

### (3) 高血圧

研究者は、ビタミンEによって血圧が正常化すると指摘している[28]。高血圧は「静かな殺し屋(サイレント・キラー)」と呼ばれており、成人の3分の1が高血圧に該当するが、見過ごされていたり未治療のままであることも多い。ビタミンEのサプリを毎日摂取するように推奨するとしたら、公的な健康政策としてすばらしいことだろうが、ビタミンEは数十年の間「治る病気を探し出してくるような治療法」だと茶化されており、その効果については知る人ぞ知る、といった程度の「静かな治し屋（サイレント・ヒーラー）」のままである。

もしもシュート兄弟が、最近『ハーバード・ヘルス・レター』に掲載された以下の記事を読んだなら、きっと感謝したことであろう。「ビタミンＥが心臓病から人々を守る可能性については、研究が一貫して示すところである。一日１００～８００ＩＵを服用すると心臓病のリスクを30～40％下げるかもしれないということを、大概のデータが示しているのだ[29]」。半世紀以上前にシュート兄弟および彼らの同僚は、さらに用量を多くして、かつ、自然なビタミンＥの使用にこだわれば、結果はもっと良くなることを示した。

高血圧の人の中には、高用量のビタミンＥによって一時的に少し血圧が上がることがあるが、サプリを続ければ下がることが期待できる。この解決策としては、血圧を定期的に測りながら、ビタミンＥを徐々に増やしていくことである。

## （４）　血管疾患

血管疾患（血管そのものや〝血管の内部空間〟に異常をきたした〝血管を疾患の場〟とする病態の総称）は、はたしてビタミンＥの〝適応症〟（特定の薬剤や手術などで治療効果が期待できる病気）なのか否か？　――これは多分、ビタミンＥ高用量療法をめぐって最も論争の的になっている問題であろう。医師らは真っ二つに割れている。大多数は患者にその使用を勧めないが（健康のために自分自身は飲んでいるという医師も多いのだが）、少数ながらシュート兄弟の指示通りに一日４００～１６００ＩＵのビタミンＥを使っている医師もいる。シュート兄弟の研究を読み、ビタミンＥの抗酸化作用を知り、患者にどれほど効いたかを自分の目で目撃することで、彼らはビタミンＥの効果を確信している。患者にどの程度効くのか判断を下す前に、十分量のビタミンＥを十分な期間投与することが必要である。医師がビタミンＥの使用を拒否することは、不作為による医療過誤でさえあると我々は考えている。

### （5） 肺の保護

ビタミンEは、空気中のオゾンから、ラットの肺を保護することが確認されている。[30] 大気汚染のひどい地域でも同様にして、ビタミンEによって人の肺を保護するのが賢明だろう。

### （6） アルツハイマー病

コロンビア大学の研究報告によると、高用量のビタミンE（一日2000IU）を摂っている患者では、二年間にアルツハイマー病の進行が、統計的に有意な差をもって顕著に遅くなった。[31] 高齢者の認知症に一般に処方されるセレギリンという薬よりもこのビタミンの方が効果が高かった。このアルツハイマー病研究の対象となった患者らは、ビタミンEを服用しても特に問題は生じなかった。高齢者が一日2000IUのビタミンEを二年間摂り続けても安全だということは、安全性についていは暗黙のうちに認められているというのが本当のところだろう。

### （7） 癌

一日750㎎のビタミンEを二週間摂り続けた直腸癌の患者を観察した最近の研究がある。高用量のサプリをこんな短い期間服用しただけでも、CD4／CD8比が増加し、T細胞はインターロイキン2やインターフェロンγ（ガンマ）というサイトカインを生産する能力が高まった（これらは皆、癌の抑制に有効なものである）。一二人中一〇人の患者で、たった二週間サプリを使っただけでインターロイキン2の産生するT細胞の数が平均22％増加した。著者らは「進行癌の患者において食事からビタミンEを摂ることは免疫機能を高める一助となるかもしれない」と結論した。[32] たった二週間で改善が見られたということは注目に値する。

### （8） 糖尿病

ビタミンEには適度な血管拡張作用があり、側副循環を促進する。[33] それは糖尿病患者には大きなメリットである。

シュート兄弟は、それぞれの患者に合わせて、一日８００ＩＵかそれ以上の用量を使った。他にも理由はあるが、これがために、１００以上の科学論文の著者であるエバン・シュートは合衆国郵便局によって詐欺師だと認定されたのである。一九六一年の裁判判決に以下のようにある。「糖尿病患者における血管変性はビタミンＥによってはその使用量に関係なく、有効に治療されることはない。ビタミンＥは徹底的に研究されており、その有益性のなさに関しては間違いない」[34]。ごく控えめに言って、この声明は時期尚早である。ビタミンＥの「徹底的な研究」など、一九六一年には全くなされてはいなかったからだ。三八年後、１型糖尿病で網膜血流が糖尿病でない人よりも大幅に低下している三六人の患者を対象にした交差研究により、ビタミンＥを一日１８００ＩＵ摂った人々は最善水準（ノーマル）の網膜血流に回復したことが示された。研究者は「ビタミンＥは糖尿病性網膜症や糖尿病性腎症の発症に対して、インスリン療法単独の場合よりもその発症リスクを軽減する可能性がある」と結論した[35]。ビタミンＥは糖尿病患者に対して、インスリンと相乗的に作用して血圧を下げる効果もある[36]。

### (９) 癲癇

抗癲癇薬を使っている子供は血中ビタミンＥ濃度が低く、ビタミンＥ欠乏症の兆候が見られる。そこでトロント大学の医師は癲癇の子供らに従来の投薬と並行して一日４００ＩＵのビタミンＥを数カ月投与した。この併用療法は、大部分の子供たちで発症の頻度を60％以上減らした。子供らの半数では発作が90～１００％減少した。副作用はなかった[37]。この並外れた結果は、子供たちに一日４００ＩＵのビタミンＥ（大人にとって少なくとも８００～１２００ＩＵに相当）を使っても安全だという証明にもなっている。製薬会社の薬のせいでビタミン欠乏が起こっている明らかな例にもなっているし、また、サプリメントの使用の正当性を反論の余地なく示す例ともなっている。

### (10) 未熟児網膜症

酸素への過剰曝露は後水晶体線維増殖症（生後３～５週間の乳児の眼球内で、水晶体の背後にある結合組織が増殖しすぎて異常形成を起こす、早産児の稀な眼病で「未熟児網膜症」ともいう）およびそれに続く未熟児失明の主な原因である。保育器の酸素による網膜へのダメージは、体重kg当たり100mgのビタミンEを未熟児に投与することによって、現在では予防可能である（この用量は成人にとっての7000IUに相当する）。研究者によると、この治療による有害な副作用はなかった[38]。

### (11) 吸収障害症候群

脂質に対して吸収障害症候群（小腸の栄養吸収機能の障害によって生ずる、慢性下痢・栄養不良・体重減少などを主要兆候とする症候群で、その原因は様々である）の子供は、ビタミンEを含む脂溶性ビタミンの吸収も障害されている。この病気が深刻なのは、ビタミンE欠乏による神経学的影響まで現れることがあるからだ。そうした子供には、脂質の消化を助けるリパーゼ含有の消化酵素サプリとともに水溶性ビタミンEを摂ると非常に効果的である。アメリカ国立衛生研究所はクローン病と囊胞(のうほう)性線維症を「ビタミンEの吸収不良をしばしば起こし、ビタミンEサプリを必要とする可能性がある腸の障害」と位置付けている[39]。

### (12) 熱傷（やけど）

ビタミンEをやけどした箇所の表面に塗布すると、痛みを軽減し、回復を早めるのに有効である。深いが狭い範囲のやけどはこれで十分に回復し、痕跡や瘢痕が残らない。多くの人が日焼けも含めどんなやけどに対しても、ビタミンEを決まって用いている。かつて休暇中に私（A・W・S）は日焼け止めクリームも塗らずに太陽の下でうっかり眠ってしまった。どんな結果になるか予想がついていたので、私はビタミンEを体の局所に塗布した。しかしカプセルが切れて、右足だけは塗ることができなかった。翌朝目覚めると、私は道化師のようだった。全身きれいに小麦色になっていたが、右足だけは鮮やかなピンク色だった。数年後、私の娘と娘の友人が同じような経験をした。両者ともビタミンEを肌に塗ったため、翌日には日焼けの兆候はなかったが、唯一の違いは、娘の友人がビタミンEを唇に塗るのを忘れていたことである。唇だけがひどく焼けてしまい、水ぶくれさえできてしまった。これらの経験から、我々は二つのことを学んだ。常識的なやり方で日焼け予防に気を遣(つか)うことと、ビタミンEは非常に有効な助けになるということだ。

## (13) 免疫機能

エマニュエル・チェラスキン医学博士は、三二人の健康な被験者(六〇歳以上)にプラセボを使った二重盲検を行い、免疫反応にビタミンEがどのように影響するかを観察した。一日ビタミンE(αトコフェロールを800IU)のサプリ服用を三〇日続けたところ、免疫反応が改善した。[40] 次の研究では、二重盲検の手順を使って、ビタミンE(一日800mg)を投与されている群とプラセボ群における免疫反応が調べられた。免疫能力の増加は血中ビタミンE濃度と相関していた。[41]

## (14) 抗加齢(アンチ・エイジング)

一九年間にわたって二万九〇九二人の男性喫煙者を追跡した研究によると、ビタミンEが体内に保たれている人は長く生きる。アメリカ国立癌研究所(NCI)は以下のように結論した。「αトコフェロール(ビタミンE)の血中濃度が正常範囲内で高めであることは、全死亡率、死因別死亡率ともに、統計的に有意な差をもって顕著に低いという相関があった[42]」。ビタミンEは癌や心血管系疾患を含め、全ての原因による死亡を減少させることが見出された。

加齢についてのたいていの理論は、反応性のある「フリーラジカル」分子(生体においては主に活性酸素)の過剰形成を問題視している。これは、酸素か、あるいは紫外線やX線のようなエネルギー放射形態によって引き起こされる。フリーラジカルが体内に取り残されると、それはすぐに他の分子と反応して、その分子を破壊したり、異常な体の変化を引き起こしたりする。長鎖のタンパク分子がフリーラジカルとの反応によって互いに結び付くと(スルフヒドリル結合)、生体高分子としての可動性が低下する。同様にして、ゴムは遊離長鎖分子が互いに結び付くことによって硬化する。実際、老化した皮膚や日焼けした皮膚は、過剰に硬化したゴムの性質に似たところがある。弾力を失っているのだ。

ビタミンEは他の抗酸化物質同様、フリーラジカルを抑制し、そうすることで老化による悪影響を軽減する。おそらくビタミンEは負荷のかかった血管壁をサポートし、弾性を増大させることにより冠動脈疾患が生じる可能性を低下させているのだろう。白髪になることは老化の明らかな兆候の一つである。余談だが、ビタミンEを数年間、規則的に摂り続けた後、白髪が黒くなる経験を我々は二人ともしている。もしこれがプラセボ効果だと言うのなら、我々としてはそう言われても大いに結構だと思っている。

## 3　ビタミンEの摂取

全ての栄養素同様、ビタミンEの最適用量は人により大きな幅がある。大部分の健康な人は一日200~400IUで十分である。老化で体のあちこちに〝不調（ガタ）〟が来ている人には、800IUかそれ以上がいいだろう。病気にかかっている場合は、ビタミンEのみならず他のビタミンの必要量も増大するものだが、劇的に増大することもよくある。ハンチントン病に対して私（A・H）は高用量のナイアシン（ビタミン$B_3$）と一緒に、ビタミンEを一日4000IU投与したことがある。サプリなしの食事では最もよく工夫された献立であっても一日100IUさえ摂取できない。現代人の食物には現代人にとって十分なビタミンEが含まれていないということであって、つまり、ビタミンEはサプリとして摂らなければならないのだ。

天然のビタミンEは常に、結晶構造の光学的特性が〝右旋光性（デクストロ）(dextro)〟の構造形態を成す物質（その〝旋光性〟を明示する場合は物質名の冒頭に「デクストロ」の略号「d-」を付ける）として存在している。一方、合成のビタミンEは八種類の異性体（組成式は同じだが、構造が異なるせいで相異なる物理的・科学的性質を示す物質が存在する場合に、その各々の物質を「異性体」という）を等しい割合で含む混合物なので、d（デクストロ）-αトコフェロールは12・5%（全体の8分の1）しか含まれていない。dl（ラセミ化）-αトコフェロール（合成）は一般的などのビタミンE調剤よりビタミンE当量が最も低い。天然のビタミンEは植物油から作られているが、合成のビタミンEはコールタールから作られている。[43]

ビタミンE療法がうまくいかない理由の中で最も多いのは、十分に使っていないせいか、天然型（d－αと天然のトコフェロールを含むもの）を使っていないせいか、あるいはこの両方によるものである。たとえば、効果がなかった研究としてよく引用されるのが、研究者が最近心臓発作を起こした患者に合成ビタミンEを300mg投与したところ、全く改善を見なかったという研究である。[44] こういう失敗はやる前から予見できる。失敗する実験を下準備するのは簡単なことだ。ニューヨークからカリフォルニアまで粗悪なガソリン5ガロン（18・9リットル）で運転できるかテストしたとしても、他をどんなに準備万端整えたところで、無理な話である。シュート兄弟ならば、心臓発作の患者に天然型のビタミンEだけを4倍多く用いたはずである。

## 4 潜在的な副作用

ビタミンEには抗血栓特性があるため、抗凝固薬を飲んでいる人はビタミンEを摂る前に医療者にその旨を伝えねばならない。ビタミンEを大量に服用することによって、抗凝固薬の必要性が減って、処方量を減らすことになるだろう。そうした薬を飲んでいない健常者は、服用量を決めることができる。リウマチ性心臓病の患者に対して、シュート兄弟は少量（90IU）から開始し、非常にゆっくりと増量していった。同じ手順は心不全の既往のある患者にも適用される。最初の服用量は少量からで、徐々に増やしていき、最終的には800～1200IUへと増やしていくとよい。[45]

毒物管理センターの統計報告によると、ビタミンEによる死亡はない。[46] ビタミンEは安全かつ、全く毒性のない物質である。ビタミンEサプリの摂取に実質反対の立場の全米科学アカデミーの医学研究所（IOM）さえ、二〇〇〇年度報告書において、特に1000mg（1500IU）の摂取について、次のように認めた――「1000mgは耐容量の上限レベルであり、この量なら殆ど全ての人に副作用を起こすリスクはなさそうである」。[47] しかしシュート兄弟は一日8000IUもの大量処方をしても、有害事象の証拠を見出すことはなかったのである。

# 第6章　その他のビタミンB群とビタミンA

## 1　ビタミンA

カロテンとしてであれ魚油としてであれ、ビタミンAを摂ることによって粘膜が健康的になり、免疫が強化され、癌予防の一助となる。ビタミンAは体の表面の全体性を保つのに必要である。欠乏すると粘膜からの分泌が減少し、風邪にかかりやすくなる可能性がある。このサプリは風邪の期間と重症度を軽減する一助となるかもしれない。ビタミンAは正常な視力のために必須のものであり、視覚に関する色素であるロドプシンとイオドプシンを形成する。また、ビタミンAは上皮組織にも必須であり、表面粘膜ビタミンとも言うべきもので、皮膚およびその付属物、口、呼吸器の粘膜、消化管、泌尿生殖路の健康に必要である。

ベータカロテンおよび合成ビタミンAも抗癌作用のある物質として多くの有望さを示している。血中ビタミンA濃度が低い人は癌になりやすい(1)。これらの化合物は腫瘍誘発を抑制し、発癌プロモーションを抑制し、一部の腫瘍を縮小させる。合成レチノイドの中には予防および治療に非常に有効なものがある。

ビタミンAは主に動物や魚の肝臓、牛乳、バター、卵に含まれている。黄色、オレンジ色、緑色の植物にはカロテンが含まれており、これは体内でビタミンAに変換される。ベータカロテンはアルファカロテンよりも一般的であり、アルファカロテンは少数の生物種にしか見出されない。ビタミンAアルデヒドは柑橘類や緑の野菜に含まれている。

体内ではビタミンAエステルはアルコールに変換され、パルミチン酸ビタミンAとして貯蔵されるか、そのアルデヒド型に変換される。カロテンはアルデヒドに変換され、これがビタミンA酸になるかあるいは視紅（ロドプシン。網膜の杆体〔かんたい〕視細胞に含まれる物質。オプシン〔視物質のタンパク質部分〕とビタミンAの複合体）に取り込まれる。体内のビタミンAの約50％はカロテン由来である。正常な血中濃度は100mL当たり50mcg（マイクログラム）前後である。ビタミンAは肝臓に貯蔵され、リポタンパク質（細胞膜および血漿中に存在する、脂質とタンパク質の複合体）として輸送される。カロテンは体内の脂肪に貯蔵され、そのため脂肪は黄色くなる（ニンジンを食べ過ぎる人では、ニンジン色の脂肪になるだろう）。ビタミンA、カロテンいずれも容易に酸化され、これを止めるのが抗酸化物質、特に脂溶性ビタミンEである。

ビタミンAは脂溶性なので、体内での貯蔵が可能である。もし一日服用量が体内の代謝量を上回れば、脂肪内の貯蔵量が蓄積し、有害なレベルに達するかもしれない。この症状には、皮膚のかゆみ、筋肉の硬直（強張）、様々な神経学的変化がある。しかし毒性が現れるには非常に高用量かつ長期間の服用が必要である。またこの変化は可逆的である。カロテンの過剰摂取は皮膚を変色させるが、これ以外に害はない。

ビタミンA欠乏は深刻な症状を招き、また、非常にありふれたものである。眼病変、夜盲症、眼球乾燥症、角膜軟化症の原因となり、こうした疾患が進行して角膜が重度に変性し穿孔（潰瘍などによって生体器官に穴が開くこと）することも起こり得る。皮膚は乾燥してかゆくなり、感染症にかかりやすくなる。これらは皮脂分泌の減少によるものだろう。消化管では吸収不良が起こる。呼吸器系は粘液分泌の減少により感染症にかかりやすくなる。泌尿生殖器系では結石ができやすくなる。別の兆候としては、風邪をしょっちゅうひくことである。これはアスコルビン酸を飲んでも改善しない。

カール・ライヒ医学博士は喘息と関節炎の治療にビタミン$D_3$と組み合わせて高用量のビタミンAを使った[2]。彼はこれらに加えて、骨粉あるいは白雲石（ドロマイト、苦灰石ともいう）の形でカルシウム、リン、マグネシウムも使った。また彼はビタミンAの供給源として鱈の肝油かハリバ（鰈・鮃類の大型魚で和名は「大鮃」）の肝油、あるいは合成のビタミンAを使った。ビタミンAのベストな供給源は魚油である。最適用量は病変の治り具合か患者本人の感想によって調整する。一日10000IUから始めてゆっくり増量するとよいだろう。一日50000IU以上使う理由はない。いったん最適な治療反応が見られたら、服用量は維持量として適切なところまで減らすこともある。

### （1）ビタミンAあるいはカロテンの摂取

成人のビタミンAについて、推奨栄養所要量（RDA）では一日5000IUとしている。食事摂取基準（DRI）では3000IUである。このビタミンは十分安全だと考えられており、10000IUの錠剤が薬局で購入可能である。妊娠中でも一日10000IUは安全な上限であるし、それどころかもっと高くても大丈夫だろう。私（A・H）は患者に一日50000IU与えたことがあるが、一人の患者がごく軽い副反応を示しただけだった（指がかゆくなった）。女性の癌患者が化学療法も外科手術も放射線も拒否したため、癌治療のために一日50万IU与えられた。数カ月後、彼女は毛が抜け、肝臓が腫大していた。私はすぐにこのビタミンを中止した。数カ月でこれらの副作用はなくなった。毛は元通りに生え、肝臓は普通の大きさになった。全ての栄養素に言えることだが、服用量には個人差があって、それに合わせねばならない。

五〇年間のビタミン研究のレビューにおいて、研究者は以下のように述べた。「アメリカではビタミンAの毒性反応として年間一〇～一五件報告されているが、これらはたいてい10万IU以上の投与量の場合である。ベータカロテンについては副作用の報告はない[3]」。このレビューはビタミンAの安全性を確認したものだということを踏まえた上で、いくらか説明が必要である。第一に、「毒性反応」は「死亡」と全く違うということである。「毒性反応」の中に死亡例があったならば、著者らはそれに言及したことだろう。米国毒物管理統計によると、ビタミンAによる死亡は年間一人もいない。

妊娠しているなら話は別で、プレフォームドビタミンA（レチノールおよびそのエステル型のビタミンA）を長期にわたって摂り過ぎると、比較的少量（一日25000IU以下）でも胎児に有害である可能性がある。興味深いことに、子牛のレバーを7オンス（198g）食べるだけでビタミンAを10万IU以上も摂取できる。子牛が肝臓にこんなに多くのビタミンAを蓄えている理由は、それが彼らにとって有益だからだ。ビタミンA過剰よりはるかにリスクが高いのは、妊娠中および乳幼児期のビタミンA欠乏の方である。胎内で成長している赤ん坊がビタミンA欠乏になると、先天性欠損、歯冠（歯茎よりも外に出ている歯の部分）のエナメル質の形成不全、免疫系の機能低下、そして年間一〇万件以上の失明といった症状が起こることが知られている。ビタミンAの大量処方は、新生児死亡や新生児疾患を防ぐために新生児に行っても十分安全であると考えられている。(4)

## 2 チアミン（ビタミン$B_1$）

チアミンは一九一二年カシミール・フンクによって初めて「ビタミン」と呼ばれた微量栄養素である。食物に栄養素が欠けているという概念は、当時あり得ないと考えられていて、これは現在、医師にオーソモレキュラー医学の考え方があり得ないと思われているのと同じである。パトリック・マンソン卿は、日本の海軍が船員の食事を改善することで脚気を一掃したことを知っていたが、それでもなお、脚気は感染性疾患だと確信していた。チアミンは食品の加工技術（精米・精白技術）により脚気の原因となる欠乏症が現れたために発見された。精白米を食べていた人々は脚気を発症し、玄米やパーボイルド米（籾米を吸水させ蒸してから乾燥、精白する。胚芽や糠に含まれるビタミンやミネラルが白米部分に移行して栄養価が高まるなど利点がある）を食べていた人では発症しなかった。湯通しによって、チアミンが糠や胚芽から胚乳部に移行したためである。チアミンは一九三六年、R・R・ウィリアムズによって人工合成されるようになった。

炭水化物はチアミンがなくては代謝されない。ピルビン酸が蓄積して毒性レベルまで高まり、乳酸アシドーシス（乳酸血症）をきたす症例もある。脚気は極東の風土病ではあるのだが、極東以外の地域であっても、アルコール依存症、吸収不良、重度の下痢、抑えが利かない嘔吐といった症状を持つ人々にチアミン欠乏による脚気をもたらし得る。

欠乏の初期症状は疲労感、体重減少、食欲不振である。後に、消化器症状や、下肢にチクチクする痛みや感覚異常のような神経学的兆候が現れる。食事の栄養改善のないまま何年間も経過すると、慢性的な乾性萎縮性の脚気が起こる。患者は下垂足（足の屈筋の麻痺によって起きる、足首から下の部分が下方向に垂れたままになる症状）、尖足（アキレス腱が縮み、足の甲側が伸びて、足の先端部が足裏の方向に曲がったまま拘縮［こうしゅく］を起こして元に戻らなくなる症状）、声帯の麻痺といった神経筋障害の病理像を示す。頻脈が常に存在する。脚気がよくある国で母乳で育てられた乳幼児は非常に危うい状態にある。便秘、嘔吐、鼓腸（腸管内や腹腔［ふくくう］部にガスが充満し、腹部がふくれあがった状態）といった症状に苦しみ、号泣発作や落ち着きのなさも見られる。ひきつけ（小児が起こす一時的・発作的な全身性の痙攣）が起こることもある。

　脚気はアメリカやカナダでは稀だが、潜在性の状態は恐らく稀ではない。白い小麦粉にはチアミンが添加されているが、これは全粒小麦に含まれるのと同じ水準（小麦1g当たりチアミン4mcg前後）にまで高めることが目的である。チアミンは全粒穀物（あるいは栄養強化穀物）、豆類、栄養状態の良い動物の肉、イースト（酵母）に含まれている。潜在性脚気はたいていアルコール依存症者か、砂糖や脂質を食べ過ぎる人か、腸の吸収障害を患う人にしか見られない。現代の病院に入院している患者は、恐らくこのリスクが高いだろう。

　チアミンはウェルニッケ・コルサコフ症候群（異常な眼球運動、協調運動障害、錯乱、記憶と学習機能の障害を特徴とする中枢神経系の障害）に対する特別な治療法だと考えられている。[5] 精神的要素に対してはビタミン$B_3$の方が効くが、譫妄（外界からの刺激に対する反応は低下しているが、内面において錯覚や妄想があり、そのせいで興奮や不穏な言動を示したり譫言［うわごと］を言ったりする意識障害の状態）の多くのタイプのような神経学的要素にはチアミンが大変有効である。理想的には、あらゆる譫妄は十分量のチアミン、ビタミン$B_3$、アスコルビン酸（抗ストレス作用を期待して）、それにミネラルのサプリメント（特に亜鉛）で治療すべきである。現実には、単一の栄養分だけが欠乏しているということはない。器質性の錯乱状態（譫妄）が起きている状況では、複数のビタミンとミネラルの欠乏（あるいは依存）が起きているはずである。

　チアミンはアルコール依存症者の治療に用いられるべきである。J・F・ケイドはマルチビタミンと一緒に少なくとも200㎎のチアミンを静脈注射で投与した。一九四五～五〇年に八六人のアルコール依存症患者が亡くなったが、チアミンを導入した後では、一九五六～六〇年の間の死亡は八人、その後はアルコール依存症者の入院が増加したにもかかわらず、死亡者はゼロになったことを、彼は発見した。[6] 同じくらい劇的な効果はビタミン$B_3$やアスコルビン酸にも見られる。恐らくこれら三つ全てを使用するべきだろう。

オーソモレキュラー精神科医は、アンフェタミンへの欲求を抑えるためにチアミンを使っているし、チアミンは一部の鬱病患者にも有効である。多発性硬化症に対して、マルチビタミン投与の一部として、あるいは単体で、高用量のチアミンが用いられている。[7]

### (1) ビタミン$B_1$の摂取

RDA／DRIでは一日2mg以下となっているが、高用量療法ではチアミンの摂取範囲は一日100〜3000mgと幅がある。たいていは一日1000mg以下でよい。チアミンの安全性については信頼できる歴史があり、経口で摂取しても毒性はない。チアミンにはナッツのような妙な風味がある。マルチビタミンの瓶をあけてその匂いをかぐと、それは恐らくチアミンの匂いである。高用量療法を行うと、似たような匂いが体からする可能性がある。最も多い副作用は高用量を投与したときの吐き気だが、これさえも稀である。チアミンは注射によっても使用できる。ある種の状況、たとえばアルコール依存症やその関連疾患では、$B_1$を最初から注射で使うのが望ましいかもしれない。

## 3 リボフラビン（ビタミン$B_2$）

リボフラビンはオーソモレキュラー医学では大した役割をほとんど果たしていないが、これはまもなく変わる可能性がある。精神安定剤を慢性的に飲む副作用の一つは、リボフラビン欠乏に陥ることかもしれないのだ。臨床的にはリボフラビン欠乏だと気付くことは難しいことである。リボフラビン欠乏に特有の症状がないし、リボフラビンが欠乏している人というのは、たいてい他の栄養素も欠乏しているものだからだ。最も気付きにくいものの一つは、先天性欠損との関係である。これはリボフラビン・ヌクレオチドの欠乏によって引き起こされ、重症であることもある。動物実験では関係性は明らかなのだが、人でその事実を確認することは難しい。しかしこのことは、我々が予期しておかなくてはならないことである。特に精神安定剤を服用している母から生まれた赤ん坊の場合は、高用量の精神安定剤を長期に使うとリボフラビン欠乏が起こるのだから、当然予期しておかなければいけない[8]。

リボフラビンを豊富に含む食物は、牛乳、レバー、肉、チーズ、卵、緑の野菜である。白い小麦には一九四二年以降、リボフラビンが添加されている。牛乳がもはやガラス瓶に詰められていない理由の一つは、このビタミンが光によって破壊されるからである。リボフラビンが光で簡単に壊れてしまうということが、緑の食物を暗所に保存しないといけない理由である。発芽した植物には$B_2$がより多く含まれており、これはクロロフィル（葉緑素）の形成量に比例しているためだと思われる。発芽していない種子には$B_2$はほとんど含まれていない。

リボフラビン欠乏の最初の症状は、のどの痛み（喉荒れ、咽喉炎）と口角炎である。後に患者は舌炎、顔の脂漏性皮膚炎、体幹および手足の皮膚炎を発症する。皮膚には萎縮、過角化（角質の異常増殖）、過形成（皮膚組織の異常増殖による肥厚）といった症状が現れる。角膜に血管新生が起こり、白内障を生じる人もいる。後には正球性正色素性貧血（赤血球の大きさも、赤血球に含まれる血色素ヘモグロビンの濃度も、ともに正常範囲内なのに生じる貧血症）を生じる。

### （1）ビタミン$B_2$の摂取

ＲＤＡ／ＤＲＩによれば成人が一日に摂るべきビタミン$B_2$の量はわずか１・５㎎にすら届かない。人を対象とした研究に基づいていないのだから、こうした一般推奨量は真に受けないことが大事である。多くの一般的な複合Ｂ群サプリでは$B_2$は50㎎含まれており、大半の人にとってはこれで十分だと思われる。高用量の使用については本格的に調査されたことがない。

リボフラビンは水に溶けにくく、腸ですぐには吸収されない。分割して投与するのがベストである。すぐに効果を得たいのであれば、注射するとよい。リボフラビン服用後に尿が黄色くなっていれば、吸収された証拠である。

## 4　ピリドキシン（ビタミン$B_6$）

ビタミンの重要性を、体内で必須な反応系にいくつ関与しているかで判断するなら、ビタミン$B_6$は最も重要なものの一つである。しかしこれはもちろん一般的な指標ではない。各人にとって最も重要なビタミンとは、その人が補充する必要のあるビタミンなのだから。この意味で、ピリドキシンは学習障害や行動障害の多くの子供や統合失調症の患者にとって非常に重要なビタミンである。ビタミン$B_3$の前駆体であるアミノ酸L－トリプトファンから、このビタミン$B_3$を合成するために、体内では十分なピリドキシンが必要であるから、ピリドキシンが欠乏しているとペラグラ様の症状が起こる。これはピリドキシンかあるいは$B_3$の摂取により軽減する。

ビタミン$B_6$を豊富に含む供給源は、ヒマワリの種子・小麦胚芽・マグロ・牛のレバー・大豆であるが、実は大半の食物に含まれているものであり、糖蜜（砂糖の精製過程に生じる黒色シロップ状の残液）にさえ幾らか含まれている。

ピリドキシンは気分を改善し、心血管系疾患のリスクを減らし、手根管症候群（手のひらを長期間繰り返して機械的に圧迫するなどが原因で、手根管部［手のひらの手首中央部の正中神経が通っている部分］が圧迫され、小指を除く手の指にしびれなどの知覚異常が生じたり、手首や手に疼痛や筋力低下が起きる疾患）に有効であることが臨床的に示されている。ハーバード大学医学大学院の病理学の教授であるキルマー・S・マックカリーは、ピリドキシン欠乏は動脈硬化の病因（特に血中ホモシステイン濃度の上昇）に関連していると唱えた。[9] ピリドキシンを一日1000mgまで増やすと、蓚酸塩の体内合成が減るため、腎結石を防ぐことができる。[10]

『小児自閉症』の著者で、児童行動研究所の創設者であるバーナード・リムランド医師は重度の自閉症患者の治療に対するピリドキシンの有効性を実証してきた第一人者である。彼は先駆的な観察眼と医学者としての関心を保ちながら早々と十二件もの二重盲検法による比較対照研究をやり遂げたが、この全てが、ビタミン$B_6$の投与によって有意な改善が見られたことを示している。[11]

私（A・Hすなわち著者ホッファー医師）は統合失調症患者の尿に「藤色因子（モーブ・ファクター）」と呼ばれる物質があることを記述し

た。それは統合失調症患者では大多数に存在し、非統合失調症患者では少数しか存在していなかった。[12] 統合失調症であるかどうかに関わりなく、尿中にこの因子がある患者全員を臨床的に調べたところ、彼らはよく似ており、その類似は、各群（統合失調症患者群、非統合失調症患者群）の「藤色因子陰性（－）」の人々との類似よりも大きいことが明らかになった。後に藤色因子は化学的に「クリプトピロール（ＫＰ）」として特定された。これは動物に精神異常をもたらす物質だった。

他の研究者がこの因子の存在を確認した。[13] 藤色因子は脂質やタンパク質が酸化によるダメージを受けたときに発生するようだ。体内に大量のＫＰがあると、ピリドキシンと亜鉛両方とも欠乏状態となった。この新たな症候群の患者は、尿中に多くのＫＰがあることからピロール尿症と臨床診断され、高用量のビタミン$B_6$が必要である。治療がうまくいくには、亜鉛、ビタミン$B_6$とともに多くの抗酸化物質を使うことである。数千人もの患者がこの治療によって劇的に回復した。検証した自閉症疾患の半数においても改善が見られた。

月経前の緊張、妊娠時の吐き気や嘔吐、子癇（しかん）（妊娠中毒症の一種で、頭痛・めまい・吐き気などの前兆や、タンパク尿・高血圧・痙攣を伴い、分娩時に多く起こる全身の痙攣と失神発作を繰り返す疾患）に対しては、ビタミン$B_6$と亜鉛を組み合わせた治療法以上のものを我々は知らない。月経前の緊張は、治療開始から（月経の）三周期以内にすっかり解消するか、耐えられる程度にまで軽快するだろう。推奨量は一日１０００mg以下である。２５０mgかそれ以下を用いることが多いが、一日５００mg使うこともよくある。

### （１）ビタミン$B_6$の摂取

ピリドキシンは比較的毒性はなく、重度な毒性を生じたとする報告はほとんどない。ただ、どんな化学物質にも言えることだが、あまりにも過剰に投与すると問題が起こり得る。それは他の化学反応に干渉することによってであったり、他の栄養素の欠乏が明らかになることによってであったりする。

ビタミン$B_6$の通常用量は一日１０００mg以下であるが、最もよく使われるのは一日１００～５００mgの間である。この程度の量でも、少数の子供が多動的になることがあるが、これは十分なマグネシウムがない場合にだけ起こり得ることである。ビタミン$B_6$を一日２０００〜６０００㎎（これはアメリカの推奨基準の１２００〜３６００倍である）使うと、副作用が生じる可能性がある。非常に高用量を摂っている人では、重苦しさ、皮膚のチクチクする感覚、手足のしびれ感といった一時的な神経症状が起こる、とする報告が時々なされている。そうした事例は一般的ではないし、仮にそうした症状が起こったとしても、それはいつもピリドキシンだけを単独大量投与しているせいで起こっていることを理解しておくことが非常に大切である。

アメリカの四つの医科大学の研究者らの報告によると、非常に高用量のピリドキシンにより七人が感覚性ニューロパチー（末梢神経の知覚障害）を発症した。全員回復し、脳への影響はなかった[14]。三人は一日２０００㎎摂っており、残りの四人が一日それぞれ３０００㎎、４０００㎎、５０００㎎、６０００㎎摂っていた。六人は$B_6$以外の他のサプリを摂っておらず、一人はマルチビタミンサプリを摂っていた。ラットおよび犬では、歩行の不安定さが見られるまでに体重１kg当たり２００〜１０００㎎の投与が必要だった（これは60kgの成人にとって一日１２０００〜６００００㎎に相当する）。我々は、この実験はピリドキシンがいかに安全であるかを示すエビデンスだと考えている。これら七人が栄養にもっと気を遣い、亜鉛とマグネシウムを使っていれば、感覚の変調を防ぐことができただろう。他の研究者は、非常に高用量のピリドキシンが有害なのは、ビタミン$B_3$欠乏が存在するときに限る、ということを示した[15]。

一日$B_6$１０００㎎（アメリカのＲＤＡ推奨量の５００倍）以下では、副作用の報告はほとんどない。十分な量の複合Ｂ群サプリと一緒に飲む場合か、$B_6$がそのサプリに含有されている場合には、$B_6$の副作用は事実上知られていない。少なくとも一日50〜１００㎎の$B_6$サプリは、経口避妊薬を飲んでいる女性には必需品である。経口避妊薬によって生理機能に異常が起こり、その結果、血中チアミン（$B_1$）、リボフラビン（$B_2$）、ナイアシン（$B_3$）、葉酸、$B_{12}$、ビタミンＣの低下とともに$B_6$の欠乏が引き起こされる。

## 5　パントテン酸

パントテン酸（pantothenic acid）は「補酵素（コエンザイム）A」の構成要素であるが、これはアセチル基の転移に関係している。したがって、パントテン酸は神経伝達物質であるアセチルコリンの合成に必須である。このビタミンはロジャー・ウィリアムズによって発見された。全ての細胞内に存在しているため、「どこでも」という意味のギリシャ語の「pantothen」にちなんで命名された。食物からの最適な供給源は、肉・魚・全粒穀物・豆類である。動物にパントテン酸の欠乏状態を起こすことが難しいため、人における一日必要量は確立されていない。パントテン酸が欠乏している食事というのは、他のビタミンB群の多くも欠乏しているものである。

パントテン酸はオーソモレキュラー診療医によく用いられるビタミンB群の一つ、という枠組にはとどまらない。すでに動物において寿命を延ばすことが発見されており、各種のアレルギーの治療に用いられてきた。その治療効果を要約すると、「高用量（一日２５０mg以上）投与が有効な症状は知られていないが、確実に安全である」ということである。恐らく今後、有効な症状が発見されることだろう。現在我々としては、年齢に見合わない老化（早老）の予防やアレルギーに悩む人に有効だと考えている。

今世紀、栄養不良や環境汚染によってますますストレスが増大する中、全ての抗ストレス栄養素が最適用量で摂取されるべきである。パントテン酸は副腎にも免疫系にも必要である。ある研究において、男性の一群が冷水中に長時間にわたって身体を沈めるというストレスを与えられた。この〝冷水漬け〟の前後に様々なストレス検査が行われた。六週間パントテン酸を投与した後では、被験者はストレスへの耐性が強まっていることが示された[16]。

### （1）　パントテン酸の摂取

パントテン酸の典型的な推奨用量は一日30mgである。これよりずっと高用量を使うことによって、痛みに対する過敏さを低下させるとの報告がある。[17] 高用量によって、血中ヒスタミン濃度が上昇する可能性があるが、一日750mgまでなら副作用は起こらない。

## 6　ビタミン$B_{12}$と葉酸

ビタミン$B_{12}$はコバラミンと呼ばれるいくつかの化合物を含めた総称である。水酸化コバラミンは最も活性が高く、体内に存在する主な形態である。この形態は、治療に使用する際にも最も適したものである。ビタミン$B_{12}$と葉酸については、医師は他のビタミンよりも詳しく知っている。ビタミン$B_{12}$は悪性貧血や一般的な疲労感に非常に有効であり、しかも何の副作用も起こさないため、医師はしばしばビタミン$B_{12}$の高用量（1000mcgの注射。これは一日必要量の1000倍である）を用いる。葉酸はビタミン$B_{12}$とともに転移メチル反応（メチル基が、ある化合物から他の化合物に移動する化学反応）に必要であり、両者は最適に組み合わせて用いられている。

ビタミン$B_{12}$の欠乏は稀であるが、非常に厳格な菜食主義者（ビーガン）に見られるかもしれない。しかしこうした人々の間でさえ、非常に珍しい。最も重要な兆候は、運動面・精神面に現れることがあって、これは悪性貧血もなくビタミン$B_{12}$の血中濃度が正常であっても起こり得る。

多くの精神病患者にはビタミン$B_{12}$が必要かもしれない。精神病院に入院した全患者の半数もの人々が、悪性貧血がなくても、ビタミン$B_{12}$欠乏である可能性がある。慢性期の鬱病、神経衰弱、精神病の患者に対し、ビタミン$B_{12}$は推奨される。周期性精神病（非定型精神病〔典型的な「統合失調症」「双極性障害（躁鬱病）」「癲癇」ではないが複数の症状を呈する精神病〕のうち病態が一過性で完全寛解ののち再発、という反復を繰り返す疾患）あるいは非定型躁鬱病の患者や、癌や早発性の白髪（若白髪）や自己免疫疾患や精神医学的錯乱（特に老年性認知症あるいは再発性鬱病）の家族歴（患者の家族や近親者の病歴・健康状態・死因などの記録）のある人、こうした人は皆、血中のビタミン$B_{12}$濃度を検査してもらうべきだ。[18] 研究者は、器質性精神病、内因性鬱病、統合失調症性鬱、神経症性鬱の診断を受けた患者は、ビタミン$B_{12}$および葉酸の血中濃度が低いことを見出した。悪性貧血の人はほとんどいなかった。[19]

平均的な人は一日0・4㎎の葉酸が必要である。食物が葉酸で強化されるようになった最近までは、平均的な人の食事ではこの量の半分しか摂れなかった。供給源として最適なのは、レバー、酵母、濃い緑の葉野菜（ちなみに葉酸〔folic acid〕という言葉はラテン語の「葉（folium）」に由来する）である。多くの研究では、葉酸の欠乏は妊婦によく見られ、妊婦では赤ちゃんの神経管欠損を防ぐ一助として一日600mcg（0・6㎎）必要であるということが示されている（葉酸だけでなく、他の全てのビタミンも必要である）。高齢者、吸収障害症候群、アルコールの過剰摂取者、抗痙攣薬や避妊薬の使用者、悪性貧血、多くの精神病者（特に統合失調症）では、葉酸をさらに追加して摂る必要性が指摘されている。葉酸は脳卒中や癌の予防にも重要であることが判っている。[20]

## （1）ビタミン$B_{12}$および葉酸の摂取

ビタミン$B_{12}$のDRI推奨量は約25mcgである。1マイクログラムが1グラムの100万分の1であることを考えると、これはそれほど多くはない（1gはおおよそ茶さじ4分の1程度である）。最も効果的な量は、いくつかの因子に左右される。たとえば悪性貧血の治療のためなら、ビタミン$B_{12}$の腸管での吸収が落ちているため、より高用量が用いられている。こうした理由で、医師は、疲労、不快感、鬱、その他様々な、時には手に負えない症状に対し、数世代にわたって、患者に1㎎（1000mcg）の注射を打ってきた。こうした治療スタイルは、医師が自分の臨床判断では なくて、病因の各種検査に頼りがちになるにつれ、次第に下火になった。慢性疲労を含む多くの慢性障害に対し、注射によって1000〜5000㎎を数週間にわたって数回打つことは有効である。我々は全く副作用を見ていない。

栄養強化した食物由来の葉酸、あるいはサプリ由来の葉酸は、実は食物に自然に含まれている葉酸よりも吸収が良い。1000mcg以上の高用量の葉酸を定期的に摂ることによって、悪性貧血の症状が、原因（ビタミン$B_{12}$の欠乏）を是正することなしに、軽減する可能性がある。これが葉酸とビタミン$B_{12}$の両方を一緒に摂ることが理想的と考える一つの理由である。この両方の服用は、五〇歳以上の人には特にお勧めしたい。

## 7 コリン

コリンは神経ホルモンであるアセチルコリンの前駆体であり、レシチン（生体膜の構成成分として動植物に広く分布し、特に動物の脳・神経・卵黄や、植物の種子、大豆、酵母などに大量に含まれているリン脂質の一種で、ホスファチジルコリンとも呼ばれる）の構成要素である。コリンの一部が脳に運ばれ、そこでアセチル補酵素（コエンザイム）A（アセチルCoA）が、コリンアセチル転移酵素に触媒されて、アセチルコリンを形成する。脳内でさらに多くのコリンが、ホスファチジルコリン（すなわちレシチン）から放出される。

食事中には遊離したコリンはほとんど見られない。血中および脳におけるコリン濃度は、食事中のコリンあるいはレシチンの影響を受ける。つまり、コリンの摂取量が増加すると、脳のアセチルコリン濃度も上昇する。これは、コリンのサプリによって脳内のアセチルコリン濃度の低下と関連した病気が改善するはずだ、ということである。

アルツハイマー病およびそれに続いて起こる老年性認知症では、コリンアセチル転移酵素の活性が見出されている。エジンバラの研究グループは七人のアルツハイマー病の被験者にコリンを与えた。二週間にわたって被験者は一日5gの塩化コリンを服用し、さらにその後の二週間は服用量を二倍にしたところ、症状が改善したことが示された(21)。別の研究では、25gのレシチンが投与され、四週間後にアルツハイマー患者七人中三人で改善が見られた。彼らは学習能力が改善し、指示をよりよく理解するようになり、より協力的になった。コリン一日20gを用いても、あるいはレシチン一日100gを用いても、同様な結果が得られた(22)。これらの使用量が高用量であるということは覚えておいて欲しい。レシチン顆粒の大さじ1杯は7・5gある。レシチンやコリンによって改善しなかったと報告している研究は、使用量が少な過ぎたかどうか再検査して確認すべきである。

コリンが最初に用いられたのは一九七五年、遅発性運動障害（ジスキネジア）（抗精神病薬の副作用としてしばしば出現する反復的不随意運動）の治療においてである。一日16gのサプリによって異常な運動が有意に減少した(23)。

### （1）コリンの摂取

健康のために一日約５００㎎のコリンが推奨される。高用量のコリンによって、吐き気、唾液の分泌過多、発汗、食欲不振が起こるかもしれない。消化管内で細菌によりコリンが分解されると、汗や尿から「死んだ魚」のようなにおいがする。大部分の患者はコリンよりレシチンを摂取する方を好む。健康食品としてのレシチンには20～25％のホスファチジルコリンが含まれている。レシチンは安価で風味もよいし、コリン単独で摂ったときよりも生理的な活性が高い。

レシチンを維持量として一日25g（２５０００㎎）以上摂り続けると、食欲低下、吐き気、鼓腸（腸にガスが充満して腹部が膨れる）、下痢が起こるかもしれない。レシチンの必要量が多い人ほど、たくさん摂っても副作用は出にくい。また、調合剤の純度が高ければ高いほど、服用もその分少なくなる。最良のレシチンは、ホスファチジルコリンを最も多く含むものである。

## 第7章　ビタミンD

ビタミンDは一九三六年にマグロの油から初めて単離され、一九五二年に合成された。これは日光に当たると7-デヒドロコレステロール（ヒトや高等動物の皮膚などに含まれるコレステロールで、紫外線を受けるとビタミン$D_3$になる）から体内で産生されるホルモン前駆体のステロールである。ビタミン$D_3$（コレカルシフェロール）は我々人間およびその他の動物が作る形態で、魚の肝油にも含まれている。奇妙なことだが、魚はビタミンDを合成できない。魚は食物連鎖においてプランクトンの藻類からビタミンDを得ている。大きな魚は小魚を食べ、そうした魚を我々が食べる。ビタミン$D_2$はコレステロールではなくエルゴステロール（エルゴステリンとも呼ばれ、麦角〔ばっかく〕・酵母・椎茸などに存在するステロールの一種で、紫外線を受けるとビタミン$D_2$になるので「プロトビタミン$D_2$〔ビタミン$D_2$前駆体〕」とも言う）から作られているので、エルゴカルシフェロールと呼ばれている。これは植物中に見られる形態であるが、エルゴステロールに紫外線を照射することによっても合成できる。牛乳に添加されるカルシウムはこれであり、アメリカのたいていのビタミンDサプリメントもこれである。ビタミン$D_3$はヨーロッパのサプリに広く用いられている。[1] ビタミン$D_2$と$D_3$では炭素原子が一つ違うだけだが、動物および人にとって、ビタミン$D_3$の方が体内での利用に際してより能率的だということを立証する科学的根拠(エビデンス)がすでに報告されている。[2]

天然のビタミン$D_3$には商業的に二つの供給源がある。魚の肝油と、羊毛から抽出した油である。もし成分表示ラベルに「ビタミン$D_3$（コレカルシフェロール）」とあれば、それは羊毛由来である。これはベジタリアンも利用可能（羊は毛を刈られただけ）だと思われるが、ビーガン（厳格な菜食主義者）の人では使えない。魚の肝油由来のときには、その旨がカッコ付きで成分表示されているだろう。動物は自分の毛皮をなめることでビタミンDを得られるが、人間において、くる病（ビタミンDの欠乏や、日光に浴びるのが少ないせいで、骨の形成が不良となり脊椎・四肢骨などが曲がる小児疾患で、成人の場合は「骨硬化症」という）では鱈(たら)の肝油を皮膚に塗り込むことでうまく治療できる。

脂分の多い魚は例外だが、食物は十分量のビタミンDを含んでいない。水銀の心配があることを思うと魚の肉を食べるように勧めるのは実際的ではないかもしれないが、たとえ水銀が含まれていなくても、鱈の肝油を嫌いだという人は多い。一九三〇年代以来、牛乳にはビタミンDが添加されているが、他の乳製品には添加されていない。最近ではイギリスに移民してきた人々の間で、くる病の多発が問題化しており、その予防策として小麦粉にビタミンDが添加されるようになった。[3]

栄養強化した食物からビタミンDを摂ることは、安価かつ信頼できる方法である。ビタミンDだけでなく、沃素(ようそ)、鉄、数種類のビタミンB群もまた数十年来、食物に添加されてきた栄養素である。国の政策として栄養素の食品添加を行ってきたということは、そのまま額面通りに受け取るべきことだろう。つまり、「一般大衆の食事では全く不十分なため、沃素欠乏による甲状腺腫、鉄欠乏による貧血、ビタミンB群欠乏によるペラグラといった古典的な栄養素欠乏疾患に至ることは避けられない」と国が認識しているからこそその政策だ、ということである。ビタミンDの場合、その安全性についても暗黙の了解があるようだ。1クォート（ほぼ1リットルに相当）当たり400国際単位（IU）のビタミンDが添加されているので、牛乳を飲む一〇代の青少年なら一日200IU（摂取基準量）の四倍摂取することも簡単である。国の推奨するビタミンD摂取量を多くの人が日常的かつ大幅に超えて摂っていることについて、心配している栄養学者はほとんどいない。

ビタミンD摂取が不十分だと骨減少症、骨軟化症、骨粗鬆症の原因になることは十分確立されている。ビタミンD欠乏はサプリを摂らない人、日光にほとんど当たらない人、ビタミンDを添加された牛乳を飲まない人に見受けられる。骨の成長期とされる思春期のアメリカ人の4分の1もの人々がビタミンD欠乏のようである。さらに、薬の中にはビタミンDの吸収や活性を妨げるものがある。フェニトイン（抗癲癇薬）、フェノバルビタール（抗癲癇薬）、コルチコステロイド（副腎皮質から分泌されるステロイドホルモン）、シメチジン（消化性潰瘍の治療薬）、ヘパリン（血液凝固阻止作用がある血液希釈剤）がその例である。[4] ビタミンD欠乏は高齢者に多いが、これは高齢者が他の全ての年齢層と比べて、食事内容が最も貧相であり、最も多く薬を飲み、最も日光に当たらないためである。その上、通常の老化プロセスそれ自体がビタミンDの産生能力を低下させる。どの年齢層においても、穀物の比重が高い、比較的健全そうに見える食事でさえ、実は体内でのビタミンDの有効性を減少させてしまう。[5]

## 1　ビタミンDが有効な症状

ビタミンDは骨粗鬆症や癌の発症を予防し、また、抗鬱作用がある。ビタミンD療法についての議論は、研究の進展に伴い、激しくなっている。「日光ビタミン（サンシャイン）」が以前考えられていた保健効果にとどまることなく、ヒトの健康の維持と増進にとってははるかに重要かもしれないことを示すエビデンスはますます増えている。ビタミンDの代謝産物（1,25－ジヒドロキシビタミンD）の受容体（レセプター）（VDR）は腸と骨にだけ存在するのではなく、脳・心臓・膵臓・白血球・皮膚・性腺など多くの他の組織にも存在している。慢性的なビタミンD欠乏により高血圧、多発性硬化症、癌（結腸・前立腺・乳房・皮膚・卵巣)、糖尿病のリスクが増加する可能性がある。[6]

### (1) 骨粗鬆症

何十年もの間、牛乳で育てられた一般大衆(乳製品産業に教育されてきた人々)はカルシウムに注目してきたが、「カルシウム以外」の重要な骨粗鬆症予防の因子にはほとんど注意が向いていなかった。それはビタミンDである。ビタミンDは体内でのカルシウム吸収に必要なだけでなく、第一に、カルシウムを体内に取り込むために必要である。[7]骨粗鬆症のある大部分の人では血中ビタミンD濃度が低い。

カルシウムとともに一日800IUのビタミンDを摂ることで、骨密度が高まり、股関節骨折が驚くべきことに43%も減少したということが二重盲検で示されている。[8]骨折およびその合併症は、高齢者の主な死因である。股関節を骨折した人の27%までが転倒から六カ月以内に死亡しているが、その死因はたいてい手術による合併症か、感染症によるものである。[9]六五歳以上の人々のうち、毎年二五万件以上の股関節骨折があるが、恐らくこの90%は骨粗鬆症によるものである。[10]高齢者がビタミンDのサプリを摂ると、起立時や歩行時のふらつきが少なくなり、そのために転倒しにくくなると考えられる。

ビタミンD療法は骨だけでなく命をも救う。この事実は、ビタミンDのDRI(一日摂取基準量)は高齢者では若年者の三倍程度であるということを考えると、知られていないということだろう。71歳の人にとってビタミンDの一日摂取量が600IUというのは恐らく少なすぎるし、人によっては遅すぎる。私(A・W・S)の母がこれに当てはまるケースだが、母は癲癇で五〇年近くの間フェニトイン(「ジランチン®」)を飲んでいた。年を取るにつれ、骨折しやすくなった。この問題は、母がビタミンDのサプリとともにカルシウムサプリを摂るようになってからも続いた。しかしビタミンDの摂取量を一日2000IUに増やすと、その後再び骨折することはなかった。まだ時々転んだり、そのため入院治療が必要なほどのケガをすることはあったが、骨折はしなかった。癲癇患者には一日4000IUものビタミンDが必要かもしれない。[11]

## （2） くる病

小児のくる病は人々が思う以上に大きな公的健康問題であり続けている。先天性くる病の診断に矛盾しない臨床的・生化学的所見としては、筋肉の脆弱性、頭蓋骨の異常な軟化かあるいは菲薄化（骨組織が異常に薄く脆弱になる形成不全）、震顫（震戦／振戦／振顫とも言うが、疲労・神経衰弱〔神経症〔ノイローゼ〕の一症状〕・パーキンソン病・小脳疾患・アルコールやニコチンの慢性中毒などにより、頭部・手指・胴体などで、主動筋と拮抗筋との間の拮抗的な緊張や減退が生じて、不随意的にリズミカルな振動〔ふるえ〕を示す症候）のエピソード（ある疾患で、一過性の同じ症状が繰り返し再発すること）、低カルシウム、副甲状腺機能亢進、ひきつけ、血清中の25－水酸化ビタミンD値は低いが1,25－ジヒドロキシビタミンDは正常値の状態、などが挙げられる。すみやかな診断と治療は、合併症を予防する一助となるだろう。

くる病は最近アメリカで見られており、テキサスやノースカロライナでは一九九〇年代に三〇人の患者がその診断を受けた。患者は皆アフリカ系アメリカ人の子供で、ビタミンDのサプリの摂取なく母乳で育てられていた[12]。母乳には多くの重要な栄養素が含まれているが、一日の必要量を満たすだけの十分なビタミンDは含まれていない。色素量の多い黒い肌では、皮膚の深層に届きうる紫外線の95％までを遮断してしまい、その結果、ビタミンDの合成が減少してしまうのだ。しかも大気汚染の蔓延が、まるで墓穴を掘るようなやり方で、人々のビタミンDの合成を妨げている。なにしろ、ただでさえ大気を汚染している微粒子のせいで人々が浴びる日光の量は減っているのに、大気汚染によるオゾン層破壊で増大した紫外線照射で皮膚癌になるのを恐れて、人々が日除けのために精一杯、肌を覆い隠して暮らすようになったので、生合成されるビタミンDの量が減ってしまったのだ。

## （3） 肥満症

体重過多の人には、日光よりはビタミンDのサプリが必要かもしれない。なぜなら彼らは、皮膚で合成したビタミン$D_3$を利用する能力が、やせている人に比べて半分以下しかないからだ。アメリカ人全体の約3分の2は体重過多あるいは肥満（標準体重よりも20％以上の体重過多、太りすぎ）なので、これは非常に重大な公的健康問題である。肥満した人において、経口のビタミンDは日光曝露による生合成で得られるビタミンDよりも生物学的利用能（栄養分や薬物が生体によって利用される割合）が高いことが研究により分かった。ビタミンDが脂肪内に閉じ込められてしまい、その結果、相対的欠乏状態をきたしているのかもしれない[13]。これはビタミンDのサプリによって軽減できる。

### （4）多発性硬化症（MS）

多発性硬化症（マルチプル・スクレローシス）（MS）の患者は、典型的にビタミンDが欠乏しており、骨量が劇的に減少していることが判明している。別段驚くことでもないが、そうした骨の減損はビタミンD不足により直接的に引き起こされたものであり、毎日ビタミンDのサプリを摂ることで安全かつ安価に改善できる[14]。

重要なことは、ビタミンDが多発性硬化症自体の進行に際し、鍵になる役割を果たしているかもしれないことである。研究によると、実験的に作り出した自己免疫性脳脊髄炎（広く用いられている多発性硬化症のマウスモデル）がホルモン型のビタミン$D_3$によって予防できた。ビタミン$D_3$は免疫系の調整役を担っており、この自己免疫疾患を抑制したのだ。したがって、日光の乏しい状況下ではビタミン$D_3$が十分に生産されず、このことが多発性硬化症のリスク因子である可能性がある。赤道付近では多発性硬化症はほとんど存在しないが、緯度が上がるにつれ多発性硬化症患者が激増するという多発性硬化症の地理的な分布は、これによって説明できるかもしれない。遺伝的に多発性硬化症にかかりやすい人においても、ホルモン活性$D_3$（1,25－ジヒドロキシビタミン$D_3$）を十分量用いる早期介入によって予防できるかもしれない[15]。

研究者は日光の乏しさと多発性硬化症に密接な相関があり、これはビタミンD生産の低下によるものだと長らく仮定してきた。また、ノルウェーのような日照量の乏しい地域では、多発性硬化症の患者数の違いはビタミンD産生に影響する食事性因子により説明できるだろう。つまり、魚の消費量（ビタミンDを増やす）や穀物の消費量（フィチン酸塩［植物、特に穀物に含まれ、カルシウムや亜鉛や鉄などの栄養素とともに不溶性複合体を形成して、その体内への吸収を阻害する働きがある］の作用によりビタミンDを減らす）といった因子である。遺伝的に多発性硬化症にかかりやすい人は、通常量以上のビタミンDが必要かもしれない。小児期にビタミンDが不十分だと、ミエリン（髄鞘［ずいしょう］すなわち「脊椎動物の神経線維を成している軸索を包んで有髄神経を作り上げている鞘状の被膜」を作り上げている、半液状で白色の脂肪質の物質で、このミエリンが〝電線の被覆〟のような絶縁体として働き、確実で高速の神経伝達が保たれている）に欠損が生じる可能性がある[16]。

カルシウム、マグネシウムとともにビタミンDを摂取すると、多発性硬化症の既往歴のある人の再発率が減少したと臨床研究で示されている。[17] フレデリック・R・クレンナー医学博士は三〇年以上前にビタミンとミネラルを使って多発性硬化症の治療に成功したと報告している。[18] 私（A・W・S）はクレンナー医師の治療実施要綱がどれくらい効果的かを観察した。車椅子の多発性硬化症患者が高用量の栄養療法を始めて二週間もしないうちに、立ち上がって歩行器で歩き始めたのだ。最近、私（A・H）はオーソモレキュラー栄養療法を一年間続けた多発性硬化症患者がすっかり回復したのを目の当たりにしたが、その治療には一日12000IUのビタミン$D_3$が含まれていた。彼の脳内の多発性硬化症による病変は完全に消失し、彼は今も元気である。

### （5）心臓病

ビタミンDは心血管系の健康に重要な役割がある。たとえば、ビタミンDは高血圧の予防のみならず治療にも使うことができる。そもそもビタミンDが実際に欠乏しているかどうかにかかわりなく、ビタミンDのサプリによって高血圧は改善する。[19]

鬱血性心不全（うっけつせいしんふぜん）（CHF）はビタミンD欠乏によって引き起こされるのかもしれない。血中ビタミンD濃度が低いことが鬱血性心不全患者におけるミネラル代謝の変化や心筋機能異常の原因である可能性がある。つまり、ビタミンDが低いことが鬱血性心不全の発症に影響している因子かもしれないのだ。[20] 驚くことでもないが、骨喪失は鬱血性心不全と関連がある。[21] 拡張型心筋症はくる病と関連しており、両者はいずれもカルシウムとビタミンDのサプリにより回復する。[22]

### （6）癌

皮膚癌は多くの人がその原因と考えるものによって、実は予防できる可能性がある。[23] それは、日光である。『真っ昼間は素っ裸で――日光とビタミンDをよく知ろう』の著者であるクリスピン・サリバンは以下のように書いている

――「皮膚の細胞が前癌状態になるのを防ぐ因子として知られている一つは、ビタミンＤです。大半のアメリカ人にとって、ビタミンＤの主要な供給源は日光です。紫外線Ｂ波（ＵＶ－Ｂ）はビタミンＤを生産する唯一の光の周波数帯なのですが、アメリカの大半の地域でこれが豊富に存在するのは、夏の昼間だけなのです。夏の昼間は日光を避けろ、というのが世間常識になっているけれども、大事なのはまさにその時なのですよ。ＵＶ－Ｂは日焼け止めを使えば簡単に遮蔽（ブロック）して調節できますから」[24]。日光に当たり過ぎることでビタミンＤが毒性を持つことはない。だが日光に当たること自体は今なお懸念の声があるのだから、経口によるビタミンＤサプリがお勧めだということになる。

結腸癌はビタミンＤ欠乏と明らかに相関している。[25] また血中ビタミンＤ濃度の低さは卵巣癌や多嚢胞性卵巣症候群とも関連している。[26] アメリカ国立医学図書館の医学文献データベース（ＭＥＤＬＩＮＥ）を検索すると、ビタミンＤおよびその派生物による前立腺癌の治療に関して三〇〇近くの論文が見つかり、ビタミンＤと乳癌の関係については四〇〇近く見つかる。

### （7） 喘息

カール・ライヒ医師は、ビタミン$D_3$とビタミンＡをミネラル（カルシウム、リン酸塩）を組み合わせて用いると、慢性喘息患者に効いたと報告した。[27] 彼はおよそ五千人もの、非常に多くの患者を治療観察した結果、この結論を得たのである。そのほとんど全員が彼の治療プログラムを受ける前に従来型の治療を受けていた。成人に対してライヒは一日５０００～１４０００ＩＵのビタミン$D_3$と一日２８０００～７５０００ＩＵのビタミンＡを使った。これに骨粉の錠剤（一日6～8個）を組み合わせた。いったん期待通りの治療効果が得られれば、用量は半分～3分の1に減らす。彼は90%近くの改善率だと主張した。私（Ａ・Ｈ）は彼の患者を何人か見たことがあるが、彼らが改善したことは疑いの余地がないし、彼の患者が改善したことは他の医師も確認した。ライヒ医師は、これだけの用量を使っても副作用を目にしていない。軽度の不耐症（イントレランス）のことは稀に言及されているが、それも用量を減らせばすぐに消失する。

## (8) その他の症状

●糖尿病――ビタミンDのサプリを摂っている子供で、1型糖尿病が80%も少ないことが示されている。[28]

●季節性情動障害――季節性情動障害（日照時間が短い冬季に発症する反復性の鬱病で、過眠・過食・易刺激性を特徴とし、略称は「SAD」）の患者はビタミンD濃度が低いことが分かっている。[29] ビタミンDは気分安定薬として作用する。我々は特に冬に調子が悪くなる人にビタミンDを勧めている。アメリカ南部のような天気のよい地域でさえ、非常に多くの人が日に当たるのを避けているため、ビタミンD不足の人は多い。ビタミン$D_3$はその前駆体から皮膚で合成されるため、健康維持に必要な（日光浴による生合成では自給自足できずに栄養補助によって体外から補充せねばならない）ビタミン$D_3$の所要量は、どれほど日光を浴びることができたか、もっと正確に言えば、どれほど紫外線を浴びることができたかで、決まってくる。冬や、紫外線がスモッグにさえぎられてしまう地域、高緯度地域（紫外線が大気にさえぎられてしまう）では、サプリ等で補充すべき必要量はもっと多い。

●強皮症および乾癬――強皮症（結合組織の病変によって皮膚が硬化する疾患）は長期間のビタミン$D_3$（1,25-ジヒドロキシコレカルシフェロール）療法により回復する。[30] 乾癬（皮膚表面にうろこ状の斑点を生じる炎症性で慢性の角化症）は経口の各種ビタミンDのみならず、局所に塗るビタミン$D_3$を併用するとうまく治療できる。[31]

●炎症性腸疾患――ビタミンD欠乏が炎症性腸疾患の原因であることを示唆する研究報告が現れている。ビタミンDが治療に有効だと証明される可能性が出てきた。[32]

●狼瘡――五〇年以上前、尋常性狼瘡（結核菌が血行によって運ばれて生じる皮膚結核の一種で、全身の皮膚とりわけ顔面の組織が破壊されて、結節・潰瘍・瘢痕などが生じる疾患）に対し一日15万IUのビタミンDを六～八カ月投与したところ、治療に成功したとの報告がある。[33]

●副甲状腺機能亢進症――副甲状腺機能亢進症（副甲状腺の上皮小体に腺腫が生じて内分泌機能が異常に高まり、骨が柔らかくなって砕けやすくなる疾患）は一日5万～20万IUのビタミンDにより治療できる。[34]

## 2　ビタミンDの摂取

ビタミンD欠乏は様々な病気の原因であり、その多くは直接的に骨に関連した病気というわけではない。このビタミンは誰にとっても非常に重要なのだから、牛乳はビタミンDで栄養強化されるべきだろう。大部分の人は日光から十分なビタミンDを得ておらず、肥満者や高齢者の場合、これは特に問題である。肥満者や高齢者、さらにまた病院から処方される薬を何かしら飲んでいる人にとって、ビタミンDサプリは必需品である。

現在ビタミンDについて国の食事摂取基準（DRI）は以下の通りである。[35]

- ●〇～一二カ月の乳幼児――２００ＩＵ（５mcg）
- ●一～五〇歳の男女――２００ＩＵ（５mcg）
- ●五一～七〇歳――４００ＩＵ（10mcg）
- ●七一歳以上――６００ＩＵ（15mcg）
- ●妊娠中、授乳中の女性――２００ＩＵ（５mcg）

米国政府によるビタミンD推奨量（ＲＤＡ）は以前は高齢者に対しても一日たったの５mcg（２００ＩＵ）だった。現在の推奨量は改善した方だが、日光に十分に当たっていない人では、成人のＤＲＩ（食事摂取基準）の三倍量でも不十分だというエビデンスがある。[36] ビタミン$D_3$のＲＤＡは一日約４００ＩＵである。

米国政府が推奨する食事からの摂取量は一日２００～６００ＩＵだが、これは臨床エビデンスを考慮すればあまりにも少ない。政府による「許容可能」な量あるいは「安全上限レベル」は一日１０００～２０００ＩＵだが、これもやはり低過ぎるし、毒物学的なエビデンスにも反している。ＲＤＡ、ＤＲＩの提示する量は赤ちゃんのくる病を防ぐことだけが目的ならともかく、そうでないなら全く不十分である。日中に日光の紫外線に当たれば皮膚で合成されるのは1万～2万ＩＵほどだが、現代の臨床研究は全て、我々はこれぐらい多くのビタミンＤが必要だと示している。日光、食事など、全ての供給源を合計して、一日１０００～４０００ＩＵを健康のために最適な推奨量としても、大部分の健康な成人にとって、高過ぎる数値ではない。

しかしこの推奨量は健康な成人に対してのものである。持病のある人にとっては、他の栄養素がそうであるように、ビタミンＤの必要量も様々であり、医師はそれぞれの患者にとっての最適用量を決めねばならない。安全用量は一日1万ＩＵまでだが、多発性硬化症のようなある種の病気ではもっと高用量が必要である。くる病の治療では一般に一日１６００ＩＵ必要だが、治療抵抗性の症例では一日5万～30万ＩＵも必要であることがあるように、ＤＲＩレベルの用量では決して治療のための用量とは言えない[37]。高用量を使うときには適切な検査とモニタリングが推奨される。日光を過剰に避け過ぎたり、比較的高用量のビタミンＤによる副作用をただ感情的に（全く非科学的に）恐れていては、くる病の子供や骨折に苦しむ高齢者を増やすだけのことである。ビタミンＤの「潜在的毒性」という表現は、あまりにも大袈裟で完全に誤った物言いなのであるが、利益に目敏（めざと）い製薬会社はここに付け込んで、ビタミンＤと同様の作用をする新薬を開発して、新たな市場を開拓している。

## 3　潜在的な副作用

ビタミンＤの毒性について出版されたほとんど全ての記述は、ビタミン$D_2$（エルゴステロール）によるものである。これらの記述は、放射線を照射したエルゴステロールが商業的に入手可能になった直後に報告され始めた。ビタミン$D_2$はほとんどのマルチビタミンサプリをはじめ、全てのビタミンＤ強化食物に使われていた。ビタミン$D_2$の過剰は、粥状（アテローム）動脈硬化症、関節炎、末梢性血管疾患、高カルシウム血症、マグネシウムとリン酸塩の不均衡による代謝失調、重金属中毒の原因になるというエビデンスが、数名の医師により提示された。ビタミン$D_3$（魚油に存在するビタミン

D）はこれらの毒性に全く関与しておらず、魚の肝油による有害事象の報告はほとんどない。

全てのビタミンについて言えることだが、ビタミンDの安全性や有効性についてもいまだに議論が続いている。最終的にこの問題は、用量の話に行き着く。ビタミンDは十分に日光に当たれば体内で合成されるため、ビタミンというよりはむしろホルモンだと考えられている。しかしホルモンなのだと割り切ってしまっては、高用量投与に際してある種の偏見につながりかねず、これは好ましくないことである。

一九三九年というはるか昔に、実に莫大な用量のビタミンDを使っても、拍子抜けするぐらいに危険性のないことがすでに分かっている、ということは知っておいてもらいたい。いくつかの国では、未熟児を含む大部分の乳幼児は、一回の注射、あるいは一回の経口服用で、20万〜60万IUのビタミンDを投与しても死ぬことはなかった。これらは信じられないほどの高用量である。特に未熟児の体重を考慮すれば、なおさらそう思われる。[38] 同様の高用量だが、妊婦が妊娠七カ月、八カ月の時期に経口で高用量（60万IU）のビタミンDを二回投与されたことがある。[39] 最近『ブリティッシュメディカルジャーナル（BMJ）』に掲載された二重盲検では、二千人以上の高齢者に経口で10万IUを四カ月ごとに投与し、五年間続けた。この論文の作成者たちは骨折の発生率が大幅に減少したことに加え、高用量による治療は「男女ともに副作用はなかった」と報告している。[40]

ビタミンDは潜在的に最も危険なビタミンだと見なされることがある。マーク・ローゼンブルーム医学博士は二〇〇一年の記事の中で、ビタミンDによる死亡事例など何ひとつ示さぬままに、「ビタミンDの一回投与で毒性を生じる量は不明である」と言いながらも、成人では一日5万IU以上で慢性的な毒性が生じるとの臆測を述べた。ところが彼は、子供の場合は一日400IUで「潜在的な毒性がある」と言い切ったのである。[41]『メルクマニュアル』の見解はこれとは相当違っていて、子供では一日4万IUのビタミンDを摂ると一〜四カ月以内に毒性を生じ、一日たったの3000IUでも数年続ければ毒性を生じ得る、と書かれている。子供への「毒性」としてこの数字は最も低いものだが、これはローゼンブルーム医師が「潜在的毒性」が生じるとする400IUよりもずっと高い値なのだ。「潜在的毒性」と「毒性」とでは意味が違うし、さらに言うと、「毒性」は「死亡」とは全く違う。「毒性」という言薬を使うと、まるで差し迫った死の危険があるような誤った印象を与えてしまう恐れがあるけれども、しかし深刻な毒性作用が生じる前には多くの警告的兆候が出るものである。

ビタミンDは脂溶性であるため、高用量ではあってもそれをたまに投与する程度では毒性が生じるには不十分である、ということは認めてもらえるだろう。体に蓄積され、肺や腎臓といった軟組織の石灰化（生体組織内に石灰（リン酸カルシウムや炭酸カルシウム）などの不溶性の塩類が沈着すること）が起こるのには、大変な高用量を何カ月も続けることが必要だろう。「過量服用」「毒性」「死亡」といった言葉は、どれも強烈だが、各々違う意味の言葉である。ビタミンのサプリを批判する人はこれらを同じような意味合いで使っている。大半の「過量服用」は「毒性」があるわけではないし、大半の「毒性」は「死亡」ということではない。全身に日光を浴びれば一日1万IU相当のビタミンDはすぐに産生できるが、これが生理的には限界ということかもしれない。

『栄養卓上参考書』によると、ビタミンDについて「毒性の閾値（しきいち）は一日体重1kg当たり500～600mcg」とある。[42]ここでは「毒性」という言葉は「死亡」の意味で使われているはずである。というのも、この数字の出典は、どうやらアメリカ環境保護庁（EPA）発行の経口半数致死量（LD50）らしいのだ。そこでは雌ラットのLD50が体重1kg当たり619mgで、これは一日体重1kg当たり2万～2万4千IUに相当する。[43]これは平均的な成人（体重70kg）で言えば、一日140万～168万IUという驚くほどの量でようやく毒性が生じるということである。

こうした数字が実際に人に直接当てはまらないとしても、ビタミンDは考え得る限り最も毒性のない物質の一つである。その利用に際して、当然注意すべきこともいくつかある。副甲状腺機能亢進症、リンパ腫、エリテマトーデス（紅斑性狼瘡とも呼ばれる、自己免疫疾患のうち最も代表的な膠原病（人体の結合組織の器質とりわけ膠原線維が変性をきたす疾病）で、皮膚に赤いうろこ状の斑点ができる慢性病であるが、全身性疾患の場合は腎臓・心臓・脾臓・肺・眼などにも病変が生じる）、結核、サルコイドーシス（類肉腫症とも呼ばれる青年層に多く発病する原因不明の全身疾患で、皮膚・骨・リンパ節・下垂体・眼・唾液腺・肺・心臓・肝臓・脾臓・神経などに、小型の類上皮細胞肉芽腫の集団から成る小結節が生じる）、腎臓病の患者や、ジギタリス、カルシウムチャネルブロッカー、サイアザイド系利尿薬（高血圧症の治療に用いられる経口利尿薬）を飲んでいる人では、ビタミンDの摂取前あるいは摂取中、医師に相談すべきである。高用量のビタミンDを使うときには、定期的に検査することが望ましい。

# 第8章　その他の重要な栄養素

## 1　イノシトール

イノシトールはビタミンB群という一族の非公式なメンバーだと考えられることが多い。それはベンゼン環化合物で、各炭素に水素と水酸化イオンが付いた形をしている。ミオイノシトールは九個の既知の立体異性体のうち活性型で、時にビタミン$B_8$と呼ばれる形態である。イノシトールリン脂質は各炭素に一個以上のリン酸基が付いている。六個の炭素すべてがリン酸塩と結合しているとき、この化合物はフィチン酸あるいはイノシトール6(ヘキサ)リン酸（ＩＰ６）として知られている。発芽する種子はフィチン酸からリン酸塩を放出する（フィチン酸は穀物、豆類、その他の食物に含まれている）。イースト菌による発酵によって、リン酸塩や、フィチン酸と結合した金属が放出される。パン種を使っていない未発酵のパンを食べていると、亜鉛やカルシウムやマグネシウムの欠乏が起こりやすくなるのは、これが理由である。

ＩＰ６はほとんどの組織にも見られる抗酸化物質だが、脳と心臓で最も濃度が高い。血中のコレステロールや中性脂肪を減少させ、腫瘍の成長を抑制する。したがってＩＰ６は高脂血症や癌の治療に将来性がある。[1] イノシトールは高用量（一日３０００㎎）で投与されると血中脂質やコレステロールを低下させる。[2] イノシトールはジャンクフードから体を保護する作用さえあるようだ。イノシトールとともに大量の砂糖を与えられたラットは、肝臓の脂質、コレステロール、血中の中性脂肪が予想されるほどの増加を示さなかったのだ。[3]

カール・Ｃ・ファイファー医学博士は、イノシトールには不安感を軽減する効能があることを発見し、これを「バリアム®」（ベンゾジアゼピン系の抗不安薬）をやめようとする患者に用いた。(4) 彼はまた、統合失調症患者や、血中の銅濃度は高いが亜鉛濃度が低い患者に対しても、これを用いた。イノシトールリン脂質は様々な神経伝達物質、ホルモン、成長因子において、重要な役割を担っている。(5) 多価リン酸イノシチドが活性化すると二種類の二次伝達物質（生体内でホルモン刺激など多数の物質を媒介にして情報・反応が伝達されるとき、その引き金となる物質を「一次伝達物質（ファースト・メッセンジャー）」というが、ホルモンのように細胞外に存在する「一次伝達物質」が細胞表面の受容体（レセプター）に結合することで、その刺激により細胞内に発生し、細胞内での代謝制御に働く情報伝達物質を「二次伝達物質」という）、すなわちジアシルグリセロールとイノシトール三リン酸が放出され、それが細胞反応を惹起する。イノシトールはリン酸サイクルに入る。リチウム（金属リチウムの炭酸塩やクエン酸塩は、躁病の予防治療薬として用いられている）がイノシトールを作るためのリン酸除去のプロセスを阻害するので、こうして引き起こされるイノシトール欠乏は、イノシトールリン脂質により仲介される全ての反応を遅くするはずである。リチウムの影響を最も受けやすい細胞は、刺激を受けて最も活性化している細胞であると示す予備的なエビデンスがある。リチウムが躁病を抑制するのはこれが理由だろうか。ファイファー医師により観察された活性化について、我々は説明できるかもしれない。

鬱病患者では脳脊髄液中のイノシトール濃度が低い。イスラエルのネゲブにあるベン・グリオン大学のＲ・Ｈ・ベルメイカー教授は、イノシトールのサプリの治療的有用性を研究した。一日６０００～１８０００mg（あるいはそれ以上）の高用量で使うと、イノシトールは様々な精神症状に効果がある。(6) 躁病、鬱病、強迫性障害、(7) 広場恐怖症、パニック発作がその例である。(8)

## ２　イノシトールの摂取

平均的な食事からは一日３００～１０００mgのイノシトールが摂取できるが、カフェインを大量に摂ると体からイノシトールが奪われてしまう。イノシトールはたいていはフィチン酸として動物からも植物からも摂取できる。一部は体内でも合成可能である。食物から摂るならベストなのは小麦胚芽、玄米、オート麦（燕麦）、ナッツ類である。

レシチンはフォスファチジルイノシトールの形でイノシトールを補えるすばらしいサプリである。

イノシトールのサプリを一日1gか2g程度摂っても、副作用はまず起こらない。極端に多い量を毎日飲み続ければ、疲労感、下痢、頭痛、吐き気、目眩（めまい）が起こるとする報告がある。

## 3 バイオフラボノイド

バイオフラボノイドはフラボンあるいはビタミンPとしても知られている。バイオフラボノイドはフラボン、フラバノン、フラボノール、イソフラボン、アントシアニン、カテキン、ヘスペリジン、ミリセチン、ルチン、ケルセチンなどを含む総称である。実際のところ、二万以上の異なるフラボノイドが同定されている。花、果物、野菜を見たときの青や赤の色はバイオフラボノイドによるものである（カロテンあるいはカロテノイドは黄色やオレンジ色、クロロフィルは緑色といった具合）。当然のことながら、果物や野菜は良質な供給源である。

ファイファー医師によると、蕎麦（そば）に含まれるバイオフラボノイドのルチンは、体内から亜鉛と銅を除去するが、鉄は除去しないという。(9)また彼は、ルチンには軽度の鎮静作用があることを発見した。バイオフラボノイドは抗炎症物質や抗アレルギー調剤として用いることもできる。

バイオフラボノイドの最も興味深い使い方の一つは、統合失調症に対する使用である。抗精神病薬に反応しなかった若い統合失調症患者が、二種類のベンゾピロン（ルチンやクマリンのようなバイオフラボノイド）を投与すると数日以内に大幅に改善した。週に一回の抗精神病薬（フルフェナジンデカン酸塩）に組み合わせて一日400mgのクマリン（車葉草〔くるまばそう〕や、南米熱帯地方産のトンカ豆などに含まれる芳香のある無色の結晶で、化粧品の香料などに使われる）を投与することで、彼はほぼ三年間好調を維持した。クマリンを追加する前には、抗精神病薬は効果がなかった。(10)

別の研究では、慢性期の患者に対するベンゾピロンの効果が調べられた。親と同居する一六人の患者で検証した。これらの患者のうち、85％では統合失調症を罹患してから五年以上が経過していた。患者らはペアに調整され、プラセボ群と治療群に無作為に割り振られた。一二週間にわたって一日三回、「パロベン」が投与された。「パロベン」とは、ヨーロッパなどで浮腫を抑制するのに一般に用いられるルチンの混合製剤のことである。治療はプラセボ群より有意に改善し、簡易精神症状評価尺度（ＢＰＲＳ）による得点では27％高かった。特に患者が他の三つの評価尺度でも改善しているときには、その改善率は50％に近かった。[11]

ある患者は治療によって大いに改善したが、プラセボに切り替えて五週間経つと、入院しなくてはいけなくなった。ある患者は正常に回復したが、残念ながらそれですっかり満足してしまい、これ以上の治療継続を拒否した。統合失調症の人は正常になると、「自分はもうすっかり回復したのだから、また悪くなるはずがない」と思ってしまいがちである。なるほど数年間そのまま好調を維持する人もいるが、数日や数週間でまた再発する人もいる。この二重盲検を終えた患者の全員が、「パロベン」を投与されている間は調子がいいと感じた。この好調の理由として、免疫系の改善や抗酸化作用の上昇（これによってノルアドレナリンやアドレナリンの酸化物形成が減少する）、ビタミンＣの作用増強、プロスタグランジン活性の回復といった、いくつかの作用機序が考えられる。残念ながらこれらのバイオフラボノイド製剤は北アメリカでは入手できない。

赤ワインに含まれるフェノール類のように、フラボノイドには抗酸化作用を有するものがある。フラボノイドはコレステロールを下げ、ＬＤＬコレステロールの酸化を防ぎ、血小板の凝集を防ぐ。いくつかの研究（『ズトフェン高齢者研究』や『七カ国共同研究』など）ではフラボノイドの消費量が少ない人は冠動脈性心疾患による死亡率が上がることが示されている。

大豆イソフラボンには癌予防効果があるようだ。大豆食品を食べる人は皆、血中のイソフラボン濃度が高い。男性ではイソフラボンは特に前立腺に多く存在している。菜食主義であるセブンスデー・アドベンチスト（安息日再臨派）で豆乳を摂取している男性は、そうでない大半の男性よりも前立腺癌の発生率がはるかに低い。日本人男性は西洋人男性よりも多くの豆腐を食べ、前立腺癌による死亡率がはるかに低い。一部の研究者は同意していないものの、イソフラボンが癌細胞を抑制するという研究は数十あり、そのエビデンスは強い。

### （1）　バイオフラボノイドの摂取

このサプリにお金をかけるのは控えるのがよい。果物や野菜をたくさん食べれば、たくさんのフラボノイドを摂取できることは間違いないし、農作物なので過量服用ということもあり得ない。

サプリを高用量で摂れば、数千のフラボノイドの中にはアレルギーの副作用や消化器系への副作用があるものがあるかもしれない。しかしこれらは食物や普通量のサプリで起こる可能性は低い。

## 4　アルファリポ酸（ＡＬＡ）

ビタミンＣ、Ｅ、リコピン、カロテノイド、コエンザイムＱ10など、体内では多くの抗酸化物質が用いられている。アルファリポ酸は最も強い抗酸化物質の一つである。構造としては、硫黄原子を含む脂肪酸である。この還元型はジヒドロリポ酸（ＤＨＬＡ）である。いずれも水溶性で、体内に広く分布している。アルファリポ酸はグルタチオン（3種類のアミノ酸から成るペプチドで、酵母や、動物の肝臓・筋肉などに分布し、生体内の酸化・還元反応に重要な役割を果たしている）のような他の抗酸化物質を再生させる。したがって、非常に多くの症状に対してアルファリポ酸の有効性が確認されていることも別段驚くには当たらない。酸化ストレスこそが多くの異なる疾患に共通する要因なのだ。

アルファリポ酸は糖尿病性ニューロパチーに有効なので、ドイツではこの目的での使用が認可されている。一日６００㎎まで経口で用いられているが、経静脈投与でも用いられている。アルファリポ酸を摂取している糖尿病患者ではインスリンの必要量が少なくて済むようになることがあるので、インスリン投与量を調節する必要があるかもしれない。アルファリポ酸はＨＩＶ感染、神経変性疾患の治療、喫煙による害の軽減、水銀中毒にも有効である。恐らく最も重要なのは、アルファリポ酸がＨＩＶの増殖を抑制することである。１５０㎎を一日三回投与することによって、ＨＩＶ患者の抗酸化状態が回復するが、これはＨＩＶに対して拮抗作用を持つグルタチオンの濃度が回復することがその背景にある。[12]

アルファリポ酸は慢性肝炎の治療にも有効である。アルファリポ酸とともにシリマリン（欧州に自生するキク科の二年草である、マリア薊［あざみ］の有効成分）とセレンを使うとC型肝炎治療に有効だったという症例報告が複数ある。アルファリポ酸はシリマリンと組み合わせてアマニタ中毒の治療にも用いられている。アマニタ（天狗茸）とは非常に毒性の高いキノコで、食べると肝臓に有害である。アルファリポ酸は肝炎のみならずその他のウイルス性感染症の患者に全体的な抗酸化力を強化するために用いることができる。

### (1) アルファリポ酸の摂取

ALAを豊富に含む食品には、ホウレンソウ、ブロッコリ、ビール酵母、モツ（内臓肉）がある。通常経口のサプリとしての服用量は、一日数百mgから数gである。ALAには重い副作用はなく、人において毒性を生じたとする報告はない。

## 5 必須脂肪酸（EFA）

一九九〇年代は「必須脂肪酸の一〇年」と言えるだろう。ドナルド・ルーディン医師とデイビッド・F・ホロビン医師は臨床研究の最先端を行く二人であり、必須脂肪酸に医学的な注目を呼び寄せた立役者であった。ビタミン、アミノ酸、ミネラルのように、必須脂肪酸は我々の健康に大きな役割を果たす必須栄養素である。

必須脂肪酸にはオメガ3系、オメガ6系、オメガ9系の三つのタイプがある（オメガ9系はその他二つの脂肪酸が与えられれば体内で合成できるため、我々はここではオメガ9系については触れないことにする）。オメガ3という言葉の意味は、炭素と炭素の二重結合が最初に現れるのが、各分子の末端（＝オメガ）から数えて三番目の炭素にある、ということである。大半の植物油はオメガ6系脂肪酸である（たとえばリノール酸）。二つの最も一般的な魚油のオメガ3

系脂肪酸は、ＥＰＡ（エイコサペンタエン酸）とＤＨＡ（ドコサヘキサエン酸）である。魚を食べない人は、リノレン酸という菜食主義者も摂取できる第三のオメガ３があることを知っておくべきだ。オメガ３系油は亜麻仁油に含まれているし、緑の葉野菜やクルミにも含まれている。リノレン酸は体内でゆっくりとＤＨＡやＥＰＡに変換される。脂の多い魚（マス、サバ、サケ）がオメガ３系脂肪酸の供給源として最適である。脂の多くない魚（タラ、カレイ、コダラ）も食べる価値はあるが、オメガ３系脂肪酸の補給のためなら、多めに食べる必要がある。

オメガ３必須脂肪酸は反応性の高い脂肪酸で、この一部は体内でプロスタグランジンに変換される。プロスタグランジンは成長のために必要であり、細胞膜の統一性を保ったり、体内の多くの反応においても必要である。オメガ３系脂肪酸は化学的に反応性が高く、融点が低く（室温では液体）、寒冷気候の植物の中で合成される。そのため、寒さには強い油である。しかし重要なのは、オメガ３系とオメガ６系の必須脂肪酸の体内でのバランスである。オメガ６系脂肪酸も健康維持には同じくらい大切な役割を果たしているのである。これらの脂肪酸はいずれも七〇年ほど前から我々の食事から消え始めた。今日の平均的な食事では、我々の必要量の20％しか摂取できない。ルーディンとホロビンの両医師はこれらの脂肪酸を「栄養摂取におけるミッシングリンク（失われた環）」と考えており、この相対的欠乏こそが今日我々がかかる病気の大半を生み出す主要因の一つであるというエビデンスを提示した。

オメガ３系脂肪酸の欠乏によって、中枢神経系に様々な悪影響が出る。この血中濃度が低いことは、様々な精神障害〔たとえば注意欠陥多動性障害（ＡＤＨＤ）、アルツハイマー病、統合失調症、鬱病〕と関係している。オメガ３系脂肪酸のサプリ単独か、あるいはこれと他のサプリとを組み合わせて用いることで、これらの精神障害の多くに対して有効だということを示す報告が数多く出版されている。

ＥＦＡはオメガ６系脂肪酸であるガンマリノレン酸（ＧＬＡ）の合成を促進する。ホロビン医師はＧＬＡが有効性を示した多くの症状を以下のように挙げている。アトピー性湿疹、糖尿病性ニューロパチー、月経前症候群、乳房痛、前立腺肥大、リウマチ性関節炎およびその他の炎症、強皮症（硬化症）、シェーグレン症候群、コンタクトレンズ関連のドライアイ（角膜乾燥症）、消化管障害、ウイルス性感染症およびウイルス感染後疲労症候群（慢性疲労症候

群）、子宮内膜症、統合失調症、学習障害、行動障害、アルコール依存症、心血管系疾患、癌、腎臓病、肝臓病。

何年も前のことだが、私（A・H）がハクスレー生物社会研究所の所長だったとき、ルーディン医師が少額の助成金を申請した。「私は数人の精神病患者を亜麻仁油で治療し、驚くべき回復ぶりを見てきました」と彼は報告した。「この研究成果を出版したいと思っていますが、そのためには臨床の仕事から離れる時間が欲しいのです」とのことだった。私には彼の仕事がいかに重要か分かっていたので（彼こそが必須脂肪酸の臨床での使用において本物の先駆者だと私は思っている）、彼に助成金を与えた。

ペラグラはプロスタグランジン欠乏によるものである。これは二つの理由から起こる可能性がある。ビタミン$B_3$のような共因子の欠乏（これはペラグラの最も有名な原因である）によるものか、あるいは、EFAの欠乏があるがために、仮に共因子があったとしても十分なプロスタグランジンが合成できない場合である[13]（基質性ペラグラ）。この二つのタイプのペラグラは多くの慢性疾患（精神疾患、身体疾患の両方を含む）の原因である。ルーディン医師はペラグラから回復させるにはプロスタグランジンの生産が絶対に必要だと考えた。EFAに関して初期に発表された論文の一つで、ルーディン医師は食物が十分量の$B_3$を含んでいる場合でさえもオメガ3系EFAの欠乏によって基質性ペラグラが起こり得ると警告した。現代の食事には必要なオメガ3系脂肪酸の20%しか含まれていないことを思い返せば、影響の出やすい人に基質性ペラグラが発症しても不思議はない。基質性ペラグラによって、思考の悪性変調（統合失調症）、気分の悪性変調（双極性障害（躁鬱病））、恐怖症（広場恐怖症）といった症状が現れるのが特徴である。過敏性腸症候群（消化器心身症の代表的なもので、腹部の不快感で始まる痛み、下痢から便秘までの排便異常、細い便の排出などの症状を示す腸管の機能異常症）、皮膚炎、耳鳴り、疲労といった症状も特徴である。ルーディン医師の研究では、十年以上のあいだ広場恐怖症の既往のある患者について、四人中三人が、亜麻仁油を二～三カ月間摂り続けることで改善した。亜麻仁油の用量は一日にテーブルスプーン二～六杯の範囲であり、この油には50%のアルファリノレン酸が含まれていた。

心血管系疾患や精神病など多くの臨床症状に対して、亜麻仁油ではなく魚油がメインで使われるようになってきた。たとえば、心臓不整脈の治療や予防に一番の方法は、毎日魚油を摂ることである。魚油を摂取する患者は中性脂肪、総コレステロール、LDLコレステロール、トロンボキサン$B_2$が減少し、HDLコレステロールが増加するという、脂肪動態にかなりのメリットが得られることが比較対照試験で示されている。魚油摂取群の被験者では不整脈（不規則な心拍）の発生もほとんどなかった。魚油摂取には抗不整脈効果があり、致死的な心臓発作や突然の心臓死の発生を減らすことができることが、これらの研究により実証されている[14]。魚油摂取についてのメタ解析において、11件の臨床試験を分析したところ、治療量の魚油を摂取している人々の間では、心疾患による死亡率が32％と劇的に減少し、全体的な死亡率も23％減少するという結果となった[15]。

## （1）必須脂肪酸の摂取

100ポンド（約45kg）の人では亜麻仁油を一日にテーブルスプーンで一杯、200ポンド（約90kg）の人ならテーブルスプーンで三～四杯を摂り始めるとよい。亜麻仁油を過剰に摂ると（というか、この油に限った話ではないが）、吐き気、消化不良、軟便といった副作用が起こるため、摂り過ぎないことが大切である。魚油によって息が、猫の息のような匂いになることがある。食事はビタミン、ミネラルとも豊富であるよう心掛けよ。どれぐらいが自分にとってベストな量か、試行錯誤して調整しつつ、この習慣を続けよ（油の摂取量は健康を保つための最少量がよい）。亜麻仁油と併行してオリーブ油、ピーナッツ油、小麦胚芽油を使いつつ、オメガ3系とオメガ6系の脂肪酸バランスを維持せよ。できる限り最高品質の油を使用せよ。これらの油が手に入らないときは、大豆油が適切な代替品である。夏にはオメガ3系脂肪酸の必要量は比較的少なめでよいが、冬には多めに摂る必要がある。しかし、油は新鮮なものしか食べてはいけないし買ってはいけない。自分の鼻と舌を信頼せよ。新鮮な匂いがし、新鮮な味がするなら、その油は新鮮である。400IUのビタミンEカプセルの中身を開封した油の瓶に入れることで、家庭での油の使用期限を伸ばすことができる。亜麻仁油は冷蔵庫に保存すべきである。

魚油は非常に良いが、月見草油（マツヨイグサ油（イブニング・プリムローズ））も同じくらい良いもので、これには大切なオメガ6系脂肪酸が含まれている。GLA（ガンマリノレン酸）を摂る最も簡単な方法は、月見草油を摂ることである。GLAを豊富に含む油として、他には黒スグリ（黒い実をつけるベリー類の「カシス」）種油、ルリジサ（ムラサキ科の香草「瑠璃苣（るりちさ）」、英名「ボルジ」）油がある。服用量としては一日１０００mg以下から、重い症状では一日１万mgと様々である。菜食主義者でオメガ３ＥＦＡを健康のために摂りたいという人は、亜麻仁油を一日にテーブルスプーンに二〜六杯摂るとよい。しかしどちらかというと魚油の方がお勧めである。魚油にはＥＰＡやＤＨＡなど生物学的にいっそう有効なオメガ３が含まれているからだ。また、心血管系や神経行動面への効果についても魚油の方が広範囲に効くし、亜麻仁油より有効性が高い。精神障害の治療に対しては、魚油の一日服用量としてＥＰＡを最低でも一日１０００mgは摂るべきだが、ＥＰＡとＤＨＡの両方を含むものをもっと高用量摂った方がいっそう良い結果が期待できる。心血管系の予防や治療のために最適量を摂るには、ＥＰＡとＤＨＡの両方を含む魚油を一日に４５０〜１０００mg摂るべきだ（効果が出る最低限の量は一日にＥＰＡを４００mg、ＤＨＡを２００mgである）。

油のサプリのラベルを読むときには、正面のラベルにあるmgは、恐らくはカプセル含有の油の総量であって、その油が含むＥＦＡの重量ではないことが多い、ということは知っておくべきだ。瓶の側面を見れば、１カプセル当たりの実際のＥＦＡ含有量がきちんと書いてあるだろう。

## 第９章　ミネラル

体内には様々なミネラル（一般的な有機物（炭素を含み生物に由来する化合物）に含まれる４種類の元素（炭素・水素・窒素・酸素）以外の、鉱物（「ミネラル」）から得られる、生命維持のため栄養として摂取せねばならない「必須元素」の総称）が存在する。生命は海から始まり、海には殆ど全てのミネラルが含まれているのだから、体内にミネラルが含まれていないとしたらそれこそ摩訶不思議ということになろう。たとえば細胞内の各種の酵素反応（酵素が触媒となって進行する生化学反応）には様々なミネラルが組み込まれており、それが酵素のタンパク分子と連携して働くことで、酵素反応に投入せねばならないエネルギーの量を節約しているほどなのだから、もしも細胞内部をミネラルが全くない状態に保とうとしたならば、それだけのために細胞はあまりにも膨大な量のエネルギーを使わねばならなくなったはずなのだ。原始の海に最も大量に存在したミネラルが利用されただろうし、また、稀な元素はその役割も些細なものだろう。理論的にはあらゆるミネラル元素についてそれぞれに最適量の範囲があって、生命が形作った役割をそれぞれが果たしつつ、全てが利用されたことだろう。

最適範囲がゼロに極めて近いときには、これらの元素が必要なのは微少量としてである。最適範囲が大きいときには、mgやg単位の量が必要である。最適量は、これらの元素がどの程度簡単に排出されるのかということや、これらの元素を処理するために発達した仕組みがあるかどうかによって決まってくる。たとえば銅は一日2mgの量が必要で、これより少ないと欠乏になるが、多過ぎても銅としての毒性を生じる。亜鉛は一日15mgの量が必要で、これより少ないと欠乏状態になるが、亜鉛は水溶性で簡単に排出されるので、かなり大量に摂取しても体は耐えられる。男性は一日10mgの鉄が必要である。一日20mgを何年間も投与すると男性には問題となるかもしれないが、女性は月経周期のたびに鉄を失うので、一日20mg必要である。

この章では、数種類のミネラルについてだけ取り上げる。必要とされることが多いミネラルと、使いようによっては危険なミネラルについてである。

## 1　亜鉛

成人の体内には2~3gの亜鉛が含まれており、そのほとんどは骨に蓄えられている。骨では、ターンオーバー（代謝による入れ替わり）はゆっくりと緩やかに進行する。血中亜鉛濃度は比較的一定しており、普通は80~110mcg／dL（1デシリットル〔100ミリリットル〕の溶液に含まれる、溶質のマイクログラム重量）の間である。亜鉛は水溶性であるため土壌から流出してしまうので、食物には亜鉛が不足していることが多い。さらに、加工によって亜鉛を最も豊富に含む食物の部分（胚芽や糠）も取り除かれてしまうし、調理のときに亜鉛が湯の中に溶け出して、水切りすれば結局は亜鉛も捨てられることになるし、加工食品にはたとえばＥＤＴＡ（エチレンジアミン四酢酸）のように、カニばさみ状の分子によって亜鉛イオンを挟み込んで捕捉したまま水溶性の環状化合物（キレート錯体）を形成し、このキレート錯体（金属または金属類似元素の原子・イオンの周囲に、「配位子」と呼ばれる原子・イオンまたは原子団が方向性を持って立体的に結合し、一つの原子集団を作っているもの）の形で、亜鉛を体外に排出してしまうような化学物質が含まれている。

亜鉛は体内の80種類の金属酵素（酵素の触媒活性に不可欠な金属原子を、活性部位に抱え込んでいる酵素で、「金属結合酵素」「金属イオン酵素」ともいう）の構成要素である。しかし体に亜鉛が不足しているときでも、これらの酵素にそれほど影響がないように見える。多くの酵素について、その活性がわずかに低下することは、少数の酵素においてその働きが大きく減少することと同じくらい危険なことかもしれない。

亜鉛欠乏の症状として最初に発見されたのは、小人症、性腺機能低下症、性的成熟不全だった。他の兆候としては、以下のようなものがある。

- 皮膚線条、髪や爪の成長遅延、脆弱爪（爪が白く変色して脆くなる病変）、爪の白い不透明な斑点、ニキビ（痤瘡）のできやすさ
- 内分泌機能の低下による生理不順（月経周期の乱れ）、月経前のイライラ
- 血圧上昇
- 関節炎、四肢末端の冷え
- 創傷治癒遅延（外傷の癒合〔傷が治り、離れていた皮膚や筋肉などが付着して、傷口がふさがること〕に時間がかかるようになる）
- 味覚・嗅覚の喪失
- 亜鉛欠乏した女性に生まれる小児の先天性欠損症
- 精神病理学的な諸症状
- 腸性肢端皮膚炎（先天性〔遺伝性〕または後天性の亜鉛吸収障害によって起こる、四肢〔手足〕末端や、開口部〔目・耳・口・鼻の穴や肛門〕周囲の、丘疹・小水疱・膿疱を伴う、紅斑・びらん・環状鱗屑〔りんせつ〕や、口内炎・爪の変形・脱毛・角膜炎を伴う疾患）

●老化による聴力喪失

### (1) 亜鉛の摂取

成人は一日15mgの亜鉛が必要である。ほとんどの食事ではこれだけの量を提供できていない。硫酸亜鉛、グルコン酸亜鉛、亜鉛キレートの錠剤が一日一個用いられることが多い。しかし吸収されるのはその一部である。グルコン酸亜鉛の50mg錠によって15mgの亜鉛を供給できる。

亜鉛の血中濃度が正常より高いことと関連した疾患は知られていないが、一日2g（2000mg）以上の摂取は有害かもしれない。幸いなことに、臨床でそんなに高用量を使う必要はない。関節炎に対して硫酸亜鉛220mgを一日三回使ったのがこれまで臨床での最大用量である。この用量では下痢が起こる可能性がある。

**【コラム6】亜鉛と銅**

亜鉛のサプリは、銅の血中濃度を下げる。アスコルビン酸（ビタミンC）と組み合わせて亜鉛を使うことで、高い血中銅濃度を下げることができるのだ。カール・C・ファイファー医学博士は、銅の正常濃度は90〜100mcg／dL、亜鉛の正常濃度は120〜140mcg／dLと主張した。妊娠、ホジキン病（悪性リンパ腫の一種で「ホジキンリンパ腫」とも言い、頸部のリンパ節から始まり次第に全身のリンパ節に広まる腫脹、肝臓や脾臓の腫大、貧血、発熱、脱力などの症状を呈する）、経口避妊薬、感染症、白血病によって血中亜鉛に対する銅の割合が高まる。加齢によっても銅の過多と亜鉛の不足は相関している可能性がある。

## 2 銅

銅はヘモグロビンの形成に必須である（ヘモグロビンは鉄を含む血中色素で、酸素の運搬に必要である）。銅は数種類の酵素の構成要素であり、大半の臓器の発生と機能に関わっている。銅の欠乏は稀にしか起こらない。むしろ人は銅の過剰に悩まされることが多い。

体には約125mgの銅が含まれており、平均的な人では一日3～5mg摂取している。必要量は2mgだけなので、銅は体に溜まる傾向にある。銅が体に溜まる理由としては、亜鉛の血中濃度が低過ぎるせいか、酸性の軟水（カルシウム塩類およびマグネシウム塩類の含有量が少ない水を「軟水」、逆にそれらの含有量が多い水を「硬水」というが、水の「硬軟」と水素イオン指数「pH」値の高低（酸性／アルカリ性）とが直接対応しているわけではなく、たとえば同じ「軟水」でも、雨水や蒸留水は炭酸ガスが溶け込んでいて弱酸性寄りの中性だが、水道水は塩素を添加しているので弱アルカリ性寄りの中性である）が銅の水道管を通る際に銅が溶出するせいかもしれない。人の脳における銅濃度は、マンガン、亜鉛、マグネシウムの濃度と比べて二倍もある可能性がある。カール・C・ファイファー医学博士は、正常の被験者に銅5mgを投与すると、「デキセドリン」（中枢神経刺激剤として用いられるアンフェタミンの異性体）5mgを投与したのと同じ刺激作用があって、不眠症を引き起こしたと報告した。[1] 中高年で高血圧の人の多くは銅の血中濃度が高い。銅レベルが引き下げられると、降圧薬の必要量も減少した。

銅の過剰は妊娠と関係しており、妊婦ではセルロプラスミンという銅の運搬タンパクが増加する。銅の血中濃度は100mcg／dL前後の正常範囲から250前後へと増加することもある。これは出産後の精神病、妊娠中毒症、経口避妊薬の使用による抑鬱症の一因である可能性がある。銅の過剰は精神病、心臓発作と関連があり、ウィルソン病（「肝レンズ核変性症」とも言い、幼児期に発病し家族性で現れる、肝臓と脳に銅が異常蓄積する極めて稀な遺伝病で、肝硬変、脳基底核の軟化や変性による全身筋肉の硬直と独特の震え、両眼角膜の周辺に銅が沈着して生じる緑褐色の特徴的な「フライシェル・カイゼル角膜環」といった症状を呈する）では実際に銅が過剰に存在している。

### (1) 銅の過剰に対する治療

過剰な銅を減らすには、以下の方策が効果を発揮し得る。

- 亜鉛とマンガンを20対1の割合で摂取する（つまり、亜鉛50mgとともにマンガン2・5mg、といった具合に）
- 通常量のアスコルビン酸の摂取

- ペニシラミン（ペニシリンを加水分解して得られる化合物で、極めて水溶性が高く、しかも銅・水銀・亜鉛・鉛などの重金属と反応してキレート錯体を形成しやすいため、キレート錯体形成によって捕捉した重金属原子の尿排泄を促すことができるので、重金属中毒の解毒に用いられており、さらにペニシラミンは免疫抑制作用があるので、自己免疫疾患である関節リウマチの治療薬としても使われる）やＥＤＴＡのような、重金属中毒への下毒作用をもつキレート剤の適用
- 食物繊維が多い食品による食餌（しょくじ）療法

## 3　セレン

セレンの豊富な土壌は、北米大陸中西部を南北に貫くロッキー山脈の東部に広がる大平原地帯（グレート・プレーンズ）と、この大山脈を擁（よう）する米国諸州、とりわけ南北両ダコタ州やワイオミング州に主に見られる。アメリカの北東部・東部・北西部ではセレンが非常に少ない。こうした地域の土壌で育った農作物を食べる家畜もまた、セレンが不足しがちである。中国ではケシャン（克山（ケーシャン））病という心筋症がセレンのサプリを使うことで根絶された。

セレンは腸、特に十二指腸で吸収され、システインあるいはメチオニンと結合する。セレンはこれらの化合物の硫（い）黄（おう）部分に取って代わることができる。セレンは生体組織に微量に存在する。ヘモグロビンには０・65ｐｐｍ（百万分率）、アルファ２グロブリンには５・４ｐｐｍ、インスリンには４ｐｐｍ含まれている。セレンはグルタチオンペルオキシダーゼ（セレンを含み、その抗酸化作用によって、体内に生じた活性酸素を無毒化する酵素）内で活性のある唯一の微量元素である。

男性は女性よりも多くのセレンを必要とする。セレンは成長促進のために必要であり、また、水銀、カドミウム、ヒ素、銀、銅から体を保護する作用がある。土壌のセレン含有量が少ない地域に住む人では、癌の発生率が上昇する。セレンは抗酸化物質であり、ビタミンＥの作用を高める。母乳には牛乳の六倍のセレンが含まれている。

動物由来の食物の方が野菜よりもセレン含有量が多い。優れた供給源としては、ビール酵母、大蒜（にんにく）、レバー、卵がある。セレンは胚芽や糠（ぬか）に豊富に含まれているので、穀物を製粉・精白するとセレンの大半が失われる。セレンの吸収はいくつかの要因の影響を受ける。生物学的利用能（バイオアベイラビリティ）（栄養分や薬物が生体によって利用され得る割合を示す指標で、具体的には、ある薬物なり栄養分を静脈内に直接投与した場合を１００％とみなし、それ以外の経口投与などを行った場合に、当該物質が未変化のまま全身循環血中に到達する割合を〝定数〟として表したもの）は食物により様々である。たとえばマグロよりも小麦の方が生物学的利用能が高い。タ

ンパク質はセレンの毒性を軽減する。大腸菌のような腸内細菌はセレンに結合し、体内への吸収を妨げる。また、鉄欠乏性貧血があるときには、セレンは吸収されにくい。重度の栄養失調状態に陥ると、セレンはゆっくりとしか体内に吸収されなくなる。多価不飽和脂肪酸の摂取により、また、ストレスにより、セレンの必要量は増大する。

動物ではセレン欠乏は、筋ジストロフィー、膵臓萎縮症、肝臓の壊死、不妊との関連があり、また、最近ではHIV-AIDSの流行とも関連している。

動物実験や疫学研究に基づいて、セレンの使用が推奨されているが、それは以下のような症状に対してである。

- **抗癌作用**——予防および治療のために。
- **抗老化作用**——白内障患者の水晶体では、健常者のそれと比べてセレンの量が6分の1しかない。通常老化とともに摂取量も増やすべきである。
- **重金属**（砒素、銀、水銀、カドミウム、銅）**に対する抗毒性作用**

**(1) セレンの摂取**

RDA/DRIは一日55～70mcgである。サプリは一日200～500mcgは摂るべきで、タイプはセレンの豊富な酵母か、酵母にアレルギーのある人は亜セレン酸ナトリウムのいずれでもよい。

**【コラム7】エイズは複合栄養欠乏状態か**

ザンビア、ウガンダ、南アフリカの症例報告によると、エイズはサプリによって抑止できる可能性が示されている。微量元素であるセレンを高用量、さらにアミノ酸のシステイン、トリプトファン、グルタミンを高用量併せて投与すると、ハロルド・D・フォスター医師の栄養仮説によって予想された通り、エイズの症状が急速に改善したことが医師により確認された(2)。

これらの栄養素は体がグルタチオンペルオキシダーゼという酵素を産生するのに必要である。グルタチオンペルオキシダーゼには強い抗ウイルス作用があり（HIVのようなレトロウイルスが宿主生物に感染するために必須の、ウイルスの逆転写酵素に対して、その作用を打ち消す〝拮抗剤〟として働く）、HIVの増殖を大幅に減少させる。残念ながらHIVは、これら四つの栄養素（セレン、システイン、トリプトファン、グルタミン）を人体と競い合って奪う能力を発達させた。体からこれらの栄養分が不足することによりHIVは能率的に増殖することができるのだ。特にHIVはグルタチオンペルオキシダーゼの類似物を生産する遺伝子を持っている。

セレン、システイン、トリプトファン、グルタミンを多く含む食事は、エイズ患者にとって二つの大きなメリットがあるようだ。この食事によって、これら四つの栄養素が体内に再び供給され、HIVが引き起こした栄養欠乏状態が是正される（エイズとは、言うなれば、これらの栄養欠乏状態の組み合わせなのだ）。これら四つの鍵となる栄養素の血中濃度が高まると、体内のグルタチオンペルオキシダーゼ濃度も上昇するため、HIVの増殖はますます起こりにくくなる。栄養療法を受けても患者はHIV陽性のままだが、これらの栄養素があまり含まれていない食事を再開しない限りは、おおむね良好な健康状態を保ったままである。栄養的に貧相な食事に逆戻りすると、グルタチオンペルオキシダーゼ濃度が低下し、HIVが増殖を始め、エイズの周期が再び始まる。

セネガルやボリビアは実に幸運で、もともと土壌にセレンが豊富に含まれていて、食事にはこれら三つのアミノ酸も多く含まれている。結果、人々はHIVにほとんどかからない。フィンランドでは、賢明なことに、肥料にセレンを加えることが義務付けられていて、同様の結果となっている。対照的に、クワーズールー・ナタール州（南アフリカ）では土壌にセレンがほとんど含まれておらず、食事にもHIV感染対策の決め手となる栄養素の何種類かが十分量含まれていない。たとえばトウモロコシにはセレンもトリプトファンもほとんど含まれていない。その結果、大量のトウモロコシを食べる人々はHIVにかかりやすく、HIV関連の栄養欠乏（エイズ）のためにすぐに死んでしまう。

エイズを抑制し、HIVの増殖を止めるには、必要な栄養素の血中濃度が高くなくてはいけない。たとえばセレンは最初の一カ月間、RDA推奨量の数倍の量を摂取する。摂取すべき栄養素の分量についての詳細はフォスター医師の『エイズの真の原因』で考察されている。(3)

## 4　カルシウム

カルシウムなしでは我々はクラゲのようになってしまうだろう。というのも、我々の体内にあるカルシウムの99％は骨か歯に存在しているからだ。毎日700mgのカルシウムが骨に出入りしている。残り1％が血栓形成や筋収縮・神経の興奮伝導・細胞膜の透過性などの制御や、酵素の活性に必須である。ビタミン$D_3$、タンパク質、乳糖（ラクトース）、酸性環境は吸収を増加させる。食事によるリンの摂取があまりにも少ないと（カルシウムとリンの比率が1・5対1を下回ると）、カルシウム吸収は低減するが、西洋の食事ではたいていリンを豊富に摂取できるので、こうしたことはまず起こらない。ところがたいていはソフトドリンクの飲み過ぎで体内に摂取されることになるリン酸が、カルシウムの体内吸収を減らしてしまう恐れがあるのだ。フィチン酸（米糠などに多く含まれる）、蓚酸（しゅうさん）（酢漿草〔かたばみ〕・大黄〔だいおう〕・ホウレンソウ・レタス・ブロッコリー・茄子・里芋・薩摩芋・竹の子・ピーナッツなど、植物界に広く存在し、体内で過剰な場合は尿路結石の形成を助長する）、食物繊維はカルシウムと結合するため吸収を減少させるし、カフェイン、脂肪やタンパク質の過剰、アルカリ環境、飲酒、ストレスによってもカルシウムの体内吸収は減少する。

カルシウム欠乏は小児ではくる病を、成人では骨軟化症を引き起こす。骨粗鬆症は女性によく見られるが、カルシウム欠乏と関連があるものの、カルシウムとマグネシウムの比率といった要因も関連している。血中カルシウム濃度が低下するような急性のカルシウム欠乏では筋強縮（テタニー）（手足の筋肉の強直性痙攣）が起こる。

骨粗鬆症は北アメリカでは数百万人の成人がかかっており、毎年数百万人が骨折している。これらの骨折に起因する死亡率、罹病率（りびょう）は非常に高い。骨粗鬆症は骨の喪失による骨の弱体化であり、年齢とともに増加し、患者は主に女性である。脊椎（せきつい）（脊柱（せきちゅう）を構成している個々の骨）に症状が出ることが最も多い。七〇歳までに女性の4分の1は何らかの脊椎骨折がある。椎骨の前方部分が骨折すると、背骨が前方に曲がって老人性円背（えんばい）（高齢者の背中や腰が大きく曲がってしまった状態）となる。他の圧迫骨折では身長が縮むことになる。おおよそ一〇年で1・5インチ（3・81㎝）背が低くなる。

骨量は、年齢・性別・人種・ホルモン状態・栄養・筋肉の活動度によって決定的な影響を受ける。もちろん最初の三つに関して我々ができることはない。骨粗鬆症の発症を増加させるのはエストロゲン（卵胞から分泌され、月経や妊娠・女性らしい体づくり・骨の新陳代謝などを支える女性ホルモンの一群）の減少であることから分かるように、ホルモンには役割がある。エストロゲン補充療法は骨喪失を遅らせるのに効果があるが、その安全性と長期の有効性に関してはいまだに議論が続いている。

世界各地域の住民集団を調査して判ったのは、カルシウム消費量と骨粗鬆症の発生率の間には相関がない、という事実である。第三世界の人々はカルシウム摂取量が少ないが、骨粗鬆症にほとんどかからない。閉経後の女性（骨粗鬆症の有無にかかわらず）がカルシウムのサプリだけを摂っても、骨喪失に対してはほとんど効果がない、というのが研究者の結論である。

骨粗鬆症とカルシウムの間の相関が低いことについては、マグネシウム欠乏によってその理由を説明できるかもしれない。カルシウムとマグネシウムには互いに密接な関係がある。マグネシウムはカルシウムの活発な輸送を調節しており、マグネシウムのサプリによって骨密度が増加することが示されている。[4] カルシウム欠乏が骨粗鬆症と相関が低いのはなぜなのかということについて、他にも理由があるかもしれない。つまり、最も重要な因子は、その他の栄養素の欠乏なのだ。ビタミンや微量ミネラルは直接にであれ間接にであれ、骨の成長に影響している。ある研究では、マンガンと銅の欠乏によって、骨の健全な形成には欠くことのできない破骨細胞（骨が正常に再構築される際に、既存の骨の破壊吸収を行う、大型で樹枝状の運動性細胞）の活動が低下し、骨密度が減少した。骨粗鬆症の閉経後女性群では健常な女性群に比べて、血中マンガン濃度が、統計的に有意な差をもって顕著に低かった。[5] ビタミンC欠乏も骨の脆弱化に関わっている。[6]

国立衛生研究所（NIH）は「くる病や骨軟化症はビタミンD欠乏の極端な例だが、骨粗鬆症はビタミンDの不十分な状態が長期に及んだ影響の例である」と述べている。[7] 股関節骨折で入院した骨粗鬆症女性らを再検討（レビュー）したところ、50％にビタミンD欠乏の兆候が見られた。[8] ビタミン$D_3$（ビタミンとして分類されているが正確にはホルモン）によって消化管からのカルシウムとリンの吸収が増える。人々は最適な血中$D_3$濃度を保つべきだが、多くの人は保つことができていない[9]。ビタミンDのサプリ（予防目的なら一日1000IU、治療目的なら一日2000～4000IU）を摂ることでカルシウムが最大限の効果を発揮する場所に収まり、そうすることで骨量が増加するのだと我々は考えている。

天然のカルシウム供給源は、骨粉、ドロマイト（白雲石）、牡蠣の殻である。これらは鉛が混じっている心配があるとして、自家製のサプリとして卵の殻を酢に溶かして使っている人もいる。FDA（アメリカ食品医薬品局）の栄養毒物課主任のリチャード・ジェイコブス医師は、これらの供給源には6ppmの鉛が含まれていると報告した。我々はこの報告を考慮に入れるべきだろう。平均的な成人が一日1000mgのドロマイトを使うと仮定すると、一日6mcgの鉛をも摂取することになる。しかし平均的な食事には、一日約300mcgの鉛が入っている。カルシウムは鉛の吸収を減少させるので、これらの天然供給源は一日6mcgの鉛が含まれているとはいえ、最終的な差し引き勘定で考えれば、体内に吸収される鉛の正味量を減少させる可能性がある。我々の意見としては、これら天然のカルシウム供給源を用いた場合に一緒に摂取してしまう可能性がある鉛については、極めて微量にとどまるものであるから、心配する必要はない。天然であれサプリであれ、どんな供給源からでもカルシウムの吸収は同程度である。全てのサプリにも言えることだが、カルシウムの供給源はその吸収を増やしてくれる食物と一緒に摂るのがベストである。

栄養の摂取だけでなく、さらに多くの対策が必要である。骨を再生させるのに最も有効な方法の一つは、物理的な負荷である。骨組織は非常に流動的である。使わなければ、骨量はすぐに失われてしまう。ベッドでずっと臥床していたり、動かないままでいると、どんどん悪化していく。骨に重量負荷をかけることで骨量は増加する。運動習慣のある人は、そうでない人よりも骨密度が高い。定期的に熱心に運動することにより、骨のミネラル量が増加する。子供のときから定期的に身体活動をしていると、大人になった頃には骨量が増加しており、骨喪失の発生を遅らせることができ、しかも喪失のスピードがゆるやかになる。骨粗鬆症による骨折のリスクがある人にとって、運動は有効な治療法である[10]。単なる散歩であっても、一歩一歩の歩行は片足からもう片足への重量移動なわけで、重量トレーニングとして体に有効である。

## （1） カルシウムの摂取

もっぱらカルシウムだけを十分に得たいと思うなら、最良の給供源は、牛乳および乳製品ということになる。しかし乳製品はマグネシウムが少ない。全粒穀物からでも摂取可能である。牛乳にアレルギーのある人はドロマイトやカルシウム塩のようなカルシウムのサプリを使うことができる。成人では一日約１０００mg必要である。妊婦および授乳中の女性はもっと必要である。

骨粗鬆症に対して一日１０００～２０００mgのカルシウムのサプリを加えた健康的なオーソモレキュラー食で治療することは賢明である。さらに、マグネシウム（一日５００～１０００mg）、亜鉛（一日10～50mg）、マンガン（一日15～30mg）を摂るとよい。銅についてはほとんどの人が十分足りている。

カルシウムを含む化合物はいくつも入手可能であり、食物から十分に摂れないときには利用すべきである。単にカルシウムの摂取量が重要というより、本当に重要なのは、吸収される量である。とはいえ、吸収されず腸管内にとどまるカルシウムも、鉛の吸収を減少させることで有用な役割を果たしているのだ。ただし、腸管内で崩壊しない錠剤は、当然のことだが役に立たない。体内に吸収されるカルシウムの量はビタミン$D_3$や乳糖に左右される。これらは吸収量を増加させるが、乳糖不耐症（遺伝的または後天的な、乳糖分解酵素ラクターゼの欠乏や活性低下により、乳糖や牛乳を摂取すると腹痛・鼓腸〔こちょう〕・下痢などが起こる消化不良性で、乳糖を分解済みや含んでいない乳飲料を飲むことで発症を予防できる）の人の場合はこの限りではない。蓚酸、食物繊維（フィチン酸）、脂肪吸収不良は、カルシウム吸収を減少させる。過剰なタンパク質（一日１４２g以上）はカルシウム排出を増大させる。アルコール依存症者では骨からカルシウムが失われていることが多い。

カルシウムは必要に応じて吸収されるため、過剰量の大半は腸管内にとどまって排出される。カルシウムが多過ぎるとマグネシウムとのバランスが崩れてしまう。生物学的にはこれら二つのミネラルは吸収に関して競合関係にある。

## 5　マグネシウム

成人の体内には20～30ｇのマグネシウムがあるが、そのうち半分は骨に存在する。体内に大量に存在する陽イオンは他に三種類あるが、マグネシウムは大半の臨床家に無視されている。骨に存在していない50％のうち、大半は細胞内にある。血漿（けっしょう）中のマグネシウムのうち３分の１はタンパク質と結合している。血清中濃度は１００mL当たり１～３ｇの間である。

硬水を飲んでいる人はかなりの量のマグネシウム（とカルシウム）をこの水から摂取している。現代の園芸家は収穫を上げるために土にマグネシウムを入れるものだが、土壌中のマグネシウムが少ないところもあるかもしれない。食品加工によって全粒穀物から多くのマグネシウムが取り除かれ、水を使った調理でさらに失われてしまう。フィチン酸を含む食物はマグネシウムと結合する。マグネシウムは葉緑素（クロロフィル）に含まれる金属構成要素である。

マグネシウムは腸内のどこでも吸収されるが、主要な吸収器官は小腸である。食物中のマグネシウムは３分の１程度しか吸収されないことが多いが、体内で必要量が増えているときには、吸収量も増える。吸収量はカルシウムとの兼ね合いもある。一つのミネラルが過剰に存在すると、その他のミネラルの吸収を減少させる。吸収は過剰な蓚酸（しゅうさん）、フィチン酸、長鎖飽和脂肪酸によっても妨害される。マグネシウムは腎臓で再吸収される。この再吸収を抑制して尿中への排出を増加させる因子は多くあるが、たとえばナトリウムの摂り過ぎ、高カルシウム血症、ゲンタマイシン（放線菌に由来する、抗菌の適用範囲（スペクトル）が広い抗生物質で、多くの重篤な感染症の治療に用いられるが、強い聴覚毒性と腎毒性がある）、シスプラチン（強力な制癌作用を持ち、睾丸腫瘍・膀胱癌・卵巣癌などの化学療法の中心を成す白金製剤だが腎毒性や催吐作用などの強い副作用と蓄積毒性がある）、チロキシン（甲状腺ホルモンの一種でサイロキシンとも呼ばれ、沃素（ようそ）を含み、物質代謝を盛んにして成長を促進）、カルシトニン（甲状腺から分泌される、32個のアミノ酸から成るペプチドホルモンで、骨のカルシウム放出を抑制し、尿中へのリン酸排出や、腸管でのカルシウム吸収を促進する）、成長ホルモン、アルドステロン（副腎皮質から分泌されるステロイドホルモンの一種で、腎臓の尿細管などに作用して、ナトリウムと水分の再吸収や、カリウム再吸収の抑制や、リン酸の排泄などを促し、体液の浸透圧調整に関与している）のような物質がその例である。

骨に蓄えられたマグネシウムは非常にゆっくりと放出されるので、マグネシウムの欠乏した食事によって血中濃度が低下する可能性がある。ただし、そういう場合でも体内のマグネシウム総量としては正常のことがある。逆に、体内の貯蔵総量が少ないのに血中濃度が正常であることもある。マグネシウム欠乏を最も正確に測るには、二四時間から四八時間の尿中排出検査をすることである。臨床医は自らの臨床的判断をも加味して、マグネシウムによる治療効果を調べることがある。

　低マグネシウム血症は、マグネシウムの食事からの摂取不足、吸収不良、喪失過多のいずれかによるものである。原因として最もよくあるのが、慢性的なアルコール依存症、慢性肝疾患、難治性（アンコントローラブル）の糖尿病、利尿薬や強心配糖体の過剰使用、吸収障害症候群である。[11] アルコールは腎臓でのマグネシウム再吸収を抑制し、慢性肝疾患は二次性（他の特定の病気が原因となって引き起こされることで「続発性」ともいう）のアルドステロン過剰を引き起こし、このためマグネシウム排出が増加する。マグネシウム欠乏の最初期の症状は、食欲不振、吐き気および嘔吐、下痢、精神異常である。刺激に対する過敏もよく見られ、自然と筋肉が痙攣（けいれん）を起こしてピクついたりする。発作が起こることもある。

　マグネシウム欠乏特有の症候群というのはないが、このせいで、あえてマグネシウム欠乏ではないかと疑ってかからない限り、マグネシウム欠乏は見過ごされがちである。神経症状や心臓の症状は、マグネシウム欠乏で起こることもあるし、カルシウムやカリウムの欠乏から起こることもある。カリウム欠乏が関係している状況では、たとえ血清中濃度が正常でも、必ずマグネシウム欠乏の有無を念頭に置くべきである。[12] 少数の症例は多発性硬化症と診断されている。利尿薬やステロイドによる治療、高カルシウム血症、下痢、アルコール依存症、低カリウム血症、液体タンパク食といった臨床的背景があるときには、マグネシウム欠乏を疑うようにするべきである。

　マグネシウムには細胞の成長を制御する重要な役割があるため、マグネシウム欠乏は人を癌にかかりやすくする一因である可能性がある。[13] 癌の代替療法では一般に緑の野菜を摂ることの重要性が強調されているが、これは葉緑素がマグネシウム含有分子であるという事実に起因しているかもしれない。土や水にマグネシウムが豊富に含まれていると白血病がほとんど起こらないことがポーランドで発見された。[14]

　マグネシウムとカルシウムは高血圧の原因に関わっている。かつて高血圧の犯人はナトリウムだと言われたものだが、ナトリウムはほとんど関係していない。カルシウムとマグネシウムは相互に関係しているため、これら両方のイオンが重要である。高血圧においてはマグネシウムが減少しており、高血圧の発生率は飲用水が軟水の地域や土壌中のマグネシウムが少ない地域で高い。マグネシウム塩に血圧降下作用があることはすでに一九二五年から知られている。中程度（モデレート）のマグネシウム欠乏状態にされたラットは血圧が111から131に上昇した。欠乏がより重度になると143へと上昇したが、これは29％の増加ということになる[15]。

### (1) マグネシウムの摂取

マグネシウムの補充が必要な場合には、緊急性があるならば、静脈からも投与できるし、経口でも投与できる。様々なタイプのマグネシウム調合剤が利用できる。最良な（かつ最も安い）ものの一つは、ドロマイトである。これはカルシウムとマグネシウムが2対1の割合で含まれている。キレート型（環状構造を持つ化合物が、金属イオンを挟み込んでキレート錯体を成している状態）の調剤が吸収が良いため理想的だが、それだけ値段も高めである。

マグネシウムのRDA推奨量は320〜420mgであるが、これはあくまで最小限と考えるべきだろう。平均的な「市民」の食事には一日約250mgのマグネシウムが含まれているが、つまり、多くの人は欠乏しているということである。もっと多くの人が天然のミネラル豊富な未加工の〝自然食品（ホウル・フード）の丸ごと全部〟を食べることでオーソモレキュラー食養生（ダイエット）を実践すれば、サプリを買う必要のある人は少なくなるだろう。緑の野菜や海草と同様、ナッツや全粒穀物（ホウル・グレイン）も良質な供給源である。最も豊富に含む食物は、アーモンド、ゴマ（よく噛むこと）、カシューナッツ、大豆、ピーナッツ、糠、小麦胚芽である。マグネシウムサプリを摂り過ぎると下痢を起こすことがある。

## 6 ホウ素

ホウ素はもう一つの微量ミネラルで、骨の強化の一助となる。カルシウム欠乏のラットであっても「ホウ素を適切に含む食事を与えられたラットの背骨は、低ホウ素食を与えられたラットの背骨よりもカルシウムをより多く含んでおり、骨折を起こすのにより多くの力を必要とした[16]」。ラットでも人間でも、ホウ素欠乏にあるときは、尿中へのカルシウム、マグネシウムの排出が多い。

### （1） ホウ素の摂取

食事では果物や野菜がホウ素の主な供給源である。骨粗鬆症の予防にはどれぐらいのホウ素が必要か。恐らく一日0・5～3mgの間で、一般には一日1mgが推奨されている。

## 7 マンガン

体には10～20mgのマンガンが含まれている。約45％は食事から吸収される。健康な人では一日約4mgが排出され、平均的な食事には一日2～9mgが含まれている。マンガンは骨、筋肉、皮膚に蓄えられている。血中では鉄の輸送タンパクのトランスフェリンに結合している。

食物の供給源として最適なのは、ナッツ、種子、全粒穀物である。熱帯産の果物（新鮮な果物やドライフルーツ）や茶もマンガンの供給源である。土壌浸食、溶脱、収穫過剰によって土壌中の含有量が減少する。作物が一見健康そうに見えても、マンガンが十分に含まれているかどうかの保証にはならない。植物が成長するのは、人間の栄養必要量を満たすことが目的ではないということは当然である。アルカリ性の土壌ではマンガンの取り込みが減少する。

マンガン欠乏は成長不全、骨異常、炭水化物代謝における糖尿病様の変調、ひきつけや痙攣（けいれん）の起こりやすさと関連している。癲癇（てんかん）の子供の約3分の1では血中マンガン濃度が低い。統合失調症患者に亜鉛を経口投与すると銅の排出が三倍増加し、マンガンを加えるとその排出量はさらに増えることを研究者は発見した。ジマン滴剤（10％の硫酸亜鉛と0・5％の塩化マンガン）を使うと、統合失調症の治療に非常に有効であることが示されている[17]。

重金属（水銀、銅、カドミウム、鉛など）の過剰は皆、脳の異常を引き起こす。恐らく老化はアルミニウムを含むこれらいくつかの金属に対する毒物反応である。精神安定剤（トランキライザー）により引き起こされたマンガン欠乏は、遅発性ジスキネジア（抗精神病薬の副作用としてしばしば出現する反復的不随意運動）の原因となる。主治医がマンガン投与で改善することを知らない限り、多くの患者にとってこれは不可逆な症状ということになる。ある研究において遅発性ジスキネジアを伴う統合失調症患者一五人に対して一日20～60mgのマンガンを使用したところ、七人が完全に回復し、全く反応しなかったのは一人だけだった。大半は数日以内に反応した。[18] ナイアシン（ビタミン$B_3$）の併用が必要な者もいた。一般にビタミン療法をすることにより遅発性ジスキネジアはほとんど消失する。万一出現することがあっても、マンガンのサプリによって簡単に治療できるだろう。

### (1) マンガンの摂取

マンガンは一日300mgまで用いても比較的安全である。多くの場合、一日100mg以下の用量で十分である。時々マンガンによって血圧が上がったり緊張性頭痛が起こることがある。こうした症状が見られたときにはマンガンは中止すべきである。

## 8 鉄

平均的な成人では体内に3～4gの鉄がある。70％は血中へモグロビンに存在し、残りは骨髄や脾臓（ひぞう）に蓄えられている。鉄の供給源として最適なのは、全粒穀物のシリアル食品、レバー、卵、肉である。乳製品、油、果物、野菜には鉄はほとんど含まれていない。鋳鉄の調理フライパンを使えば鉄分を摂取できるが、毎日このフライパンで決まって料理するわけでもないだろう。

食事からは鉄の10％しか吸収されない。ヘム鉄（肉を食べることで得られる）が最も吸収されやすく、その吸収率は約30％である。血清中のフェリチン（肝臓・脾臓・骨髄の中に見出され、大部分は鉄運搬体として血漿中に分泌されている、鉄結合性で琥珀色の結晶性タンパク質で、鉄を多量に含み、体内の鉄の吸収・貯蔵に関与し、鉄を水溶性かつ非毒性に保つ働きをしている）濃度、食物中のヘム鉄の総量、身体の鉄の必要量・ビタミンC濃度・カルシウムの総量によって、鉄の体内吸収が左右される。非ヘム鉄を豊富に含む食物、腸粘膜の「フェリチンカーテン」での鉄の過剰、リン酸、フィチン酸、蓚酸、タンニン酸の過剰によって鉄吸収は減少する。ＥＤＴＡ（エチレンジアミン四酢酸）は、食品中の酵素から金属を除去して食物の劣化を防ぐために食品添加物として使用されるが、これも鉄吸収を阻害する。

多くのマルチミネラル調剤には鉄が含まれている。これは鉄不足の人にとっては有り難いことだが、すでに鉄が足りている人（主に男性だが、閉経後の女性も）にとっては有害である可能性がある。鉄やフェリチンの血中濃度を調べることで、鉄含有タイプのマルチミネラル調剤を使うべきかどうか、判断する参考になるだろう。

鉄は過剰な血液喪失によって失われるが、女性にとっては月経がこれに当たる。平均的な男性は一日1mgの鉄を、主に発汗を通じて失うが、ほとんど無視できるほどの量である。胃切除後の患者や吸収障害症候群の患者では鉄の吸収が減少している。人口の約10～25％（その多くは女性である）が鉄欠乏である。

鉄の不足は鉄欠乏性貧血を引き起こすが、現代の医者が鉄欠乏を見逃すことは稀である。症状としてはあいまいであるが、日常的に行う血液検査でその存在が実証されるだろう。ヘモグロビン濃度が非常に低いときには、過剰な血液喪失の有無とは無関係に、鉄欠乏の可能性を疑うべきである。

### （1）鉄の摂取

鉄はオーソモレキュラー医学で、高用量では使用されない栄養素の一つである。これまでのところ、平均的な用量以上に必要とされた疾患や症状はない。また、過剰な量の鉄は排出が非常に困難である。しかし、どの栄養素にも言えることだが、最適量は使用されるべきである。鉄の最適量一日5～20mgと狭い範囲である。平均的な男性は一日約10mg、女性は20mg摂取すべきである。

特発性ヘモクロマトーシス（血色素〔沈着〕症〔ヘモクロマトーシス〕は、肝臓・膵臓・皮膚などの組織に、鉄分を含む色素が沈着して、青銅色の皮膚・肝硬変・重度の糖尿病・心不全・性腺機能低下などの症状を呈する疾患で、腸からの鉄吸収が高まる遺伝病の「特発性〔原発性〕」と、肝硬変など他の疾患やアルコール多飲・大量輸血・鉄剤過剰摂取などが原因の「二次性（続発性）」の二つのタイプがある）の患者や、鉄の摂取があまりにも多い人では、鉄が蓄積する。食物中の乳化剤は鉄の吸収を増加させる。男性は吸収過多になりがちである。

## 9　有害金属――アルミニウム、鉛、水銀、カドミウム

ある種の変性疾患は鉛、水銀、カドミウム、アルミニウム、さらには銅、ひょっとしたらビスマスといった金属の蓄積によって引き起こされている可能性がある。老化自体が、こうした金属の一つあるいは複数の負荷によって引き起こされる類いの一種の疾患かもしれない。カール・C・ファイファー医師は銅、鉛、カドミウムの蓄積は記憶力減退と関連があると唱えている(19)。久しきにわたって、アルミニウムには毒性がないと考えられてきた。だがアルミニウムは我々の口にするもの、体に身に付けるものに非常に多く用いられているため、アルミニウムの毒性に苦しむ人がいる可能性がある。アルミニウムは、胃の制酸剤、歯磨き粉、ベーキングパウダー、制汗剤、調理器具、歯科合金（アマルガム）、食品添加物、食品包装、化粧品に用いられている。アルミニウム脳症は最もよくある老化の症状であるアルツハイマー病と関連している。患者は脳の神経原線維変化（微小管結合タンパク質の一種である「タウタンパク」が過剰にリン酸化されて線維化し、神経細胞内に沈着・蓄積する病理現象で、加齢によって出現し、アルツハイマー型認知症などでは脳全体に見られる）や細胞変性があり、脳や脊髄液には非常に多くのアルミニウムが存在している。アルミニウムを脳の一部に加えると、アルミニウムと接触した脳表面に同様の変化が引き起こされる。

これらの重金属はどれも治療に用いられることはない。それどころか、多くの患者では体内にあるこれらの金属の量を減らすための治療が必要である。毛髪や歯の鉛濃度が高いことは、小児の行動障害と関連している。かつては半田付けされた缶、特にフルーツジュースを入れた缶が、鉛が体内蓄積する原因だった。車の排ガスは鉛汚染の主な元凶だった。交通量の多い地域では、車の排ガス由来の鉛が土壌表面にいまだに多い。そのため、こうした土壌中の粒子が洗い落とされないままでは、この土地で育った野菜のせいで鉛中毒が引き起こされる可能性もある。今なお進行中の汚染源としては、軟水を利用する地域の飲み水（鉛の水道管が用いられているとき）、陶器の上薬、鉛含有塗料、

家のほこりがある。

水銀はまた別の有害金属であり、昔から狂気との関連が言われてきた。統合失調症患者の中には、過剰な血中水銀濃度が原因で精神病になっている者もいる。産業が原因の水銀中毒はそれほど多いわけではなく、よくあるのは、我々の多くが口の中に持ち込んでいる汚染、アマルガム充塡である（これは「銀(シルバー)アマルガム」とも呼ばれるが、実際には銀よりは水銀が主な材料である）。歯科医や歯科助手は特に汚染リスクが高い。水銀は魚にも含まれていることがある。アジアでは、海沿いのいくつかの町で、行動障害・学習障害を持った子供の多くが、水銀濃度が高かった。地元の魚が水銀でひどく汚染されていたためである。

カドミウムは非常に有毒である。カドミウムを汚染源として含む古い亜鉛メッキ鉄の管を流れてくる水には、カドミウムが存在している。燃える石炭やタバコの煙にも含まれている。カドミウムの過剰は高血圧、腎損傷、粥状(アテローム)動脈硬化症と関係している。

過剰な銅も含め、これら有害金属はいずれも、精神病・多動性・ひきつけや痙攣・疲労の原因となる可能性がある。これらは皆、フリーラジカル（体の細胞にダメージを与える反応性の高い分子）の増加を引き起こすことで作用を及ぼしているのかもしれない。つまり、これらは、反応せずに遊離(フリー)状態のままでいるべき分子に、むりやり結合する〝酵素阻害毒物〟なのである。加齢や老化に対してもこの機序が関連しているのかもしれない。

### （1） 重金属中毒の治療

単一の金属の毒性と関連した特定の症候群はない。診断するための検査として最善なのは、患者の生活環境を考慮した病歴聴取と臨床的な診察である。毛髪中のミネラル分析は非常に有効であり、定期的に行うとよい（治療によって有害ミネラルが減少しているかどうかを見るため）。可能ならば、亜鉛や銅の血中測定も非常に有用である。ただし、水銀濃度を測定することは非常に困難である。水銀の体内濃度の正確な測定技術に熟達していると確信できないような臨床検査施設なら、わざわざそんなところで検査を受ける必要はない。

治療はこれらの金属すべてについて、同じである。まず第一に、中毒の元凶は何かが特定され、除去されねばならない。第二に、食事から全ての添加物を取り除かねばならない。そうすることで体内からこれらの金属を能率的に排出することが可能となる。第三に、食物繊維の摂取を増やすことだ。繊維は重金属と結合する傾向がある（食物繊維を豊富に含むエサを与えられた鳥は高濃度のカドミウムに対して耐性が強い）。第四に、キレート物質を使用せよ。最も安全かつ安価で、最も簡単に入手可能なのはアスコルビン酸（ビタミンC）である。ビタミンCは重金属に結合する。ＥＤＴＡやペニシラミンも選択肢である。ただこれらは、多くの必須ミネラルもキレートしてしまうため（生体に必須の微量金属元素を、体内で補足してキレート錯体に変え、体外に排泄してしまう）、必須ミネラルの補充も大切である。第五に、セレンはカドミウムと水銀の毒性を弱め、亜鉛とマンガンは体内の銅濃度を下げる一助になる。亜鉛はカドミウムに対する拮抗作用がある。

# 第二部　それぞれの病気の治療

# 第10章　消化管障害

消化管は、単一の管から発展し、構造や機能の点で専門分化してきた。その機能は食物を受容し、消化に備え、消化し、必須栄養素を吸収し、体からその排泄物を出すことである。消化管は口から始まる。食物はこの咀嚼（そしゃく）する（食物を噛み砕く）末端から、次に胃、小腸、大腸、直腸へと送られ、最後に肛門から出ていく。消化管全体が一つの器官であり、臨床的にはそういうものとして治療されるべきである。胃が病気だが他の消化管は健康だ、と考えるのは筋が通っていない。一カ所が病気だということは、全体が病気なのだと考えねばならない。口（歯茎、歯、舌）の健康状態を見れば、その他の消化管の健康についておおよそ具合が分かる。歯科医は患者の消化管の健康具合について、恐らくはその主治医以上にきちんと分かっている。

消化管には、その壁の内側あるいは外側にいくつかの付属腺（消化腺ともいう）がある。腸へ胆汁を分泌する肝臓、腸に膵（すい）酵素（炭水化物を分解するアミラーゼ、タンパク質を分解するトリプシン、脂質を分解するリパーゼなどの、膵臓が分泌する消化酵素の総称）を分泌する膵臓、腸壁の分泌細胞、唾液腺、塩酸やペプシン（胃液に含まれ、胃液中の塩酸によって活性化された、タンパク質分解酵素）を分泌する胃などがこの付属腺である。

消化管の主な機能は、食物の消化・吸収なのだから、消化管の病気のほとんどが食物に関係していることは驚くに当たらないだろう。潰瘍（かいよう）、大腸炎、虫垂炎、糖尿病、肥満症、癌といった消化器系にまつわる多くの病気は、我々の低食物繊維（ロウ・ファイバー）・高糖質（ハイ・シュガー）の食事に対する消化管の反応として症状が出ているに過ぎないのだ。これらは皆、いわゆる糖質代謝症候群の症状である。[1]

典型的なアメリカ人の食事は、消化器系に以下の病気を引き起こす。

●口――歯周病、虫歯
●胃――胃潰瘍、食道裂孔ヘルニア
●腸――便秘、大腸炎、虫垂炎、癌、下痢、ビタミン欠乏
●直腸――癌、痔
●付属腺――膵臓の病理に由来する糖尿病、脂質の病理に由来する胆石

## 1　糖質代謝症候群の症状

### (1) 口

虫歯や歯周病は、糖質が過多で尚かつ繊維質が過少の我々の現代食によって起こる。(2) 虫歯や歯周病と食事の間には明らかな関係性がある。これは数千年前の病気および食事と、現代のそれを比較しても、現代における様々な民族を比較しても、明らかである。イギリスでは新石器時代には4%の歯が虫歯だった。繊維質の食物をすり潰す影響を受ける部分では歯がすり減っていたが、一方現代人の歯は歯同士が互いに触れ合う部分で虫歯が生じている。イギリスがローマ帝国の支配下にある間、虫歯の発生率は12%に上昇した。ローマ人が細かく引いた小麦粉を持ち込み、甘さの美味を広めたのである。数百年後、ローマ人が去ると、虫歯の保有率は5%にまで低下した。16世紀には砂糖がより安価で身近になったため、虫歯の保有率が再び上昇した。現代ではイギリスの人口の半分が五〇歳までに全ての歯を失う。

こうした事実が示しているのは、高度に加工された食物を食べない人には虫歯がほとんどないが、我々の食事を採用して数年以内には、虫歯の発生率が劇的に増えるということである。歯周病は虫歯と関連している。

明らかなエビデンスがあるにもかかわらず納得せず、どんな食物を食べるかが虫歯や歯周病の有無を決定するという考えに反対する人がたくさんいる。二千年以上前にアリストテレスは食物(特に甘い食物)が体内に淀むことで虫

歯が生じると考えたが、自分の歯を守るために砂糖をやめようという人はほとんどいない。砂糖への渇望、砂糖の依存作用というのは非常に強いので、砂糖が有害だなんて多くの人には考えも及ばないのだ。彼らが砂糖と引き換えに経験する痛み・不快・不健康といった代償は、莫大なものである。

歯や歯茎の病気の第一段階は、歯垢（プラーク）の形成である。歯垢とは歯にくっつくゼラチン状の多糖類やタンパク質のフィルム中の細菌の密な集合のことである。この細菌は糖分を酸に分解し、この酸が歯のエナメル質を腐食させる。ある種の食物には強い齲蝕原性（歯牙の感染症である「齲蝕」を誘発させる性質）がある。つまり、虫歯を起こす作用が非常に強いのである。最悪なのがスクロース（蔗糖）である。白い小麦粉はそれほどひどくないが、それでも全粒小麦よりは好ましくない。食物の中には全粒小麦を含め抗齲蝕原性のものがあるが、これは恐らくそのフィチン酸含有量によるものである。

予防法の一つは口腔内を清潔にすることを含め、歯磨き、歯垢の定期的除去、虫歯のもとになるジャンクフードを避ける、全粒穀物の摂取、繊維質の食物の摂取、細菌に対する抵抗力を高める一般的対策、といったことが挙げられる。本書の著者たちは様々な理由から、飲料水にフッ素（弗素）を添加することに反対せざるを得ないわけであるが、その理由の一つは、「虫歯の予防」ばかりを大々的に言挙げしてフッ素添加水道水の正当化が行われてきたけれども、歯周病への危険性については全く無頓着だからである。水にフッ素を加えることで虫歯はわずかに減るかもしれないが、歯周病には何ら効果がない。フッ素添加された水で育った人は、フッ素添加された水を飲まなかった人と比べて、一生のうちで歯科充塡の数が平均0・5本少ないだけだった。[3] フッ素に頼る気持ちがあると、砂糖を多めに食べても大丈夫だという甘えにつながってしまう。ヨーロッパでは事実上全ての国でフッ素添加は中止されている。

歯周病と虫歯によって歯を失うことになる。こうしてその後の人生では、食物をしっかり噛めないことや、入れ歯を使い続けないといけないことが問題になってくる。食物をしっかり噛めないことは、消化や吸収の不調の一因となる。

歯周病の他の原因には、アスコルビン酸やビタミン$B_3$（ナイアシン）の不足がある。古典的壊血病の特徴的な症状には、歯茎の出血、腫れ、痛みがある。古典的壊血病は稀だが、潜在性壊血病は非常に多く見受けられる。アスコルビン酸を使うと歯茎の調子が良くなったという人が多いが、ナイアシンについてはあまり知られていない。ナイアシンを飲んでいるからといって、歯のケアや清潔さ（プラークの除去など）が不要になるわけではないが、歯科衛生に気を遣っても歯周病が治らないときには、ビタミン療法の適用が考慮されるべきである。様々なタイプの栄養不良が口に症状を引き起こす。たとえばリボフラビン（ビタミン$B_2$）欠乏によって、口角に痛みを伴う赤い病変（口角炎）を生じたり、舌の炎症（舌炎）を生じる。ピリドキシン（ビタミン$B_6$）欠乏も口角炎や舌炎の原因となる。

## （2）胃と十二指腸

潰瘍の原因となる大きな要因は、ヘリコバクター・ピロリ（ピロリ菌）感染である。これは抗生物質により治療されている。しかし栄養的要因も非常に重要である。消化管がすでに病弱な人は、細菌感染症にかかりやすくなっている。潰瘍と感染症の関係性が発見される以前には、栄養療法が唯一の効果的な治療法だった。

胃と十二指腸の潰瘍は、病理学的にはそれぞれ異なる病変のように思われる。二つのうち、十二指腸潰瘍の方が、食の不摂生との関連性が強い。胃潰瘍は糖質代謝症候群の兆候であり、主に胃の幽門部側（「幽門」は、胃の出口の、十二指腸に接して細く括［くび］れている部分で、輪状の括約筋があり通常は閉じているが胃内の食物の状態により開いて腸に送る）や十二指腸に生じる。[4] 消化性潰瘍の罹患率と我々の食事の質の悪化の相関についてのエビデンスは強いが、この相関には例外も多い。これは恐らく、消化性潰瘍の疫学が不確実なためであるが、ジャンクフードの疫学を研究することが非常に難しいため、消化性潰瘍の疫学がますます不確かになってしまうのだ。

糖質代謝症候群の他の症状と同様、消化性潰瘍も精製食物を食べる人において罹病率が高いということが明らかになっている。イギリスのロンドンでは一九〇〇年以前には消化性潰瘍の罹病率は0・1〜0・3％だったが、世紀の変わる頃には1％に、一九一三年以後は2・2〜3・9％の間である。主な合併症は、出血、穿孔、幽門狭窄症（胃の出口である幽門部が、癌や潰瘍などで狭まり、胃内容物の腸への移動が阻まれて、嘔吐のほか食欲不振・体重減少・脱水・栄養不良を呈する）である。その罹患率は年齢が上がるにつれて増加し、ある集団では20％までが消化性潰瘍の症状を呈している。

胃にタンパク質が不足することが、潰瘍形成の主な原因である。というのも、胃液はタンパク質などの食物によって自然と薄まるが、この作用が減少すると、粘膜はより多くの酸にさらされることになるからだ。我々人間の先祖は、新鮮で「生きて」いる食物を「丸ごと全部(ホウル)」食べるという食事を頻繁にこまめに行う食生活に適応してきた。狩猟者や採集者として、食物を探し回ったり狩りをしながら食べていた。野菜は調理の必要がなかったし、動物食のほとんどは〝這い虫(ワームズ)〟（ミミズや、蜂の子・青虫・芋虫など昆虫の幼虫）や〝足のある虫(バグズ)〟たち（昆虫一般にクモやエビなども含む）、小動物など小型のものだった。大型動物はほとんどの人にとって主要な食事の一部ではなかった。食物は食べられるときやお腹がすいたときに食べるものだった。加熱調理(クッキング)が行われるようになると、人は自分たちの都合よい時間に食事ができるようになり、食生活のあり方が大きく変わった。食物は加熱調理されるべきものになったのだ。後に、農耕や都市生活に順応するにつれ、労働の必要性のために一日三食食べることが実際的になった。これは今なお一般的なスタイルであり、これにさらに液状だったり砂糖たっぷりだったりの間食が加わっている。狩猟採集を生業(なりわい)としていた我らが祖先は大体いつでも、何かしらの栄養豊富な食物を小腹に入れていたものである。

新鮮な生の（すなわち細胞の段階(レベル)では、まだ「生きて」いる）食物を自由に食べること、これこそが我々の消化管が適応してきた食事スタイルだった。これは、大量の食物を数分のうちに、たった数回だけ食べる現代のスタイルとはずいぶん異なっている。理想の食べ方は、起きている間は生きた食物を少量ずつしっかり食べることである。消化はゆっくり進むもので、栄養素の放出にしても、消化器系に過剰な負担がかからないようにゆっくり行われるものである。

こうした食事スタイルは、消化管を成り立たせている大切な一大要素に大きな影響を与える。それは腸内細菌叢(さいきんそう)である。生きている新鮮な食物には、細菌が増殖する時間がほとんどないため、細菌の付着が少ない。細菌数は胃の中の胃酸によって、さらに減少する。乳酸菌(アシドフィルス)のような酸に耐性のある細菌は生きて胃を通過することができる。いったん食物が小腸に達すると、そのpH（水素イオン指数）はアルカリ性になる。人体内の温かさ、湿度、豊富な食物の存在は、腸内細菌にとって理想的な生息環境であり、細菌が繁栄する。消化管を下降するほど、さらに細菌数は多くなる。小腸上部には1mL（=1cc〔立方センチメートル〕）当たり一万個以下の細菌しかいないはずである。大便の重量の大部分は細菌である。

人体には（少なくとも上部消化管には）、細菌数を抑えるためにいくつかの仕組みがある。その第一は、胃における強い酸である。この点、胃酸の少ない人は、大きな不利を被って（こうむって）いる。つまり、細菌や真菌が過剰繁殖する弊害（へいがい）を受けやすくなってしまう。別の仕組みには、回盲弁（かいもうべん）がある。これが細菌を含め大腸内容物が小腸に逆流することを防いでいる。細菌は十二指腸に分泌される胆汁や膵液によっても抑制される。これらには殺菌力があり、細菌の細胞を消化するのを助ける。消化管の免疫的防御も重要である。最後の手段としては、蠕動（ぜんどう）運動である。これにより腸内容物が前へ前へと押し出される。

細菌は毒素を産生し、この毒素が腸壁を傷付ける。このため、栄養素や水分の吸収が妨げられる。腸内細菌の立場からすると、これは望ましい適応である。というのも、細菌は自分にとって利用できる栄養素や水分を確保できるからだ。人体は腸内での細菌の増殖という不可避な状況に対して適応したわけだが、それは、結腸という栄養吸収が最も少ない場所でなら目一杯に繁殖しても許してやろうという形で適応したのだった。食物が結腸に到達するまでには、水溶性栄養素のほとんどはすでに吸収されている。結腸は細菌数が最も多いが、ここでなら腸内細菌による人体への害ははるかに少なくて済む。繊維の豊富な食事は蠕動運動を刺激し、食物はおおよそ一日以内に通過する。結腸は普通一日に二回ほど排泄により空っぽになる。便秘の人では三日とかそれ以上出ないことがあるが、その分、細菌が過剰増殖する時間を多く与えてしまっている。

申し分のないことに、我々には細菌の悪影響を最も少ない手間で（必要なエネルギーの点で）、最小限に抑える消化管メカニズムが備わっている。細菌は腸に大きなダメージを与えるが、このメカニズムのおかげで、腸へのダメージがほとんどない箇所でだけ、細菌増殖が許容されているのである。しかしこのメカニズムを保つには、細菌汚染のない食物や水を摂取する必要がある。これは人間が〝生きている食物（リビング・フード）〟を摂取することによってのみ可能なことであった。

全ての生き物は生命が停止するとすぐに腐り始める。したがって食物を貯蔵するためには、いかに細菌の悪影響を最小限に抑えるかということが問題となってくる。ひょっとしたらモーゼとその信徒により実践されていた古代宗教における血液に対する禁忌(タブー)は、そうした腐敗を抑える試みであったのかもしれない。血液は腐敗して病原微生物の温床になりやすいため、肉の保存性が高まるように血抜きをした、ということかもしれない。もう一つの古代の技術は加熱調理である。これによって細菌汚染部分はほとんど取り除かれるし、料理された肉は腐敗が遅い。この利点は食物を初めて加熱調理した人々に認識されていたに違いない。後に、加熱調理した肉の方が好まれるようになった。加熱調理した肉を初めて食べることは当初、現代人が肉を生で食べるのと同じくらいの嫌悪感があったに違いない。食物をジャンクフードに変える全ての現代技術は、食物を保存する必要性や、腐敗(細菌汚染)から食物を守る必要性に起源がある。

全般的に言えば、我々は、食物を細菌汚染が比較的ない状態のままで常時供給できる体制を、成功させてきた。しかし棚に長く保存しておけるということは、「生きている食物」を「食物の姿をした人造物」に変質(コンバート)させているわけで、その代償は大きい。だが少なくとも、この人造物は細菌汚染から免(まぬが)れていられる。ところが発展途上国に住む多くの人は、ひどい細菌汚染に甘んじなければならないのだ。彼らには食物を保存するための技術的手段がないし、彼らの水は汚染されている。彼らは小腸に極めて大量の細菌を受け入れてしまうことになり、その結果、慢性の下痢に苦しむことになる。ジャンクフードにさらに汚染された食物や水が加わることで、胃と腸が細菌汚染を抑制する能力は実質破壊されてしまう。

彼らの免疫防御の働きは栄養不良のために弱まり、食物繊維の不足のために消化管も遅鈍(ちどん)で弱々しい蠕動(ぜんどう)しかできない。このため、腸の細菌数が増加する。要するに、産業技術の〝恩恵〟がまだ社会の隅々にまで行き届いていない地域に住む人々は、二重の危険に挟まれながら暮らしているのである。まずもって食物も、からだの消化管の中も、細菌が過剰増殖してしまう危険に直面しており、しかも我らが現代文明のもたらす危険が、これに追い撃ちをかける、という形で。

今日、「一日一食」のスタイルは稀ではなく、そういう人では胃に食物が入ってこない時間が長い。空の胃に胃酸分泌が過剰に起こらないのであれば、これは断食のようなものだから身体も耐えられる。だが糖分は多いが繊維分が少ない食物を摂取すると胃酸分泌が絶えず促されることになる。通常では食物の咀嚼が始まると、脳からの信号により胃液の分泌が開始され、食物と胃液が胃で同時に混ざり合う。胃酸は食物中のタンパク質とすぐに結合し、消化が始まる。余分な酸が残って胃壁や十二指腸壁を刺激するようなことはしない。しかし人工的な食物を食べると、タンパク質がほとんど存在しないため、分泌された胃酸（化学的にはpH1～2の強酸性の塩酸）は結合しない。糖やでん粉は胃酸と結合しない。おまけに、ただでさえ「一日一食」の食事を〝まがいもの〟の人造食品で済ませている粗末な食生活で、ソフトドリンクを飲んだりしようものなら、この種の清涼飲料には酸が大量に含まれていてこれも体内で中和せねばならないので、飲食物が消化管に及ぼす酸の負担はますます高まってしまう。一日に一回タンパク質を多く含む食事を摂っても、酸に対しては部分的な保護にしかならないのだ。

食物アレルギーはもう一つの要因である。どんな食物も少数の人にとってはトラブルが起こり得る。我々がアレルギーを起こす食物というのは、実にたいていは我々が最も多く食べる食物（主食）なのである。西洋ではこれらの食物は一般的な穀物（特に小麦）、肉、乳製品（特にアメリカやカナダのような乳製品をよく消費する地域において）である。砂糖はいつでもどこでも問題である。アレルギー反応によって消化管のどこに影響が出てもおかしくない。口が腫れたりむくんだり、肛門の掻痒症など、様々な反応が起こり得る。反応として多いのは、浮腫、腫脹、粘膜充血、筋肉活動の増加あるいは減少である。どういう症状が出るかは、どの箇所に最も影響が出やすいかによって決まる。のどでは痰が過剰に出る。胃なら弛緩したり（「胃筋衰弱症（アトニー）」すなわち胃壁の筋肉の緊張力が非常に衰弱して蠕動も減退し、胃もたれ・吐き気・便秘・食欲不振・全身衰弱などの症状を呈するに及ぶ）、すぐ空腹になるかもしれない。腸の蠕動運動は活発になり過ぎてひどい下痢をきたすこともあれば、遅鈍になって便秘になったり、あるいは下痢と便秘を交互に繰り返すこともある。アレルギーのある食物を食べた後には、腹部の膨満感を訴える人が多い。

食物アレルギーの症状は必ずしも不愉快なものばかりではない。ある食物にアレルギーのある人が、その食物に依存症になったり、定期的にしょっちゅう食べていないと不快になるということもよくある。不安・緊張・強い空腹感・特定の食品への渇望といった離脱症状（嗜癖〔しへき〕性のある薬物などを常用して依存状態に陥ったのちに、その使用量を急激に減らしたり中止すると心身に現れる各種の症状）を呈することもある。甘いものや牛乳への渇望は特によく見られる。これらの食物を摂ると、症状はすぐに落ち着くが、それも次の離脱症状が現れるまでのことである。消化性潰瘍の食後の典型的な痛みは、離脱症状の一つであることが多く、時に非常に重篤になることもある。不安症の患者が、砂糖や牛乳を急にやめた後で、深い鬱状態になることは珍しくない。

消化性潰瘍の治療に一般に用いられる牛乳食は、牛乳のタンパク質が胃酸と結合することで過剰な酸を中和するが、潰瘍の治癒の妨げとなることがある。一部の消化性潰瘍患者は、牛乳および乳製品の消費を完全にやめるまでは、治癒しないだろう。消化性潰瘍の治療として、全粒穀物や（加熱調理していない）生野菜の重要性を強調した体にいいものだけを食べる食事法がある。三度の食事を少なめにして、そこに間食を加えるとよい。制酸薬はほとんど必要ないだろうが、痛みによる不快感があまりにも強いときは鎮痛剤を使うべきだろう。

潰瘍に対して特別な治療効果のあるビタミンやミネラルには、ビタミン$B_3$（ナイアシン）、ビタミン$B_6$（ピリドキシン）、ビタミンC（アスコルビン酸）、ビタミンE、亜鉛がある。マンガンもここに含めてよいかもしれない。潰瘍と酸を同一視して、酸を摂取することを恐れている人がたくさんいる。彼らはアスコルビン酸やナイアシンを摂ると潰瘍が悪化するのではないかと心配しているが、これらのビタミンは両方とも非常に弱い有機酸である（胃酸よりはるかに弱い）。したがって、これらのために酸の負荷が増加するということはない。それどころか、ナイアシンは酸と結び付いて、酸の負荷を軽減することが示されている。ナイアシンによってヒスタミンの放出が促され、胃酸が多く出ることも時々ある（ナイアシンにより起こる紅潮〔顔などの局所で血管が拡張し、火照って皮膚表面が赤くなること〕はヒスタミンフラッシュとも呼ばれている）。胃潰瘍があるからといってナイアシンを控える必要はない。ほとんどの人は使って差し支えないだろう。

食道裂孔ヘルニアによって胃酸が食道に逆流すると症状が出る。主な症状は胸骨の裏の痛み、出血、潰瘍形成であり、さらに進行すると線維化や狭窄を生じることもある。全体的な発生率は人口の約30％であるが、発生率は年齢とともに上昇し、四〇歳以上では9%のところ、七〇歳以上では69%に達する。発展途上国では非常に稀である。ある仮説によると、食道裂孔ヘルニアは、便秘によって排便時に無理をして、そのせいで腹腔内圧が上昇することによって起こる、と考えられている。[5] この疾患は糖分は多いが繊維分が少ない食事による直接的な結果である。

### (3) 膵臓

糖尿病は糖質代謝症候群の主な症状の一つであり、食物繊維が非常に少なく、かつ、精製した炭水化物(特に砂糖)が非常に多い食事によって引き起こされ、今や世界中で見られる疾患である。[6] 精製された純度の高い糖質は、〝強調作用〟が二重に働くことで、摂り過ぎれば膵臓に損傷を及ぼす。つまり純度が高いので、糖そのものの正味量としてはあまりにも多くの量が体内に取り込まれることになるし、その吸収速度もあまりにも急激となるのだ。砂糖を摂れば、一日の糖質供給量をほんの数分で消費することも簡単である。ただしそれから膵臓は血中に流入した大量の砂糖を処理せねばならない。消化管全体にストレスを与えるような食事の処理を併せて行うことはもちろんである。今日、北アメリカでは年間一人当たりの砂糖消費量は約125ポンド(56・7kg)である。精製糖質の過剰消費は肥満につながり、肥満は耐糖能の低下と関連している。肥満者の全員が正常な耐糖能だとは考えにくい。多くが成人発症の糖尿病にかかっていると診断されている。彼らにはインスリンは必要ない。なぜならほとんどの症例では体重を正常範囲にまで減量することでこの種の糖尿病は改善するからだ。糖尿病という診断はどうしてもインスリンを手放せない人だけのもの、となるべきだろう。これらの肥満者では相対的な低血糖症あるいは高インスリン血症である。最良の治療は、砂糖を含まない食事、あるいはもっと好ましいのは、ジャンクフードを含まない食事を摂ることである。

肥満は医学的に好ましくないと考えられており、様々な症状と関連している。これらの症状には余分な脂肪の負荷によって体重が重いことが直接的な原因となっているものもあれば、肥満からというよりは肥満の原因となった食事が原因で現れる症状もある。肥満そのものも、肥満に伴って現れる様々な症状も、精製された糖質は多過ぎるのに食物繊維が少な過ぎる食事によって、生じているのである。肥満の危険性をめぐっては今なお喧しい議論が繰り広げられているけれども、恐らく肥満をめぐる健康問題が日常生活の基本を成す食習慣と直結しているせいで、肥満論議は収束する気配がないのだろう。私（A・H）は様々な身体的・精神的訴えを持った肥満患者をたくさん診てきた。彼らにオーソモレキュラー栄養治療を施すとともに十分な身体運動を行わせると、たいていは先ず「すごく体調がよくなってきた」と体感し始め、それに続いて体重がすぐに分かるぐらいハッキリと減っていくのである。

**(4) 胆嚢**

胆嚢の主な病気は結石であり、結石の主な成分はコレステロールである。平均的な結石について、その成分がコレステロールである割合は、イギリスでは60%、アメリカでは74%、スウェーデンでは88%である。胆石に含まれるカルシウム化合物は割合としては低い。胆石の形成は過飽和胆汁の産生から始まり、続いてコレステロールの微小結晶の沈殿および増殖が始まる。胆石は西洋の国ならどこでもありふれたもので、第二次大戦後にはほとんど流行り病といってよいほどに増加した。

数百年前には胆石は稀な病気だった。次第に増えてきて、貧困な人ほど、若い人ほど、罹患率が高い。こうした状況は発展途上国ではあまり見受けられない。一九二三〜五五年にガーナで行われた四三九五人の死後解剖のレビューによると、胆石の症例は一つもなかった。発展途上国で胆嚢の病気にかかるのは、富裕層で、かつ太っている人であることが多い。彼らは西洋風の食事を食べることが多いのだ。世界中の人々が、西洋風の砂糖を大量に使った加工食品の食事に切り替えており、胆嚢疾患の発生率も増加している。たとえばカナダのエスキモーにはかつて胆石はほとんど見られなかったが、今や胆石の手術は他のどの手術よりも多い。

胆石の形成はいくつかの要因で起こる。第一に、胆汁分泌の減少である。動物実験では、精製された糖質が多い食事によって、胆汁酸塩の形成が減少した。第二に、コレステロール形成の増加である。過剰なコレステロールの主な原因は、精製された糖質（特に蔗糖〔スクロース〕）の過剰摂取と、食物繊維の不足である。食物繊維の摂取を増やすと、コレステロール値が下がる。

胆石は糖質代謝症候群の症状であり、ジャンクフードを含まない食事によって予防できることは明らかである。いったん胆石ができてしまったら、手術で取り除いたり、コレステロールを溶かすことによって除去する必要があるかもしれない。良質な食物（精製された炭水化物を一切含まず、食物繊維が豊富な食事）だけを食べる食事を続けることで、胆石の再発を抑えることができるだろう。

## （5） 小腸および大腸

我々の先祖にとって栄養とは、〝生きている食物〟を丸ごと全部食べる食事のことだった。それは飲み込む前にしっかり噛まねばならなかった。現代の精製された食物はほとんど噛まずに簡単に飲み込むことができるので、ほとんど唾液を含んでいない。砂糖は全く噛む必要がない。〝丸ごとのままの自然食品〟（ホウル・フード）は噛まないといけないので胃に入るのはかなりゆっくりだが、糖質は咀嚼の必要もなく胃に投げ込まれるようなものなので、消化管はそれらをうまく処理できない。食物繊維は天然の過食予防薬なのだ。

胃の中で、精製した食物は〝丸ごとのままの自然食品〟ほどかさばらず、胃の滞留時間が長い。胃が膨らまないことが胃食道逆流（胸焼け、〔未消化の食物の、胃から口への〕吐き戻し）の原因かもしれない。[7]砂糖は水溶性であるため、胃内でその水溶液は非常に濃く、他の食物の成分と違って高い浸透圧活性がある。ある検査において、ステーキを食べた後、胃内容の浸透圧は250（mOsm/L〔ミリオスモル毎リットル〕）だったが、牛乳とドーナツを摂取した後では450だった。これだけ強い水溶液は細胞にダメージを与えるし、胃が空になるのも遅くなる。

食事中の食物繊維の量が、食物の体積（かさ）や腸の通過時間に影響を与えるし、人が慢性的な便秘にかかるかどうかもこの影響を受ける。麸（ふすま）や糠（ぬか）は安全性の高いベストな緩下剤（かんげざい）（おだやかに作用して便通をよくする下剤）の一つであることは昔から知られている。「固い物を食べると、柔らかく出てくる。柔らかい物を食べると、固く出てくる」という適切な表現は、食物の影響をうまく説明している。食物繊維によって蠕動運動が適切に刺激され、腸の通過時間が正常化する。巷にあふれる〝糖分は多いが繊維分の足りない〟食品では、通過時間が大幅に長くなる。腸内容が消化管内にあまり長くとどまると、食物繊維やその他の成分はもはや適切に機能できない。食物繊維は腸内細菌が繁殖する手段でもあり、また、胆汁色素やその他体内で不要となった残留物を吸着する働きもある。

カドミウムのような有害ミネラルを吸着する働きもある。腸内細菌と腸機能の関係はとても重要である。総じて腸内細菌は共生的であって有害なものではない。ある種の状況（コレラ感染など）やある種の治療（抗生剤など）のために腸内細菌叢が損なわれ、重度の下痢が起こることもある。下痢を起こす状況は非常に多くある。

虫垂（盲腸の先端部の突起で「虫垂突起」ともいい、大腸と相同の構造をしているがリンパ系器官になっている）は無用の痕跡器官だと長く考えられてきたが、現在では重要な機能があると考えられている。デューク大学医療センターの研究者は「虫垂にいる善玉菌（消化の際に助けとなる存在）は腸内容を一掃するようなひどい下痢があっても生き残り、腸内で再び増殖することができる」と唱えている。つまり、虫垂は善玉菌が平穏無事に過ごす隠れ家のような場所なのだ[8]。

食物繊維がほとんどないときには、これらの機能はうまく働かない。蠕動運動が停滞すると、結腸に便内容が蓄積する。そのために血液の還流する静脈に圧力が加わる。これが痔や静脈瘤を引き起こす主な要因の一つである。腸に長くとどまることで、比較的少ない量の便内容から、より多くの胆汁色素が吸収されてしまう。便内容が腸壁と接触する時間が長くなるためである。特に北アメリカの男性に大腸癌の発生率が高いのは、これが主な要因だと考えられている。食物繊維を多く含む食事を摂っている人では大腸癌の発生率が非常に低い。腸内での滞留時間が長いほど、発癌物質が形成される可能性が高くなる。

腸の障害の第二の主な要因は食物アレルギーである。アレルギーのある食物を口の中に入れるだけで、すぐに蠕動運動が過剰になる人もいる。下痢はアレルギー反応として非常にありふれた症状だが、もっとよく見られるのは、下痢と便秘の繰り返しである。牛乳やパンのような主要な食物が関与していることが多い。アレルギー反応として下痢が起こっているときでも、食物繊維の豊富な食事を摂るのがベストである。下痢と便秘の振れ幅をゆるやかにしてくれるだろう。アレルギーに対する生体組織の反応として最も多いのが、腫脹と分泌である。唇と舌が腫れ、副鼻腔の粘膜が分泌によって水っぽくなる。恐らく同様に腸粘膜も水っぽくなって、腸が過敏になっているだろう。アルコールは、代謝プロセスが砂糖と似ているのだが、他のアレルギーの増悪を招く。砂糖にも同様の作用がある。

大腸憩室(けいしつ)症は糖質代謝症候群の主要な症状である。これは一九〇〇年以前には極めて稀だったが、二〇年も経たないうちに西洋ではよくある病気になった。一九三〇年には四〇歳以上の人々の約5％に憩室があると推測された。今や結腸で最も多い病気となっている。八〇歳になるまでに3分の2がこの病気になっている。対照的に、いまだに食物繊維の豊富な食事をしている人では、極めて稀な病気である。しかしそういう人も、〝糖分は多いが繊維分の少ない〟食品を食べるようになると、その罹患率（発病率）が急激に上昇する。食物繊維を豊富に含む小麦粉の使用が余儀なくされ、砂糖の入手が困難となった第二次大戦中にはこの病気の発病率の増加がピタリと止まった。

憩室症は筋線維の間で腸壁が絞られることにより発症する。腸内容が豊富で柔らかいと（つまり、食物繊維で体積(かさ)が多いと）、圧力が少なくて済み、結腸でそれほどきつく締められない。腸内容を蠕動で送り出すのに大きな圧力や負担が必要でないのだ。それでは、腸疾患の治療に無刺激な柔らかい食事が非常に長く用いられてきたのはなぜなのか。食事中に粗い粒子が含まれていると、憩室に刺激を与えたり、憩室の中に入り込んで、穿孔(せんこう)を引き起こすと信じられていたのだった。きめの粗い食物や食物繊維は腸の過敏性の原因だと考えられていた。実際には人々の食事の大半はすでに柔らかくて食物繊維が少なかったのだが、食物繊維が豊富な食事は問題の原因とされたため、治療としてそういう食事が供されることはほとんどなかった。しかし食物繊維の乏しい食事では症状を悪化させるだけのことであって、この病気を慢性化させることにしか役立たなかった。

大腸や直腸の癌は糖質代謝症候群を起こす食事と関係性がある。北アメリカおよびヨーロッパの国々では、この癌は他のどの癌よりも多くの人命を奪っている。アメリカでは毎年七万人の新規症例が報告されているが、発展途上国では稀な病気である。発展途上国ではポリープも稀であるが、西洋諸国では非常によく見られる。発展途上国で生まれ育った人が、自国においてであれ、西洋諸国に移住するのであれ、〝食物繊維が少ない〟食生活をするようになると、ポリープや癌の発生率（発病率）が増加する。いくつかの要因が関与しているが、一つの大きな要因は、細菌の作用による発癌物質や、胆汁酸塩の濃縮による発癌物質である。通過するのが遅いため、大腸に発癌物質が長くとどまることももう一つの要因である。食物繊維が豊富でかさがある便は腸の通過時間が速やか（すみ）であるため、癌を発生させるリスク因子すべてを軽減する。

潰瘍性大腸炎は西洋化した国民にとって、もう一つのよくある問題である。糖質代謝症候群の他の症状にも言えることだが、本症の存在も〝糖分は多いが繊維分の少ない（ハイシュガー・ロウファイバー）〟食生活（ダイエット）が原因である。これは現在も食物繊維が豊富な食物を常食している発展途上国では極めて稀な病気であり、先進国ではありふれた病気である。クローン病にも同じことが言える。

### (6) 直腸

静脈瘤、深部静脈瘤血栓症、痔は便秘によって引き起こされ、これらは三つとも非常によく見受けられる。静脈瘤は痔と同じくらい厄介で、痛みを伴うこともある。深部静脈血栓症は肺塞栓（そくせん）の原因として最も重要である。腸骨大腿静脈血栓症を発症した人の約半数は程度の差はあれ、肺塞栓症も併発している。肺塞栓は全ての病院死の約5～9％を占めている。痔はその他二つの症状よりもいつも先に起こる。三つとも発展途上国では稀であるが、食事が悪化するにつれ次第に多くなり、食事がほぼ完全に加工されている先進国では患者数が最も多くなる。

主な原因は便秘である。固い大便を排泄するには腹圧を上げねばならない。この圧力は大静脈やその支脈にもかかる。脚部の静脈にも圧力がかかるが、ここの静脈弁はこの圧力に対して無力同然である。圧力が繰り返し何度もかかるにつれて、これらの静脈の直径が次第に拡大し、ついには静脈弁が静脈を閉じることができなくなる。静脈還流の停滞（血液が心臓に戻るのが困難になること）を悪化させるどのような要因も、静脈の拡張（静脈が部分的に異常拡張して瘤（こぶ）のように膨れたものが「静脈瘤」）を増悪（ぞうあく）させることになる。これにはたとえば、長時間の座位、大便がつまった直腸による静脈圧迫の増加、妊娠が含まれるし、ひょっとしたら体をきつく締め付ける衣服も含めてよいかもしれない。

治療にはオーソモレキュラー栄養（食物繊維を多く含み、砂糖を含まない食事）を用いるべきであり、これによって慢性的な便秘は解消するだろう。食物繊維が多い食事を続けても便秘が治らない場合には、アスコルビン酸（ビタミンC）の使用量を、便が柔らかくなるまで増やすべきである。ビタミンCは炎症を起こして過敏になった組織の治癒をも促進してくれるだろう。治療効果のある他の栄養素も用いるべきで、特に大量のビタミンEがよい。ビタミンEは肛門に直接塗ると、痔による掻痒（そうよう）（かゆみ）感が軽減される。痔がすっかりできあがってしまっているならば、痛みや感染症を治すためにその他の医学的治療が必要であり、手術が必要となることもある。しかし今後起こる可能性のある痔や静脈瘤は、オーソモレキュラー療法により予防すべきなのだ。私（A・W・S）は長期間（五年あるいはそれ以上）のビタミンEサプリの投与によって脚や足首の静脈瘤が改善した患者たちをこの目で見てきた。

## 2　治療の選択肢

基本的な治療は、我々の消化管が適応してきた食物へ戻すこと、アレルギーのある食物を避けること、必要ならば最適量の栄養素を使用すること、である。〝生きている食物（リビング・フード）〟を常食（ダイエット）していれば、これらの病気にかかるのを防ぐことができる。これらの病気がいったん現れてしまうと、食事の改善だけではそれほど効果がないだろうが、それでも、以下の原則に従って、食事改善すべきである。

- 〝丸ごとのままの自然食品（ホウル・フード）〟だけを食べる。ジャンクフードはいけない。
- アレルギー反応を起こす食物はいけない。

さらに、主に二つの理由から、サプリメントも使用すべきである。第一に、食事に適切な栄養素が含まれていても、病弱な消化管ではそれを能率良く吸収することができないためである。典型的なジャンクフードには、生命および健康の維持に不可欠な各種ビタミンおよびミネラルの含有量が極めて少ないことが多いため、栄養吸収不良になるのは尚さらのことである。第二に、どんな病気にせよ、人体の正常な回復プロセスにおいては、大量の栄養素が必要となるものだからである。

ほとんどの種類の水溶性ビタミンBが50～100㎎含まれていて当世だれでも簡単に購入できるような高用量のマルチビタミン錠を用いて、ビタミンB群を大量に摂取すべきである。アスコルビン酸を高用量摂取すると、便が柔らかくなり、便秘が改善し、組織の治癒が促進される。ビタミンEは800～4000IU摂るべきである。ある研究によると、どんな治療にも反応しなかった重度のクローン病患者が、ビタミンE大量投与により改善したという。[9] マルチミネラル錠も併せて使うことで、亜鉛とマンガンを豊富に補うべきである。痛みや感染症を抑制する現代医学的治療も無視するべきではない。病変が回復不能な状態にまで至ってしまった場合には、手術などその他の治療も必要だろう。

しかし消化管の中でも特殊な箇所では、治療に対して特殊な反応をするため、追加の治療が必要となることもある。

## (1) 口とのど

歯科医は歯および歯の周囲組織や、時には顎(あご)の位置(顎関節(がく)症)をも診断治療する。彼らの治療が必要になったということは(外傷でお世話になる場合を除いて)、栄養不良がすでに長い間存在しているということだ。口腔(こうくう)内の健康を保つには、清潔にして、病原微生物がいないようにしなければならない。口腔ケアの利点についてはよく知られている。しかし飲み込むためによく噛まないといけないような食物がいかに重要かということはあまり知られていない。食物は繊維質を豊富に含むべきで、こうした食物には自浄作用がある。全体を食べる食物で、生(なま)あるいは少し前まで生きていたような食物、かつ、多様性があり、毒性がない食物こそが好ましい食物である。

口腔内の病気には、サプリ等による栄養的なサポートも必要である。

**●腫れや出血のような歯周病**――歯茎からの出血は壊血病でよく見られるが、先進国では今日そうした明らかな壊血病は稀である。出血は歯茎が組織として自己修復する能力を改善することによって治療できる。アスコルビン酸やナイアシン（ビタミン$B_3$）は治療に非常に有効である。非酸性のアスコルビン酸カルシウムのビタミンCなら歯茎に直接塗ってもよい。歯の手術を受ける予定だったが患部にビタミンCを塗る治療を実践したことで手術がキャンセルになった人を私（A・W・S）は知っている。

●**ビタミン欠乏**――口角症（口角のひび割れや唇の荒れ）はリボフラビン（ビタミン$B_2$）欠乏の証拠である。他の欠乏症によって舌に症状が出ることがあるが、これは何か一つのビタミン欠乏に特徴的なものというわけではない。ビタミンAと$B_2$は全身表面の健康のために必要で、この「表面」には口の内側も含まれるということである。

●**粘膜の腫脹、粘液の過剰分泌、鼻づまり**――これらの症状はアレルギーが原因であることが多く、感染症によって起こることはそれほど多くない。発熱や倦怠感のない再発性の鼻水はたいていアレルギー反応であり、一般的な風邪の症状ではない。原因となっているアレルゲンを除去することが治療として最善だが、高用量のビタミンAやCも有効であることが多い。慢性副鼻腔炎（蓄膿症）、息のしづらさ、再発性の「風邪」、痰、後鼻漏（慢性副鼻腔炎やアレルギー性鼻炎で生じる、鼻腔の後ろの部分から咽頭へ膿汁がしたたり落ちる症状）といった症状はいずれも食物アレルギーで生じるが、その食物アレルギーを起こす最も一般的な食物の一つは、牛乳である。子供の学習障害や行動障害は、牛乳アレルギーが背景にあることがあり、そうした子供は咽頭扁桃腺の切除手術を受けることがある。咽頭扁桃腺の肥大は一般的な食物アレルギーの症状である可能性がある。また、これらの子供たちは耳の痛みや感染症の既往があることも多い。

●**白斑症**――これは潜在的癌病変であり、ビタミン$B_3$療法で改善する。[10]

### （2） 胃

消化性潰瘍や食道裂孔ヘルニアの原因は、砂糖やでん粉が多く食物繊維やタンパク質が少ない現代の食事である。[11]ドーナツは現代の加工食品の典型である。この食物には精白小麦粉（もみがら［ふすま］と胚芽を取り除いた小麦粉）、砂糖、加工された油しか含まれていないのだ。ソフトドリンク（アルコール分を含まない嗜好飲料の総称）は、タンパク質や食物繊維を含まないが砂糖はたっぷり入った「食物」の代表である。どんな食物も胃の消化酵素や塩酸の分泌を促進するが、タンパク質の乏しい食物はこの胃酸を吸収できず、残った酸が胃壁を刺激し、潰瘍となる。食道裂孔ヘルニアは便秘や息み（陣痛や排便時に、息を詰め、腹に力を入れて力むこと）によって腹部からの圧力が増大し、腹腔内でその内圧の高まりを逃がすことができる〝急所〟となりうる食道裂孔、すなわち胃と横隔膜の接合部から、腹腔内の食道の一部や胃の一部が胸腔側に押し出されることによって生じる。消化性潰瘍の原因として他に多いのが、食物アレルギーである。

治療は栄養の改善がほぼ全てである。オーソモレキュラー食（新鮮で多様性があり、毒性がない〝丸ごとのままの自然食品〟をメインとし、アレルギーを起こす食物は除去するよう配慮した食事）が用いられなければならない。治療を促進するビタミン（ビタミンA、アスコルビン酸、ビタミンEなど）を併用するのもよい。ミネラルも必要であり、特に亜鉛は治癒の促進のため、セレンはその抗酸化作用のために必要である。

胃酸分泌の過剰は、恐らく存在しないか、あるいは極めて稀である。胃酸が一見出過ぎているように思われる人は、適切な食事が不足しているために、相対的に胃酸が余っているのだ。胃酸過多を訴える人、あるいは検査したら胃酸が多いと言われた人は、自分の食事内容をチェックし、必要な変更をしていくべきである。制酸薬の使用はほとんど必要ない。低酸症（胃酸過少症）の方がよく見られる問題であり、高齢者では特にそうである。癌や代謝障害のような器質的疾患の可能性が除外されたら、食事の改善によって低酸症を治療する。酸性の食事（たとえばヨーグルトや柑橘系の果物）を食べたり、酸の使用（ごく弱い塩酸や、もっと好ましいのは何らかの栄養素と結び付いた酸を使うなど）によって治療するのが最適である。

### （3） 腸

最もよくある問題は、下痢と便秘である。六五歳以上の人々のおよそ3分の1が緩下剤を使っている。器質性疾患が除外されたら、便秘に対する最も有効な治療はオーソモレキュラー療法である。便秘の原因として一番多いのは、食物繊維の不足なのだから、あらゆる食品から食物繊維を摂るとよい。ほとんどの食物繊維は穀物・果物・野菜由来である。豊富に食物繊維を摂る以外にも、水分摂取も十分行うべきである。一日およそコップ六〜八杯の水分（アルコール飲料、茶、コーヒーを除いて）を摂ることをお勧めしたい。時には食物繊維も水分も十分に摂っているのに問題が改善しない患者がいる。これは緩下剤としてアスコルビン酸を摂ることで解決できることが多い。便がもっと水を含むまでアスコルビン酸の用量を増やしていくとよい。ここまでしてもまだ改善しないときには、食物アレルギーの可能性を考えないといけない。食物アレルギーによって下痢や便秘（あるいはその両方が交互に出る）になることが多い。大腸炎や、便秘によって起こるその他の症状も、同様の方法で治療できる。

　慢性的な下痢は便中に水分が増加しているために起こることが多い。その原因を大別すれば、①水分を保持する分子によって浸透圧（水分を引き付ける力）が上昇して起こる「浸透圧性下痢」、②小腸や大腸での分泌物の過剰によって起こる「分泌性下痢」、③腸内への粘液や血液の流入によって起こる「滲出（しんしゅつ）性下痢」、④粥（かゆ）状の腸内容物（胃液によって食物が分解され、濃い灰色の液状になったものを「粥状物（じゅくじょうぶつ）」とか「糜汁（びじゅう）」という）と腸の吸着表面の接触障害によって起きる「腸管異常運動による下痢」などがある。炭水化物は、保水性があるため、浸透圧因子として主要な一群である。ブドウ糖（グルコース）や果糖（フルクトース）や脳糖（ガラクトース）は加水分解でそれ以上小さな糖分子に分解できないので「単糖類」と呼ばれているが、この牛乳や乳製品に含まれている乳糖（ラクトース）は、二糖類〔単糖類2分子が脱水縮合反応によって1個の糖分子になったものを「二糖類」といい、麦芽糖（マルトース）（ブドウ糖2分子）、蔗糖（スクロース）（ブドウ糖と果糖）、乳糖（ラクトース）（ブドウ糖と脳糖）などがある〕の一種であり、いくつもの単糖類の縮合でできた二糖類のような多糖類は、分子のなかに多くの親水基を有しているので親水性が極めて高く、すぐれた保水性がある。腸内の乳糖加水分解酵素が十分に働かず、飲食物から得た乳糖を分解できない「乳糖不耐症」の人は、乳糖が小腸で消化吸収されず高い保水性を保ったまま大腸に運ばれるので、大腸内の水分が過剰になり、下痢を起こすことになる。炭水化物が結腸に到達すると、結腸では腸内細菌の働きが非常に活発であるため、炭水化物は腸内細菌によって分解されるが、その際にガスや酸が生じる。食物が原因の下痢は全て、断食によって改善する。分泌タイプの下痢は、細菌の毒素、胆汁酸、脂肪酸、ホルモンにより引き起こされる。最も一般的な細菌の一つは大腸菌で、旅行者下痢症（旅行先で病原性大腸菌やノロウイルスのような病原体や、自分に免疫のない微生物や寄生虫に感染して、吐き気・嘔吐・腹部痙攣・下痢などを起こす下痢疾患）の症例の半数はこの菌が原因である。

治療は比較的簡単である。食物が十分に加水分解されることなく結腸に到達するのなら、消化プロセスの全てを検査するべきである。適切な食事を摂り、アレルギーを起こす食物を突きとめて食事から除去し、正常な腸内細菌叢を回復するための対策を取るとよい。カンジダ菌の過剰増殖を防ぐために、抗生剤が注意深く使用されることもある。抗生剤を使うときには、抗真菌剤（真菌の生育を阻害する抗生物質）や抗酵母剤（カンジダ菌は分類学上は酵母菌に属する）の調合剤も併せて用いるべきである。乳酸桿菌（ラクトバチルス）（糖類を分解して乳酸を作り出す細菌を総称して「乳酸菌」といい、その外形によって「乳酸球菌」と、桿〔さお〕形の「乳酸桿菌〔かんきん〕」に大別されるが、乳酸菌群の大部分は乳酸桿菌である）の定期的投与によって腸内細菌叢（フローラ）を回復させることも必要で、ヨーグルトを食べたり、善玉菌を含むカプセルを摂るとよい。旅行者下痢症の予防としては、旅行の一週間前からアシドフィルス菌（学名「ラクトバチルス・アシドフィルス」。乳酸桿菌の一種で、整腸作用や感染予防など宿主動物の健康に有益な作用を及ぼすことが知られており、ヒトの腸管・口腔・膣内に常在する）のカプセルを食後に二、三錠摂るとよい。

もう一つの治療は断食である。四日間断食すれば、ほとんど全ての人で結腸は空っぽになり、腸からほとんど全ての微生物が効率的に除去されることになるだろう。この後で良質で清浄な食物と水分を摂れば、腸内細菌叢は我々と共生的に生きられる微生物で主に構成されるようになるだろう。食物アレルギーのない人であっても、断食をすると非常に多くの人が効果を実感するのは、恐らくこれが理由だろう。月に一日か二日断食をすることは腸内細菌を良好に保つために大変有効である。正常な腸内細菌叢の維持のためには、一日二、三回正常な排便があれば十分だろう。

### （4）直腸

一番よくある直腸の病気は痔である。これは静脈からの逆流圧によって起こり、その原因は便秘であることが多い。最善の治療は、食物繊維や水分をたくさん摂って便秘を防ぐことである。いったん痔になってしまっても、初期であれば、同様の方法で治療できる。感染症をきたしている痔や線維化している痔は、通常の医学的治療（手術）で治療すべきである。治癒を促進するビタミン（特にビタミンA、C、E）を併せて用いるべきである。

## 3　症例

### (1)　食後の吐き気・嘔吐

R・Bさんは六カ月間食後の吐き気と嘔吐に苦しんでいた。これには毎食の食物の内容と砂糖の量が関係していた。甘いものを食べるとすぐに気分が悪くなった。彼女が食べることができる唯一の食物は、パンだけだった。パンを食べるのをやめようとすると、非常に調子が悪くなった。六カ月で12ポンド（5・4kg）以上体重が減った。「アイスクリームやチーズを食べると、ニンニクや玉ねぎを食べたときのように気分が悪くなります」と彼女は語った。午後4時まで食事しないでいると、ひどい頭痛に襲われた。ウエイト・ウォッチャーズ社の健康食品（ダイエット）（一九六三年に創業し、「体重を気にする人たち〔ウエイト・ウォッチャーズ〕」という社名通り、ニューヨークを本拠に世界三〇カ国で、体重減量ダイエットの講習会と同社ブランドの健康食品で成長を続けている企業）は牛乳の使用量を抑えているので、これを食べると調子がずいぶん良くなった。七年前にも彼女は同様の（再発性疾患における）症状の発現（エピソード）があって、そのときは六カ月続いた。さらに彼女は指と膝に関節炎があって、痛みを伴い、腫れていた。私の経験上、牛乳アレルギーの患者はピリドキシン（ビタミン$B_6$）と亜鉛を必要とすることが多い。彼女には、皮膚線条、爪の白い箇所、ニキビといった症状もあり、こうした症状は皆、これらの栄養素がいずれも欠乏していることを示すものである。

私（A・H）は砂糖、乳製品、牛肉を含む食品を全て除去するよう彼女に指導した。併せて、アスコルビン酸、ピリドキシン（ビタミン$B_6$）、キレート型亜鉛、そしてマルチビタミン錠も投与した。六週間後、吐き気や嘔吐は一日一回だけになった。彼女は自分がオレンジ、リンゴ、バナナ、ピーナッツにもアレルギーがあることに気付いたが、他の食物、たとえば卵や山羊（ヤギ）のミルクは食べても大丈夫なことに気付いた。私が彼女を初めて診察して二カ月半後、まだ関節炎は残っているものの、彼女は正常に戻った。それ以後、私は処方にナイアシンアミド（ビタミン$B_3$）を加えた。

## （2） 大腸炎

私がD・C氏を診察する九カ月前、潰瘍の症状が現れたため、彼は「タガメット®」を処方されていた。一カ月経つと、痛みはマシになったが、下痢を発症し、下痢は薬をやめた後も続いた。一日に三回、水様便が出たが、それは一日一回へと徐々に落ち着いていった。時々便秘になり、彼はその痛みに苦しんだ。私が彼を診察する三カ月ほど前には、彼は食事から小麦、牛乳、卵を除去した。彼にとって驚きだったのは、副鼻腔（ふくびくう）のつまりが解消し、三カ月間風邪をひかなかったことである。

彼の最適体重は145ポンド（65・8kg）だったが、私が彼を診察したときには123ポンド（55・8kg）しかなかった。身長は5フィート11インチ（1・8m）なので、この体重は危険なほどのやせ具合だった。彼は体が非常に弱っていたために働くことができなかったし、屈（かが）むようなちょっとした身体運動をしてもお腹の調子が悪くなった。私の診察前の三カ月間で彼の鬱症状は改善したが、彼はいまだ神経質で、緊張することがあった。

彼はすでに正しい食事療法を始めていると判断し、砂糖抜き、牛乳抜きの食事を続けるよう彼に指導した。私はさらに、アスコルビン酸、ビタミンE、マルチビタミン・マルチミネラル調剤、亜鉛を加えた。一カ月後、彼はもう受診の必要がないくらいにまで回復していた。彼はヨーグルトを食べても大丈夫になった。マルチミネラル調剤は彼の体に合わなかったが、体の痛みはほとんど消失した。

## （3） 慢性的な下痢と放屁

E・Sさんは私のところに診察に来る三〇年前、中東で三年間暮らしていて赤痢に苦しんだことがあった。しかし帰国すると治った。数年後、彼女は屁と液状便を伴う排便を頻回に繰り返すようになった。この症状は彼女が私のところに診察に来るまで続いた。それまでに何度も検査したが、体には明らかな異常はないと言われた。彼女は砂糖抜きの繊維分が多い食事を実践したが、やればやるほど下痢が悪化した。牛乳と小麦を食べるとくしゃみが出る、と彼女は語った。関節炎が次第に悪化してきた。

私は食事についてはこのままでよいとしたが、以下のビタミンを摂るよう指示した。ナイアシン（ビタミン$B_3$）、アスコルビン酸（ビタミンC）、葉酸、ビタミン$B_{12}$、ビタミンE、ビタミンA、マルチミネラル調剤。一カ月後、彼女は良くなっていた。自分が魚と卵にアレルギーがあることに気付いた。それから一年ほどは好調を維持していたが、希塩酸を使い始めたことをきっかけに調子を崩した。体重が減り、治療プログラムもすっかりやめてしまった。そのため、サプリをやめると彼女がどうなるのかを、私は知ることができた。食欲がなくなり、肌は乾燥していた。中断したビタミン治療を再開すると、一カ月後には彼女は４ポンド（１・８kg）体重が増え、調子が良くなった。

### （４） 潰瘍性大腸炎

一八年ほど前、Ｊ・Ｓ氏は二重の悲劇に見舞われた。息子と娘を失ったのだ。彼は大いに消沈し、そのときに潰瘍性大腸炎を発症した。彼と妻は互いに感情的に支え合っていたが、一年後にはその妻が亡くなった。このため、彼は再び重度の不安と鬱状態に陥り、潰瘍性大腸炎は再度非常に悪化し、腸閉塞をきたすまでになった。手術による治療として、人工肛門形成術が行われたが、やはりできれば元通りにしたいと本人は希望するようになった。しかし病変部は部分的にしか治っておらず、瘢痕（はんこん）化していたため、元通りにすることはできないように思われた。

彼が私の診察を受ける六カ月前、彼は自分独自にビタミン療法を始め、効果を感じた。受診二カ月前には三環系抗鬱薬の服用を始めた。食事の改善も併せて行い、赤身肉を避けた。私は彼に乳製品をやめるように指示し、彼のビタミン療法を継続するように伝えた。私は彼のビタミンに、ナイアシンアミド（ビタミン$B_3$）、セレンを加え、アスコルビン酸（ビタミンC）を増量した。六週間後、彼は着実に改善しており、大腸炎は非常に良くなり、以前よりも元気があった。六カ月前には段差を上るのにも一苦労だったのが、今では階段も楽に上れるようになっていた。傷の治りが非常に良いため、この分だと元通りにする手術が受けられるだろうと彼は確信していた。彼は着実に回復の途上にあった。

### (5) クローン病

一〇年ほど前にG・S氏は排尿時に痛みを感じるようになったが、これがクローン病の最初の兆候だった。二年後、痛みがひどくなったため手術が必要となった。手術中、彼の腸と膀胱が癒着(ゆちゃく)していることが分かった。術後、腹部症状で困ることはほとんどなくなったが、また再発しないかと不安を感じていた。

私は彼に砂糖抜きの食事をするように言い、アスコルビン酸、ビタミンE、硫酸亜鉛、マルチビタミン錠を追加して摂るよう指示した。一年後、彼は元気になり、クローン病が再発する兆候は見られなかった。

# 第11章　心血管系疾患

心臓を含め循環器系の機能は、血液を全身に送り、拍動や行動の負荷に耐えながら、損傷を受けたときには修復することである。栄養素や老廃物は血管壁を通過することができる。循環器系は組織とともに成長する。退行するときも、組織の退行とともに起こる。心臓は循環器系の中でも特別な部分である。血管系には、我々が寝ているときであれ全力疾走しているときであれ、血圧を適切に保つためのコントロール機能が備わっている。体のある部分により多くの血液が必要なときには、きちんと供給される。正常な脳では、覚醒時には前頭葉により多くの血液が流れ、睡眠時にはそれほど多くは流れない。統合失調症者ではこの正常パターンが乱れている。前頭葉の血流が比較的少なく、覚醒時にもこの血流が増加していないのである。

循環器系における不調は、血管(動脈および静脈)壁がもろ過ぎるか固過ぎるか、恒常性の調整が適切に機能していないか、このいずれかによって起こる。高血圧を発症する人もいるだろう。血流それ自体は適切な粘度と流動性が保たれねばならず、血管が出血したら止血する能力がないといけないし、血中に様々なタイプの細胞を適切な割合で維持しなくてはならない。血管系について議論するとなれば、これら全ての側面（血管壁、血圧調整、血液自体）を考慮する必要があるが、ここでは我々はオーソモレキュラー療法が有効性を発揮する側面にだけ話を絞ることにしよう。

心血管系について我々が直面する主な問題は、血管の健全さの維持ということである。血管壁は弾力性、強度、血圧を調節する刺激に対する反応性を兼ね備えていなくてはならない。血管壁に生じる最もよくある症状は、粥状動脈硬化症である。血管内壁に粥腫（プラーク）ができると、血管の断面積および血流が減少し、血栓（塞栓）のできる可能性が高くなる。血栓があると冠動脈、脳動脈、その他にも大きな動脈が破裂する可能性が高くなる。

医学的に我々は粥状動脈硬化症を予防し、すでに粥状動脈硬化症を生じている場合には消失させたいし、同時にその他の加齢に伴う変化も予防したいと考えている。一つの主要な因子は脂質（脂肪）代謝である。というのは、もし脂質代謝が正常ならば、粥状動脈硬化症は起こらないからである。

## 1　血中脂質（脂肪）

心血管系疾患には二つのタイプの血中脂肪が関連している。コレステロールと中性脂肪（トリグリセリド）である。コレステロールはステロールの一種であり、やや複雑な分子である。いくつかの重要なステロールの前駆体（生化学反応の一連の経路のなかで、ある生化学物質が生成する前の段階の物質）であり、様々なホルモンのもとになる。副腎皮質ホルモンもその一つである。コレステロールは糖質の代謝産物から産生することができるし、食物に含まれているコレステロールを利用することもできる。食物由来のコレステロールが多いほど、体内での合成量は少なくなる。コレステロールは体内で産生できるため、血中コレステロール濃度と食物から摂ったコレステロールの量の間には密接なつながりはない。食事には一日必要量以上のコレステロールが含まれているべきであり、また、コレステロールが蓄積し始める前に体が消費してしまう量以上のコレステロールが食事に含まれていないといけない。

コレステロールの二つの主な供給源（食物に含まれている量と、糖質から体内で生成される量）のうち、体内生成量に関しては無視されている。糖質代謝症候群を起こすような食事は糖質を多く含むため、体内でのコレステロール過剰産生の主な一因となっている。大量の蔗糖（スクロース。砂糖の主な成分）を食べると、その大半がすぐに脂肪やコレステロールに変換される。したがって、貧相な食事を摂ると、肥満へとつながるカロリー過多だけでなく、血中脂肪の増加の原因となる。食物繊維には血中コレステロールを下げる作用があるので、現代の食事に典型的な食物繊維不足はコレステロール値上昇のもう一つの理由である。

コレステロールは粥状動脈硬化症の要因である粥腫（プラーク）の主な構成成分の一つである。コレステロールは粥状動脈硬化症の主因として最も疑わしいと長らく考えられてきたが、これはいくつかの要因のうちの一つに過ぎない。血中コレステロール値と粥状動脈硬化症の間には、統計学的な相関が乏しいのだ。しかしコレステロールの血中濃度が低過ぎる場合（たとえば血清１００mL当たり約１００㎎）にはコレステロールが粥腫として沈着するのは非常に困難だろうし、逆に血中濃度が高過ぎる場合（たとえば１００mL当たり４００㎎以上）にはコレステロール沈着していない方が不思議だろう。

粥状動脈硬化症との関連では、三つの因子を検査するべきである。これらは皆、相互に関連している。粥状動脈硬化症と血中脂肪の関連、血中脂肪と食事中の脂肪の関連、動脈硬化と食事中の脂肪の関連である。これらの関連は非常に複雑だが、それは少なくとも以下のような要因が絡んでいるためである。

- 食事中の脂肪の量
- 脂肪の質（不飽和脂肪酸の割合）
- どのぐらいのレシチンが含まれているか
- 食物がどのように加工されているか
- 食事中の食物繊維と糖質の量
- その人が習慣的に行っている運動の量

## ●ホルモンの状態

恐らく他にもいくつかの要因があるだろうが、全ての要因を考慮しようとした研究は存在しないし、行おうにもできないだろう。

中性脂肪はグリセロール（グリセリンの別称で、グリセリンが化学構造上はアルコールであることから、アルコールを示す語尾「オール」を付加した、学術上いっそう正確な名称）の各々の水酸基（ヒドロキシル）に脂肪酸が結合したものである。脂肪酸は炭素鎖分子が4個のものから20個以上あるものまで、長さは様々である。脂肪酸には酪酸（らくさん）のような飽和脂肪酸もあれば、リノール酸のような不飽和脂肪酸もある。中性脂肪の値は動脈硬化と関連している。もっと明瞭な関係性を見出そうとして、血中に存在する脂肪とタンパク質の複合体すなわちリポ蛋白質（プロテイン）を超遠心分離器にかけて分離させることで、グループ分けが行われる。これが高密度（ハイ・デンシティ）リポ蛋白（プロテイン）（HDL）と低密度（ロウ）リポタンパク（LDL）である。

オーソモレキュラー食を行うときには脂肪の摂り過ぎを心配する必要はない。こういう心配が妥当なのは、加工食品やバター、植物油、マーガリンのような人工物を食べているときだけである。バランスのとれたオーソモレキュラー栄養を摂取していれば、脂肪欠乏になることもまずあり得ない。でん粉の豊富な食物にさえ多少の脂肪が含まれているぐらいなのだから。さらに、良質な食事を摂っていれば、飽和脂肪酸と不飽和脂肪酸の比率を気にする必要もない。肉も野菜も食べていれば、いずれの脂肪酸も過不足なく摂取できることは間違いない。この食事は主に複合多糖、少量の（果物に含まれる）単純糖質、少数の甘みのある野菜から構成されている。そこには典型的な現代の食事に含まれているよりはるかに多くの食物繊維が含まれている。コレステロールと食物の関係性についての議論は、中性脂肪にも当てはまる。

最後に、糖質代謝症候群を起こす食事によって生じた脂質と炭水化物の代謝全般の問題、これこそが問題の根本かもしれない、ということと、血中脂肪の増加と粥状（アテローム）動脈硬化症はいずれも同じ病態形成過程（プロセス）（細胞・生体組織・器官や臓器そして最終的には生体そのものの正常な生理的状態が破綻をきたし、病的症状や合併症が形成されて進行していく過程）の最終結果であるかもしれない、ということである。背景にある病態形成過程を取り除く

**血清中のコレステロール濃度と心臓病の発症リスク**

| 年齢 | 発症する恐れがややある | 発症する恐れが大いにある |
|---|---|---|
| 20～29歳 | 100mL当たり200mg以上 | 100mL当たり220mg以上 |
| 30～39歳 | 100mL当たり220mg以上 | 100mL当たり240mg以上 |
| 40歳以上 | 100mL当たり240mg以上 | 100mL当たり260mg以上 |

ことなしに血中脂肪を減らそうとしても無駄に終わるだけだろう。

## 2 アテローム性動脈硬化症（粥状動脈硬化症）

粥状（アテローム）動脈硬化症の主な原因は、①糖質代謝症候群を起こす食事（食物繊維が少なく、砂糖や精製炭水化物が多い）、②動脈内で血流が激しい乱流になる箇所に生じた機械的外傷および炎症、③血管内膜（血管の最も内側の裏打ち）の自己修復能力の低下、である。

コレステロール仮説は多くの医者に広く受け入れられてきたが、コレステロールはあくまで多くの要因のうちの一つに過ぎない。コレステロール値と心血管系疾患の間には、単純な相関関係は決して見出されていないのだ。他の要因については、スティーブン・T・シナトラ医学博士とジェイムス・C・ロバート医学博士のすばらしい本『すぐに心臓病を治そう』に書かれている[1]。彼らは粥腫（じゅくしゅ）（プラーク）形成に炎症がどのように関わっているかを検討し、炎症プロセスに関与しているのは酸化したLDL（低密度リポタンパク）だけであることを指摘している。これはルドルフ・アルツシュール医学博士に予見されていたことである。彼は一九五七年ウサギに加熱調理した卵黄を食べさせることで動脈硬化を起こすことができたが、加熱調理していない黄身を与えても動脈硬化を起こせないことを発見した。その他の関連する要因としては、インスリン過剰、ホモシステイン高値、リポタンパク(a)、C反応性タンパク、酸化ストレス、歯周病のような感染症、トランス脂肪酸、さらには検査時の放射線がある。

コレステロール、脂肪、タンパク質の間の関係は、見事ではあるが複雑である。血中には、リポタンパクを〝運搬手段〟に用い、本来は水に溶けないコレステロールをこれらに結合させることで、水分から成る血漿やリンパ液に乗せて全身にくまなく配給する〝脂質輸送システム〃が存在しているのだが、この〃輸送システム〃は〃運び屋〃を務めるリポタンパクの種類（リポタンパク粒子が大きい順に、①カイロミクロン、②カイロミクロン・レムナント、③ＶＬＤＬ、④ＩＤＬ〔ＶＬＤＬレムナント〕、⑤ＬＤＬ、⑥ＨＤＬ）に応じて、六系統(システム)に分類できる。細胞はその〃輸送システム〃からコレステロールを取り出し、そしてコレステロールは新たな〃運び屋〃リポタンパクと結合する。肝臓に運ばれ胆汁酸塩に取り込まれることで体から排出される。多くが再吸収されるが、一部は便に排出される。もとが食物由来であれ体内で合成されたものであれ、コレステロールはこのように再循環しているため、家族性高コレステロール血症のような少数の稀な状況を除けば、血中コレステロールと食事との間に単純な相関はない。

　コレステロールの体内循環は腸で始まる。小腸で食物由来の脂肪がカイロミクロンと呼ばれる大きな球状粒子に作り変えられる。これがリンパに分泌され、やがて血中に流れ込むが、大き過ぎるため血液以外のところへは行けず、リポタンパク受容体〔リポタンパク脂肪分解酵素(リパーゼ)〕により代謝され、中性脂肪が除去される。この受容体は脂肪や筋組織の毛細血管に沿って並んでいる。中性脂肪が次第に除去されていくにつれ、カイロミクロンは段々と小さくなっていき、やがてレムナント（残遺物）になる。小さくなったカイロミクロンはリポタンパク受容体による中性脂肪〃剝脱〃から解放されて、肝臓に運ばれ、代謝される。小さくなったカイロミクロン内に残ったコレステロールはＨＤＬに渡される。ＨＤＬの血中濃度が高いことは、冠動脈疾患の発生率が低いことと関係している。肝臓はレムナントを吸収し、コレステロールを胆汁酸塩として分泌する。大半は腸で再吸収されるが、一部（約１１００mg）は毎日失われる。おおよそ２５０mgのコレステロールが食物由来であり、その他残りが体内で生成される。

　肝臓は炭水化物から中性脂肪を合成する。中でもスクロース（蔗糖(しょとう)）は中性脂肪合成に際し特に効率的である。脂質は超低密度リポタンパク（ＶＬＤＬ）に貯留されている。これらはリポタンパク受容体に吸着され、中性脂肪が放出される。ＶＬＤＬ分子は脂肪を失うにつれ小さくなり、中間密度リポタンパク（ＩＤＬ）になる。カイロミクロンの場合と同様、このＩＤＬ粒子が保有していた余分なリン脂質やコレステロールはＨＤＬの中に取り込まれる。ＨＤＬ内の過剰なコレステロールは、逆にＩＤＬに取り込まれる。ＩＤＬはさらに中性脂肪を失い、ＬＤＬとなる。ＬＤＬは組成の大半がコレステロールである。ＬＤＬは肝細胞にコレステロールを供給する。ＬＤＬはスカベンジャー細胞によっても除去される。血中のＬＤＬ濃度が高まるにつれて、スカベンジャー細胞によるＬＤＬの貪食〝掃除〟はますます活発化する。ＬＤＬを過剰に貪食すると、スカベンジャー細胞は泡沫細胞となり、これは動脈硬化の粥腫の構成成分になる。

脂質を運ぶ六通りのリポタンパクのうち三つ（中性脂肪を失って萎縮したカイロミクロン、ＩＤＬ、ＬＤＬ）は、大量に存在するとすぐに粥状動脈硬化症を形成する。粥状動脈硬化症に対してカイロミクロンとＶＬＤＬは中立的だが、ＨＤＬはその傾向を抑制する。

脂肪の運搬システムのメカニズムに何らかの乱れが生じると、粥状動脈硬化症を発症する。肝臓のリポタンパク受容体によって血中から大量のコレステロールを除去することが可能となっている。したがって健常人では食事からコレステロールを摂っても特に問題は起こらない。しかしリポタンパク受容体が機能していなければ、食事性コレステロールが血中コレステロール濃度に直接的な影響を与えることになる。家族性高コレステロール血症では、ＬＤＬ受容体に欠陥があるため、ＬＤＬ代謝が適切に行われない。そのため、この疾患の患者はたとえコレステロールを含まない食事を摂っていても、血中コレステロールが非常に高くなってしまう。西洋諸国では血中ＬＤＬが高過ぎる人が多いが、これは恐らく、食事中に糖分やカロリー、脂肪が過剰なせいだろう。こうした過剰のためにＶＬＤＬが過剰に産生されることになり、ＶＬＤＬが代謝可能な量以上のＬＤＬに変換されることになる。スクロース（蔗糖）は急速に脂肪に変換される。

ＬＤＬ受容体は、肝臓におけるコレステロール需要を高めることによって、その数を増やすことができる。これは胆汁酸結合樹脂乳剤コレスチポールとコレステロール合成阻害薬（たとえばナイアシン、すなわちビタミン$B_3$）を組み合わせて用いることで可能となる。ある研究において、研究者は家族性高コレステロール血症の患者一三人を「治療食（低コレステロール・低脂肪食）」群、「治療食とコレスチポール」群、「治療食とコレスチポールとナイアシン」群に分けて、各々治療したところ、ナイアシン投与群においてコレステロール値は、最適なコントロール値よりも47％減少し、ＨＤＬは上昇した。ほとんどの患者で、この組み合わせによってコレステロール値は正常になった。[2]

コレスチポールのような胆汁酸結合物質はＬＤＬの分解を促進し、コレステロール値を下げるが、それだけ体内でのコレステロール生合成も活発になるため、下がり幅には限界がある。ナイアシンは実際ＬＤＬ合成を減少させる。家族性高コレステロール血症の患者が若くして粥状動脈硬化症を発症するのを防いだのは、この治療が初めてである。

コレステロール値の上昇が粥状動脈硬化症の発生原因ならば、理屈から言って、この値を減らすことは治療となるはずだし、この値の上昇を防ぐことは予防になるはずである。ナイアシンは予防としても治療としても使えるはずである。ナイアシン、コレステロール、寿命の関係性については、一九六六～七五年に行われた「全国冠動脈薬剤プロジェクト」を近年再評価したところ、その結果に表れていた。心臓発作を一度経験したことがある約８５００人の男性が、プラセボ投与群、甲状腺ホルモン投与群、エストロゲン投与群（二つのレベルあり）、クロフィブラート（商標名「アトロミドＳ®」）投与群、ナイアシン投与群に無作為に分けられた。研究の終わる頃までに、ナイアシン投与群が「アトロミドＳ®」投与群よりもやや好調だった。ナイアシン投与群では、プラセボ投与群や「アトロミドＳ®」投与群に比べて、死亡率が11％減少し、寿命が二年長かった[3]。この研究によって、ナイアシンは寿命を延ばし、死亡率を低下させるということが事実として確立されたわけだが、これはコレステロール値減少の効果ではない、ということも同時に証明されたと言ってもよいかもしれない（「アトロミドＳ®」はコレステロール低下作用があるが、寿命延伸、死亡率低下といった効果はないため）。このことは、ナイアシンが粥状動脈硬化症の軽減に際して最も根本的なレベルで作用していることを示唆するものである。

この研究およびその他の研究の結果、アメリカ国立衛生研究所（ＮＩＨ）は、コレステロール値が上昇しているときにはまず食事によってコレステロールの減少をはかり、これでうまくいかなければ医師はナイアシンのような物質を使うべきである、と推奨している。効果のある用量は１０００～２０００㎎を一日三回投与することである。言い換えると、ＮＩＨはナイアシンの大量投与療法を推奨しているということだ。

予防および治療に際しては、こうした要因を考慮しておかなくてはならない。予防に際しては、必要なのは二つの方法だけである。すなわち、オーソモレキュラー食と肉体労働（身体運動）である。高コレステロール血症の遺伝的傾向がある人は、血中脂肪が上がり始めたらすぐに追加の対策をするべきで、ナイアシン、アスコルビン酸（ビタミンC）、ピリドキシン（ビタミン$B_6$）、ビタミンE、亜鉛のような栄養素を使用するとよい。

治療は予防よりも難しいものである。治療に際しては、第一に、オーソモレキュラー食と体重の減量である。運動も必要である。これだけではなかなか改善しないことが多いため、上昇した血中脂肪をすぐに下げるにはサプリを使用すべきである。サプリには血球凝集傾向を軽減する作用もあるため、人によってはこれで命を救われることもあるほどである。サプリにはナイアシンを必ず含めるべきである（一日３～６ｇを三回に分けて投与。ナイアシン徐放剤を使う場合は一日１・５～３ｇで十分かもしれない）。ナイアシンは実際に効き目があり薬効範囲が広い脂質降下薬（脂質異常症〔高脂血症〕の治療に用いる医薬品や栄養素）であり、血中コレステロールを正常化し（コレステロール値が低過ぎるときには上昇させ、高過ぎるときには低下させる）、中性脂肪やＬＤＬを減らし、ＨＤＬを増加させる。

ナイアシンはリポタンパクやＣ反応性タンパクを減少させる。血球凝集を防ぐことにより血液循環を改善する作用もある。損傷した生体組織の血管新生のスピードを早め、狭心症の痛みの頻度や強度を軽減する。[4] ナイアシンの効果は数日以内に出始める。[5]

アスコルビン酸には動脈硬化の粥腫（プラーク）からコレステロールを抜く作用があるが、この効果が現れるには数カ月かかる。[6] 代謝を改善することで血中脂肪を下げることができる。ナイアシンと同様に、血管内膜の自己修復能力を高める効果もある。少なくとも一日３ｇのアスコルビン酸を使うべきである。ピリドキシン（ビタミン$B_6$）は脂肪代謝の不調に対する有効性が確認されているため、用いるべきである。糖質代謝症候群を起こす食事では、ピリドキシンの含有量も少ない傾向がある。少なくとも一日１００㎎は使うべきだが、もっと多く使う必要があることもある。グルコン酸亜鉛（一日50～１００㎎）あるいは硫酸亜鉛（一日１１０～２２０㎎）を補うのも名案である。最後に、抗酸化作用を期待して、ビタミンＥ（少なくとも一日８００ＩＵ）も付け加えたいところである。脂肪を加熱すると動脈硬化を起こす性質が強くなるが、食物に火を通すことは主要な加工技術としてなくなることはないだろう。したがって、体の過剰な酸化を防ぐために抗酸化物質を使うのは賢明なことである。ビタミンＥの抗酸化力を補強するにはセレンも併せて使うとよいかもしれない。

血管に機械的ストレスがかかること自体は生きているかぎり何ともし難いことである。負荷がかかるのは避けられないことだ。しかし血管内膜の修復スピードを高く保ち、血中脂肪を正常に保ち、心拍を調子よく減少させることにより、機械的ストレスによる影響を軽減することができる。

## 3　心臓

心臓は血管系の中でも特別な部分であり、したがって心臓ならではの問題があり、治療法がある。冠状動脈性の心臓疾患に関して言うと、これは体のどこにでも起こり得るような、血栓を伴う粥腫（プラーク）形成に過ぎない。内科医や外科医が、治療の前にであれ治療と併用してであれ治療後にであれ、オーソモレキュラー療法を併用するならば、現代の内科学と外科学が誇るずばぬけた治療技術はさらに格段の進歩を遂げるであろう。オーソモレキュラー医療を数年前に先立って行うことにより、心臓移植手術やその他心臓に関する手術はほとんど不要になるだろう。

心臓移植手術に関しては、オーソモレキュラー医学の領分ではない問題も数多くある。循環器系の一部（まだ粥状動脈硬化症を起こしていない心臓）を、代謝の悪化により粥状動脈硬化症を起こしている人の体に移植するという〝治療〟行為が抱える普遍的な倫理問題は、議論されるべきである。新しい心臓がたとえ拒絶反応を起こさなくても、取り換える前と同じように、やがてまた粥状動脈硬化症が起こることだろう。移植してからはオーソモレキュラー療法を開始すべきである。前の心臓が受けたダメージを新しい心臓には与えないよう予防に努めるのは理に適ったことである。理想を言えば、きちんと食事を摂っている人はそもそも心臓移植が必要な状態にならないし、心臓移植が必要になった人はすぐにオーソモレキュラー療法を開始すべきである。これだけで改善して他に何もいらなくなる人もいる。移植を待つ患者は十分にオーソモレキュラー治療を受け、手術後も継続すべきである。

## 4　脳への血流

動脈硬化はどこの血管にも起こり得るが、脳の血管も例外ではない。脳卒中は恐らくは粥状(アテローム)動脈硬化症を背景として、脳の血管に凝血塊(ぎょうけつかい)がつまるものであるが、塞栓子(そくせんし)のような他の原因に起因することもある。血管全般および心臓についてこれまで議論してきたことは脳の血管にも言えることである。しかし脳とその他の器官で一つ大きな代謝の違いがある。脳への血液供給が途絶えることは、他のどの器官で起こった場合よりもはるかに深刻な影響を及ぼすということだ。脳はグルコース（ブドウ糖）と好気(こうき)呼吸の他に生存手段がないからである。無酸素症がほんの数分間続いただけで死んだり、脳に大きな後遺症が残るのはこれが理由である。体重が１００ポンド（45・4kg）も２００ポンド（90・7kg）もあるのに比べ、脳は重量にして2・5〜3ポンド（1・13〜1・36kg）しかないのだが、全身で消費される総酸素量のおよそ20％を消費する。覚醒時であれ睡眠時であれ、考えているときであれ、ぼんやりしているときであれ、脳の総血流量は比較的一定である。

低血糖症が起こっていないならば、無酸素状態は必ずしもそれほど重篤な影響を及ぼさないということが、最近示された。グルコースを与えられていない猿は酸素欠乏状態になっても永続的な後遺症なしに2倍も長く生存した。つまり、砂糖を大量に含む食事を摂って血糖値が大幅に上昇した後の脳卒中は、永続的なダメージを残す可能性が高いということである。(7)

## 5　高血圧

血圧は狭い範囲内に保たれるべきである。収縮期血圧は心臓が収縮するたびに動脈壁にかかる最大圧力を測ったもので、拡張期血圧は心臓が拡張して静脈血が全身から心臓に戻りつつあるときの、ということは即ち動脈に常にかかっている圧力を測ったものである。静脈の血圧ははるかに低い。気にかける必要があるのは動脈圧の方である。ここでは栄養療法で改善しやすい血圧コントロール因子について論じることにしよう。

何年もの間、ナトリウムは高血圧を起こす主な悪玉の一つと考えられてきた。数百万人もの患者に塩分がゼロかほとんど含まない治療食（ダイエット）が与えられてきた。こうした食事が子癇（しかん）あるいは子癇前症を防ぐために妊婦に与えられたこともあった。これは有害無益なことであっただろう。最近のエビデンスによると、高血圧はナトリウムの過剰ではなく、カルシウムの欠乏との関連が指摘されている。塩分制限によって血圧が下がるのは高血圧者の5％に過ぎないが、多くの人が依然として低ナトリウム食餌（しょくじ）療法を課されている。ところが実際には、むしろナトリウムに血圧降下作用があることを証明した動物実験の成果も、少なからず登場しているのだ。

一般的には食事中にカルシウムが少ないほど、血圧が高くなる。[8] 高齢者はカルシウム欠乏に陥っている場合が多いので、これが高血圧による心血管系疾患の要因である可能性がある。正常者と高血圧者で異なる栄養素はカルシウムだけではない。マグネシウムも非常に重要である。[9] カルシウムはバランスよく摂取することが大切である（カルシウム対マグネシウムが2対1の割合で必要である）。少なくともカルシウム1g、マグネシウム500mg、さらに普通量のナトリウムとカリウムを含む食事が、血圧を正常に保つには最適だろう。ジャンクフードを含まない〝丸ごとのままの自然食品（ホウル・フード）〟によるオーソモレキュラー食にカルシウムとマグネシウムのサプリを補えば、これら必須ミネラルの必要量を供給できるだろう。

## 6　心血管系疾患の治療

冠動脈疾患に対する二つの治療目的は、**粥状動脈硬化症（アテローム）を元通りにする**ことと、**生体組織の老化を軽減する**ことである。粥状（アテローム）動脈硬化症に対して主な治療は栄養によるもの、つまりオーソモレキュラー食による治療である。冠動脈疾患では、食事から最適量のカロリー、多種多様な〝丸ごとのままの自然食品〟を新鮮な状態のまま加工せずに摂取する必要がある。理想的な食生活を求めるなら、理想体重か、それよりもほんの少し軽い体重のときのカロリー摂取量を維持すべきである。食事は砂糖・加工油・食物添加物を避け、十分な量のタンパク質・炭水化物・脂肪を摂るとよいだろう。この食事を摂っていれば、多くの人々は粥状動脈硬化症を起こさないだろう。

他の要因によってこれができないときには、特別にサプリを使えば脂肪を下げ（ナイアシン）、血管壁を保護し（ビタミンC）、脂質の蓄積を防ぐ（ピリドキシン）ことができる。以下のサプリのうち、一種類かそれ以上を使うとよい。

●**ナイアシン（ビタミン$B_3$）**――一般的な錠剤で少なくとも1gを一日三回、あるいは徐放剤で0・5gを一日三回、投与することが必要である。時にはこの用量の二倍が必要なこともある。これによってコレステロール、LDL（低密度リポタンパク）、中性脂肪を下げ、HDL（高密度リポタンパク）を上げることができる。やがて粥腫が減少し、血管内腔（血管内膜に包まれた、血液が流れる管状の空間）の内径が広がるわけである。ナイアシンには赤血球の凝集傾向を軽減し、狭心痛を減らしたりなくしたりする効果もある。

●**アスコルビン酸（ビタミンC）**――一般にビタミンCはコレステロール値に対しては効果はないが、血管壁の健全さを改善するため、一年も経てば粥腫が小さくなるだろう。これはたぶん抗酸化作用によるものであろう。バイオフラボノイドを併用するのも良いアイデアである。バイオフラボノイドは浮腫や炎症を抑えるのに有効で、アスコルビン酸を還元状態に保つ一助になるからである。

●**ピリドキシン（ビタミン$B_6$）**――ピリドキシン欠乏は粥状動脈硬化症の粥腫形成に関係している。一般的には一日100～250mg使うとよい。

●**ビタミンE**――エバン・シュート医師とウィルフリッド・シュート医師が少なくとも一日800IU以上のビタミンEを摂れば心臓病の患者の治療に有効であると主張したときに、医学界は彼らを非常につらい目にあわせた。これは当時ビタミンEには有用な効能は全くないと信じられていたせいである。しかしビタミンEは確かに効いたため、自分自身や患者に対してビタミンEを使い始める医師が徐々に増えていった。今日の我々はビタミン

Eがなぜ、どのように効くかを説明することができる。ビタミンEは脂溶性の抗酸化物質である。老化をはじめ様々な疾患の原因としてフリーラジカルの関与が言われている今、抗酸化物質はますます注目を集めている。冠動脈疾患は老化の一形態であり、フリーラジカルの発生が絡んでいる。ビタミンEはこの脂溶性のフリーラジカルを処理することができるのだ。

●**亜鉛**――亜鉛はピリドキシン（ビタミン$B_6$）の効果を高めるために投与すべきである。多くの症例では、ピリドキシンと亜鉛の二重欠乏が存在している。用量は亜鉛元素として一日50mgを、クエン酸亜鉛、グルコン酸亜鉛、硫酸亜鉛いずれかの形で摂ることが多い。亜鉛のサプリは食物と一緒に摂るとよい。

●**カルシウムとマグネシウム**――カルシウムを一日1g、マグネシウムを一日５００mg摂ると、高血圧の発症率が減少し、したがって、心臓の負荷も軽減されることになる。食事と摂るとよい。

脳血管疾患（脳卒中）に対して同じ治療プログラム（ナイアシン、ビタミンC、$B_6$、E、亜鉛、カルシウム、マグネシウム）が用いられている。これにより、脳卒中の発症リスクが減少し、仮に脳卒中が起こっても、回復が早まり、脳の損傷を受けていない部分が機能を代替する能力が高まるだろう。脳卒中後の患者でも、このプログラムを開始すれば改善のスピードが早くなる。

## 7　症例

M・B氏は冠動脈閉塞のために二週間の入院が必要となった。一見回復したように見え、心臓病患者の健康プログラムに参加していたが、一年経っても非常に疲れやすいままだった。平坦なところを歩いている分にはよかったが、階段を上がると息が切れた。それに、ストレスに対処するのが非常に難しく、これがために彼は職場で上級管理職として能力を発揮することができなくなった。私のところに診察に来る前に、彼はすでに食事を改善していた。

私（A・H）は彼に砂糖抜きの食事を開始し、サプリとしてナイアシン、アスコルビン酸、ビタミンE、ピリドキシン（ビタミン$B_6$）、硫酸亜鉛を加えた。一カ月後、彼はほとんど正常に戻っていた。活気に満ち、不必要に緊張を感じることもなく、ストレスに対しても楽に対処できるようになった。

R・K氏は44歳で、私のところに来る二カ月前に心臓発作になった。一本の冠動脈が閉塞していたため、血管形成術で治療された。体調はよかったものの、彼はまた再発しないかと非常に心配していた。二七年間彼は糖尿病だったが、糖尿病はコントロールできていた。また、手根管症候群のため左手の手術を受けたことがあったが、同様の症状が右手にも出現しつつあった。私は彼に、砂糖を控えて複合炭水化物を増やし、ナイアシン、アスコルビン酸、ピリドキシン、亜鉛のサプリを摂るよう指導した。一カ月後、プログラムのおかげで調子がいいと彼は報告した。

六八歳のN・Cさんは二年来の間欠性跛行（かんけつせいはこう）（脚の痙攣。粥状（アテローム）動脈硬化症の症状であることが多い）を訴えた。右脚より左脚が痛く、痛みは膝の方まで広がっていた。砂糖抜きの食事、ナイアシン、アスコルビン酸、ビタミンE、マルチビタミン・ミネラル調剤を開始した。一カ月後、血中の銅濃度が異常高値、亜鉛濃度が異常低値であったため、グルコン酸亜鉛を追加した。しかし彼女はミネラル調剤や亜鉛に対する不耐症だった。

六カ月後、まだ痛みはあったが、両脚に温かみが感じられた。彼女はナイアシンに対しても不耐症だったため、ナイアシンに代えてイノシトール・ヘキサナイアシネート（ノンフラッシュナイアシン調剤）を使った。ようやく二カ月後、亜鉛を投与しても耐えられるようになった。二年後、副作用が出ない治療プログラムを見出すのに、いまだに難渋していた。ナイアシンによってコレステロール値は下がったものの、足首に浮腫が生じた。後に、ナイアシン徐放剤を2gだけなら耐えられるようになった。彼女は今では回復し、痛みから解放され、鬱状態もなくなった。

W・C氏は四八歳で、転覆したボートから岸まで泳いだ後、ひどい胸痛に苦しんでいた。血管形成術を行った後、一本の冠動脈血流は5％から70％へと増加した。コレステロール値は中程度に上昇していた。砂糖と乳製品を含まない食事を摂るよう指導し、ナイアシン、アスコルビン酸、ピリドキシン、硫酸亜鉛のサプリを補った。二カ月後には長年経験できずにいた体調の良さを実感できた。彼は残りの人生はずっとこの治療プログラムを続けるつもりである。

# 第12章　関節炎

我々の体の中でも、関節というのは特に機械的な摩滅(まめつ)の影響を受けやすいものである。長い骨の末端部は互いに擦れ合うが、それで壊れてしまうわけにはいかず、体重の重みにも耐えねばならない。関節は頑丈な結合組織、靭帯、筋肉に囲まれていて、これらが骨と結び付いて、丈夫でしかも柔軟な〝基本装置(ユニット)〟の形を成すことで運動器官（身体の移動や運動を行う器官、すなわち骨格・関節・筋肉・靭帯・腱の総称）を成り立たせているわけで、関節がこうした構造でできているからこそ、身体を動かせば運動器官に大きな力がかかることが多いのに、運動器官はそれに耐えて人体を移動したり運動させることができるわけである。関節の内部かあるいはその周辺の生体組織が機能不全を起こしたとき、関節炎が起きていると言える。その病変は関節の内部や周辺にある生体組織の一部あるいは全部に影響し、過剰な摩滅、望ましくない沈着物、腫脹(しゅちょう)、発赤、痛み、運動制限、そして最終的には永続的癒着や運動不全、関節そのものの変形といった症状が生じることになる。

関節炎は人口の大部分が罹患しており、多くの人では症状は軽く、治ったり再発したり、といった程度だが、なかには大変重篤(じゅうとく)な症状のため肢体不自由になっている人もいる。しかしこんなに発症頻度が高いにもかかわらず、その原因と治療法はほとんど解明されていない。正統医学では、関節炎の原因として、感染（急性、慢性とも）、外傷、免疫学的因子（ホルモンが関与している）などが挙げられている。一九五〇年は「魔法の薬」の時代の始まりで、この年、コルチゾンや副腎皮質刺激ホルモン（ＡＣＴＨ。「副腎皮質刺激ホルモン」は脳下垂体の前葉から分泌されるホルモンで、副腎皮質に作用し、副腎皮質ホルモンの分泌を促す）が利用可能となり、ひどい関節炎の症例を劇的に「治療」した。しかし熱狂の波はすぐに疑いと失望に取って代わられた。なにしろ、「治癒」の状態はほんの束の間しか続かぬものであったし、おまけにそうした「魔法の薬」は副作用が非常に危険だということが分かったからである。

アスピリンは緩和的治療として唯一残っている。他の治療としては、副腎皮質ホルモン、金塩の注射、インドメタシンのようないくつかの新しい合成薬などがある。しかし数百万人の関節炎患者がこの痛ましい消耗性疾患の犠牲者であり続けている。

一九五〇年代の〝魔法の薬〟は現在では使われていないものの、関節炎治療の〝常道〟であるという時代遅れの思い込みが今なお改まることなく残存しているので、そのせいで栄養面での問題が関節炎の病因になっている可能性を真剣に検討しようとする試みが悉く阻まれて現在に至っている。ほとんどのリウマチ専門医は、関節炎の病理として関節炎のホルモン病理仮説に固執し続けている。それは関節炎について検証された唯一の病理仮説であり、治療に使われている唯一の病理仮説である。関節炎のアレルギー病理仮説については多少考察されているものの、今までのところその病理仮説から（少なくとも古典的免疫学からは）治療法が出てきているわけでもない。古典的治療は皆、その場しのぎに過ぎず、しかも副作用や毒性を考えれば、患者は結局高い代償を支払うことになる。ごく最近出てきた薬のいくつかは、非常に毒性が強い。たとえば「バイオックス®」（ロフェコキシブ。非ステロイド性抗炎症薬の一つ）は多数の死亡者が出たことが示されたため使用停止となった。オーソモレキュラー療法にはほとんどリスクはなく、死者が出ることは決してない。

## 1　関節炎との栄養学的つながり

あらゆる新しい治療法を探求するのが使命であるはずの関節炎学会でさえ、従来の関節炎治療の主流を成してきた旧態依然たる病理学的思い込みとホルモン剤頼みの治療姿勢（アプローチ）に嵌（はま）り込んだまま〝同じ穴の貉（むじな）〟でいるのは、数百万人の患者にとって悲劇である。彼らはいまだ「栄養と関節炎の間には何の関係もない」と言い続けている。ビタミン$B_3$（ナイアシンアミドとして）の高用量の使用と断食を含む特別な除去食の使用、この二つの治療アプローチは、〝魔法の薬〟とちょうど同時期に発展したが、このタイミングの悪さが悲劇であった。

一九四三年にウィリアム・カウフマン医師は『ナイアシンアミド欠乏症』という本を出版した。彼はビタミン$B_3$欠乏による多くの症状について、自らの臨床経験から詳しく述べており、その症状には以下のものが含まれている。

- 緊張感、易怒（いど）性、焦燥感
- 記憶力減退、注意力散漫、意識混濁（こんだく）、理解困難
- 根拠のない不安および恐怖
- 自発的主体性（イニシアチブ）
- 妄想性パーソナリティ
- 抑鬱あるいは気分倒錯
- 不眠
- 錯乱

一九四三年には小麦粉へのナイアシンアミド添加がまだ実施されておらず、カウフマン医師の本には潜在性（サブクリニカル）ペラグラがいかに多かったかが記録されている。ペラグラはナイアシン欠乏疾患で、その特徴は、皮膚炎・胃腸障害・早期老化・神経症状である。また、ナイアシン欠乏によって多くの感染症への免疫力が低下する。この貴重な本のある章は関節炎がテーマである。潜在性ペラグラにより筋力低下や筋肉の最大作業能率、関節可動性の低下、骨膜および軟

骨の圧痛といった症状が出る可能性がある。彼は以下のように書いている。「ナイアシンアミド欠乏に苦しむ患者では、臨床的に進行していくパターンがあって、その最後の段階で、関節炎と診断されるのである」。そして、カウフマン医師は「典型的（クラシカル）な関節炎」の患者三〇人に対してナイアシンアミドで治療した臨床反応をまとめた。「これらの患者のうち多くが、様々な治療法を以前に試していたが、大して効果がなかった。その治療とは、ジアテルミー療法、熱気函浴（ねっきかんよく）（電熱装置などで内部の空気を摂氏50～80度に熱した箱（＝浴函（よくかん））の中に患部や全身を入れてリウマチ・神経痛・肥満症などを治療する熱気浴のことで、温熱療法の一手段）、X線療法、赤外線・紫外線照射、マッサージ、水治療法、全血輸血、チフスワクチン療法、筋肉内ミルク注射、蜂毒療法、硫黄注射、金製剤の注射、塩酸チアミンおよびビタミンCの経口・経管大量投与、ビタミンDの経口大量投与などである」[1]。これらの治療法のうち四つは現在でもいまだ用いられている。つまり、赤外線照射、マッサージ、水治療法、金注射である。ナイアシンアミドは一日１０００mgに満たぬ量を服用させただけでも患者が著明に改善することを彼は観察したが、患者はナイアシンアミドを継続的に摂り続けなければいけなかった。やめると関節炎は再発した。カウフマン医師が研究したのはナイアシンアミドだけだったが、ナイアシンでも同じ効果があるし、時にはナイアシンアミド以上に有効である。

一九四九年にカウフマン医師は二冊目の本を出版した。『関節機能不全のよくある症状』という、特に関節炎についての本だった[2]。この頃には（籾殻（もみがら）と胚芽を取り除いた）精白小麦粉に少量のナイアシンアミド（ビタミン$B_3$）が添加されるようになったため、潜在性ペラグラのよくある症状は多少は克服されていた。しかし関節炎症状のある人はいまだ多く、一日４０００mgまでを三、四回に分けて服用するなど、はるかに高用量のビタミン$B_3$が必要だった。これだけ投与すると治療反応は一様に好ましかった。小麦粉へのビタミン$B_3$添加は、食事からの供給が不足しているだけの人には十分足りたが、多くの人は食事から摂れるよりはるかに多くの量が必要だった。これらの人々はビタミン$B_3$依存になっていると考えられた。理由は不明だが、彼らは$B_3$の需要量が余計に多いのだ。カウフマン医師は関節炎患者の大多数がビタミン$B_3$依存症であることを発見した。言い換えると、これらの患者の関節炎は潜在性ペラグラの主要症状の一つなのだ。

一九四五年三月から一九四七年二月にかけて治療した四歳から七八歳までの四五五人の患者データに基づき、カウフマン医師は結論を出した。痛みのような主観的な症状を数量化するのは困難だが、関節炎によって関節運動が制限されることに着目して、カウフマン医師は関節可動域を計測した。正常な関節では十分な範囲での運動が可能だと仮定して、彼は全ての関節における可動域を計測する簡単かつ正確な装置を開発した。こうして得られた数値は「関節可動域(ジョイント・レンジ)指数」と呼ばれる単一の指数へと変換された。患者が改善するにつれ、その数値は上昇し、時間の経過とともに着実に改善していった。カウフマン医師は全ての関節炎患者がナイアシンアミド欠乏症にかかっているわけではないことに気付き、アレルギーによって引き起こされた症例についても記述した。

　彼の関節炎の診断・治療はこれ以上ないほどすばらしく、今日の臨床生態学者が用いる技術と遜色(そんしょく)ないものである。しかしこの先駆的な仕事は知られないままであり、彼のエビデンスを真剣に受け取って、自分の患者に実際に試して同じ結果を得た少数の内科医を除いて、殆ど忘れ去られていた。今日、オーソモレキュラー医は皆、カウフマン医師が六〇年前に適切に記述したのと同じ改善を、自分の目で観察している。

　一九四三～六四年にかけて、全患者の95％に程度の多少はあれ、関節可動域制限があり、65％に筋力低下および筋肉の最大作業能率の低下が見られ、45％が平衡感覚障害があり、五五歳以上の10％が鬱状態で、5％が多動性がある、ということをカウフマン医師は見出した。よくある症状を三つ挙げるなら、筋力低下、筋肉の最大作業能率の低下、易疲労性（異常なほど疲れやすい状態）である。これらの患者はナイアシンアミド投与によってすぐに回復した。カウフマン医師は筋力の測定には握力計を、その他二つの数値の測定には特殊な計数器を用いた。計数器を押すには1ポンド（0・45kg）の力が必要で、患者は一分間にできるだけ素早く機器を押すよう試みた。健常人なら計数器のレバーを一分間に二二〇～二六〇回押すことができた。

　ある五二歳の女性は普通の人より力が弱く、押した回数は一七六回（正常より20％少ない）だった。開始から一〇秒で痛み始め、三〇秒経つと右腕の前腕（腕のひじと手首の間）に激しい痛みと硬直痙攣が起こった。ナイアシンアミド（100㎎）を飲んでから三〇分経つと、三〇秒経っても痛みは生じず、後半三〇秒は少しきつい程度になった。ナイアシンアミドを摂り始めて六週間後には、彼女のスコアは二六〇回となった。カウフマン医師は多くの患者で同様の結果を確認した。こうした反応はナイアシンアミドに特有のもので、他のどんなビタミンを試してもこれだけの回復は起こらなかった。ただし、被験者の30%は回復しなかった。

化学的な異常が軟骨の代謝をかき乱している。顕微鏡で病変を見ると、軟骨細胞の減少、脂肪の変性、コラーゲンの変化、関節面の不整が認められる。こうした病変が生じると、次に、局所的な表面の軟化が起こる。強い力のかかる運動をすればこの表面がますます擦り減ってしまう。やがて軟骨が摩滅して下の骨がむき出しになる。X線を撮ると新しい骨が形成されて骨棘（こつきょく）として観察できる。軟骨の自己修復のスピードが、擦り減っていくスピードに追い付かないと、その結果が関節炎ということになる。組織の再生にはビタミン$B_3$が必要である。$B_3$欠乏の最も初期の兆候の一つは、修復のスピードの減少である。

早くも一九五三年に私（A・H）もナイアシンアミドあるいはナイアシンを使って、関節リウマチや変形性関節炎の患者を治療して、同様の治療反応を確認した(3)。多くのオーソモレキュラー医は、別に関節炎を治すためでなく他の症状の治療のためにビタミン$B_3$を使ったのに、患者の関節炎症状も治ってしまうことに驚くものである。しかしビタミン$B_3$は関節炎に有効な唯一のビタミンではない。ピリドキシン（ビタミン$B_6$）やビタミンAと$D_3$の組み合わせも重要な役割を果たすし、ミネラルの亜鉛は関節炎患者への有効性が最近示された。アレルギーは間違いなく多くの人にとって関節炎の原因になっているが、断食によって治療に成功したとの報告がある(4)。これが意味するのは、関節炎は何か一つの欠乏によって引き起こされた単一の疾患ではなく、関節痛、炎症、関節運動の制限を特徴とする症候群であるということだ。最も有効な治療は、良質な（加工食品やジャンクフードではない）栄養を摂り、適切な栄養サプリ（ビタミン$B_3$、ピリドキシン、ビタミンA、$D_3$に加え、亜鉛、カルシウム、マグネシウムといった適切なミネラルも含めて）を摂ることである。デール・アレクサンダーは乳剤にした鱈（たら）の肝油（ビタミンAと$D_3$を豊富に含む）が関節炎の治療に非常に効果的だと発見した。二重盲検法によるプラセボ対照試験で、硫酸亜鉛２２０mgを一日三回投与すると、難治性の関節リウマチの治療に有効だと分かった(5)。

関節リウマチはアレルギーや免疫や内分泌に関わる諸要因が関与しており、複雑である。関節リウマチ患者に食事療法の有効性を調べるため一重盲検法によるプラセボ対照試験を行ったところ、プラセボ投与期に比べて治療食の施療期では有意な改善があった(6)。この改善の理由としては、食物に対する不耐症の減少、消化管透過性の減少、体重減少による効果、プロスタグランジン産生のもとになるいくつかの基質が食事改善に伴い変わったことによる効果、といった点が挙げられる。改善の一部はプラセボ効果によるものだったが、これだけで改善全体を説明することは不可能である。

これまでのエビデンスによると、関節炎はオーソモレキュラーで治る疾患だという結論に至る他ない。将来この疾患の症状がもっと詳細に研究されると、様々な欠乏や依存によって、体の他の部分にはひどい症状は出ないが特に関節に症状が出ているのだ、ということが間違いなく分かるだろう。どの症例でも全身で反応が起こっているに違いない。関節炎は栄養失調が全身症状として現れる疾患のうち、最も不快な症状の一つに過ぎない、と我々は考えている。全ての栄養的因子が考慮されねばならない。関節炎を道理に適ったやり方できちんと治療するには、まず正しく診断することが必要で、痛風や感染症など他の疾患の可能性を除外しないといけない。明らかな理由がないときや、発症要因を的確に捉えて根治を目指すのでなく一時しのぎの苦痛の緩和にとどまるような非特異的な治療（アスピリン、金製剤など）をリウマチ専門医に勧められたときには、患者は自分の栄養状態を調べ、栄養療法を行う医師の助けのもと、栄養補助食品の使用や食事改善による治療を模索すべきである。

## 2　関節炎の治療

現代の関節炎治療においては、効くものは全て利用すべきである。ただしそれが体に何らかの害を及ぼすものであってはいけない。毒性が強い薬剤に頼るよりも、もっと毒性が弱い治療法を選ぶべきである。まず、痛みをできるだけ早く取り去ることを主眼とすべきである。痛みは大きなストレスであり、水溶性栄養素の喪失を増やし、免疫防御の能力を低下させてしまうからである。同時に、体内に本来存在しない薬の使用は極力少なくするために、原因に目を向けた治療が行われねばならない。関節が永続的に損なわれ、摩滅し、変形しているときには、栄養療法はもちろん有効だが、手術による修復が必要となることもある。一般には関節の動きが可能であり少し痛むという程度なら、手術は不要である。

疾患の原因だと考えられる全ての要因に対して、治療を講じねばならない。感染症があるなら治療されるべきであり、アレルギーがあるならオーソモレキュラー栄養に加え、アレルギーのある食物の除去を含めた適切な治療が必要である。ナス科植物（ジャガイモ、トマト、ピーマン、パプリカ、トウガラシ、タバコ）は関節炎患者の10％程度においてその原因となっている可能性がある。ナス科植物が原因ならば、数カ月間それを避けることで症状は大幅に改善する。

### （1）サプリメント

**●ビタミン$B_3$**――一日四回、最適量のナイアシンアミドを試してみるとよい。一日５００mgから始めて、徐々に増やしていくのが一般的である。ナイアシンアミドは摂り過ぎると吐き気を催す。どれぐらいの量を「摂り過ぎ」だと見なすかは人によって様々であり、個別に決めていかねばならない。ナイアシン（ナイアシンアミドではないことに注意！）は吐き気を起こしにくい。また、ナイアシンの方が効く可能性がある。関節炎患者の中には、ナイアシンによる紅潮（フラッシュ）を楽しんでいる者もいる。関節が温まるというのだ。ナイアシンにも、ナイアシンアミドにも、両方ともに不耐症の人は、イノシトールナイアシネート（イノシトールヘキサナイアシネート、あるいはイノシトールヘキサニコチン酸エステルとしても知られている）を使うとよい。これを使えば、ナイアシンが体内で非常にゆっくり放出されるため、紅潮や胃部不快感がほとんど起こらない。

**●アスコルビン酸**――一回1gのビタミンCを一日三回から開始すると、大変有効である。このビタミンはコラーゲン組織や椎間板（ついかんばん）の健康を保つのに必須であり、腰痛をやわらげる効果もある。

**●ピリドキシン**――ビタミン$B_6$は大変効果的であるため、臨床的に追加量が必要と判断されれば、使用すべきである。

●**亜鉛**——亜鉛はミネラルであるが、ピリドキシンと併用するとよい。硫酸亜鉛（220mg）なら通常十分耐えられるだろう。

関節炎に対するサプリとして理想的な組み合わせは、ナイアシンアミド（250mg）、アスコルビン酸（250mg）、ピリドキシン（50mg）に、亜鉛（10mg）も併用するというもので、これを1セットとして一日四、五回摂るとよい。

●**ビタミンAと$D_3$**——ビタミンAと$D_3$にカルシウムとマグネシウムを加えた組み合わせは、カール・ライヒ医師によって用いられ、多くの関節炎患者が回復した。[7]

通常の抗関節炎薬（アスピリンや、もっと現代的な各種の抗リウマチ薬、もしどうしても必要ならばステロイド剤や金製剤も）は、痛みをすぐに取るために使ってもよいだろう。栄養の大きな利点の一つは、どんな薬とも併用できることである。栄養は薬の治療効果を妨げないし、どんな治癒プロセスも促進してくれる。食事と栄養素で健康を保っていきながら、薬はゆっくりと減らしていくとよい。

## 3 症例

R・Bさんの関節炎は一三年前急激に発症した。手と足が腫れ、痛み始めたのだ。全身に症状が出たため、プレドニゾン（免疫抑制作用があり炎症性疾患や癌の治療に用いる、副作用の多い合成副腎皮質ホルモン剤）で治療された。急速に改善したものの、手足に慢性的な痛みが残った。金製剤の注射を含め彼女はあらゆる既知の治療法を試した。どの治療法も最初は効くのだが、その治療法に対する過敏症になってしまい、結局は重い副作用だけが残るのだった。三年前に夫と別れたことがきっかけで関節炎が悪化したが、その年のうちに自分で歩いたり食事ができる程度までは回復した。後に、ある関節炎クリニックで、三週間のジュース断食（野菜や果物のジュースだけを栄養源とし、他の食物を絶つ断食法）を行った。クリニックへの行きは車椅子だったが、帰りは歩いて帰ることができた。しかし食事を再開するとすぐに悪化した。次に彼女は十日間の断食を行い、再び調子が良くなった。食事から牛乳と砂糖を抜いたが症状は軽快しなかった。茶を飲むと腫れがひどくなった。

私（A・H）は彼女に砂糖だけでなく症状を悪化させると思う全ての食物（茶、コーヒー、チョコレートなど）を抜くように指示した。さらに、ナイアシンアミド、アスコルビン酸、ピリドキシン、バイオフラボノイド、硫酸亜鉛を投与した。二週間後、「歩きやすくなり、肘の動きが良くなった」と彼女は言った。

一年半の間、J・Hさんは股関節以外の全ての関節に強い痛みを感じていた。彼女は関節リウマチだと診断されたが、バルディーン、アスピリン、ナプロキセン（いずれも非ステロイド性抗炎症薬）を使っても軽快しなかった。肘や手首が特に痛く、痛みは月経前にひどかった。さらに、彼女には浮腫もあった。じっと座っていると体が固まってしまい、また動かすのが一苦労だった。足が腫脹し痛かったから、一日八錠の「バファリン®」（アスピリン（アセチルサリチル酸）と、緩衝制酸剤のダイアルミネート（アルミニウムグリシネートと炭酸マグネシウム）を合剤にした解熱鎮痛剤）を飲まないといけなかった。

彼女に砂糖とナス科植物を除去した食生活を開始させて、ナイアシンアミド、アスコルビン酸、ピリドキシン、硫酸亜鉛、ビタミンEのサプリを投与した。三週間後、実の母親が癌にかかったことを知って大変強いストレスを受けたにもかかわらず、彼女の症状は良くなっていた。痛みで目が覚めることなく眠れるようになり、より活発になり、体の強張りは軽減し、「バファリン®」の必要量も減った。しかし彼女は春に生い茂る草花へのアレルギーがひどくなった。私は骨粉、酸化マグネシウム、鱈の肝油を処方に加えた。一カ月後、彼女の健康状態は大幅に改善し、肩の痛みは消失した。しかし足首と爪先の痛みは悪化した。この三カ月後、彼女は足と膝裏の痛み以外は全く痛みがなくなった。

V・Kさんは私の臨床経験の中で最も重度の関節炎患者だった。最初の症状は一九五二年に現れ、一九五七年に関節炎の診断を受けた。彼女は増悪と寛解を繰り返しながら、一九六二年にはほとんどの時間を車椅子で過ごすことになり、一九七三年にはずっと車椅子になった。車椅子に座りながら自分の足を使って動くことができたのは少しの間だけで、その後は長年の間、誰かに車椅子を押してもらわねば移動できない状態が続いていた。私のところに来る前の三年間は、彼女の夫が時々家事代行サービスの助けも借りつつ、彼女の世話をしていた。

私がV・Kさんを診察したとき、彼女は車椅子に座っていて、体はひどく変形していた。両足を交差させて座っていたが、足をまっすぐに伸ばせないのだった。手は変形して奇形のようだった。腕、股関節、背中にずっと続く強い痛みがあり、両脚が腫脹していた。浮腫を抑えるために弾性ストッキングをはいていた。彼女は「まだ自分で食べられる」と言ったが、そうするには大変な努力が要るに違いなかった。彼女は字を書くことすらできず、鬱状態でもあった。この一五年間、手助けなしではベッドから起き上がることもできなかった。彼女には二四時間つきっきりの介護と在宅ケアが必要だった。彼女は私に「先生にも私を助けることはまず無理だと思います。でもせめて、背中のひどい痛みだけでも楽にしてくれたら」と言った。

私は彼女に砂糖とナス科植物を除去した食生活を開始させ、さらに、ナイアシンアミド、アスコルビン酸、ピリドキシン、硫酸亜鉛、亜麻仁油、鱈の肝油も併せて摂らせるようにした。一カ月後、夫に付き添われて車椅子で来た彼女は、ほほ笑んでいた。背中の痛みはずいぶん楽になり、股関節からは痛みが完全に消えた。足をぶらつかせながら車椅子に座ることもできた。彼女ははるかに快適に過ごせるようになっていた。私は彼女の治療プログラムに「リノディル®」（ニコチン酸イノシトール〔イノシトール・ヘキサナイアシネート〕）を加えた。一カ月後、彼女はさらに良くなった。彼女は今や手助けなしにベッドから起き上がることができ、鬱状態も治った。一〇週間後、V・Kさんは私に電話をかけてきた。私は彼女からの連絡に驚いて、出し抜けに言った。「どうやって電話のところまで行けたの？」彼女は答えた。「今では自分一人で車椅子で動けるようになりました」。彼女は着実に改善していたが、自分は夫のために何ができるかを尋ねるために私に電話してきたという。彼はインフルエンザにかかっており、彼女が彼を介護していたのだ！

一年後、私は彼女を再び診た。筋肉の正常な張りと力が回復していたが、左腕にいまだ多少の痛みが残っていた。重度の指の変形を治すために外科医に相談することに彼女は同意した。

少なくとも一五年間着実に悪化していた重度の関節炎患者も、ここまで顕著に改善するのである。

私がM・Lさんを診る八カ月前、彼女は突然病気になった。三カ月後、彼女の全ての関節が侵された。手は腫れぼったく、歩くとひどく痛んだ。体は虚弱で疲れやすかった。デビルズクロー（角胡麻）の根、特別食、アスピリンを摂らせても彼女は好転しなかったが、クリメステロンによって痛みと強張りは軽減した。私が彼女を診察したとき、彼女はまたピアノが弾けるようになっていたが、両手首に痛みがあり、あいかわらず虚弱だった。関節にジメチルスルホキシド（DMSO）を塗ったところ、非常に効果があった。

食事の変更は特に指示しなかったが、ナイアシンアミド、アスコルビン酸、ピリドキシン、グルコン酸亜鉛、マルチミネラル調剤を投与した。一カ月後には彼女はもはや虚弱を脱していた。痛みは軽減していた。六カ月後、彼女は何時間でもピアノを弾くことができ、左の手首にわずかに痛みが残るだけだった。

およそ一六年前にM・Wさんは靭帯裂傷を伴う外傷を受けた直後から関節炎を発症した。そのとき以来、彼は調子が悪く、入院して様々な投薬治療を受けたことがあった。彼は自分で昆布のサプリを飲んでおり、これが他の何よりも効いていると確信していた。私が彼を診察したとき、痛みはほとんどなかったが、関節は強張っていて、両手には関節リウマチに特有の変形があり、指の変形も見られた。それよりずっと以前から彼も彼の妻も、ジャンクフードを注意深く避けていたのだが。

砂糖とナス科植物を避け、ナイアシン、アスコルビン酸、ピリドキシン、硫酸亜鉛、大鮃（北太平洋に広く生息する大型の鰈）の肝油、骨粉錠、甲状腺ホルモンを補充するよう指示した。彼は高用量のナイアシンとアスコルビン酸に不耐症であったため、推奨量の3分の1まで減らした。一カ月後に診察したとき、彼の状態は大幅に改善していて、どの関節炎症状も問題ではなくなっていたが、まだ冷感があった。ナイアシンとアスコルビン酸を継続し、骨粉を減量するように伝えた。彼はますます回復した。

# 第13章　癌

統合失調症患者の尿に見られる〝藤色因子(モーブ・ファクター)〟の原因を探求していて、私(A・H)は患者が肺癌から思いがけず回復したことに驚いた。恐らく藤色因子は酸化ストレスのマーカーである。この因子は一九六〇年に大部分の統合失調症患者(および統合失調症でない群にも少数)の尿中に発見された。精神病でない患者を調べると、正常な被験者ではこの因子が出たのはごく一部で、多くの重度な疾患の患者(たとえば末期癌患者など)から検出されたのだった。

これらの患者のうち一人は、七〇代で、肺癌で死に瀕していたが、コバルト照射(癌治療に用いられる放射線療法の一つ)による緩和療法を受けていた。彼は精神病になり、我々の精神科病棟に移ってきたのだった。彼は大量の藤色因子を分泌していた。この因子を分泌する患者はナイアシンによく反応するということが先に知られていたので、彼にナイアシンとビタミンCを開始した。三日後、彼の精神状態は正常に戻った。一九六〇年にはこれらのビタミンの高用量錠剤は手に入らなかったので、この研究のためにわざわざ作ってもらったのだった。癌で亡くなるまで彼を精神的に正常に保つために、彼には各ビタミンを一日3000mg(3g)投与し続けた。彼の余命は一カ月と見られていたが、皆の驚いたことに、彼はその後三〇カ月生きた。ビタミン治療を始めてから一年後、X線検査すると癌は消滅していることが分かった。

ナイアシンとビタミンCが主要な治療因子であると結論付けられた。癌の自然治癒は極めて稀であるが、「癌の自然治癒は起こらない」という医者の業界の通念も、たった一つでも回復例があるのなら、打ち破れるものである。白いカラスがいれば「全てのカラスは黒い」という通念がもはや真理でないのと同じである。一人の患者が、詳細に記述・診断された癌によって確実に死ぬと見られていた状態から回復するのなら、同様の病状の他の患者も回復する見込みは大いにある。しかし回復例が一つあるということから、同様の病気の患者のうち、どれぐらいの割合が同じように回復するかは分からない。二重盲検法の比較対象試験によっても分からない。もし行われた治療それ自体が有害であるならば（死亡してしまうほど有害でなかったとしても）、少しでも賢明な患者ならそんな治療は受けようと思わないだろう。しかし治療法に特段のリスクがないのなら、患者はその治療を試してみようと思う可能性が高いだろう。

　私は統合失調症の研究から癌の研究に対象分野を変えるつもりはなかったものの、驚くべき回復を遂げたこの症例のことは印象に残っている。二番目の症例は、一〇代半ばの少女で、彼女は腕にユーイング肉腫（主に青年期に発症する骨の悪性腫瘍だが原因は不明）があり、切断する予定だった。当時はこれが唯一の治療だったのだ。私は彼女の外科医に一カ月だけ手術を遅らせてくれるよう頼んだ。彼女にも同様の二つのビタミン（ナイアシン、ビタミンC）を投与した。彼女は回復し、手術が不要となった。今や確率的には、最初の症例が単に偶然に回復しただけとは考えにくい。

　一九七六年、ユアン・キャメロン医師とライナス・ポーリング医師は『癌とビタミンC』という有用な情報に富む非常に重要な本を出版した。[1] この本が出版されるまでは、私はナイアシンこそが主要な治療因子だと考えていたが、キャメロンとポーリングのこの共著書が出版されて以後は、むしろビタミンCの方が主な要因かもしれないと思われた。彼らの実験はどんな臨床治験にもひけをとらないほどよく統制されていて、探求への重要な領域を切り開くものだった。一九七七年、末期の膵臓癌の女性が、ノーマン・カズンズの『病んでこそ知りえた〝病の解剖学〟』（邦訳書『笑いと治癒力』、岩波現代文庫）という本を読み、経口で一日10gのビタミンCを自分で飲み始めた。彼女が私のところに受診しに来たとき、私は彼女にビタミンCを便がゆるくなるかならない程度まで増量するよう助言した。彼女は一日40g摂取できた。彼女は他の栄養素も摂るようにした。ある一つの栄養素が大量に必要な人は、他の栄養素も必要であることが多いからである。複数の抗酸化物質を摂れば、単一の栄養素を摂っているだけの場合よりも抗癌作用が強い[2]。

ビタミンに関して、成り立つ最高の法則は、少し多過ぎることは少し少な過ぎるよりずっと良い、ということである。製薬会社の薬については、これと正反対のことが言える。ビタミンCの大量投与療法は彼女の人生を変えた。開腹手術時に確認された巨大な腫瘍は、六カ月後には消えた。彼女はその後二〇年生きた。変わったのは彼女の人生だけでなく、私の人生もである。というのは、彼女は自分の回復のことを本にして広く出版したため、癌患者が私の診察を受けようと殺到し始めたのだ。

一九七七年から二〇〇六年の間に一四〇〇人以上の癌患者を診察した。全員が内科医からの照会であり、医師（癌専門医も含む）から癌の診断を受けてフォローされている患者だった。

彼らに栄養療法プログラムを行った。そのプログラムは統合失調症やその他の疾患の患者治療に何年も用いられ、有効性が証明されたものだった。照会されてきた患者の大半は従来通りの治療では回復せず、末期癌の診断を受けていた。全員が現代の抗癌剤治療の通常プログラム（手術、放射線、化学療法のうち、いずれかの組み合わせ）で治療されていた。その治療結果を示すデータは、どれも厳しいものばかりだった。

## 【コラム8】癌と統合失調症

統合失調症の発症には、その主な要因の一つとして、アドレノクロムが関与している。アドレノクロムはアドレナリンの酸化物質の一つである。アドレノクロムには幻覚作用があるし、細胞分裂阻害毒でもあろう、というのが私の作業仮説である。この仮説で行けば、癌と統合失調症は当然対極のものであるし両者が同時に起こり得ない、というのは筋が通っていると思われる。ある患者が過剰な酸化反応によってアドレノクロムを過剰産生したとすると、その人は癌ではなく統合失調症を発症する可能性がある。アドレノクロムには細胞分裂を抑制する作用があるからである。患者が十分なアドレノクロムを産生しないならば、統合失調症ではなく癌を発症する可能性がある。幻覚作用を発揮するのに十分な量のアドレノクロムがないためである。

一九五五年以来、私は五千人以上の統合失調症患者と一四〇〇人以上の癌患者を診てきた。これらの患者のうち、癌と統合失調症の両方に罹患したのは一〇人だけだった。彼らは皆、オーソモレキュラー療法で回復した。私は統合失調症患者が癌で死ぬのをただの一人も見たことがない。この明確な拮抗（きっこう）関係は、相関の程度は弱まるものの、第一度近親者（親子兄弟姉妹）にも当てはまる。癌患者の家族七八五人のうち、三人が統合失調症であり、八九人が癌だった。統合失調症患者の家族四三七人のうち、二九人が統合失調症であり、二六人が癌だった[3]。

フィンランドで行われた大規模研究によって、統合失調症患者における癌の発症率は、一般人口におけるそれよりも低いことが分かった。これは文献に掲載された同様の知見を裏付ける格好となった。癌に罹患した統合失調症患者が、標準治療とオーソモレキュラー療法を組み合わせた治療を受けると、両方の疾患から回復するだろう。癌の発生の、統合失調症の患者における顕著な低下もまた、この精神疾患を一種の〝遺伝的多型（ジェネティック・モルフィズム）〟として存続させてきた諸要因の一つと見なし得るかもしれない。なにしろ統合失調症はこれまでその〝繁殖〟阻止を目論む大規模な社会政策〔＝優生学的見地から実施された断種・不妊化政策など〕が数多実施されてきたにもかかわらず、それに耐えて今なお存続しているのだから。統合失調症は癌に対する主要な防御として進化しているのである。カテコールアミンの酸化派生物であるアミノクロームは細胞（癌細胞も含めて）の分裂を阻害する物質だと分かっている。この仮説は癌に対応する際に抗酸化物質がいかに重要であるかの説明を提示するものであり、真剣に検証されるべきものである。

## 1　八三歳の腎臓癌患者を治癒させたものは何か

二〇〇一年六月、私は手術不能の腎臓癌患者の相談を受けた。彼女の症状が出現したのは六カ月前で、そのとき転移を伴う大きな腎臓癌が見付かったのだ。開腹すると腎臓に大きな腫瘤（マス）が張り付いており、それは後腹壁にまで浸潤し、大動脈や大静脈を取り囲んでいた。さらに、リンパ節にも大きな癌があった。肝臓の後葉は固く、すでに腫瘍が浸潤しているような手触りだった。手術は不可能であり、治療はなされなかった。

私は彼女に砂糖の摂取を控え、以下のサプリを加えるよう指示した。

- ●ビタミンC２０００mgをジュースに溶かして、一日に六回服用（一日合計１２０００mg）。
- ●ナイアシン１００mgを毎食後（一日三回）に。
- ●ビタミンB群１００mgを一日一回。
- ●葉酸５mgを一日一回。
- ●セレン２００mcg（マイクログラム）を一日一回。

三カ月後、彼女は病状の好転を大いに喜んでいた。二〇〇三年八月、非常に調子が良いため、彼女はホスピス（末期患者のための特別施設）と在宅介護の登録リストから外された。彼女の娘は、職員らがどんなに驚いたかを事細かに話してくれた。

この症例において何が起こったのか、きちんと答えるのは難しい。この女性が重度の病変に侵されていたのは間違いない。それは目視されているし、検査でも十分確認されている。また、彼女の予後（病気の進行や治療後の経過についての医学的な見通し）を示唆する指標全てが、彼女がホスピス送りになることを示しており、実際そうなった。彼女はどんな治療も受けなかったが、最初の症状が出て六年後には症状はすっかり消え、私が最初に彼女を診たときよりも元気になっている。個々人の病状に対応する際には、二重盲検法まで用いてプラセボ対照試験を行うとか統計学を駆使して〝確率〟を弾き出すといった作業は、価値をもたない。そうしたものが有効なのは、多数の人を相手にするときだけである。だから彼女に関するかぎり、癌からの回復や、回復をもたらした要因について、考えられるのは次のようなことだろう。

●**手術**――手術といっても実際には病巣を目視で確認しただけであって、治療となるものではなかった。開腹し、実際によく調べてみたけれども、それで何らかの治療的効果が得られたとは、外科医自身も思っていないだろう。しかし彼らはビタミンやミネラルを信じるぐらいなら、この説明の方がマシだと思うかもしれない。もちろん、正常器官と区別ができないほどに成長した巨大な腫瘍を前にして、外科医は全くなす術もなかったというのが本当のところである。

●**オーソモレキュラー栄養**――ビタミンCおよびその他の栄養素が重要な治療因子であることを示す臨床エビデンスは徐々に増えている。しかし私は一九六〇年以来、回復症例を無数に見てきたから、私には（栄養素の治療効果を肯定的にとらえがちである、という）一定の先入観があることは、認めねばなるまい。

●**私の「癒しキャラ」**――統合失調症患者がビタミン$B_3$投与で改善することを私が最初に報告したとき、そんなことはあり得ないと決めつけられ、「あなたの人柄によって患者は良くなったのだろう」と言われた。しかし私の人柄が患者に癒しを与えるのは、私の患者がビタミン$B_3$を摂っているときだけで、プラセボ群では効かないのだった（もちろん二重盲検だから患者がどちらを摂っているのか私には分からなかったのだが）。私の人柄に患者を癒す能力がある、と評価してもらえるのは私にはうれしいことだった。

●**奇跡**――私は「奇跡」を専門に研究しているわけではないので、特にコメントはない。ただ、たいていの癌専門医はこの手の話を聞くと、患者の自然治癒か、あるいは奇跡だと考えるだろう。彼らにはビタミンが効いた可能性よりも、そういう考え方の方を好む。高用量ビタミンC療法に対する彼らの反発はそれほど強固なのだ。癌の自然治癒は医学において極めて稀で、それは恐らく、癌専門医が思っている以上に稀である。ずいぶん前の研究だが、自然治癒だと思われていた大半の症例は、実際には患者が自ら行っていた治療による回復だった(4)。

●**詐欺**――この患者と医師らがデッチ上げた全くの作り話、という可能性もゼロではない。

末期の腎臓癌だったこの患者は、以下に述べるオーソモレキュラー治療プログラムによって回復したと考えられる。この患者と同じように治癒する患者がきっとたくさんいるだろう。

## 2　癌に対するオーソモレキュラー療法

癌患者の栄養状態を改善すれば病変の対処に有効だ、と考えるべき臨床エビデンス（実際に患者の診療治療を通じて得られた明確な根拠）は非常に強い。逆に、そうではないことがあり得るだろうか。栄養欠乏状態にある人が体への重い負荷（たとえば感染症、外傷、癌など）に対して正常な人よりもはるかに耐性が低いということは、否定しようのない事実に違いない。癌産業もしぶしぶながらこの事実を認めている。しかし同時に彼らは、患者に必要な栄養補助なんてバランスのとれた食事（どんな食事のことを言っているのだろう？）を食べていれば摂取できるし、栄養サプリメントは何の意味もない、などと主張している。それどころか、彼らはエビデンスもなしに「栄養素の使用は有害となり得る」とさえ言っている。栄養素の有効性を示すエビデンスは多くの出版物に掲載されている。調べようと思えば誰でも読むことができるだろう。ただし、アメリカ国立医学図書館の《メドライン》のデータベースに頼り過ぎてはいけない。そこでは索引から一部の医学誌が検閲・削除されており、医学に栄養学の新たな知見が注入されないように監視する番犬の役割を果たしている。

なにも我々は「われらこそ〝癌をなおす決定打〟を手にしているぞ」と主張しているわけではないのだ。我々のデータによる臨床エビデンスは十分に説得力があるし、非常に安全性が高いので、癌患者はオーソモレキュラー療法を試しても害を受けることはない、と言っているのである。とはいえ、この章は癌に対する治療実施要綱として書いたものではない。それは個々の患者とその主治医が作っていくべきものである。我々はここで患者にいくつかの基本的情報を提供しよう。患者は、そうした情報をもとにして、癌に対するオーソモレキュラー療法の文献から興味深いものを調べるとよい。患者はそうした文献について主治医と話し合ってもよいだろう。もしその医者が度量が狭くて話にならないようなら、オーソモレキュラー療法に寛容な医師を探しながら、適切な医者に出会うまで当面は文献に基づいて治療を行ってもよい。

オーソモレキュラー療法を行うということは、手術や、化学療法や、放射線療法を行うこととはずいぶん意味が違う。従来型の治療は身体から病変を取り除くことを想定しているが、身体自体が癌と戦う力を向上させる作用は全くない。オーソモレキュラー療法は体の防御力を高めることに主眼が置かれている。この治療法は身体に対する支援を与え、腫瘍のせいで、あるいは腫瘍に対する体の反応によって生じた、必須栄養への需要の増大を満たしてくれるものである。

オーソモレキュラー療法の基本的なところは、全ての症状に対して当てはまる。第一に、食事に何らかの欠点なり誤りがないかチェックし、改めることである。特に、主食のみならず食事で口にする飲食物全般に、体に良くないものが含まれていないかどうかを調べないといけない。最も好ましくない人工的な食材は、精製した砂糖、代替甘味料、精製した小麦粉、白米である。特別な食事や好物については、それが栄養豊富でおいしいものならば、尊重すべきである。食べることの楽しみまで奪ってはいけない。

### (1) 化学療法としての経静脈ビタミンC療法

どんなストレスもビタミンCの必要量を顕著に増大させるということはよく知られている。これは、ロバート・F・キャスカート三世医学博士が「飽和水準に達するほど高用量のビタミンCを用いるべきだ」と勧める理由である。一番の目安は腸の耐性である。癌患者の場合、耐容量(耐性用量)はビタミンC一日10万mg(100g)にも達するかもしれない。これは経口投与量で、これに加えて、週に二、三回(あるいは一~二週間毎日)アスコルビン酸6万~10万mg(60~100g)を静脈内点滴することも検討するとよい。患者は少なくとも二カ月、恐らくはもっと長い間、この治療プログラムを続ける覚悟をしておくべきだ。

癌患者に大量のアスコルビン酸(ビタミンC)を投与するのには十分な理由がある。アスコルビン酸はコラーゲンの「接着力」を高め、健康な細胞間の結合を強くし、すでにある腫瘍の増殖を遅らせる。また、ビタミンCは免疫系を大幅に強化し、驚くほどの鎮痛効果もある。しかしもっと大事なことがある。ビタミンCは腫瘍細胞に対し選択毒性があることが示されている。細胞毒性のある薬による癌の化学治療と同様の効果があるのだ。十分量を投与すると、血漿(けっしょう)中のアスコルビン酸濃度を高く保つことができ、それによって腫瘍細胞を選択的に殺すことができるということが数々の実験や臨床研究で示されている。この事実はあまり知られていないようであるが。恐らくその原因は、ビタミンCと癌の研究のうち広く知られている研究結果の大半が、十分量のビタミンCを使っていないせいだろう。

ヒュー・D・リオルダン医学博士とその同僚は、試験管内で腫瘍細胞に毒性を発揮する血漿アスコルビン酸濃度を保つことができたことを示す治療データを持っている。このデータが示すのは、ビタミンCを、細胞毒性をもつ化学療法物質として使うことができるということだ。「一五年以上にわたって我々は癌患者のための補助療法として高用量のアスコルビン酸静脈注射の研究をしてきた」とリオルダン医師は言う。「当初は一回15gの注入を週に一、二回行っていた。この用量で患者の調子は良くなり、痛みは軽減したし、多くの症例は癌専門医の予後診断を超えて長く生きた」。

一九九〇年、彼らは30gのアスコルビン酸を週に二日注入したところ、原発性腎細胞癌の患者の肺と肝臓にあった転移病変が数週間ほどで消えたことに気付いた。[5] 彼らは、アスコルビン酸が生物学的反応の調節剤として働いたと考えた。つまり、アスコルビン酸によって細胞外のコラーゲン産生が増大し（腫瘍をコラーゲンの壁によって、いわば「閉じ込めた」）、免疫機能が高まったのだと考えた。彼らは骨転移(こってんい)（癌が骨に転移すること）を伴う原発性乳癌患者の症例に対しても週に一、二回アスコルビン酸100gを注入することにより改善させた。[6]

のちに彼らは、アスコルビン酸は腫瘍細胞に対して選択的に毒性を発揮し、化学療法の薬剤として有効であることを示すエビデンスを発表した。[7] この選択毒性は、試験管内で様々なタイプの腫瘍細胞に対して確認された。腫瘍細胞を殺すのに必要なアスコルビン酸の血中濃度は人間においても実施可能だった。他の研究者は、様々なタイプの腫瘍や実験動物において、生体内での毒性を見出した。[8] リオルダン医師と彼のチームは、腫瘍細胞にはカタラーゼ（過酸化水素を分解する酵素）が比較的少ないため、高用量のアスコルビン酸により生じる過酸化の影響を受けやすいのだと結論した。(9)

## ①ビタミンCをめぐる議論

政治的にも力のある一部の医学当局は、癌患者が高用量ビタミンを使うのを公然と妨害している。どんな医師であれ自分の患者に有効な治療法を与えないのは医療倫理に反することなのに、そんなことなど、お構いなしに、である。おまけに、自分の治療に高用量のビタミンCを試しに使ってみてほしい、と一度でも頼んでみたことがある癌患者の数は依然として少ない。やがていつかは、一種の支持療法として、高用量ビタミン療法を不当に受けさせてもらえなかった患者が、正統医学に対して集団訴訟を起こす事態となるかもしれない。

当局がビタミンCを非難する根拠は、おおよそ以下のような、三つの不正確な主張に集約されている。すなわち、「ビタミンCには実際的な抗癌作用はない」、「ビタミンCは従来型の癌療法の妨げになる」、「ビタミンCそのものが癌患者にとって有害である」という主張である。そろそろ誤りをきちんと正すべき時である。

● 厳密な比較対照試験を行って、ビタミンCが実際に確かな抗癌作用を有していることをはっきりと実証した研究は、すでに数多（あまた）が世に出ている。(10) 最も興味深い研究のいくつかは、日本で行われた一日3万mg以上のビタミンCを使った研究である。リオルダン医師やキャスカート医師のようにオーソモレキュラー（メガビタミン）療法を精力的に行っている医師からの報告では、ビタミンCの使用量は多ければ多いほど効果的である。

● ビタミンCは化学療法・手術・放射線療法の副作用を軽減する。十分量の栄養療法プログラムを行っている患者では、化学療法中であっても吐き気を感じることは非常に少なく、脱毛はほとんどないか全くない。放射線を受けた後でも痛みと腫れは比較的軽くて済むし、手術後には合併症もなく回復も早い。ビタミンを摂っている患者に対しては、抗癌剤の規定量の投与が可能だということであり、これはビタミンによる利点と言えるだろう。明らかに、十分量の抗癌剤は癌に効くだろう。同じような利点は放射線治療にも言える。最高強度の放射線治療を行っても、栄養状態が最適な患者ははるかによく耐えることができる。手術に関しては、ビタミンにより術前・術後のリスクが軽減することが十分に確立されている。したがって、ビタミンCは有害どころか癌の従来型治療にプラスの影響を与える。

●非常に高用量であってもビタミンCは極めて安全な物質である。数え切れないほどの研究がこのことを証明している。抗酸化物質として、コラーゲンを作る補酵素として、免疫系の補強物として、ビタミンCは癌患者に必須である。しかし癌患者に血液検査をすると、ビタミンの異常低値がいつも見られるものである。危険なのはビタミン欠乏なのだ。

主治医が、治療の正解を求めて、試験管を見るのではなく患者を見る。そういう主治医を持つ患者は幸せである。患者の治療反応こそが医学における全ての治療指針の中で最上のものである。もしそれが効いているのなら、あるいは効いているように見えるのなら、それを行え。それが害を与えないのならば、それをせよ。癌を確実に治癒させる治療法というのがもしもあるのなら、あなたもその評判くらいは、すでにご存知であろうが……。しかしそんな都合のいい話は現実には存在しない。絶対確実な治療法がないのだから、患者が主治医に補助的ビタミン療法を要求する重要性はますます大きい。従来通りの教育を行う病院で訓練を受けた医師の中にも、ビタミン療法を支持する医師は増えている。あなたの癌専門医もその一人になるかもしれない。

**【コラム9】局所へのビタミンCは基底細胞癌を止める**

皮膚癌に最も多いタイプである基底細胞癌は、しばしばビタミンCに反応する。皮膚に生じた基底細胞癌に直接ビタミンCを塗布すると、癌はかさぶたとなり、はがれる。[11] うまくいく使用法は、高濃度ビタミンC溶液を一日2、3回直接塗ることである。ビタミンCは癌細胞に対し選択的に毒性があり、健康な皮膚細胞に害を与えない。これこそが癌に対する経静脈高用量ビタミンC療法の根本であるが、[12] 皮膚への直接塗布の場合は、もっと高濃度のビタミンCを使うことができる。

鼻にできた直径2ミリの患部が数カ月間治らないというある人が、一日二回高濃度ビタミンCを塗ると、一週間も経たないうちに病変が消えた。別の患者は、複数できた基底細胞癌の患部をビタミンC塗布で覆うと、患部が二週間以内にはがれた。[13] 基底細胞癌は成長が遅く、転移することは稀である。このため医学的にきちんと診断を受け、定期的にフォローされているなら、治療としてビタミンCを試すだけの余裕が持てる。

水溶性のビタミンCを水溶液にするのは簡単である。茶さじ半分のビタミンC粉末（あるいは結晶）に水を少しずつ足してゆく。水はビタミンCが溶け切るちょうどの量にする。一日に数回、指先や綿棒で塗るのが簡便である。水分は数分間で蒸発し、皮膚にビタミンC結晶のあとがはっきりと残る。ビタミンC水溶液（これに限らず、自分なりに行う何らかの治療法）を使うときには、主治医に相談せよ。医師の見立ては特に重要である。なぜなら、基底細胞癌以外の皮膚癌（たとえばメラノーマ（＝悪性黒色腫））では成長が早く、危険だからだ。ビタミンCで治療した箇所が数週間経っても改善しないならば、再び医師に相談すべきである。

### （2）癌を治療するその他の栄養素

ビタミン$B_3$には中程度の抗癌作用がある。その用量はそれほど多く必要ではなく、1000mgまでの用量を毎食後に摂るとよい。また、我々は高濃度の複合ビタミンB調剤を勧めている。癌患者が何か一種類の栄養素だけの欠乏症をわずらっているということは、まずあり得ない。彼らは栄養欠乏による飢えと生体組織や器官の破壊によって死の危険に直面しており、常にひどいストレスに曝されているのだ。臨床所見と日光曝露量を診て必要だと判断すれば最適用量のビタミンDも使うが、一日1万IUまでの用量である。一日1000mcg（あるいは時にはもっと高用量で）のセレンも必要かもしれない。オメガ3必須脂肪酸も必要である。他の天然物質、たとえば非ビタミン性の抗酸化物質（「ビタミン」に分類されている以外の、水溶性のポリフェノールや、脂溶性のカロチノイドなど、食物から摂取できる各種の抗酸化物質）、バイオフラボノイド、サルベストロール（フィトケミカルの一種。フィトケミカルとは、健康によい影響を与えるかもしれない植物由来の化合物）のような植物抽出物なども用いられることがある。我々は癌患者全員が使える〝唯一万能の処方箋〟を提供しているのではなく、どんな抗癌治療プログラムに対しても、それと併用することで治療効果が期待できる栄養素を提案しているのだ。医師や癌専門医はその使用を検討すべきである。

どんなタイプの癌患者にもメリットがあるだろう。これは別段驚くべきことでもない。というのは、我々は腫瘍を攻撃しているのではなく、腫瘍に対処する身体の能力を高めているからだ。平均すると、栄養状態が申し分ない患者は、治療プログラムに従わない患者と比べて長生きである。生活の質もサプリを使っている人の方がはるかに良好である。驚くべきことに、最も悪性度の高いタイプの癌である肉腫は、ビタミンCに最も反応しているように思われる（後に示す症例を参照のこと）。

## （3）オーソモレキュラー療法の概要

アメリカ国立癌研究所（NCI）やアメリカ癌協会（一九一三年に創設された米国の非営利団体で、癌に関する情報提供・調査研究・患者支援を主な任務としている。略称ACS）が改めてもっと前向きな態度をとれば、高用量を使った臨床研究を推進しようということになるだろう。そのときまで我々はビタミンCおよびその他の栄養素についての主張を続けるつもりである。臨床的経験からはその大きな有効性はすでに明らかなのだから、十分に多くの医師が関与してくれれば、学界としてもこれらビタミンの研究を始めることになるだろう。

癌治療には二つの目的がある。まず腫瘍そのものを破壊すること、そして腫瘍を破壊して抑え込んでしまうことができるように身体の能力を高めることである。〝標準規格品（スタンダード）〟として患者に施される癌治療は手術・放射線・化学療法を用いて癌に対抗することに意識が向けられている。オーソモレキュラー療法は癌に対する防御力を高めることに主眼が置かれている。これら二つのアプローチを組み合わせては衝突が起こるのではないかと考えることはない。化学療法は身体の防御力を下げるだろうが、化学療法の前および最中にアスコルビン酸を摂れば、こうしたことを起こらなくすることが可能である。

私はオーソモレキュラー精神医学を実践しているが、一九七六年以後、精神的なことや栄養のことで私のところにカウンセリングのために照会されてきた癌患者を治療している。私はこれらの照会を引き受けることに同意する前に、自分でいくつかの方針に従おうと決意した。第一に、私が直接的に腫瘍を治療することはするまい、と思った。これはむしろ照会してきた医師やその他専門医の領域だからである。患者の大部分は手術・放射線・化学療法（あるいはこれらの組み合わせ）によってすでに治療を受けていた。一部の症例では、私は患者にそれらの治療のうち一つを試すように勧めることもあった。私はある一つの治療が他のものよりも優れていることを証明することになど興味はないのだ。私の第二の方針は、癌に対する抵抗力や免疫力を高めるためには食事や栄養補助を使うことがお勧めですよ、と各々の患者に説明することである。私は過去に診てきたこれらの患者を改めて調べ、そして以下のように結論した。栄養カウンセリングを行い、患者が治療プログラムをきちんと守るならば、生活の質および生存率は改善するのだ、と。

**①栄養**　患者には食事からジャンクフードを一掃するよう指導する。アレルギーのある食物やある種の癌にかかりやすくなる食物（たとえばコーヒーや茶やチョコレートに含まれるカフェイン、テオフィリン、テオブロミン）を避けることはもちろん、砂糖や保存料を含む食物も避けるように指示する。乳製品もこの範疇（はんちゅう）である。牛乳はエストロゲンが豊富で、乳房における前癌性病変（非侵襲性ではあるが臨床的には放置しておくと悪性腫瘍になると考えられる病変）との関連が言われている。肉を控え、かわりに魚を多めにし、また野菜（生（なま）であれどんな形であれ）も増やすよう助言する。オーソモレキュラー食は菜食主義（ベジタリアニズム）の流行とよく調和するものである。

**②栄養サプリメント**

**●アスコルビン酸**（ビタミンC）――キャスカート医師は、下痢やおならが生じるまで用量を増やしていくことによって最適用量を決めるというアイデアを考案した。つまり、最適用量はこうした症状が起こる数gの手前である。彼が推奨する腸耐性用量（「耐性用量」とは有害な症状なしで摂取・服用できる薬剤の最大量を言い、「腸耐性用量」は下痢や便秘なしに摂取できる薬剤の最大量を指す）は、一日15～100gを四～一五回に分けて服用、というものである。非常に高用量を用いるときは、一緒に飲む水の量があまり多くならないように、ビタミンC粉末を直接飲み込むことを考えるとよい。一般に私は一日12g（4gを3回服用）で開始する。この経口服用に加えて、週に二、三回（あるいは一、二週間続けて毎日）6万〜10万mg（60〜100g）のアスコルビン酸を点滴することも検討するとよい。

●ビタミンA――一日5万IUまでは安全である。プロビタミンA（ベータカロテン）は一日一、二回、3万IU分のカプセルを使って服用する。

●ビタミンE――d-α-（デクストロ・アルファ）トコフェロール（天然由来のビタミンEで「光学活性が右旋光性のアルファ・トコフェロール」を表し、合成型ビタミンEの「DL-α-トコフェロール」と区別される）400IUを一日二回。

●ビタミン$B_3$――できればナイアシンで、一回当たり1000mgまでを一日三回。

●ビタミンB群――主要なビタミン（$B_1$・$B_2$・$B_3$・$B_6$・パントテン酸）をそれぞれ50mg含む良質の複合B群調剤を服用。

●亜鉛――亜鉛キレート、グルコン酸亜鉛、硫酸亜鉛のいずれかを一日30〜50mg。

●マグネシウム――一日500mg。

●セレン――一日400〜500mcg（できれば基質にイーストを使っていないタイプを）。

患者は少なくとも二カ月（できればもっと長く）治療プログラムを続けるつもりで臨むこと。

## 3　オーソモレキュラー療法の安全性

オーソモレキュラー療法が安全かつ効果的だというエビデンスは、栄養に関心のある医師や科学者たちには認められているが、癌専門医（オンコロジスト）たちからはほとんど完全に拒絶されている。二つの全く別の世界があって、両者が互いのことを全く気付いていないかのようだ。癌・腫瘍学（オンコロジー）の世界から栄養医学に入っていくことは、免許剝奪の恐れもあって、許されないことなのだ。

癌専門医は天然の抗酸化物質（たとえばビタミンC、ビタミンE、ベータカロテン）の使用に対し、非常に厳しい態度をとっている。しかし癌治療の歴史と発展について世界トップクラスの専門家の一人であるラルフ・モスが指摘するように、「彼らは抗酸化物質に反対しているのではなく、天然の抗酸化物に反対している」のだ。二〇〇三年、カナダにあるブリティッシュコロンビア癌委員会は、抗酸化物質であるビタミンCは化学療法や放射線の治療効果を妨害・無効化し、死亡率を上昇させるとの情報を発表した。この発言は事実に反している。

家庭医や癌専門医から私のところに照会されてきた癌の症例において、私の役割は、投薬が適切かどうかを評価し、必要ならば鬱(うつ)状態の評価や栄養素（特にビタミンC）の使用についてアドバイスすることだった。抗酸化物質と癌との関係を調べた医学文献は今や質的にも量的にも堅固でゆるぎがない。多くのレポートが、化学療法と放射線療法に対する抗酸化物質の影響をテーマにしている。抗酸化物質が化学療法を妨害するかどうかは癌専門医によって検証されており、「妨害しない」という結果となった。『癌に対する抗酸化物質』という分かりやすい著書の中で、ラルフ・モスはこう結論している。「化学合成で製造した抗酸化物質が放射線療法や化学療法に対して否定的な影響を与えないということも、あるいはまた癌専門医がそういう否定的な影響が起こる可能性を恐れていないことも、議論さえ行わぬまま、今や既成事実である。それどころか現実に、化学合成で製造される抗酸化物質が従来型治療の有害な副作用を軽減し、その治療効果を維持しているほどだ。この事実からは当然、次のことも期待できる。すなわち食事由来の抗酸化物質ならば、従来型治療の本旨である〝癌を殺す〟作用を妨害することなく、なおかつ従来型治療の有害な副作用から患者を守ってくれるであろうと考えてよい。さらに言うなら、天然の抗酸化物質は、それ自体は有害な副作用もなく、しかも従来型治療で使われる化学合成の抗酸化物質に比べればほんのわずかな費用で、（化学療法や放射線療法などの〝癌殺傷作用〟を助けつつ患者への副作用を抑える、という）従来型の癌治療への〝支援役〟を果たしてくれるのだ[14]」。

ビタミンCは標準療法と組み合わせると毒性を生じる、などと言い立てている連中は単なる仮定を言っているに過ぎず、エビデンスを無視している。彼らの考え方は「ビタミンCは抗酸化物質であり、一部の薬の毒性を減らすことが知られているのだから、標準治療にビタミンCを併用しては薬の望ましい効果が打ち消されてしまうだろう」という臆測（おくそく）に基づいている。化学療法および放射線療法の基本的な理論は、致死的な薬を、致死的とはならない用量で使うことにより、治療後には身体（正常な細胞）を健康回復させつつ癌（異常な細胞）を滅ぼすことを期待しているのである。このような期待に基づいて〝規格化された標準的な治療法（スタンダード・トリートメント）〟と見なされることになった化学療法なり放射線療法なりの〝治療効果〟を、ビタミンCが邪魔立てしているのを、観察したとか実証したとか主張している研究報告に、私はこれまで全くお目にかかったことがない。むしろこれまでに出版公表されてきた研究報告の数々はその逆で、ビタミンCは実際には化学療法や放射線療法の効果を増大させ、同時にそれらの毒性をむしろ軽減することが示されている。

ビタミンCと化学療法を併用している患者が、ビタミンCを与えられていない患者よりも調子が悪いことを示す臨床経過は存在しない。それどころか、論文の示すところは真逆である。七一篇の科学論文をレビュー（再調査）したところ、この調査者たちは抗酸化物質が化学療法の治療効果に悪影響を与えたというエビデンスを全く見出さなかった[15]。他の諸々の研究でも同じ結論に至っている。

化学療法中のビタミンC単独の効果と、他のビタミンも一緒に使った効果についての、四四篇の論文を分析した記事によると、二四篇が効果を肯定する研究、一二篇が肯定的なレビュー、一篇が中立的、一篇が否定的な研究、二篇が否定的なレビューだった[16]。抗酸化物質（ビタミンCも含む）は、腫瘍の増殖を阻害する〝標準治療（スタンダード・セラピー）〟の作用や、フリーラジカルの攻撃から癌細胞を守ったりはせず、むしろ腫瘍細胞に対するそうした殺傷作用を高めている。抗酸化物質は副作用から正常細胞を守っているのである。医学には〝明白なる証拠（エビデンス）〟が必要だ、と唱えて止（や）まない現代医学の〝お題目（マントラ）〟は、一体どうなっているんだろう？

## 4 症例

左ページに掲げた一覧表は、一九八〇～九九年にオーソモレキュラー医学で施療した一二人の肉腫患者の治療結果を示したものである。五人が死亡したが、平均三・五年生きた。七人が存命中である（平均生存期間は七・八年）。

### (1) 神経線維肉腫

患者番号6は七二歳で初診は一九八〇年一月だった。この患者は一九八九年七月に心臓病で死亡した。彼は数年前に三本のバイパス手術を受けていた。左の鼠径部（腹部と接する下肢の内側。股の付け根）に刺すような痛みを感じ始めたのは一九七八年三月で、翌年の二月に左鼠径部に緩徐増殖型（「緩徐」は「ゆっくりで静か」という意味。「緩徐増殖型」は腫瘍のうちでも「ゆっくりと徐々に増殖する」タイプ）の神経線維肉腫が発見され、部分切除された。一九七九年三月には緩和的（すなわち苦痛を一時的に和らげるための）コバルト照射療法のコースが左の臀部近辺に適用された。病変部は組織学的には特に放射線への感受性が高いようには思われなかったが、万一の期待をもって、この男性にコバルト照射のコースを行うことは可能だと考えた」。放射線療法を受けるにつれ、左足および左鼠径部の腫脹はいくらか改善したが、手術した箇所に難治性の感染症を生じた。これは抗生物質で治療された。一九八〇年一月、左鼠径部の下側に腫瘍の増大が見られることを、クリニックは指摘した。

患者はひどい抑鬱状態にあったが、これは彼の癌のせいばかりでなく、ちょうど彼の妻が末期癌で入院したせいでもあった。入院前三カ月間、彼は彼女の世話をしていたのだった。彼は自分の家庭医に、「自分には多少の蓄財があるが、メキシコに行って全部散財してしまおうかと思っている」と話した。彼の家庭医は彼を私のところへ照会してきた。その間に、彼の妻は死亡した。

私は彼に、肉の摂取を最小限に抑えつつ積極的に果物と野菜を食べるオーソモレキュラー食を開始するよう助言し

1980～99年にオーソモレキュラー医学で施療した12名の肉腫患者の治療結果

| 患者番号 | 生年 | 性別 | 発病年 | 診察年 | 現在の状況 | 生存年数 |
|---|---|---|---|---|---|---|
| 6 | 1908 | 男 | 1978 | 1980 | 死亡 | 9 |
| 22 | 1965 | 女 | 1979 | 1981 | 生存 | 22 |
| 495 | 1957 | 男 | 1991 | 1993 | 死亡 | 5 |
| 647 | 1957 | 男 | 1994 | 1995 | 生存 | 8 |
| 890 | 1929 | 女 | 1997 | 1997 | 生存 | 6 |
| 916 | 1951 | 男 | 1997 | 1997 | 生存 | 6 |
| 1019 | 1935 | 男 | 1998 | 1998 | 死亡 | 2 |
| 1027 | 1969 | 女 | 1998 | 1999 | 生存 | 4 |
| 1035 | 1931 | 男 | 1998 | 1999 | 死亡 | 1 |
| 1039 | 1958 | 男 | 1998 | 1999 | 生存 | 4 |
| 1040 | 1952 | 男 | 1998 | 1999 | 生存 | 4 |
| 1091 | 1967 | 男 | 1998 | 1999 | 死亡 | 1 |

た。彼が服用したサプリは以下のようである。

- ビタミンC（4000mgを一日三回）
- ナイアシンアミド（500mgを一日三回）
- ビタミン$B_6$（250mgを一日三回）
- グルコン酸亜鉛（一日100mg）
- マルチミネラル調剤

彼は便がゆるくなってしまうため、経口服用量を増やすことができなかった。一九八〇年二月から九月まで、彼の主治医は彼にビタミンCとしてアスコルビン酸ナトリウム（2500mg）を週に三回、静脈投与した。一九八〇年五月に、患者はこう書いた。「治療が始まって以後、私は非常に元気になって、活力がみなぎってくる感じだ。最近新たに家を買ったし、ヨーロッパに旅行する予定だ。新たな、幸せな、そして健康な生活が楽しみだ」。彼は一九八一年に再婚した。次に受けた放射線検査では「左上恥骨枝に明らかな骨再建を伴う著明な改善が見られる。下部では骨破壊の進行が確かに止まっている」。患者は九年後に亡くなるまで、活動的であり続けた。

## （2）骨軟骨腫

患者番号1039は一九五八年生まれで、私が初めて診たのは一九九九年三月だった。一九八四年カナダでの運動競技のトレーニング中に彼は左の恥骨部に痛みを感じ、後に疲労骨折と診断された。後に嚢腫（気体、液体、または半固形が内膜のなかに貯留した嚢胞［ふくろ］状の腫瘍）が見つかった。彼は左の鼠径部に締め付けられるような感覚をしばしば感じるようになり、運動前にはストレッチをしなければならなかった。その後一八カ月間、左鼠径部の痛みはますますひどくなり、時には夜に目が覚めてしまうこともあった。時々、下腿（膝頭から足首までの脚の部分）前面から足首にかけて痛みが走った。また、彼は腰のあたりの虚弱感（力が入らず正常に動かない、という感覚）にも気付いた。トライアスロンのためと、日本とカナダでサイクリングのコーチをしていることもあって、彼は週当たり八～一二時間のトレーニングをいまだに続けていた。

骨盤部のX線を撮ると、左の上下恥骨枝に大きな（10～15cm）骨性の腫瘤（腫瘍塊）があると分かった。腫瘍がどのように成長しているのかを正確に知るために生検による検査を行ったところ、腫瘍は広がっていなかった。放射線科医は左側恥骨から後方に生じた巨大な外方増殖性（上皮表面より外方に［腫瘍や病変が］増殖する性質）の腫瘍（およそ5～8cm）が膀胱や直腸を右側に押しやっていると報告した。それは悪性の巨大な骨軟骨腫のように思われた。癌クリニックは「彼は病変の切除が必要で、左の片側骨盤切断術と股関節固定術（股関節を固着させることで関節本来の可動性を廃絶する手術）が行われることになるだろう」と述べた。

この診断に続き、彼は早急に手術を受けるよう勧められ、彼のための入院ベッドの予約も行われた。骨盤の半分を失っては、選手生命が終わることはもちろんだが、そんな体で生活することに彼は耐えられないと思い、手術を拒否した。彼はトロントに飛び、別の外科医の診察を受けたが、その医者にも言下に同じアドバイスをされた。彼はそのアドバイスもやはり断り、ビクトリア（著者ホッファー医師が一九七六年以来、オーソモレキュラー医療の実践拠点を置いていた、ブリティッシュコロンビア州［カナダ］の州都）に戻って来て、オーソモレキュラー療法の治療プログラムを開始した。私は以下のプログラムを勧めた。

- ●アスコルビン酸（最初は4000mgを一日四回。以後は下痢を起こさない範囲で服用量を増やしていく）
- ●ナイアシンアミド（500mgを一日三回）

- セレン（一日1000mcg）
- ビタミンB群（一日100mg）
- クエン酸亜鉛（一日50mg）
- ビタミンEコハク酸エステル（一日800IU）

一九九九年四月には痛みの大半は消失し、彼は再び不快感なく走れるようになった。食欲は旺盛で、体重と元気は正常通りになった。手術をしたくない考えは前と同じだったが、手術をするかしないかは次回のCT検査やその他の検査を見てから決めようということになっていた。一九九九年一二月の手紙のなかで彼は「最近（同月一五日）撮ったMRIの結果は良好でした」と書いていた。腫瘍は縮小し、容積は36％減少した。彼を診察した肉腫の専門家さえ、今の治療を続けなさいと勧めた。

彼はこうした成果を心から喜んでいた。彼はこう言った。「先生と会わなければ、私の足腰はすっかりダメになっていたと思います」。彼は治療に漢方薬を加え、痛みがすっかり消えたことに気付いた。二〇〇三年六月、長らく静止状態にあった腫瘍が再び縮小し始めたと彼は報告した。二〇〇七年四月、彼は健康そのもので活力に満ちあふれ、プロの運動選手として十分に活動している。

## 5　結論として

癌は人間に最も恐れられた病気かもしれないが、それももっともである。情報を集めることによって、そうした恐怖の大半はうまく取り去ることができるし、十分研究され、臨床的にも検証された実践的な栄養の知識を得ることができる。ビタミンを摂っている癌患者は顕著（シグニフィカント）に寿命が長くなり、生活の質がはるかに改善する。ビタミンの一つであるパントテン酸（ビタミン$B_5$）の発見者のロジャー・J・ウィリアムズ医師は書いている。「疑わしいときは、まず栄養を使ってみること」。しかしこれに従って実践している癌専門医はほとんどいないようだ。オーソモレキュラー療法を使うことは、使わないよりはるかに利益がある。オーソモレキュラー療法や、その他、癌に対する栄養療法は、少なくとも生活の質を高め、余命を長くするし、うまくいけば命を救うことさえあるわけで、こうした治療法への扉を閉ざしてしまうのは、理に合わないことである。

# 第14章　脳の老化

老化に関連する神経学的問題の中には、明らかに栄養欠乏と関連しているものがあり、これらは食事療法や栄養療法で改善する。ペラグラ研究者は、ある種のペラグラがビタミン$B_3$によって治療できることを実証したすぐ後に、このことに気付いた。器質性の錯乱性精神障害や神経学的症状に苦しむ多くの患者は、高用量のナイアシンで治療すると回復した。たとえこれらの患者が粗悪な食事をしているという経歴がないときでも、ナイアシンが奏功したのだった。

私（A・H）が一九五一年に高用量のビタミン$B_3$で統合失調症の治療を始めたときには、この文献のことをよく知っていた。機会を得てすぐに、私はこれらいくつかの神経学的症状の治療を開始した。一九五二年の初め頃、鬱状態で錯乱状態に苦しむ中年男性を治療した。彼は一連の電気痙攣療法（ＥＣＴ、いわゆる電気ショック療法）を受けたことがあり、これによって鬱状態は軽減したものの、錯乱と重度の記憶障害になってしまった。彼は自宅では献身的な妻の助けもあって何とか暮らせていた。知られていた治療法はなかったが、かといって私には彼を現状のまま放っておくこともできなかったため、ナイアシン一日３０００㎎（３ｇ）の投与を三回に分けて開始した。一カ月後、私は驚いたのだが、彼はすこぶる健康になっていたのである。このビタミンは電気痙攣療法によるマイナスの影響を取り去り、プラスの効果は残るように作用したのだった。

過去五五年にわたって私は栄養とサプリを使って多くの神経学的症状を治療してきた。その中には老化、脳卒中後遺症、外傷性・器質性脳変性、アルツハイマー病、癲癇、ハンチントン病も含まれている。彼ら全員が治療に反応するわけではないが、多くは反応し、より有意義な人生を送れるようになる。本章では、老化する脳で起こっている変化について見ていこう。精神病、行動障害、癲癇、ハンチントン病については後の章（第15、16章）で触れる。

## 1　老け込み

老化（加齢、aging）と老け込み（耄碌・老い耄れ、senility）は互いに関連した言葉だが同義語ではない。これらはいずれも時間という矢に沿って進むが、そのスピードが異なり、また、死という不可避な終点に到達するが、その時期が異なる。男女とも六五歳以上の大多数は三〇歳以下の人と比べて年齢からくる病気にかかっているものだが、多くの人が五〇歳になる前に肉体的にも精神的にもすでに老け込んでいる一方、九〇歳になっても老け込んでいない人もまた、多くいるのである。しかし年齢を重ねるにつれ老化と老け込みが互いに似通ってくるのもまた事実である。

産業化した国では六五歳時点で人口の約５％が老け込んでいるが、八〇歳までに20％が老け込む。したがって我々の目的は、有意義な人生を延ばし、より多くの人々が他人に迷惑をかける老い方をしないようにし、人生を全うさせることにある。カール・C・ファイファー医師の《有意義な長生き》という言葉は実に適切である。(1) これは、現在我々の持っている知識を生かせば、大半の老いてゆく人々にとって実現可能なことである。不幸にも大多数の医師、栄養学者、そして一般の人々は、いかにして人間が非常に有意義な長生きを実現させることができるかについて、知らないままなのである。我々は時間の流れを止めることはできないが、有意義な長生きの終点に到達するスピードを変えることはできるのだ。

老け込むことはほとんどの人で予防可能であり、若返らせることもできる、というのが我々の結論であり、そう断言できるだけのエビデンスがある。

●誰もが同じペースで老けるわけではない。

●脳の病理と老け込みとの相互関係は、1対1の対応ではない。死に際にすっかり老け込んでいても、脳の病理所見はかなり正常なことも多いし、逆に検死解剖で多くの病理所見があってもその人が必ずしも生前に老け込んでいたわけではない。

●老け込みは加速もすれば減速もする。加速因子、減速因子はいずれもたくさんある。

●脳の神経細胞(ニューロン)は入れ替わらない、というのは事実ではない可能性がある。生誕時に我々は百億から千億個の神経細胞があるが、これは我々の一生を通じてゆっくり失われていき、決して置き換えられないと一般に受け止められている。これは哺乳類の普遍的な特性だと考えられていた。しかし雄の鳴く鳥は毎年春の繁殖期になると新たな神経細胞が大量に増え、秋になるとそれが再び失われるということを研究者が実証した[2]。鳥においで成り立つことは、人間を含む哺乳類でも事実かもしれない。老け込みとは、神経細胞の喪失と置き換えのしのぎあいではないか。もしそうだとすると、有害な要因を取り除くことによって神経細胞の喪失を遅らせ、神経細胞の再生が可能となり、好ましい健康要因によって神経細胞の喪失を減らし新たな再生を増やすことになるだろう。

老化はあらゆる組織や器官で進むが、どの器官でも等しく進むわけではない。これは一般的な現象であり、多くの化学反応による病理学的変化が影響していることを意味している。

どの単一の化学反応も「それが原因」とは言えないし、どんな単一の理論もそれだけでは説明し尽くせないだろう。あらゆる合理的な理論や仮説が検証されるべきだ。それらは矛盾していなくとも、ある理論が他の理論よりも事実をよりよく説明する、といったことはあり得るだろう。遺伝子仮説は生体高分子架橋(クロスリンケージ)仮説よりもしっかり確立されているかもしれないが、我々は自分の遺伝子を変えるためにできることはほとんどない。しかし交差を減らすためにならできることは多い。最上の理論とは、より良い治療へとつながる理論である。

**【コラム10】彼らは自説を実践したのか**

ビタミンの臨床使用の先駆者である医師たちは、平均寿命が非常に長い。彼らは自分の説いていたことを自分でも実践していたのだと我々は考えている。

国際統合失調症財団の『オーソモレキュラー医学の名誉殿堂（ホール・オブ・フェイム）』に入った会員の生没年と業績の一覧は、以下の通りである。

二〇〇四年の名誉殿堂新入会員は平均寿命八四歳である。

ライナス・ポーリング（一九〇一～一九九四年）、ビタミンC
ウィリアム・J・マコーミック（一八八〇～一九六八年）、ビタミンC
ロジャー・J・ウィリアムズ（一八九三～一九八八年）、葉酸とパントテン酸
ウィルフレッド・シュート（一九〇七～一九八二年）、αトコフェロール
エバン・シュート（一九〇五～一九七八年）、αトコフェロール
アーウィン・ストーン（一九〇七～一九八四年）、ビタミンC
カール・C・ファイファー（一九〇八～一九八八年年）ビタミンB群とビタミンC
アラン・コット（一九一〇～一九九三年）、ナイアシン
ウィリアム・カウフマン（一九一〇～二〇〇〇年）、ニコチンアミド
ハンフリー・オズモンド（一九一七～二〇〇四年）、ナイアシンとビタミンC

二〇〇五年の名誉殿堂新入会員は平均寿命八二歳である。

マックス・ゲルソン（一八八一～一九五九年）栄養とナイアシン
アルベルト・セント＝ジュルジ（一八九三～一九八六年）ビタミンC
コルネリス・ムーアマン（一八九三～一九八八年）栄養とビタミンB群
フレデリック・R・クレンナー（一九〇七～一九八四年）高用量ビタミンC
ヨーゼフ・イッセルス（一九〇七～一九九八年）栄養
イマニュエル・チェラスキン（一九一六～二〇〇一年）栄養とビタミン
デイビッド・F・ホロビン（一九三九～二〇〇三年）必須脂肪酸
ヒュー・D・リオルダン（一九三二～二〇〇五年）栄養とビタミン

二〇〇六年の名誉殿堂新入会員は平均寿命八一・五歳である。

ウィリアム・グリフィス・ウィルソン（一八九五～一九七一年）栄養とナイアシン
ルース・フリン・ハレル（一九〇〇～一九九一年）栄養とビタミン
アーサー・M・サックラー（一九一三～一九八七年）栄養とビタミン
マックス・J・ボーゲル（一九一五～二〇〇二年）栄養とビタミン
レンドン・H・スミス（一九二一～二〇〇一年）栄養とビタミンC

二〇〇六年の新入会員のうち三人は存命中で、現在の平均年齢は七八歳であるが、この数字は増加すると思われる。

テレサ・ファイスト（一九四二年〜）栄養
デビッド・R・ホーキンス（一九二七年〜）栄養とナイアシン
エイブラム・ホッファー（一九一七年〜）ナイアシンとビタミンC

## （1） 老化の遺伝学

どんな病気であれ全てが遺伝子の仕業（しわざ）と考えるのは間違いである。遺伝子は他と無関係に振る舞っているわけではないのだ。遺伝子は一つの分子が別の分子に変換される生化学な反応過程（プロセス）を命じたり指示したりする。それぞれの遺伝子は数千もの化学物質からなる分子的な環境に囲まれている。遺伝子とその分子的環境は絶えず相互作用しているという意味では、「あらゆる病気は遺伝性である」という言い方もまた、成り立つわけだが。

普通に食事を摂っていても、全ての必須栄養素が供給されないならば、病気は大半が「遺伝性」だと考えることができる。我々は体内でアスコルビン酸（ビタミンC）を作れないのだから、人間にとって壊血病は「遺伝性疾患」である。必要なビタミンCを全て自分で合成できるマウスにとっては、壊血病は遺伝性疾患ではない。ペラグラは食事に栄養の欠乏があれば誰でも起こり得るわけで、「遺伝性疾患」といえるが、実際には遺伝性疾患とは見なされていない。同様のことは、老化の遺伝子理論についても議論できるのである。しかしいわゆる「老化遺伝子」（そういうものがあるとして）に関していえば、ある種の生化学的に必要な条件というものがあり、そうした条件が満たされているかぎり「老化遺伝子」の多くは活性化されぬままであり続ける、という可能性があることも、老化の遺伝子を論じる際に忘れてはいけない。これは老人の研究において根本的な問題である。老化遺伝子というものが（一見そう思われるように）実際にあるのだろうか。もしそうだとすれば、それは特定の栄養素を必要とするだろうか。その必要性はサプリで満たせるだろうか。あるいは、死ぬ前に老化したり老け込んだりするのは、そうなるように自然がプログラムしたのだろうか。

遺伝的要因が非常に重要であることはほとんど疑いを容（い）れない。長命な家系もあれば短命な家系もある。ある研究は、四世代にわたって全員が八五歳まで生き、二人は一〇〇歳を超えて生きた家系のことを取り上げている[3]。双子の研究によってさらに遺伝学的エビデンスが得られた[4]。一卵性の双子と二卵性の双子の比較によると、一卵性双生児の寿命は近接していたのに比べ、二卵性双生児では寿命に六年の差があった。しかし一二年後の調査では、一卵性双生児における寿命の違いが五年へと広がっていた。二卵性双生児の寿命差に変化はなかった。この発見により、遺伝子要因、環境要因の両方が関与しているエビデンスが得られた。二卵性双生児は遺伝、環境両面において異なっているが、一卵性双生児は環境要因の影響をより受けやすく、そのため遺伝構造による均一の影響が減少する。一卵性双生児が同じ環境で生活し同じタイプの栄養素を摂っていたならば、彼らの寿命は二卵性双生児の寿命よりもっと近接したままだっただろう。このデータの示唆するところによると、一卵性双生児と二卵性双生児の間の違いは、一二年間の研究の最後にはもはやなくなっていたのだから、環境要因によって我々の遺伝的要因は完全に相殺される可能性がある、ということである。

## (2) 老け込みを加速する要因

### ①栄養的ストレスおよび心理社会的ストレス

病気と老化の進展との関連性は非常にあいまいであるため、あまり注目されていない。重い病気で闘病中の友人なり親戚に会ったら、見るからに老け込んでしまっていた――そんな経験がたいていの人にはあると思う。こうした現象も一種のストレスが原因なのである。しかし、これとはまた別の、心理社会的(サイコソーシャル)なストレスというものがある。これは過酷なストレスに長期間さらされることに他ならない。これは一九三〇年代の大恐慌のときに顕著だった。当時多くの男女が、たとえ食事は十分摂っていても、急速に老けたのだった。仕事上の心配、金を失ったことや強制的な異動への不安が大きな影響を与え、老化を加速させたのだった。こうした話は社会でも広く知られている。髪が一晩で真っ白になった人の話は皆聞いたことがあるだろう。私(A・H)の父は、農場経営、収穫の不作や収入の喪失、子供たちへの教育の必要性、近所付き合い(彼は地域のまとめ役の一人だった)といったことでひどく悩んだため、一晩ではないが数カ月もしないうちに白髪(しらが)になった。

重度の栄養失調や飢餓もまた、老化を促進する。たとえば飢餓状態にある幼児は老けて見える。ストレスが老化を加速させる影響を実証する最も明らかな例の一つは、第二次大戦中に起こった。当時、ヨーロッパの収容所や日本軍の捕虜収容所ではストレスの三つのタイプが全て揃っていた。ストレスの激しさは死亡率に現れており、それは四四カ月にわたって25〜50%と高かった。

私が初めてこのことを意識したのは一九六〇年、ジョージ・ポーテアスに出会ったときである。彼は虚弱者や退職者のための施設の管理者だった。私はナイアシンの老化に対する効果を研究したいと考えており、この施設にはそうした研究にうってつけの多くの男女がいた。すでにその頃には私はナイアシンにはコレステロール降下作用（これにより粥状（アテローム）動脈硬化症の進行が抑制できるはずである）や老化防止（アンチエイジング）作用があることを知っていた。一〇人ほどの高齢者にナイアシンを使い、それが非常に有効であることを私は発見していたのだった。[5] しかしこれは先導試行（パイロット）研究であり、私としてはもっと大規模な比較対照（コントロール）研究をしたいと思っていた。ポーテアス氏はこの研究の価値を認めてくれた。彼は協力することに同意し、施設利用者それぞれの担当主治医たちにこの研究のことを知らせるよう取り計らってくれた。ナイアシンおよび利用者に出現する可能性のある「ナイアシンフラッシュ」について彼と話し合った。被験者となった人たち、あるいはその主治医が、不安を感じたりやめたいと申し出たときには、研究から外した。

ナイアシン錠を配布する約二週間前にポーテアス氏は私に、「自分もナイアシンを開始してよいだろうか、害はないだろうか」と尋ねた。血管拡張（フラッシュ）が数週間の経過でどのように鎮まるかを自分で経験していれば、利用者にそのことを説明しやすくなる、と彼は言った。それから、ポーテアス氏はサスカトゥーン（カナダのサスカチュワン州南西部の産業都市）の大学病院にある私の部屋に来て、個人的な事柄を話した。自分は香港の防衛力強化のために一九三九年に派遣されたカナダ師団の一員だった、と彼は私に語った。数週間後、彼の師団は急激に進行する日本軍に捕らえられ、その後の四四カ月を戦時収容所で過ごした。そこで彼らは監視役から残酷で非人道的な暴力を受け、重度の飢餓や栄養不良に苦しんだ。そのため下痢・脚気・ペラグラ・壊血病やその他重い病気にかかった。一九四四年に彼らが解放されたときには、カナダ兵の3分の1近くが死亡し、残った兵も体重の大半を失って瀕死状態だった。帰国途上の船内の病室で、彼らは食物を与えられ、傷を治療され、米糠抽出物などのビタミンサプリを与えられた（一九四四年には利用可能な合成ビタミンはほとんどなかった）。彼らを診た医師は、この治療で彼らは健康を取り戻すと思ったが、そうはならなかった。

一九四四年から一九六〇年までポーテアス氏は体重は戻ったものの、健康は戻っていなかった。彼はひどい痛みと運動制限（彼は腕を肩より上にあげることができなかった）を伴う慢性関節炎に罹患していた。毎朝ベッドから出て動くためには、彼の妻の助けが必要だった。彼はひどい暑さやひどい寒さに耐えられなくなっていた。彼はまた、精神科の患者でもあり、多くの不安と強迫観念に苦しんでいた。たとえば、どんな部屋であれ、彼は部屋の隅でドアに面した場所でないと座っていられなかった。彼は不安と緊張が強いため不眠症をもわずらっていた。退役軍人省の医師たちは彼を厄介に思っており、眠らせるためにバルビツール（睡眠・鎮静薬）を、起こすためにアンフェタミン（交感神経刺激作用をもつ覚醒剤）を使っていた。

一九五七年、彼は退役軍人精神病院に送られ、そこで不安神経症の診断を受けた。退院して自宅に戻ったが、調子は前より悪くなった。改善しない慢性的な不安に対し、診断のお墨付きという心労が加わったことで、今や不安はますます増大したのだった。かくして彼は、優しく親しみの持てるひとりの精神科医と出会い、そのもとに通って精神療法を受けることとなる。それまでの精神医療で彼が背負う羽目になった〝心のしこり〟を、この医師が取り除くことになったというわけ。

一九六〇年代初め頃、彼はナイアシンの使用を始めた二週間後、正常に戻った。それに驚き、喜んだ彼ではあったが、この〝回復〟が束の間で終わらず確実なものだと自分で納得できるまで、私には内緒のままでいた。私に教えてくれたのは六カ月も経った後のことである。実のところ彼はナイアシンの服用で自分が治るなんて、期待していなかった。ナイアシンフラッシュがどんなものか、彼の施設利用者にうまく説明できるよう、フラッシュを自分で経験しておこうと思っただけなのだ。このことがあって以後、同様の既往歴がある患者には高用量のナイアシンで治療しようと私は考えるようになった。その後二〇年にわたって、元戦争捕虜、収容所での被害者、あるいは第二次大戦中に長期間の飢餓や栄養失調を経験した人々を二〇人余り治療することができた。症例の90％以上において治療反応は良好だった。これらの患者は高用量のナイアシンを永続的に必要とする状態になっていた。つまり、彼らはビタミン$B_3$依存になっていた。

カナダの健康福祉省は、香港からの退役軍人の死亡率が高く、関節炎・心臓病・早発性失明に特に罹患しやすい（生存者の少なくとも4分の1は重度の精神疾患や神経学的疾患に罹患していた）ことを証明するための研究に、助成金を出した。日本軍に幽閉されたことによる永続的な破壊的影響が公的に認められ、香港からの帰還兵は全員に障害年金が満額支給された。そうした収容所での一年は捕虜にとって五年分も老け込ませる、と私は見積もった（これら香港帰還兵やアメリカなどにいる同様の退役軍人を研究した私以外の医師も同様の評価を下している）。

ポーテアス氏はサスカチュワン州の副知事として仕事しながら、一七年後に亡くなるまで良好な健康を維持した。ただし一九六二年の二週間の例外を除いてだが。このとき彼は休暇に出かけたため、ナイアシンを摂るのを忘れていた。休暇から戻ってくるまでに彼の病状は再発し、以前の状態に戻ってしまった。

栄養不良や飢餓を含め重度のストレスはビタミン$B_3$依存を引き起こし、ビタミン$B_3$依存によって老け込みは加速される。ストレスおよびビタミン$B_3$依存が重度であればあるほど、老け込みはそれだけいっそう加速される。これが私の結論である。アメリカで長引く飢餓や栄養失調を生き延びた人々の中には、年齢の割に老け込んだ人が非常に多く見出されるに違いない。

**②フリーラジカル形成**

ある理論は、老け込み（セニリティ）と老化（エイジング）はフリーラジカルの蓄積によるものだと唱えている。[6] これは恐らく、今のところ老化について我々が持っている理論の中で一番優れた理論である。というのは、この理論は、これまで考え出されたその他の理論や諸々の相互関係の多くを包括しているからである。フリーラジカルは反応性に富む分子で、酸素分子により引き起こされる体内での酸化によって生じ、近くにある他の分子とすぐに結合する。多くの物質は、より安定し、より毒性の少ない化合物に最終的に変換される前に、フリーラジカルの段階を経る。フリーラジカルの例としては、空気に触れたリンゴやジャガイモの褐変が挙げられる。

分子からフリーラジカルが生成される際には、酸化剤（たいていは酸素かあるいはその活性型の一つ）が必要で、この反応は酵素と金属触媒（たとえば銅、鉄、水銀）によって加速される。ビタミンCやビタミンEなどの還元物質によって抑制され、減速される。これらのビタミンはすでに形成されたフリーラジカルと結合し、破壊する作用もあり、フリーラジカルによるダメージを極力少なくしてくれる。一個のビタミンE分子はフリーラジカルのダメージから千個の巨大脂質（脂肪）分子を守ることができる。もし老け込みがフリーラジカル生成の働きによるものならば、フリーラジカル形成を増加させる全ての要因は老化を加速させるということになる。

酸化される化合物（基質〔＝化学反応において、他の活性物質と反応して、生成物を作る化学物質の総称。生化学においては、酵素と結合して、酵素が働く場所となる物質を指す〕）が存在すると、フリーラジカル生成は増大する。全ての生体組織は容易に酸化される化学物質を含んでいる。糖質や脂肪酸や一部のアミノ酸だけでなく、その他多くの物質も、酸素とすぐに結合する。生体組織が直面する問題は、酸化のスピードを調整して遅らせることで、オーバーヒートしたり燃え上がったりしないようにすることである。フェニルアラニンとチロシンという二つのアミノ酸から作り出される一群の物質は特に興味深い。これらのアミンは皆、酸化され、一連のフリーラジカル中間生成物を経て、比較的安定したメラニンという色素になる。チロシンはドーパミンやノルアドレナリン、アドレナリンに変化する。チロシンを出発点とするそれぞれの物質は、色素沈着したインドールに変化すると非常に反応性が高まり、すぐにメラニンに変換される。メラニンには主に二つのタイプがある。脳の色素沈着した箇所に見られる神経メラニンと、皮膚に見られるメラニンである。神経メラニンはあらゆる神経細胞に存在するかもしれないが、主に蓄積するのは赤核のような色素沈着した箇所である。

メラニンは単なる廃棄物であるどころか、生命の代謝プロセスの進展と調整において多くの重要な機能を担っている。[7] その機能の一つは、自由電子を捕らえ、中性化することである（電子トラップ）。たとえば皮膚では太陽から防御するために茶色の色素ができる。紫外線照射により電子が活性化するが、これは〝捕え込み〟されて、我々は日焼けから守られるのである。生命は化学的ストレスを対処する非常に能率的なやり方を発達させてきた。メラニン色素中の望ましくない分子（有機金属や重金属（たとえば水銀）は皮膚や髪の毛に〝捕え込み（トラップ）〟される）は髪や皮膚の死細胞として流し出され、体から排出される。メラニンは古い細胞の中にリポフスチンという老化による色素沈着として蓄積する。アミンの過剰な酸化（アミンが多過ぎるか、酸化されるスピードが早過ぎることが原因である）は神経メラニンの過剰な蓄積を引き起こし、その巨大な体積によって細胞の機能が邪魔されてしまう。しかしこれが肌ではなくて脳で起こると、脳にはメラニンが過剰蓄積した古い細胞を排出する方法がない。これが老化や老け込みの一因になっている可能性も考えられるのではないか。

　酸化を増大する物質が存在すると、フリーラジカル生成もまた増大する。それは酸化酵素（オキシダーゼ）（酸化を加速する酵素）、金属（銅、水銀、銀、金）、酸素あるいは酸素を発生させる物質（過酸化水素など）である。[8] 老け込みと血中銅濃度の増加の間には明らかな相互関係があると我々は考えている。我々は一〇〇人近くの患者（三〇歳から八五歳）の血中の銅および亜鉛を測定した。四〇歳以下の患者は１００mL当たりおよそ１２０mcgの銅濃度だった。こんなに高いのは軟水や銅の水道管が原因だと我々は考えている。できれば１００mcg前後が好ましいところである。四〇歳以上では濃度は着実に増加し、六五歳以上では約１６０mcgに達した。どの金属でもこういう現象が見られるわけではない。亜鉛濃度は年齢による増加は見られず、全群でおよそ１００mcgだった。高齢で老け込んだ患者では、同じ年齢で老け込んでいない患者より銅濃度が高い傾向にあった。

### （3）最適な脳機能を保つには

　基本的な原理として、脳は我々の身体が進化の途上で適応してきた生活条件を必要としている。生化学の観点からは、我々の脳は酸素の取り込みと二酸化炭素の除去を必要としている。脳は萎縮を防ぐだけの十分な水分がなければならないが、浮腫を起こすほどの水分は要らない。また、全ての必須栄養素が与えられねばならず、代謝による老廃物は除去されねばならない。これらの必要条件が満たされると、脳は〝本来果たすべき務め（ファンクション）〟をやり通すことができる。脳は本来最も衰えにくい器官であるはずである。なぜなら脳は、運動や外傷、環境の変動によるダメージを最も受けにくいからだ。脳の要求を保つために、身体はまさに一体となって各部分が〝本来果たすべき務め〟（つまりそれぞれの〝機能(ファンクション)〟）をやり通すことで、脳の健全な働きを支えている。つまり、呼吸器系は酸素を吸収して二酸化炭素を排出し、循環器系は酸素と栄養を脳に運び、消化器系は食物をその栄養素にまで分解し、泌尿器系は老廃物を除去する。これらの主要な器官系のどれかに機能不全が起こると、老化や老け込みを促進することになるだろう。

だから先ず実現すべき目標は、脳が健全な働きを発揮できるようにするために、身体そのものが〝本来の健全な働き〟を発揮できる状態を維持することである。このためには（脳だけでなく）身体が抱えている健康上の問題も、病理学的な問題すなわち「病気」も、すべて解消するか、せめて改善だけでもする必要がある。それが無理な場合もあろう。たとえば重度の肺気腫(はいきしゅ)にかかっている患者はそのままでは脳に十分な空気を送り込むことができないので、純粋酸素の吸入という医療技術に頼るしかない。

**①食事**　食事は栄養豊富であるべきで、特に我々が進化の過程で適応してきた食性にかなった食物を中心にするとよい。第一部で述べたように、〝丸ごと全部(ホウル)〟食べることができ、生（新鮮）で、毒性がなく、多様性があり、地場もので、選りすぐりのもの、こうした食物を食べるべきである。(9)

**●丸ごと全部の**――我々は植物や動物の〝食べられる部分〟を全部(ホウル)、食べるべきである。臓物(モツ)をもっと食べ、野菜や穀物の一部を精製したような劣った製品（小麦粉、砂糖など）は食べるべきではない、ということだ。

**●生きている**――食物は新鮮であるべきだ。〝丸ごと全部(ホウル)〟のままの（精製も加工もされていない）穀物・野菜・果物・ナッツは生きている。肉は直近まで生きていた動物のものがよい。確かにこれを常に実践するのは誰にとっても難しいだろうが、理想として心にとどめておけば役に立つ。適切な衛生状況のもとで冷凍保存するというのは次善の策であり、その次に缶詰、（乾燥食品のような）保存加工食（添加物を含まない）が続く。食物が新鮮であれば、腐敗、寄生虫、汚染により生じるリスクを極力少なくすることができる。

●毒のない——食物には添加物が含まれていてはいけない。添加物は生体異物であり、体にとって有毒である。

●多種多様の——我々は多種多様な食物を摂るべきで、少数のお決まりの食物ばかりに依存してはいけない。多くの人は毎日判で押したように少数の食物（小麦、乳製品、砂糖、牛肉など）ばかりをたっぷり食べている。

●地産の——我々は自分たちの暮らす地域と同じような気候のところで育った食物を食べるべきだ。たとえばカナダ人ならカナダで育った食物、カナダで捕れた食物を主に食べるべきだ。こうすることで、オメガ6系とオメガ3系の必須脂肪酸のバランスを適切に保つことができるだろう。[10] 寒冷な天候ではオメガ3必須脂肪酸の必要量が増加するが、異なる気候帯で育った外国産の食物には十分な量が含まれていない。

●倹しい——人類が発展してきた初期の頃、あり余るほどの食物にありつけるなんて滅多にないことであった。食物の蓄積・貯蔵が可能になったのは、農耕と牧畜が発展してからのことである。「豊かな栄養失調」とも言うべき食物の過剰に苦しんでいるのは、現代の産業社会になってからのことなのだ。我々は健康を保ち、常に低めの体重に保つのがよいだろう。

いくつかの簡単なルールを守ることで、これら六つのポイントにおおむね沿った食事ができるだろう。まず第一のルールだが、食事は添加物（砂糖も含む）が含まれていてはいけない（その添加物の安全性が知られているときはこの限りではない）。安全な添加物の例は、食物に（ビタミンで栄養強化した小麦粉のように）添加されているビタミンやミネラルといった栄養素である。こうして安全な栄養素を添加すれば食物の質はいくらか向上するが、加工前の栄養水準に回復するわけではない。第二のルールは、アレルギーを起こす食物や毒性のある食物の摂取を、避けるか減らすことである。

また、人は平均して一日コップ六〜八杯分の水分が必要である（ただしアルコール、コーヒー、茶は不可）。水分喪失量が多い人はその分余計に必要である。

**②ビタミン**　ビタミンの大半は食物から摂るべきである。食物こそが全ての栄養補助の主要な供給源と考えなければならない。老化する体の必要性を満たすのに、食物に含まれている量では不十分なときにだけ、我々は補充的に栄養補助手段（サプリメント）を使う。この必要性は年齢とともに増加してゆく。年を取るにつれ、体内の生化学的反応の能率が低下するためである。老化によってある種のビタミン、特にビタミンB群への依存性が高まる。この過程はひどいストレスが長引くような状況下ではますます強まる。しかし恐らくこれはビタミンB群に限らず、全ての栄養素について言える一般的な現象である。

●**ビタミンA**——ビタミンAは体の表面（皮膚および内部の粘膜）の健康維持に必要である。ビタミンAとその前駆体であるベータカロテンはいずれも抗癌作用がある。老化と癌の発生率の間には関連性があるため、十分なビタミンAが利用できるよう確保しておくのが賢明である。供給源として一番良いのは、魚の肝油、合成ビタミンA、葉物野菜、緑あるいはその他の色の付いた野菜である。魚油に見られる既成ビタミンAは1万〜5万IU程度の服用では安全だと考えられているが、妊娠中は例外である。妊婦はベータカロテン（無害である）ならば用量を気にせず摂取することができる。

●**チアミン**——小麦粉に添加されるようになって以後、チアミン（ビタミン$B_1$）が追加で必要な人はほとんどいない。しかし多くの人が、アルコールや糖質の過剰摂取によって、チアミン欠乏を自ら招くようなことをしている。そうした既往のある高齢者は、一日100mgかそれ以上必要かもしれない。チアミンは安全であり、この程度の用量では副作用はほとんどない。現代の抗ストレス用ビタミン処方やビタミンB群複合調剤に含まれる量で一般には十分である。

●**リボフラビン**——リボフラビン（ビタミン$B_2$）依存（すなわち深刻なリボフラビン欠乏状態のせいで、一般的な推奨摂取量では健康を回復維持できないため、大量投与を必要とする状態）は一般には滅多に起こることがないから、一日100mg以下でまず十分だろう。この量であれば、チアミン同様、ビタミンB群複合調剤で摂取可能である。この黄色いビタミンによって尿が黄色くなるが、これは錠剤がきちんと消化されビタミンが吸収された目安になる。

**●ビタミン$B_3$（ナイアシンおよびナイアシンアミド）**――ビタミン$B_3$は老け込みの予防や治療に特に重要な役割を果たしている。私はビタミン$B_3$が記憶力の回復、精力（エネルギー）の増進、健康維持に必要な睡眠時間の短縮、機敏さの増加のために非常に有効であることを発見した。ナイアシンが特に重要なのは、血管系への有効性が明らかなことである。つまり、ナイアシンはコレステロール、中性脂肪、低密度リポタンパクの血中濃度を下げ、高密度リポタンパクの血中濃度を上昇させるのだ。これによって粥状（アテローム）動脈硬化症の進展が抑えられ、血管系障害による死亡率が減少する。ただしナイアシンアミドには血中脂肪や脂質に対するこうした効果はない。

ナイアシンの最適用量は、一日当たり３０００～６０００mg（これを三回に分けて服用）と幅がある。一般的には少なめから開始して、典型的な紅潮反応（フラッシング）（額から始まり下方に広がってゆく明瞭な血管拡張。ナイアシンフラッシュ）を心地良く感じるようになってくれば、徐々に用量を増やすのがベストである。数日から数週間使い続けると、大半の人はほとんど紅潮しなくなる。しかし紅潮があって困る状態が続くようなら、ナイアシンを中止することが必要かもしれない。血管系への効果を期待するのなら、「リノディル®」（ニコチン酸イノシトール）を代わりに、そうではないのならナイアシンアミドを代わりに、というようにナイアシンの派生物に取り換えるのも手である。紅潮は数日間であればアスピリン（ナイアシン服用前に1錠）を飲んだり、抗ヒスタミン薬や精神安定剤でも緩和される。ナイアシンアミドで紅潮する人は極めて稀である。

**●ピリドキシン**――ピリドキシン（ビタミン$B_6$）は体の免疫系を高め、ビタミン$B_{12}$の吸収を助け、タンパク質の消化を助ける。また、胃酸の生成にも関与している。これらの働きは加齢とともに衰えてくるものであり、しかも高齢者の食事には$B_6$の含有量が少ないことがよくあることもあって、$B_6$を適切に摂ることで老け込むのを防ぐことができるかもしれない、と考えることは理にかなっている。$B_6$は他にも、セロトニン（神経伝達物質の一つ）の産生、赤血球のヘモグロビンの産生、さらにはＲＮＡ、ＤＮＡ両方の合成にも必要である。

ビタミン$B_6$はビタミン$B_3$と密接に関連している。$B_6$が欠乏するとトリプトファン由来のビタミン$B_3$生成が減少し、ペラグラの原因となる可能性があるからだ。一方、ピリドキシンが多過ぎても$B_3$欠乏を引き起こす可能性がある。$B_6$を一日2000mg以上服用すると、ビタミン$B_3$欠乏が引き起こされたため少数の人で神経学的変化が見られた、という研究者の報告がある。(11) オーソモレキュラー医はそうした副作用は見たことがない。ビタミン$B_3$も使用するのが一般的だからである。治療のための服用量は、この研究報告で使った量よりも少なく、一日1000mg以下である。子供には癇癪(かんしゃく)や落ち着きのなさを防ぐために$B_6$とともにマグネシウムの投与が必要なこともある。

●**パントテン酸**——ロジャー・J・ウィリアムズはもう一つのビタミンB群であるパントテン酸（かつてはビタミン$B_5$と呼ばれた）が動物の寿命を延ばすことを発見した。人間にとってもメリットがある可能性は高いが、パントテン酸が老化に直接的に関連していることを示すデータはない。通常の服用量は一日1000mgである。パントテン酸は最も安全なビタミンの一つである。

●**葉酸とビタミンB12**——高齢者ではこれら二つのビタミン（併用されることが多い）の血中濃度が低いことが多くの研究から分かっている。これら二つの化合物は非常に効能が強いので、量的に必要なのはわずかであるが、この少量が足りているか否かが、病気か健康かの違いになって現れる。手指の企図震顫(しんせん)（手を動かそうと思ったときに生じる震え）のある少数の高齢者は葉酸（一日5000mcg）を摂取して一週間も経たないうちにこの症状が消えた。ビタミン$B_{12}$は経口で与えても注射で与えてもよい。注射による通常の投与量は1mgであるが、治療反応次第で、毎日投与するか、それより頻度を減らす。ベストな形態は、ヒドロキシコバラミン（別名ヒドロキソコバラミンドロ、ビタミン$B_{12a}$）である。というのも、これは体内にある全てのビタミン$B_{12}$のおよそ70%を占める天然の形態だからである。通常用いられるタイプはシアノコバラミンであるが、これはわずかながら毒性がある。たとえ$B_{12}$の血中濃度が正常範囲内であっても投与が必要なときもある（まず投与して改善するかどうかを見るのが一番の指標となる）。一般的には、調子が良くなった、元気が出た、疲れにくくなった、といった反応が見られる。

●**ビタミンE**——治癒を促進し、血管の病的異常（特に間欠性跛行(はこう)）を回復させ、心臓の働きを改善させるのなら、どんな栄養素であれ、抗酸化物質として有用なはずである。ビタミンEは脂溶性の強力な抗酸化物質で、過剰な酸化やフリーラジカル形成から体を守る。通常の服用量は一日400〜600IUである。

**●ビタミン$D_3$**——ビタミン$D_3$はカルシウム代謝の維持に必須である。ビタミン$D_3$はマグネシウムとアルミニウムのバランスをとるためにも必要である。カルシウム欠乏があるとアルミニウムが吸収されやすくなり、ケイ酸アルミニウムとしてアルツハイマー病の神経原線維凝集塊（ぎょうしゅうかい）やアミロイド斑に蓄積する。魚の肝油や合成ビタミンとして$D_3$を摂るのが賢明である。一般的な推奨量（一日400〜800IU）は赤道近辺に住んでいて、ある程度日光に当たる人でない限り、十分量とは言えない。カナダやアメリカ北部に住む人はもっと必要で、一日1500〜2000IU、冬場はさらに多く、一日4000IUが必要である。病気のときにはもっと必要である。

**③ミネラル**　受胎のときから死ぬときまで、必須ミネラルは全て必要である。高齢になるとミネラルの吸収力が低下するため、ミネラルのサプリを投与すべきだ。いくつかのミネラルは人体の構造や働きを支えるうえで特に重要である。たとえばカルシウムとマグネシウムは各種反応の補助や身体を構成する元素として、亜鉛やマンガンやセレンは抗酸化作用のある元素として、重要である。

**●カルシウムとマグネシウム**——閉経後の女性には骨粗鬆症が多い。骨修復とカルシウム代謝の関係性の間にはホルモンが絡んでおり、ホルモンが骨の喪失・再生やビタミン$D_3$を調整している。最適なカルシウム代謝のためには、これらのホルモンやビタミンが必須であり、一日1000〜1500㎎のカルシウム摂取も必要である。男性や閉経前の女性ではおよそ1000㎎、閉経後の女性では1500〜2000㎎は必要である。平均的な食事にはカルシウムがおよそ500㎎含まれていると仮定すると、残りはサプリとして摂るべきである。カルシウムとマグネシウムは密接に関連しており、マグネシウム欠乏は筋肉や腎臓でのカルシウム貯留を引き起こす可能性がある。現代の食事を摂っていると腎結石の発症頻度が上がるのは、恐らくはこれが原因である。米国科学アカデミーは、平均的な成人はカルシウムを一日８００～１２００mg、マグネシウムを一日３５０～４５０mg（カルシウムとマグネシウムの比がおよそ2対1の割合）摂取するように推奨している。植物の成長にマグネシウムがいかに重要かを分かっている賢明な庭師は、自分自身の健康にも同様の興味を持っているはずである。緑の野菜は葉緑素（クロロフィル）にマグネシウムを蓄えているが、緑の野菜に抗癌作用があるのはそれが理由の一つかもしれない。カルシウムとマグネシウムを同時に摂れる良質の供給源としては、ドロマイト（カルシウムとマグネシウムを、人が栄養素として摂取するのに理想的なおよそ2対1の割合で含む炭酸塩鉱物で、「苦灰石（くかいせき）」「白雲石（はくうんせき）」ともいう）がある。しかしドロマイトのサプリを摂るのなら、鉛の含まれていないものを摂ることが重要だ。

●**亜鉛、マンガン、セレン**――亜鉛は現代の食事に不足していることが多い必須元素である。血中の亜鉛濃度が低過ぎると、過剰な銅が蓄積し、高齢者では錯乱状態を引き起こすことがある。高齢者は皆、亜鉛欠乏の有無を検査すべきだ。その症状には皮膚病変（皮膚線条）、白い斑点を伴う割れやすい爪、色素脱失した脆弱な毛、関節痛、創傷（切創・刺創・裂創・咬創など物理的な外力によって起こり、表面が離断して傷口が開いた、身体組織の損傷）の治癒の遅延、味覚・嗅覚の消失などがある。平均的な人では一日15mgの亜鉛が必要である。マンガンも我々の食事では不足しがちである。マンガンは亜鉛と相乗的に働く。我々は一日およそ4mgのマンガンが必要だが、安全なのだから、十分量確保のためもっと摂ってもよい。亜鉛とマンガンの両方を毎日摂るべきだ。セレンは水溶性の必須ミネラルで、優れた抗酸化作用があり、ビタミンEの効果を増強する。我々は一日およそ２００mcgのセレンが必要である。高齢者はこの量をきちんと摂るのが賢明である。癌や年齢に不相応な老化のような特別な症状には一日２００～４００mcg摂るとよい。

**【コラム11】有害金属と老化の促進**

アルミニウム・水銀・銅・フッ素・カドミウム・鉛などの毒性のある元素は、老化した人に見られる症状の原因となる。アルミニウムはアルツハイマー病と関連しており、血中の銅濃度は老化とともに増加する傾向がある。老化は排出が困難となった有害金属や有害元素の蓄積と関連している可能性が高い。

体は毒性のある元素がほとんど存在しない環境に適応してきた。こうした元素は皆、本来は地中深くに埋没しているか、海の底に存在するものだった。大量の重金属を地表に運び始め、それを空気中・水中・土壌中に廃棄するようになったのは人類が金属を精製・抽出し、使用する方法を発見して以後のことに過ぎない。過去六百年にわたって土壌中に鉛が蓄積している。今日、我々の身の回りにはこのような有害金属が無数にある。もし金やプラチナが鉛と同じくらい安価で、産業用途に広く使用されていれば、これらの元素が我々の環境中にも見出されることだろう。

これは自分の体に新たな負担をかけているということでもある。これらの金属が蓄積しないように素早く排出するために、我々はどうしたらよいか。一部は尿中に排出されるし、食物繊維と結び付いて糞便として排出される分も多いが（食物繊維を摂っているなら）、一部は肌や髪に蓄積される。皮膚がはがれ髪が抜けるにつれ、この中に含まれていた有害ミネラルも体から除去されてゆく。毛の多い人はこれらの金属を効率よく除去することができる。ということは、頭髪の薄い人は毛の多い同世代の人に比べて、老化の影響を受けやすいのだろうか。銅や亜鉛の血中分析が有効なのと同じように、毛髪分析をすれば重金属の過剰な蓄積の有無を診断するのに便利である。

これらの金属を除去する治療はキレート療法と呼ばれている。有害元素は大きな分子と結合することで可溶化し、体内から排出される。我々の体の中ではこれが自然と行われているが、その際、ビタミンC、腸内の食物繊維、一部のアミノ酸が使われている。医師は高用量のビタミンCに加えて、同様の性質を持った化学物質も使用する。ウィルソン病（英国の医師S・ウィルソンが見出した、脳と肝臓に健康時の10倍以上の銅が沈着して肝硬変や大脳基底核の変性を引き起こす、遺伝性で進行性の極めて稀な疾患）の患者に対してペニシラミン（ペニシリンの分解産物で、体内に過剰蓄積した鉛や銅の除去に用いるキレート試薬）を使って過剰な銅を排出することができるが、同時にビタミン$B_6$欠乏を引き起こすことがある。エチレンジアミン四酢酸（EDTA）には同様の作用があり、しかも安全性も高い。これはキレート療法において静脈注射で用いられる。これを使っている医師は患者に見られる治療反応に確証を得て、この治療法に賛同する傾向がある。権威ある医学会などからひどい嫌がらせを受けても、彼らのこの確信は揺るがない。一方、これを使ったことがなく、文献にも通じていない医師は真逆の考え方を持っている。私はキレート療法を受けた患者を診たことがあって、これは有効な治療法だと確信した。

一九八五年三月、キレート療法を二〇回受けて一カ月だという高齢者を私は訪問した。彼はアルツハイマー病にかかっていた。彼の妻によると、症状が悪化したためまともに話すことができなくなり、見当識（自分が生活している時や場所や、自分と関わりのある人たちが誰なのかが分かること）を失い、勝手にどこかをふらついて迷子になってしまうため、一人にしておけない状態となった。ゴルフ好きだったがハンデは7から27に増えた。しかしまだプレイはできていた。一〇回のキレート療法を終えた後、彼は空間の認識能力が回復していた。まるで眠りから覚めたかのようだった。私が彼を診たとき、彼はよく話し、むしろ多弁になりがちなくらいで、アルツハイマー病の言語障害の症状は全く見当たらなくなっていた。ゴルフのハンデは再び7に減った。

これはキレート療法の有効性を客観的に示す症例である。私は彼の治療反応に大変感銘を受けた。批判する人はすぐに二重盲検実験の結果を示せというだろうが、そういう主張をするのなら、まず、アルツハイマー病の自然治癒率が0％より大きいことを示す文献を私に見せてもらいたい。これまで治癒した例のない病気で、一例でも回復したというのは非常に重要なことである。我々が知る必要があるのは、キレート療法に反応するアルツハイマー病患者がどれくらいの割合でいるのかということである。また、この疾患は金属中毒と関連しているのだろうか。だとすれば、アルツハイマー病の発症に最も大きく関与しているのは、どの金属元素なのであろうか。

## 2　脳卒中後および外傷後脳損傷

脳組織はいったん破壊されると再生しないが、脳自身に回復力が備わっていて、機能の一部は取り戻すことができる。これは恐らく、失われた機能を脳の別の部位が代替することによるものである。こうした機能回復の仕組みが脳内でどのようにして起きているかはともかくとして、脳卒中後や脳外傷後にオーソモレキュラー治療プログラムを開始して著明な改善を見せた患者を、私は実際にこの目で見てきた。

ある症例は六〇歳の女性で、彼女は記憶力の良さが自慢だった。それは彼女の専門であるイギリス文学の研究に役立っていた。私が彼女を診たのは脳卒中を発症して一年ほど経った頃だったが、彼女は当時、自分の記憶力がもはや脳卒中以前ほどしっかりしていないことに対し、不安や苛立ちを感じたりふさぎ込んだりしていた。ナイアシン（一日３０００mg）とアスコルビン酸（一日３０００mg）を六カ月続けると、彼女の記憶力は大いに改善した。まだいくらか後遺症は残っていたものの、それに対しても不安や抑鬱を感じることなく対応できるようになった。彼女の主治医は当初「後遺症には慣れていくよりほか、仕方ないだろう」と彼女に言っていた。

別の症例は三八歳のＤ・Ｂ氏である。私と出会う二年半前に、彼は１０００ポンド（４５４kg）の物体が頭部にぶつかって外傷を負っていた。数日のあいだ昏睡状態が続き、入院は数カ月に及んだ。事故から六カ月後の彼は小学三年生程度のものしか読むことができなくなっていた。事故に遭う以前の彼は読書好きで、知的レベルで上位10％に入っていた。それが事故から六カ月後には下位30％にまで落ちてしまっていた。私が彼を診たときには、かなり回復していたが、これは彼がすでに多くの種類のビタミンを高用量で飲み始めていたためである。検査では脳の損傷は特になく、彼の主な訴えとしては「まだ本来の自分通りに読めないし、疲れやすく頭痛があるために集中できない」というものだった。「今はまるで年寄りみたいに思考力が落ちてしまった」と、彼は自分の状態を語った。私は彼にナイアシン（１０００mgを一日三回）、アスコルビン酸（１０００mgを一日三回）、ビタミンＥ（一日８００ＩＵ）、セレン（一日２００mcg）を摂るよう指示した。彼の健康状態は大幅に改善していた。彼は牛乳をやめ、コーヒーを減らすなど食事改善も行っていたのである。彼は読書に集中して取り組めるようになった。

ナイアシンとアスコルビン酸は基本治療プログラムとして全ての脳損傷に試してみる価値がある。患者の既往歴、その他の症状次第では他の栄養素も必要となるかもしれない。

## ３　アルツハイマー病

アルツハイマー病はアメリカ人の死亡原因の第四位であり、年間十万人以上の死を引き起こしている。介護施設の病床の半分以上がアルツハイマー病患者によって占められている。アルツハイマー病の原因は、慢性的な栄養不良やその他の要因である可能性があり、その背景には栄養素の吸収不良があるのかもしれない。[12] アルツハイマー病について神経学的、精神医学的、生化学的な観点から様々な発見がなされているが、重度の吸収不良があると仮定すれば、これらはいずれも理論的な説明がつく。高用量の栄養素が効かない理由もこれで説明がつく。アルツハイマー病患者の脳はテトラヒドロビオプテリン（ＢＨ４。神経伝達物質であるドーパミン、ノルアドレナリン、セロトニンおよび、血管拡張作用を有する一酸化窒素の合成に必須の、天然に生成する補因子）を十分に作ることができない。ＢＨ４の欠乏は神経学的、精神的異常の原因となる。

## （1）重金属毒性とアルツハイマー病

カール・Ｃ・ファイファー医師は重金属の毒性がアルツハイマー病の原因かどうか調査すべきであると説いた。[13] 過剰なアルミニウム・銅・鉛・水銀・カドミウム・銀の有無を調べるべきである。こういった金属が過剰に存在するなら、それを除去する方法があって然（しか）るべきだが、キレート療法はこれらの金属と結合する特別な化学物質を用いて排出を促すことで、アルツハイマー病に効果的である。

アルミニウムはアルツハイマー病、パーキンソン病、筋萎縮性側索硬化症（ＡＬＳ）の患者の体の組織に蓄積することが知られている神経毒である。知らぬ間にアルミニウムを摂取することで、アルツハイマー病のリスクが増大する可能性がある。[14] アルミの調理器具・アルミ箔・制酸剤・膣洗浄器・「バファリン®」のように胃粘膜防護の目的で胃酸化中和剤としてアルミニウムが含まれている医薬品・制汗剤はすべて、アルツハイマー病の一因となる可能性がある。アルミニウムはまた、歯科充塡（じゅうてん）で使われるシルバーアマルガムの材料でもある。たいていのベーキングパウダー（膨らし粉）にはアルミニウムが含まれている。ベーキングソーダ（重曹（じゅうそう）。炭酸水素ナトリウム）はこれとは全く別の物質で、アルミニウムは含まれていない。アルミ製のコーヒーポット1杯には1リットル当たり１６００mcg以上のアルミニウムが含まれていることが示された。[15] これは世界保健機関（ＷＨＯ）の設けた基準（1リットル当たり50mcg）の３２００％に当たる。人工腎臓透析は透析性認知症の原因となることが知られている。これは血中にアルミニウムが過剰になることで混乱や見当識障害が引き起こされることによるものである。アルミ化合物を注射された動物においても神経障害が発症する。

高濃度の鉛に曝露される職業の人はアルツハイマー病の発症率が三・四倍高いことが研究者により見出されている。(16) 鉛の粉塵を吸い込んだり皮膚に直接接触するなど仕事で鉛に曝露することがあるのだ。鉛はたとえ曝露した濃度が低くとも脳の発達と機能に悪影響がある。何十年にもわたってガソリンに鉛が添加されていたため、不幸にも鉛は我々の環境中のあらゆるところに広がっている。

アルツハイマー病はデフェロキサミン（血中に遊離状態で存在する鉄やアルミニウムと結合して、これらの過剰な金属の尿からの排泄を促すキレート剤）のような金属と結合（キレート）する薬剤を使って、アルミニウムを血中から除去することで治療できる。さらにまた、カルシウムやマグネシウムは体内でアルミニウムの吸収を顕著に遅らせる効果がある。カルシウム（８００㎎）とマグネシウム（４００㎎）を毎日サプリで摂れば、アルツハイマー病患者に効果的である可能性がある。(17) きちんと高用量で用いれば、ビタミンCも効果的なキレート剤になる。超高用量のビタミンCは体内から鉛を急速に排出する助けになるのだ。

## （２）アルツハイマー病の治療

五〇歳前に最適量のビタミンとミネラルを含めた栄養プログラムを開始し、きちんと続けて行けば、アルツハイマー病の発症率は急激に下がる、というのが研究の示すところである。

●ビタミン$B_{12}$――ビタミン$B_{12}$欠乏はアルツハイマー病と勘違いされることもあるが、アルツハイマー病の原因かもしれない。(18) 高齢者では欠乏症になりやすい。粗末な食事、腸での吸収不良（ビタミン$B_{12}$を吸収するために必要な糖タンパク質である「内因子」が減少するためだが、この減少にはカルシウム不足が関係している可能性がある）、消化管手術、薬の影響、(19) ストレス、これらはすべて、$B_{12}$濃度を低下させる。$B_{12}$が少しだけ不足している程度の欠乏でも、長期間続けばアルツハイマー病発症の危険度（リスク）が上がる。$B_{12}$欠乏の高齢者のうち4分の3近くがアルツハイマー病患者でもあった。(20)

世間で人気の〝制限食養生（ダイエッティング）〟の多くは、$B_{12}$が不足しているし、高齢者は食欲や味覚が劣っているために、ダイエットする気もないのに食が細くなりがちである。(21) 孤独・悲しみ・抑鬱といった感情的な要因も食欲減退の一因であり、したがって$B_{12}$が低下することになる。さらに悪いことに、$B_{12}$欠乏それ自体に食欲をさらに低下させる作用がある。$B_{12}$欠乏による症状は、アルツハイマー病を思い出させるに十分である。すなわち、運動失調・疲労・思考の鈍麻・感情鈍麻・羸痩（脂肪組織が病的に減少して極端に痩せた状態）・脊髄変性・めまい・易怒性・混乱・興奮・妄想・幻覚・精神病といった症状である。

$B_{12}$は経口投与ではあまり吸収率がよくないので（特に高齢者では）、注射や経鼻投与が推奨されている。治療効果を出すための一日最低投与量は、恐らく100mcg程度で、一日1000mcgまで投与すればより効果的である可能性がある。ビタミン$B_{12}$には知られた毒性はない。

●**コリン**――アルツハイマー病患者ではアセチルコリンという神経伝達物質が不足している。これは、コリンアセチル転移酵素というアセチルコリンを産生するのに必要な酵素が不足しているためである。食事からコリンの摂取を増やすと血中および脳内でのアセチルコリン濃度が上がる。[22] コリンは安価なレシチン（これは卵黄や大豆などに含まれているリン脂質のレシチンであって、「ヨウレチン」のような商品名の処方薬ヨウ素レシチンでないことに注意！）で十分用が足りる。臨床で結果を出すには、大量のコリン（レシチン由来）が必要であるが、レシチンは無害だと考えられている。

●**抗酸化物質**――ビタミンEやベータカロテンといった抗酸化ビタミンはアルツハイマー病の進行を遅らせ、発症を予防する可能性がある。[23] アルツハイマー病患者はこれらの栄養素の体内濃度が異常に低い。この理由は単純で、アルツハイマー病患者の食事が好ましくないか、アルツハイマー病自体が栄養需要を高めるためだろう。ビタミンEの推奨用量は一日800～2000IUである。ベータカロテンをたくさん摂る優れた方法は、緑黄色野菜を食べることである。特に新鮮な野菜ジュースが好ましい。[24]

●**ビタミンCとチロシン**――神経伝達物質であるノルエピネフリン（ノルアドレナリン）の体内濃度を高めることも、アルツハイマー病患者には有効かもしれない。ノルエピネフリンはアミノ酸のチロシンから生成され、チロシンは必須アミノ酸のフェニルアラニンから生成される。我々は大量のフェニルアラニンを食事中のタンパク質から摂っている（きちんとタンパク質の食物を食べている場合）が、ビタミンC欠乏があるとチロシン（ひいてはノルエピネフリン）への変換が起こらない。ビタミンCがあると、ノルエピネフリン産生は増加する。つまり、ビタミンCはアルツハイマー病の治療において非常に有効である可能性がある。ビタミンCの用量として一日3000〜6000㎎で十分かもしれない。便秘が問題であるなら、便がゆるくなる程度までビタミンCを増量するように勧める。

## 4　遅発性ジスキネジア

精神安定剤（トランキライザー）として、フェノチアジン系、ブチロフェノン系、そして現在の非定型抗精神病薬があるが、これらはいずれも多くの重い副作用や有害反応を引き起こす。このうち最も重い副作用の一つは、遅発性ジスキネジアである。重度の遅発性ジスキネジアは精神安定剤で三年以上治療された六〇歳以上の患者のうち50％に見出される可能性がある。

長らく精神科医たちはこの状況を直視することを避けてきた。彼らは多くの患者に出ているこの症状を見まいとし、その深刻さを過小評価してきた。しかし症例が蓄積してきたため、精神医学はこの問題に向き合わざるを得なくなった。多くの精神科医が思っているのは、「たとえ遅発性ジスキネジアが発症しても、症状が軽ければ精神安定剤の使用は正当化される。デメリット（薬の副作用）よりもメリット（精神症状のコントロール）の方が大きいのだから」ということである。[25] 医師は三カ月以上続くことになる治療に着手する前には、たとえその薬が正当な理由で処方される場合でも、患者から（あるいは患者に同意能力がないときはその家族から）インフォームドコンセントを得ることが倫理的・法的な義務である。

明らかな症候としては、筋固縮（中枢神経の障害で起こる、筋肉の緊張が亢進したまま持続する状態のことで、硬直・硬縮・硬着・強剛・硬剛なども呼ぶ）や静座不能（アカシジア）その他の筋肉の異常運動である。筋肉の異常運動は大きな問題となる。この運動が素早い場合には舞踏病（ヒョレア）（たいていはドーパミンの過剰で身体運動の協調機能を担うべき大脳基底核が活動過剰になり、四肢や顔面筋に不規則でやや速い痙攣のような不随意運動が繰り返される状態）と言われる。ゆっくりとしているならば無定位運動性（錐体外路系の障害により発生し、手足や指の屈曲・伸展・回内・回外などの、ゆっくりした捩るような不随意運動が常に連続している状態）と言われる。長く続く痙攣が起こるようなら、それは筋緊張異常（ジストニア）（大脳皮質・基底核・小脳・視床など脳のいくつかの領域の活動が過剰になり、身体全体や体幹・四肢・首に長時間続く持続性の不随意な筋収縮が起きる症状で、患者は異常な姿勢を強いられて随意運動に障害をきたす）である。舞踏病様運動（不規則な非対称性の動きで、あたかも踊っているかのような不随意運動）は非常によく見受けられる。私の診察を受けに来たある患者は、体中のほとんど全ての随意筋がぶるぶると震え、勝手に動いていた。彼の全身は常に震えており、休まるのは寝ているときだけだった。

遅発性ジスキネジアは抗コリン作動薬を投与しても反応しない。抗コリン作動薬（アセチルコリンがアセチルコリン受容体に結合するのを阻害して、副交感神経の働きを抑制する薬物）は精神安定剤が副作用としてもたらすパーキンソン病様症状から患者を守るために用いられているが、遅発性ジスキネジアに対して一般的に受け入れられた治療法はない。また、これは大半の患者で不可逆だと考えられている。一九七三年までに中枢神経系の永続的損傷や遅発性ジスキネジアについて二〇〇〇以上の症例が医学文献に記録された。この種のデータを報告する医師がほとんどいないことを考えると、実際の患者はこれよりはるかに多いだろう。アメリカ食品医薬品局（ＦＤＡ）は精神安定剤の使用は極力控えるように、また、筋肉・舌・唇やそれ以外でも身体の一部に異常運動が出現したらその使用を中止するように勧めている。不幸にも、多くの精神科医や看護師は、遅発性ジスキネジアの臨床症状に詳しくないため、それが出現したとしても彼らはその運動を神経症的なものか精神病的なものとして片づけてしまう。彼らは患者を責めたり、患者の心の内奥にある葛藤を責めたりする傾向があり、時には精神安定剤を増量することもある。

精神安定剤は多くの統合失調症の治療に必要なものだが、それによって治るわけでなく、面倒な症状を和らげる程度でしかない。精神安定剤のみで治療された患者は、精神安定剤の開発以前に治療を受けた患者よりも治療成績が悪いのだが、この薬によって患者が病院外で過ごせるようになった。オーソモレキュラー療法の治療者はあくまで栄養療法への橋渡しとして精神安定剤を控え目に使うだけなので、遅発性ジスキネジアを新たに発症する患者はほとんどいない。ほとんどの精神科医はオーソモレキュラー療法の有効性をいまだに納得できずにいるのだが、これは彼らが自分でそれを試したことがなく、どの精神安定剤を使うかということにしか頭が向いていないためである。

遅発性ジスキネジアの治療で初めて大きな成果をあげたのは、リチャード・クニン医学博士だった。彼は「この症状は、精神安定剤によって引き起こされるマンガン欠乏が原因の可能性がある」と結論付けた[26]。精神安定剤は分子構造的には錯体なので、マンガンとキレート結合し、そのマンガンを抱えたままで体外に排出されてしまう事態も起こりうるのだ。マンガンは必須の微量元素であるが、食物では麩（ふすま）や糠（ぬか）に最も豊富に含まれているため、現代の食事では他のミネラル同様、不足しがちである。マンガンの含有量の少ない食事と精神安定剤による治療の組み合わせが遅発性ジスキネジア症例の原因として大半を占めているかもしれない。

筋肉の異常運動を防ぐ脳内の錐体外路はマンガンを豊富に保つ必用がある。クニン医師は試しにマンガン濃度を回復させてみようと考えた。ある若い男性がエナント酸フルフェナジン（統合失調症などの慢性精神病の治療に用いる精神病薬で商品名「プロリキシン」）による遅発性ジスキネジアを発症していた。仮面様顔貌（がんぼう）、パーキンソン病様の姿勢と歩行、四肢の重度の震顫（しんせん）と筋固縮といった症状が見られた。クニン医師は彼にマンガンキレート10mgを一日三回投与し始めた。たった一日で、震顫と筋固縮がはるかに改善した。二日後にはジスキネジアがすっかり軽快し、再発することはなかった。

さらにクニン医師は、マンガンで治療した一五人の患者についても結果を報告した。そのうち一〇人にはビタミン$B_3$も与えられた。四人が劇的に、ほとんど一瞬で治ってしまった。九人は二～五日以内に明らかな改善を示した。一人はマンガン投与に反応しなかったが、ナイアシンアミドを加えると劇的に改善した。ナイアシンを与えられた他の九人のうち八人で、気分や思考の明晰さに改善が見られた。マンガンとビタミン$B_3$を組み合わせた投与により、遅発性ジスキネジアをわずらう患者一五人のうち一四人（93％）が改善した。一般に治療も回復も不可能だと見なされている病気としては、これは驚くべき治療成果である。

精神安定剤によって体からマンガンが排出されてしまうということは、他の必須ミネラルも除去されるのではないか、という暗い予想にもつながる。薬剤による多くの副作用のうち、いくつかは亜鉛・銅・クロムなどの欠乏が引き起こされたせいかもしれない。精神安定剤で治療する前と後で、血中および毛髪中のミネラル分析をすることが必要だろう。こうした検査に無頓着ならば、治療も回復も不可能だと見なされてきた無数の症状が現れるのも当然のことだ。マンガンの欠乏によって遅発性ジスキネジアが生じたということは、他の神経筋疾患（神経と筋肉との関係、特に骨格筋の運動神経支配に異常をきたした疾患）、たとえばハンチントン病やフリードライヒ運動失調症も微量元素の欠乏という観点から研究するべきだということを示唆している。

　クニン医師の治療成果は、遅発性ジスキネジアもやはり〝オーソモレキュラー医学が診療の対象とすべき神経学的疾患〟だということを示唆するものであり、しかもこの見立ては、アセチルコリンの前駆物質であるコリンを扱った他の研究の数々によって、いっそう強く裏付けられているのだ。超高用量のコリンによって遅発性ジスキネジアが多少改善したということが二つの研究グループによって見出された[27]。コリンは純粋な形状で必要量を摂るのが難しい。また、コリンを投与するとアセチルコリンの過剰産生を促進することによる刺激作用があるかもしれない。したがって、コリンの使用は注意深く行うべきである。しかし遅発性ジスキネジア患者を対象にした別の研究では、血中コリン濃度がおよそ350％上昇しても、治療効果に違いは生じなかった[28]。コリンの他に何らかの栄養素を摂らずに単純に血中コリン濃度だけを上げても、それほど治療効果は見込めないだろう。

　精神安定剤を飲んでいる患者は皆、十分な量のマンガン、ビタミン$B_3$、コリンを確実に摂ることで遅発性ジスキネジアを予防するのが賢明である。これらの栄養素を豊富に含む食材に加え、必要ならばサプリも使用すべきである。さらに言うなら、体内からのマンガン喪失を予防するために、精神安定剤の錠剤そのものに十分な量のマンガンを含有させておくべきなのだ。治療用量としては通常、硫酸マンガン一日5㎎程度、予防のためならこの10分の1を一日分の服用量にしてもよい。製薬会社は、マンガンの安全性および有効性を証明するのに必要な資金を支出することを、明らかにしぶっている。そのせいで何百万人もの慢性患者が遅発性ジスキネジアで苦しんでいるのだ。だがマンガンの錠剤は健康食品店でも入手できる。

　オーソモレキュラー診療医（フィジシャン）は遅発性ジスキネジアになじみが薄いが、それは自分の患者にこの症状が出現することがないためである。一九五五年以来続けてきた私自身の診療経験では、以前の〝規格化された標準的な治療法〟のせいですでに発症していた患者を除けば、私は遅発性ジスキネジアを見たことがない。オーソモレキュラー療法によるアプローチによって、必要な精神安定剤の量が減り、マンガンの体内喪失量を減らす（多くの症例ではマンガンのサプりを使用することもあいまって）ことができるだろう。

# 第15章　精神疾患および行動障害

病気に関して単一あるいは複数の原因由来か、あるいは身体の器官の機能（ファンクション）（全体を構成する個々の部分が果たしている固有の役割、すなわち遂行すべき働き）の障害（プロブレム）に由来する症状（シンプトム）（痛みや疲労感のような患者の主観的症候、すなわち「自覚症状」）や徴候（サイン）（発熱や嘔吐のような客観的に検知できる症候、すなわち「他覚症状」）の集まりを症候群（シンドローム）という。たとえば「熱が出ていて、からだを動かすと胸の痛みもひどくなる」という症状の集合態（コンステレーション）は肺炎の兆候であり、これらはすべて肺における病的異常（パトロジー）を示唆している。こうした症状は感染・細菌・ウイルスなどから生じている可能性がある。〝症候群〟としての姿が同じであっても原因が違えば治療法が異なってくるため、原因を決定することは重要である。これは体のどの器官にも当てはまることで、当然、脳や中枢神経系にも言えることである。

精神医学的診断は「さまざまな疾患は心理社会的要因によるものである」という考え方に基づいている。生理学的・生化学的要因が注目を集め始めたのは、ようやく最近になってのことで、こうしたことはいまだ精神医学の用語には反映されていない。たとえば「統合失調症」は臨床基準によって様々なグループに下位分類されるが、この分類は原因とは関連していない。どんな治療をすれば最も治る見込みが高いかということが、分かるわけでもない。

そこで私（A・H）はシンプルな症状評価法を独自に考案した。これは非常に便利だが、私だけでなく他の人も重宝するはずだと私は信じている。この評価法は、そのときの精神状態によって決まる症状の変化を主な領域ごとにグループ分けしたものだ。つまり、知覚の変化、思考の変化（思考障害）、気分の変化、行動の変化といった領域に分け、評価するのである。これは実践的な評価法であり、心理社会的要因に影響されず、経過ではなく障害の内容を反映している。

## 1 症候群

●**統合失調症**——統合失調症は知覚および思考の変化が組み合わさったものである。これは知覚の病気であり、こうした知覚の変化が現実ではないということが判断できないのである。つまり、こうした変化は主観的であり、患者にとっては現実であっても、正常者にとっては現実ではないということだ。「破瓜型」「緊張型」「妄想型」といった分類の用語は必要ではない。「急性」や「慢性」は単に病気の罹病期間を言っているだけである。気分や行動における症状は副次的なものである。

●**気分障害**——ここでは鬱病、多幸症、鬱と多幸の間の過剰な変動・不安・緊張も含めることにする。この症候群には、感情を感じることができないといった感情の障害も含まれている。知覚の変化や思考障害の患者はここには含まれない。

●**嗜癖**——これは主として気分障害であり、嗜癖患者は薬物によって症状が緩和されるのを感じる。その人の行動は、自分が依存して「嗜癖」状態に陥っている薬や物質を得ようとする欲求により決められる。嗜癖反応には二つのタイプがある。

(1)大多数の人に社会的に受け入れられている嗜癖。たとえば砂糖やジャンクフードの過剰摂取、喫煙、飲酒（ただしアルコール嗜癖に至らない程度）、社会的に認可された薬剤の使用（処方箋なしで買える薬や処方薬）といった嗜癖である。

(2)社会的に受け入れられておらず、しばしば非合法であるような嗜癖。こうした薬物は合法的には入手できない。入手するためには嗜癖患者は何らかの反社会的行動をとることが多い。製造者から仲介者、街の売人まで、巨大な裏組織が発展している。例としてはマリファナ、ヘロイン、コカインの嗜癖がある。もしタバコが非合法なら、これらの薬物同様、問題となるだろう。私は砂糖を得るために反社会的行為を行う砂糖嗜癖の患者を知っている。

●**学習障害・行動障害の子供**――こうした子供たちは学習能力を障害する知覚の変容に苦しんでおり、それに関連した行動上の問題がある。

●**行動障害**――行動障害は子供にも大人にも現れる。明らかな知覚の変化や思考障害はなく、気分の変容もないように見える。ひょっとしたら行動障害は〝計画障害〟といった側面があるかもしれない。つまり、彼らの生き方や人生経験が「違ったふうに振る舞うことができない」ということである。常習の犯罪者は行動障害に分類されることがある（もちろん人が罪を犯すのには多くの理由があるものだが）。様々な習慣や反復行為があり、その質や強度も、受容可能なものから本人にとって大きな負担となるものまで、多様である。この中には、チック、異常運動（身体疾患や薬によって引き起こされたものでない）、強迫観念、衝動的行為などが含まれている。行動障害の人は思考障害や知覚の変化に苦しむことはなく、反社会的でもないが、自分の異常な習慣の困難さ、障害の具合い次第では、不安や抑鬱に苦しむこともある。気分障害が根本にある場合が多く、これが行為を永続させる刺激になっている。この一群は気分障害のカテゴリーに分類されるべきだろう。

●**幻覚反応**――ＬＳＤのような薬物が幻覚の原因となることはめったにない。これが幻覚剤と考えられているのは、正常な知覚経験を変性させるためである。服用しても、大半の人ではごく短い時間を除いては、思考障害は起こらない。服用者は「自分は薬を飲んだのだ」ということを意識したままであり、また、「この知覚の変化は薬によって引き起こされたものだ」ということも意識したままである。これらの人々は統合失調症ではない。しかし彼らがこうした意識をなくすと（実際に数日間そうなることもある）、統合失調症症候群のカテゴリーに属するようになると言えるだろう。

●**高齢者の錯乱状態**――患者は重度の思考障害（その内容と経過の両方で）に苦しんでいる。対人関係や時間や場所についての見当識が失われ、深刻な記憶障害がある。これらは全て、脳がひどく混乱し適切に機能していないことによるものである。思考内容は無作為で、長期記憶の中から突然妙なことを思い出す、といったこともよくある。

## 2　症候群の原因

各々の症候群はいくつかの要因によって引き起こされている。統合失調症症候群は、甲状腺障害・慢性リウマチ熱・ある種の神経筋障害（たとえばハンチントン病）・ペラグラ・ある種の薬物中毒の、患者に見られる。これら全部をひっくるめても、統合失調症患者全体の中でこれらの占める割合は比較的小さい。同様にして、先に説明した症候群は皆（行動障害には例外があり得るが）、それぞれ複数の要因によって引き起こされる。オーソモレキュラー診療医は考えられる要因として三つを加え、四つ目は研究中である。その三つとは、ビタミン欠乏、脳アレルギー、ミネラルの不均衡である。別のあり得る原因として検証されているのはアミノ酸依存（特定のアミノ酸が極度の欠乏をきたした結果、通常量の摂取では欠乏症を改善できず、治療のため大量の摂取を必要とする状態）である。

## 3　精神科的問題へのオーソモレキュラー流アプローチ

全ての精神医学的な問題に対するオーソモレキュラー療法には、共通する要素が含まれるが、個々の患者によってそれぞれ異なる治療プログラムが必要だろう。この要素には現代の医学・精神医学で可能な最良のものを含めるのはもちろんだが、その主な要素は、すでに各身体疾患の章で述べたように、栄養とサプリである。これは薬の急速な作用と栄養・サプリによる長期的な治療効果を組み合わせているのである。

## （1） 栄養

オーソモレキュラー流の食事で用いられる食材の特徴は、丸ごと全部食べることができ、新鮮で、多様性があり、毒性がなく、地産のもの、という点である。食事に砂糖を使っていないだけでも、こうした理想の食事に近くなるだろう。この理想の食事の条件を覚えることは難しくないし、覚えておけば個人に見合った食事を選ぶことができる。

多くの人が一つ以上の食物にアレルギーを持っている（ただしここでいう「アレルギー」が用語として正しいかどうかについては臨床環境学者とアレルギー専門医との間で議論がある）。彼らがいわゆるアレルギーであろうとなかろうと、ある種の食物によって体調が悪くなる人がいることは間違いない。私（A・H）自身も乳製品を摂れば体調が悪化する一人である。私はこうした症状を表す言葉として「アレルギー」は適切な用語だと考えている。というのは、抗ヒスタミン薬を使えば多くの人でこうした症状を軽減したり予防できたりするからだ。こうした症状は〝丸ごと全部食べられる食品〟でも起こり得るし、食物に含まれる添加物への反応である可能性もある。いずれにせよ、症状を軽減するにはこの問題に対処せねばならない。

どういう食事のタイプにすべきかは、アレルギーのある食物によって変わってくる。少数の限られた種類の食物に対してのみアレルギーがある程度なら、最もシンプルな食事プログラムは、これらの食物を避けることである（かつ、オーソモレキュラー食のみを摂り、加工物を避けること）。私は牛乳由来の食物はすべて避けていて、ローテーション食（アレルギーの原因食物を継続的に少量摂取し、徐々に負荷をかけていく方法。週に一回程度ならその食物を食べても可とする）は行っていない。ある食材にアレルギーがあってそれを避け、代わりに何らかの食物に過度に依存すると、他の食物に対してもアレルギーを発症する人が少数いるが、ローテーション食ならこのリスクを軽減できるだろう。全てのアレルギーのうち90％以上は変わり得る。つまり、原因食材をあまり頻繁に食べないのであれば、その食物の少量摂取に対し耐性が生じる、ということである。原因食材を六カ月以上完全に摂らないことが必要である。最初の数カ月間、その人はその食物に対して非常に過敏かもしれない。私もそうで、牛乳、バター、チーズ、クリームに対し過敏性が高まっていた。症状が固定したアレルギーは10％以下である。つまり、そういう人は原因食材に対して、決して耐性がつかないということである。

多くの食物にアレルギーがあるのなら、それら全てを除去した食事を考え出すのは不可能かもしれない。こうした場合の対処法の一つは、ローテーション食事法である。[1] 四日おき、五日おき、あるいはそれ以上の日数をおいてローテーションで原因食物を摂るのである。そうしてその食物に慣れていくことで、体がそれに耐性をつけていくようにするのだ。これは軽度な食物アレルギーによく効く。食物が強い反応を起こす場合には、完全に除去するより他ないかもしれない。ローテーション食は脱感作療法（各種の食物抗原に対する患者の過敏性を徹底的に検査した後、個人用に調合した様々な食物抽出液を用いて極めて微量な接触から始めて、十分な時間をかけて徐々に接触量を増やして馴らしていく治療法）と併せて行ってもよい。

ローテーション食は患者によっては面倒くさかったり、あまり効かないかもしれない。現在研究中のその他の技術としては、タンパク質分解酵素を使う方法や、抗ヒスタミン薬を使う方法がある。この酵素製剤は膵酵素かパパイン（パパイヤの果実に含まれているタンパク質分解酵素）のような植物由来の酵素である。これらはタンパク質がアミノ酸に分解されるのを助ける。身体は自然なアミノ酸に対してはアレルギー反応を生じないが、アミノ酸の連鎖物であるジペプチドやポリペプチドには反応する。これらのタンパク質断片は吸収されて血流に乗り、脳を含む様々な体組織に沈着する可能性が指摘されている。これこそが好ましくない反応（アレルギー反応、毒物反応）が起こる機序の一つかもしれない。消化の働きを向上させることにより、こうした反応が起こる傾向はなくなっていくだろう。消化力を改善する方法としては他に、ゆっくり食べてよく噛むことや、不足している場合には酸を供給することがある。心理学的には、親密でリラックスした雰囲気で摂る食事はより消化されやすいだろう。

酵素は有効なときもあればそうでないときもある。これは消化しきっていない非タンパク質性の断片が関与しているためか、あるいは、酵素を供給するために用いられた動物に対してアレルギーを起こしているためである。抗ヒスタミン薬を使うという手もあって、眠気のような副作用が出ないならば有効である。鬱屈した気分が食物アレルギーの主な症状であれば、三環系の抗鬱薬が便利である。私は、鬱病ではない患者に少量の抗鬱薬を投与して、以前はひどいアレルギーを起こしていた食物を食べられるようになるのを多くの症例で見てきた。こんなふうにして抗鬱薬が効く主な仕組みは、薬の抗セロトニン活性よりは抗ヒスタミン作用のためだろう。

## (2) 薬

**●精神安定剤**――精神安定剤は主にフェノチアジン系やブチロフェノン系の薬剤(たとえばクロルプロマジンや「ハルドール®」〔＝ハロペリドール〕)である。それらは経口で摂取するが、頻度は少ないものの注射による投与も可能である。精神安定剤は通常、錯乱状態や興奮状態にある統合失調症患者や躁病患者に用いられる。少量では不安症状にも有効である。オーソモレキュラー診療医は、精神安定剤をビタミンや栄養と組み合わせて用いるときには、その最適用量は、ゼロと推奨用量(医薬品表示に通常書かれている)の間であると考えている。ビタミンが使われていないときには、推奨用量か、あるいはそれ以上の用量が必要となることが多い。治療が順調に進んでいけば、用量を減らすことも可能である。精神安定剤は無気力や不活発さの原因となり、日常生活を送ることも困難にしてしまうことを考えると、服用量を減らせることは望ましいことである。

精神安定剤を摂りながら完全に正常に戻るということは、誰にもできない。不活発、無気力、眠気、思考の鈍麻は本人にとってあまりにも耐え難いものだろう。しかし多くの患者にとって、十分に治療された状態を保つためには、これらの薬は有用で必須なものである。薬は、症状のコントロールの一助となり、多くの患者にとって、何とか生活をやっていけるようにしてくれるものである。理想的な状況としては、症状が消えればすぐにでも薬の使用を中止することであるが、これはできない。なぜなら、薬をやめたらすぐに症状が再燃するからだ。症状が再発する可能性を知りながらも薬を中止する人がこんなに多いのは、副作用の耐え難さのためである。良質な栄養とサプリを摂っていれば、精神安定剤を継続して使っていても、体を弱らせるようなこうした副作用は起こらない。そのため、病気をコントロールしつつ、日常生活を送ることができる。精神安定剤を服用している患者にとっての厄介な二択は、症状を抑えるためには薬の副作用による別の症状は引き受けざるを得ないとあきらめるか、薬の副作用による症状をなくすため再発のリスクを覚悟しながら薬をやめるか、ということなのだ。ここでオーソモレキュラー精神医学は患者に解決策を提供する。精神安定剤とビタミンの両方を組み合わせて使えば、精神安定剤のすみやかな鎮静作用とビタミンによる遅いながらも継続的に効く作用の両方を得ることができる。患者が改善し始めるにつれ、精神安定剤の量はゆっくりと減らしていき、最終的にはどんな有害な作用も出現しないぐらいの少量にまで減らしていく。慢性患者を除いて大半の症例で、精神安定剤は最終的にはやめることができる。

**●抗不安薬**――ここにはバリウム、「リブリウム®」(クロルジアゼポキシド)といった薬や、同様の働きをするベンゾジアゼピン系化合物が含まれる。それらは不安のコントロールに際して素早く効果的に作用し、抗痙攣作用があり、筋弛緩作用もある。それらは少量の使用では一般に安全だが、依存性を発症する可能性があり、やめるのに大変な苦労をしている人もいる。ビタミン$B_3$はバルビツレート系やベンゾジアゼピン系薬物の有効性を増加させるということを、私の研究グループはもう何年も前に発見した。研究により、ナイアシンアミドは脳内のベンゾジアゼピン受容体と結合することが示された。

**●抗鬱薬**――この薬は主な症状が鬱である患者を治療するときに用いられる。不安症状があることも多いが、鬱症状自体ほど重要ではない。この薬は主に抗ヒスタミン化合物として作用しているのだと私は考えている。

## 4　統合失調症

通常、統合失調症は最初、一人で問診を受けるが、そばにしっかりした大人がいないと有用な情報が得られないことも多い。親や家族がいると非常に助けになるが、彼らが特に重要なのは治療方針などの話し合いの際である。なぜなら多くの場合、患者は錯乱状態にあるため、こうした話し合いをほとんど覚えていないからである。治療方針の説明は家族同席のもとで行うのがよい。

診断が確定したら、その診断について患者と詳しく話し合う。統合失調症は恐ろしい病気だが、初期治療に最もよく反応して治療効果が出やすいため、最初の問診時にきちんと診断を下すことが大切である。必要ならば診断は後で訂正してもよい。私は、統合失調症は精神症状を伴った生化学的障害なのだと説明している。この病気が他の代謝性疾患と異なるのは、症状の現れる主な標的器官が脳だということなのだ。「誰の責任でもないのだ。親も社会も患者自身も悪くない」ということを、私は患者にきちんと説明する。この病気は悪い親や悪い社会のせいで起こるのではないのだ。これまでの考え方は多くの患者を傷つけてきた。精神科医は大したエビデンスもなしに薄弱な仮説をでっち上げ、それを自分の患者に勝手に当てはめてきた。貧弱な理論をあさはかに当てはめられたせいで、多くの家庭が破壊されてきた。患者および社会はこの病気と関連しているが、それは他の病気での関連の仕方と同じことであって、特段の意味はない。

私は患者に「統合失調症という言葉は、異なる要因によって生じるいくつもの病気に用いられている」と説明している。治療はどの原因が関連しているかによって決める。患者は自分が統合失調症だと知ると、むしろ安心し、治療により協力的になるのが一般的である。

現在では多くの精神科医が患者にその診断名を告知している。我々が一九五九年にそのように患者への告知を最初に始めたときには、それは悪しき異端だと考えられたものだが、医学的モデルの変遷につれ、告知することが一般的となった。

どの患者も自分がどれくらい長く苦しまねばならないのか知りたいため、予後告知は不可避であるが、予後診断などというものは正確であるはずがないのである。なぜなら、予後を左右する要因は無数にあるものだからである。単一の指標として一番参考になるのは、罹病期間である。慢性統合失調症では急性統合失調症よりも回復に時間がかかるだろう。二番目に有効な目安としては、患者が治療に対して協力的になることができるか、なるつもりがあるか、ということである。病識がなく、自分は健康だと思い込んでいる患者は特に治療が難しい。自分が健康であると信じていては治療に対しても協力的にならないわけで、治療が困難なのは当然の話である。非常に重要なのは家族である。

**統合失調症の予後診断（罹病期間から予測される、改善までにかかる時間）**

| 罹病期間 | 回復あるいは寛解するまでにかかる時間 |
|---|---|
| 1年 | 3～6カ月 |
| 2年 | 6～9カ月 |
| 3年 | 9～15カ月 |
| 3年以上 | 1～5年 |

改善して病識が持てるまでは、彼らの協力のおかげで治療が可能なのである。

治療を行うことができれば、改善が見込める。治療反応は定期的な臨床検査やホッファー・オズモンド診断（ＨＯＤ）検査、経験世界調査票（ＥＷＩ）のようなテストでチェックする。

オーソモレキュラー療法は単に一、二種類の薬を使うよりも洗練されている。治療者は薬のことは全て知っておかねばならないが、栄養やサプリの使用についても知っておかねばならない。多くの患者は初診時からずっと精神安定剤を飲んでいる。精神安定剤が症状のコントロールに効いているのなら、栄養療法は効き始めるのが遅いため、薬の服用は続けないといけない。急に薬をやめると、栄養療法の効き始める前に症状が再発する可能性がある。患者は栄養療法を嫌がって、精神安定剤のみで治療して欲しいと言うかもしれない。健康保険によって薬代はカバーされるものの、ビタミン代はそうでないことが多いためである。精神安定剤は無料でビタミンについては患者の自腹となっては、ビタミンは使いたくないと言うのももっともだが、私は患者に「精神安定剤だけでは絶対に治らない」と伝える。薬は症状のひどさを軽減し、多少生活しやすくしてくれる程度のことしかできない。言い換えると、薬によって、多少行儀のよくなった慢性的依存症者を作り出すだけのことである。

大多数の統合失調症患者が回復して通常の自立を望むことができるのは、オーソモレキュラー療法をおいて他にない。彼らの食事が不十分ならば（大半がそうである）、栄養について詳しく話し合う。なぜ砂糖抜き、ジャンクフード抜きの食事でなくてはいけないのか。牛乳やパンといった一部の食物を避けなければならないのなら、それはなぜか。患者にはそういったことをきちんと説明する。食事を変えると、患者は一、二週間続く離脱症状を経験することがよくある。それはたいていの場合軽度な反応であるが、時には重度の離脱症状となることもある。そうした離脱症状が起こるかもしれないことは、患者に事前に伝えておかねばならない。

それから、推奨する栄養素の一覧を患者に渡す。その一覧には最低でもビタミン$B_3$とビタミンCが含まれている。私は通常、処方箋にビタミンの名前とその用量を書き、患者がその記載を読み、私の勧めている治療を理解したことを確認する。もしナイアシンフラッシュのような副作用が予想されるときには、これについても患者に説明しておく。ピロール尿症（クリプトピロール〔別名、藤色因子〕が尿中に見られる症状）や月経前の緊張などの症状に、亜鉛と組み合わせてピリドキシン（ビタミン$B_6$）も処方することが多い。

オーソモレキュラー療法の開始手順として、私は以下の方法を推奨している。

- ステップ1――患者に診断を伝える。統合失調症は代謝障害（化学的な障害）であって、主に栄養やサプリ（必要ならば薬も使って）によって治療できることをも伝える。
- ステップ2――砂糖抜きの食事について、およびなぜそれが必要かについて、説明する。
- ステップ3――アレルギー反応の既往歴があるなら、どの食物が原因なのか見当をつけ、それを四週間以上食べないようにする。
- ステップ4――ビタミン$B_3$を開始する（１０００㎎を一日三回）。ナイアシンを使うときには、服用後の紅潮（ナイアシンフラッシュ）について説明する。
- ステップ5――アスコルビン酸を加える。（１０００㎎を一日三回）
- ステップ6――必要と思われれば、ピリドキシンも加える。これを加えるなら、併せて亜鉛も処方する。
- ステップ7――必要ならば、標準的精神科薬剤のうち一剤を用いる。

次回受診時には、患者をよく観察し、症状の変化を評価する。可能ならば家族の証言も考慮して診察する。治療反応や副作用を考慮しつつ、必要ならば用量を変更する。ビタミンは比較的安全であるため、推奨用量の範囲内であれば用量を増やしても心配する必要はない。分かりやすい目安としては、不快な副作用が出ないようにしつつも回復のスピードが最適になる十分量を使う、ということである。統合失調症の治療に際しては、非常にゆっくりとしか改善しないこともある。精神安定剤による急速な治療反応と、ビタミンに対するゆっくりとした治療反応を区別しなければならない。

## (1) 統合失調症とペラグラ

統合失調症の生化学的原因に対する研究は、「アドレナリンの酸化した赤色派生物であるアドレノクロムが関与している」と私(A・H)と私の同僚が唱えて以後、精力的に行われた[2]。体内で生成されたアドレナリンはすぐにノルアドレナリンに変換される。これらの化合物は両方とも幻覚作用のある物質である[3]。この仮説によって、カテコールアミン由来のこれらの酸化派生物による精神異常発現作用から患者を守るために、自然の物質を使うというアイデアに目が向けられるようになった。

ビタミン$B_3$は安全であり、かつ、これらの派生物の生成を抑制することによって治療効果を発揮するという物質の基準をきちんと満たしていた。また、非常に重要な水溶性抗酸化物質であるビタミンCも用いられた。使うとしても大量に用いなければならないと考えられた。ビタミン$B_3$はペラグラの治療法として、ペラグラ専門家によりアメリカで精力的に研究され、興味深い治療特性があることが発見された。高用量が必要なのだという我々の結論は、当時の医学や栄養学に深く根を下ろしていた「予防としてのビタミン」という常識を打ち破るものだった。

我々は統合失調症とペラグラを比較したのだが、両者は同じなのである。アメリカでおよそ一二〇年前ペラグラが大流行していた頃、臨床医には患者が統合失調症であるのかペラグラであるのかを診断する方法がなかった(貧困で栄養失調の既往があるとか、良質の食物によって好転するといった方法を除いて)。両者の違いは、ペラグラでは大半の症例で少量投与でよいのに対し、統合失調症では大半の症例で大量投与が必要である、という点だけだった。

ペラグラは欠乏症であるが、統合失調症は依存症なのである。統合失調症は複数のビタミンが欠乏している疾患というわけではない。統合失調症はビタミン$B_3$（ナイアシン）依存症なのである。何十錠という大量のビタミン剤が投与されたところで、適切な用量の$B_3$が与えられない限り、統合失調症の治療はうまくいかないだろう。

高用量が必要だと我々は強調しているが、不幸にもナイアシンを初めて服用したときに生じる血管拡張のために、ナイアシンに悪い評判が立ってしまった。今日でさえも、このビタミンを恐れる医師は多い。彼らは、多くの死亡例のある非定型抗精神病薬よりも、これまで誰も殺したことのないこのビタミンを恐れるのである。ナイアシン「フラッシュ」（紅潮）は、何が起こっているかが分かっている医師から見れば、取るに足りない問題である。数百もの症例研究があるにもかかわらず（また、それらは同じ実施手順を用いたあらゆる医師に確認されているにもかかわらず）、いまだにナイアシンに不快感を持つ医師がいるのである。

一九五二年、我々の最初の患者はケン氏だった。彼は我々の精神病院で死の間際にあり、彼の家族も呼ばれた。緊張症による死亡は当時珍しくなかった。ケン氏は昏睡状態であり、呼びかけにも答えなかった。我々はナイアシンとビタミンCをg単位の用量で彼の胃に注入した。翌日、彼は起き上がり、それを自分で飲めるようになった。三〇日後、彼は元気に退院した。一五年後、彼は元気なままだった。別の患者であるジェシーさんは、どんな治療を受けても改善しなかったため、私の病院へ来たのだった。私は彼女にナイアシン（毎食後1g）を開始した。彼女は二、三カ月で回復し、故郷のスコットランドへ帰って行った。我々の研究の先駆段階における最初の八人の患者は皆、回復するか、はるかに改善した。二重盲検による対照治療試験によって、これらの事前観察が正しいことが確認された。我々は二年間の回復率を70％へと倍増させた。これ以後、我々の方法を繰り返した研究者は皆、同様の結果を見出した。

統合失調症は複数のビタミンの欠乏症ではなく、$B_3$依存が「疾患」の形で現われたものであり、高用量（時には超高用量）が必要であるという我々の主張は変わっていない。患者の中には自己判断で毎日60gも摂った者があったが、副作用は全く起こらなかった。副作用は稀である。仮に起こったとしても、面倒だなという程度であって、重度であったり致死的であったりする副作用はほとんどない。回復しなかったほとんどの症例では、不必要なビタミンばかり摂っていたということが多い。患者が壊血病であれば、投与すべきはナイアシンでなくアスコルビン酸である。患者が統合失調症であれば、ビタミン$B_3$を適切な量投与せねばならない。もし多くの患者がマルチビタミンで治療を受けて十分量の$B_3$を投与されなければ、$B_3$と統合失調症の間に関連性はないとする医学会当局の結論が正しいということになり、この有効な治療法も数十年前に逆戻りということになってしまう(4)。

## 5 気分障害

気分障害は大別して二つのグループに分けられる。不安性鬱病と気分変調症である。気分変調症の患者は、気分が上がったときの高さによっていくつかのグループに分けられる。躁状態が見られるようなら、患者は躁鬱(そううつ)病あるいは双極性障害であると言えるが、たいていの鬱病は躁的な高揚に至ることはなく、深い鬱状態と正常な気分の間で単調に変化があるだけである。不安性鬱病は重なる部分が多いため二つの分類に当てはまると言える。基本的に鬱状態で、その鬱症状のために二次的に不安を発症する人もいれば、基本的にひどい不安と緊張の状態で、そうした症状への反応として鬱を生じる人もいる。

オーソモレキュラー療法による治療は、不安性鬱病に大変有効である。私の経験上、このグループに属する人の大多数が、アレルギーから依存まで、多岐にわたる様々な栄養上の問題に苦しんでいる。適切な栄養療法を行うと、不安性鬱病を抱える驚くほど多くの男女が、慢性的な疲労、不活発、鬱状態から解放される。残りの人は補助的な薬物療法が必要かもしれない。鬱が主な症状であるときには、抗鬱薬が用いられる。不安が主な症状ならば、抗不安薬がよく効く。どちらが主な症状なのかはっきりしないこともよくあるが、治療を試してみると分かる。抗鬱薬によって患者の症状が増悪するなら、根本的には不安状態にあると言えるだろう。バリウムや「ウブリウム®」(抗不安薬)によって患者の症状が増悪するなら、背景には鬱病があると言えるだろう。抗鬱薬と精神安定剤の組み合わせが必要な患者もいる。患者がいったん回復したら、薬はゆっくりと減らしていくのだが、薬の減量を開始するのはその鬱病患者が六カ月は好調を維持していることを確認してからがベストだと私は考えている。

鬱症状がメインの不安性鬱病では、もっと薬を使ってもよい。この鬱病は非常に根深いもので、栄養的な因子が原因でない可能性もある。これは代謝疾患であるが、これまでのところその病因は不明である。使う薬としては三環系や新型抗鬱薬（アミン酸化酵素阻害薬）といった通常のもので、少数の症例ではこの両方を組み合わせて使うこともある。何をやっても治らないが、電気痙攣療法（ＥＣＴ）だけは有効だという人もいる。麻酔やその他の薬を使う現代の手技は非常に安全である。患者の自殺衝動が強いときには、ＥＣＴは即効性があり、患者の命を救うものである。

躁鬱性気分変調症は治療が難しい。患者の家族としては鬱状態の方が対応しやすいのだが、当の患者は躁状態である方を好むものである。鬱状態にあるときの治療法は先に述べた通りである。問題なのは、鬱状態がいったん治っても次に躁になるかもしれないし、さらにその次にまた鬱になる可能性があるということである。私の経験上、まず変化するのは躁病期の気分で、その後に疲労と鬱の時期が続く。躁病の気分変動が予防できれば、続いて起こる鬱病期もなくなるだろう。リチウム塩が役に立つのはこれが理由である。患者を次の躁発作から守るのである。

躁発作は脳内でアミン（刺激作用がある）が過剰産生されることが原因の可能性がある。躁病期の病態像は過剰なアンフェタミンにより起こる活動亢進状態とよく似ている。脳でアミンが過剰産生されると、この後、これらのアミンを作る生化学的合成メカニズムが疲弊し、今度は欠乏状態を生じると考えられている。アミンの産生が再び回復するまで続く鬱の背景には、恐らくこのような機序があると思われる。過剰産生という行き過ぎがあれば、また別の躁発作が起こるだろう。躁病エピソードの予防のために、リチウムに加えて、鬱予防のための抗鬱薬を組み合わせて用いなければならないこともある。躁病エピソードがあれば精神安定剤が必要で、しかも大量に必要なこともよくある。

鬱と躁はいずれも症状を増悪する正のフィードバック作用がある。鬱病の人は一般に刺激から引きこもり、もっと寝たいと思っている。典型的には、彼らは孤立しがちで、訪問者を避け、早くに床につき、朝遅くまで寝る。これらはまさに鬱を長引かせ、症状を増悪させる要因である。睡眠不足は鬱病を抑制することが示されている。ある研究によると、二四時間の不眠は抗鬱剤と同程度の効果があった。鬱病の人は陥りがちな傾向の逆をするべきなのだ。つまり、孤立を避け、睡眠を減らし（遅く就寝し、早く起きる）、もっと運動をするべきだ。これらの生活習慣改善とオーソモレキュラー療法の組み合わせにより、躁鬱周期の鬱期の発症を抑えることができる。

躁状態にも同じくらい有害な正のフィードバックがある。躁病患者はあまりにも多くの刺激を求める。興奮し過ぎたり忙し過ぎたりして眠れず、躁状態をひどくするような活動を探し求める。私の躁病患者の一人は、かなり良好にコントロールできていたが、躁病エピソードを発症し始め、過度に活動的になった。私に相談もなしに、彼はラスベガスに飛び、三日三晩不眠不休で大量に飲酒し、手がつけられないほどの躁状態になった。彼はカナダに送り返され、入院せねばならなかった。躁病患者は一人になることが必要で、もっと眠るよう努めねばならない。必要ならば薬の力も借りることである。一般に、一晩当たり七、八時間眠っているのなら、どんな患者であれ心配ないと私は考えている。しかし躁病エピソードや鬱病エピソードを防ぐこうした心理学的方法だけに頼り切ってしまってもいけない。

## 6　嗜癖

嗜癖の治療は全て、二つの段階を扱わなければならない。離脱症状（嗜癖患者が娯楽薬物などの嗜癖物を常用の量だけ得られないときに起こる一群の病的症状で、かつては「退薬症状」や「禁断症状」と呼ばれた）段階と、「もっと欲しい」という思いが再発する段階である。嗜癖性のある食物や薬をやめると、緊張や不安や不快感の増大が起こる。牛乳を急にやめたことで希死念慮（自らの死を願う気持ちを医学用語で「希死念慮」といい、この念慮（＝思い巡らし、思索）の程度は「ずっと眠っていたい」「消えてしまいたい」のような抽象的・消極的なものから様々に存在しうるが、具体的な「自殺」を明確に意識している場合は特に「自殺念慮」という）を伴う鬱状態になり入院が必要となった成人女性を私は見たことがある。砂糖をやめるとヘロインからの離脱時に見られる多くの「コールドターキー」症状（冷たい七面鳥。依存状態にある薬物などを徐々にではなく急にやめることによる禁断症状）が出現することがある。喫煙者であれば、多くの人がタバコによる離脱症状を経験することになる。実際、この離脱症状は一日に百回も起こることがあって、その苦痛のために、ついタバコを再開してしまうのである。

患者が何らかの食物を大量に摂っているのなら、嗜癖物は、もっとゆっくりやめていくのが賢明である。肥満者は離脱症状がどんなものであるかを知っている。不快な、それほど強くはない空腹感が食物の欠乏により引き起こされた離脱症状なのだとは知らなくても、感覚として知っている。断食をやると最初に現れる〝症状〟は、食物からの離脱症状であり、空腹感ではない。実際、断食の四、五日目には〝症状〟がすっかりなくなることもあるのだ。もしこれらの〝症状〟が空腹感であったなら、〝症状〟は日増しにひどくなるはずである。もっと長く断食すると、ついに本当の空腹症状が出現する。

酒であれ嗜癖性の飲食物や薬物であれ、大量摂取しなくても、嗜癖に陥ることは起こりうる。ほどほどにコーヒーを飲んでいる人でさえ、飲むのをやめると離脱症状を経験することがある。症状は「離脱が起こるのではないか」との不安によって悪化することもある。離脱による「コールドターキー」の恐ろしさについて聞いたことがある薬物依存症者は、それほど怖がっていない依存症者よりも、さらに苦しむことになる。安心感を与えることで、こうした不安や混乱の多くは予防できる。

離脱時にあわせて、水断食を行うと大変効果的である。断食中には高血糖症や低血糖症といった変動は最終的に止まる。しかし離脱中に食物を食べると、特にそれが誤った類い(たぐい)の食物であれば、血糖値が激しく乱高下する。有名なボストン病院のアルコール嗜癖病棟で、断食以外の治療法と、ＡＣＴＨ（副腎皮質刺激ホルモン）などのホルモンの影響が比較された。研究責任者の神経内科医は、「アルコール嗜癖の患者を単にベッドに横にさせておき、食べ物を欲しがるまで、ただ経過観察すること以上の治療法を見出すことができなかった」と私に語った。アルコールのせいで食欲不振になるが、これにより奇しくも患者が〝実行〟する結果となったこの「断食」こそが、実際には〝治療〟になっていたのである。

食物嗜癖の患者（より正確には、ジャンクフードへの依存症者）は、離脱を経ることで治療できる。彼らは「離脱症状はそれほどひどいものではなく、きちんと乗り越えられるものだ」という助言を受ける。また、「数日間食べなくても死ぬようなことはないし、ひどい低血糖発作が起こることもない」と安心するように言われる。数カ月もの断食の後には、食物（ジャンクフード）への欲求は消滅するだろう。しかしアレルギーのある食物をまた摂り始めると、欲求はまたすぐ戻ってしまう。

アルコール依存症では、特別な治療を追加する必要がある。なぜなら、何年もアルコールを飲み続けてきて、水以外の必要な栄養素が皆欠乏しているために、体の代謝能力が非常に歪められているからだ。アルコールからの離脱の間に、震顫譫妄や痙攣を発症する深刻な危険性がある。譫妄は大量のビタミンを最初は点滴で、以後は経口で投与することで治療できる。最も重要なビタミンは$B_3$である[5]（ナイアシンでもナイアシンアミドでもよい）。ビタミンCは、アルコール依存症のストレスによって失われた分を補充するために用いられる。チアミン（ビタミン$B_1$）やその他のビタミンB群もバランスよく必要である。アルコールは亜鉛やマグネシウムの喪失を増大させるため、これらのミネラルも投与すべきである。アルコール依存症による有害な後遺症の危険性が全てなくなれば、ビタミンの用量は減らしてよい。

嗜癖の第二段階を治療することはより困難である。なぜなら、この段階には治療へのモチベーションが関わっているからである。意欲が高い患者では、治療はほとんど必要ない。モチベーションは「どん底体験」から得られる。アルコールによるどん底のつらさを経験することにより、アルコールによる苦しみの方が〝酒抜きの白面〟で生きる苦しみより大きいということが身に染みて分かるのである。また、モチベーションは家族や身の回りからの社会的圧力への反応によっても高まるものである。モチベーションは苦痛、緊張、憂鬱によって低下する。治療の主眼は、患者を辛抱するよう励ましたり、全般的な健康の改善、鬱状態や不安の軽減をサポートすることである。全般的な健康は、砂糖抜きかつアレルギーを起こさない食事とビタミン（特に$B_3$とC）のサプリによって改善することができる。全世界規模の断酒自助組織である《アルコホーリクス・アノニマス》の創設者の一人であるビル・ウィルソンは、疲労・鬱・不安を軽快させるナイアシンの有効性に関するレポートを最初に提出した人物である。医学的な研究として最初に報告されたのは一九七四年であった[6]。鬱病を治すのならもっぱら抗鬱剤が役に立つ、と信じられていた時代である。

薬物嗜癖には異なる問題がある。ここでも離脱段階と、再発を予防するための治療段階という二つの段階がある。ヘロインの代替としてメタドン（嗜癖性はあるが離脱症状が多少おだやかであるため、モルヒネやヘロインの治療や代替物として用いられるオピオイド系合成鎮痛薬）を使う方法について説明するつもりはない。一つの嗜癖性薬物を別のものに置き換える治療法というのは、たとえそうすることに社会的な利点があったとしても、医学的な価値はほとんどないと私は考えている。しかし嗜癖患者がオーソモレキュラー療法を受け入れてくれるなら、嗜癖の治療は可能であると私は確信している。ジャンクフード抜きの食事か、あるいは断食を行い、患者が乗り気ならばビタミンのサプリも併せて投与することで、離脱は簡単に治療できる。最も重要な二つのビタミンはビタミン$B_3$とアスコルビン酸である。研究によると高用量のナイアシンは離脱症状の緩和に非常に有効であり、しかも嗜癖患者が嗜癖に陥っている薬物がどんな薬物であってもやめるサポートとして大いに役に立つということが示されている。[7] アスコルビン酸も一日30g、高タンパクの混合物とビタミンB群のサプリと併せて使用する。[8] こうすることにより、嗜癖患者は離脱期を全く症状が出ることなしに過ごすことができる。八～十日経てば、アスコルビン酸を徐々に減らしていく。アスコルビン酸による治療の間、嗜癖対象だった薬物への欲求は生じない。ナイアシンアミドは脳内でベンゾジアゼピン受容体に作用し、アスコルビン酸はドーパミン受容体に作用する（「ハルドール®」などの精神安定剤と同様）。これらのビタミンを大量服用する必要があるのは、服用量のうち、脳内に到達するのがわずか1％以下であるためである。

## 7　学習障害および行動障害の子供

個人の尊厳というのは空気のように当たり前のことで、我々は何か事が起こらない限り、それを意識することはない。〝個人の尊厳〟という社会的原則に当てはまらないような事例に出くわすと、我々は驚くわけである。個人の尊厳は我々の進化と文化を形成してきた原動力であったから、我々がこの〝社会的原則〟にすっかり馴染み、安楽を感じて疑いすら抱かぬとしても、不思議なことではなかろう。無作為な多様性として始まったものが、個々の独自性を生み出すに至り、哺乳類の文化を繁栄させる駆動力の一つとなったのである。個人（個体）の尊厳によって母と子の間に、やがて父と子の間にも、密接な〝心の絆〟を築くことが可能となり、家族の形成につながった。家族は人間の文化の根本の一つである。ヒトの乳幼児は通常生後六カ月以内に愛着形成するが、中にはもっと時間のかかる者もいるし、愛着形成しない者もいる。

親であることは簡単なことではない。母と子の間に〝心の絆（リレーションシップ）〟がないときや、その〝心の絆〟が誤ったものであるときには、いっそう難しいことである。〝心の絆〟に欠陥があるために幼児が母親に適切な反応を返せないからである。もし赤ちゃんが母親にほほ笑まないのであれば、母親が赤ちゃんにほほ笑むことは大変難しくなる。鬱病の子供やその他何らかの病気でほほ笑まない子供の母親は、イライラしたり鬱になったりすることが多い。病気の子供がいつ元気になりだしたのかを知ることは簡単で、母親を見ればよいのである。母親が快活で、それほど悴（やつ）れておらず、楽天的ならば、子供が回復し始めたことはほぼ間違いない。子供が初めて正常に反応しだしたとき、以前には決して見られなかった子供の姿を見たとき、どれほどうれしかったか、ということを多くの母親が語っている。精神科医が母親に負わせる重い精神的負担の一つは、「知っていてやったか、知らず知らずのうちにやったかは、ともかくとして、お子さんをこんなふうに病気にしたのは、お母さん、あなたですよ」といった安直な考えである。負担に罪悪感が加わったところで、大半の症例では問題がもっとこじれるだけである。

学習・行動障害の子供の多くは、両親に適切に反応できなかったり、反応できたとしてもごく稀な状況においてだけである。これは統合失調症の子供や自閉症の子供でも大きな問題である。彼らは無関心なように見え、好意的で前向きなアプローチに対しても、罰やお仕置きといったアプローチに対しても、反応が不適切である。普通の子供に対して行動を矯正（きょうせい）するために使われる技術が、自閉症児や統合失調症の子供ではあまり有効ではない理由はここにある。乳児の場合、抱っこされたり添い寝されるのを嫌がったり、呼ばれても来ようとしなかったり、親から認められようとしなかったりする。彼らの主な行動基準は自分の利益の追求であり、それは破壊的であったり奇妙に見えることもあって、親としては耐えられない場合もしばしばある。あらゆる気まぐれや空想はすぐに行動に移さないと気が済まない。制止されると地獄のような大騒動になる。両親に絶えず伸し掛かる負担は途方もないものである。人に迷惑をかけないようちゃんとさせ、兄弟を見守り、自傷行為がある場合にはさせないように気を付けるために、並外れた努力が必要である。親の中には苛立ちのあまり、子供を叩くなどして傷つけてしまうかもしれないと恐れる人もいて、実際に叩いてしまった人もいる。

　多くの叩かれた子供は病気であり、そのため親に適切に反応できないのだと私は考えている。親自身も同様の緊張や鬱を抱えており、適切に反応できないこともある。これらの病気の子供は感情的に親に結び付いたことがないように思われるが、それは彼らの感覚装置に欠陥があるからかもしれない。自分の親を特別な個人として見ることができない子供もいる（これは親が私に説明した症状だが、稀な症状である）。知覚的な幻覚のある幼児と絆を深めることは、人物認識がうまくできず母親を「かけがえのない人」だと認識できないようでは、極めて困難である。赤ちゃんが親を親だと認識できないようでは、家族の根本の一つが欠けているということになるだろう。

　自分の母親と決して会うことがない生物種（たとえば海亀）は生存を確保するために異なる仕組みを採用している。彼らは非常に多産であり、遺伝子にプログラムされた行動の種類が哺乳類よりも多い。個体としての独自性と社会的な帰属意識・一体感は進化に極めて有利であったため、それらはすぐに哺乳類全般に見られるようになった。それらは次世代に受け継がれる〝不可欠の働き〟となり、独自性を持つことは正常かつ望ましい性質となった。我々一人ひとりを独自な存在にしている目に見える特性は、体内における無数の生化学的・生理学的反応の最終結果が現れたものに過ぎない。人それぞれの個体差は非常に大きいことがあるものだが、栄養的な必要性の違いは、身長や体重の違いなどよりははるかに大きいものである。また、能力や創造性も人によって全く異なるだろう。

### （1）学習障害・行動障害の診断

　これらの子供を説明する際には、「精神遅滞」「微細脳損傷」「多動症」「注意欠陥多動性障害（ＡＤＨＤ）」「自閉症」「統合失調症」など、様々な診断名が用いられる。数年前、私は異なる診断名を百個まで数えたが、その大半はほとんど意味のないものであり、本当の症候群というよりは、診断的偏見や診断する人の利益を反映しているに過ぎないものが多かった。

これらの用語に対していくつか異議を唱えたい。「精神遅滞」(retardation)などは、格別にひどい言葉である。なにしろ、こんな呼び方をすれば、子供を医学的治療から遠ざけて〝特殊学級〟に追い込むことになる。だがこれは子供を袋小路に追い込むことにしかならないわけで、そんな〝診断名〟は大間違いだと私は思う。知覚的な幻覚や、思考や記憶の障害、多動症、鬱などの問題を抱え、学習を妨げる代謝的要因によって勉強できない子供たちが確かにいるのだ。しかし一度治療を受ければ、「精神遅滞」と思われていた症状は消失する。「精神遅滞」という言葉は学習が遅かったり普通に学べない子供を形容しているに過ぎないのであって、診断的用語ではない。私は「微細脳損傷」という言葉も好きではない。これではまるで脳損傷が永続的に残るように聞こえるからだ。この言葉は親にとって「精神遅滞」と同じくらい恐ろしいものであり、かつ、同じくらいに大間違いな用語である。こうした診断用語のほとんど全ては、困ったことに、そのような診断がついたところでどう治療したらいいのか教えてくれるわけではない。例外は「小児自閉症」と「統合失調症」で、前者の治療プログラムにはピリドキシンを用いるべきだということが言われており、後者にも特別な治療法がある。

オーソモレキュラー診療医はすでに診断のついた症候群や特定の原因(たとえば脳アレルギー、ビタミン欠乏・ビタミン依存〔＝極端なビタミン欠乏ゆえに、通常量のビタミン摂取では欠乏症が改善せずに大量投与による治療が必要な状態〕、ミネラル吸収障害など)を対象として治療をしたいと思っている。これらの大雑把なグループ分けは、それぞれ、もっと具体的なグループへと分けられていく(たとえば何に対するアレルギーか、どのビタミンやミネラルが不足しているのか)。こうした障害を持つ子供の大半は栄養の過剰あるいは不足により起こる代謝の問題を抱えている。しかし中には、様々な心理社会的要因、たとえば家庭(家族)崩壊、親からの虐待や、親の心の闇といった問題に苦しむ者もいる。診断に際してはどの辺りに原因があるのかをしっかり見極める必要がある。心理社会的要因で引き起こされた問題をビタミンで治そうとするのは、栄養的な問題が原因で苦しんでいる子供に精神療法や家族カウンセリングでアプローチするのと同様に、大間違いである。不幸なことだが、この種の誤った治療はこれまで当たり前のように行われてきたし、今なお行われているのだ。

学習障害や行動障害の子供に対し、以下の診断手順が有効である。

(1)原因は心理社会的なものか。もし「イエス」なら、様々な方面からの心理社会的介入が必要となるだろう。

(2)原因は代謝性であるか。

- 脳アレルギー
- ビタミン欠乏、ビタミン依存
- ミネラルの問題
- 遺伝性の問題
- 未知の原因によるもの

一九六七年以来、私は治療に対する子供の反応を評価するために、簡単なチェックリストを使っている。行動面の項目については、観察したり、その子供をよく知る大人と話し合ってチェックする。親や教師がこのチェックリストを使って子供を評価しても、おおよそ同じような評価結果になる。

この行動チェックリストが評価対象に据えているのは、次に挙げる二七項目の行動である。

(1)活発(オーバーアクティブ)すぎる。

(2)計画を達成できない。

(3)そわそわしている。

(4)食事中じっと座っていられない。

(5) 遊んでいても途中であきてしまう。
(6) おもちゃや備品の使い方が荒い。
(7) しゃべり過ぎる。
(8) 指示を聞かない。
(9) 不器用である。
(10) 他の子と喧嘩する。
(11) 予測のつかないような行動をとる。
(12) いじめっ子気質である。
(13) ルールを守らない。
(14) 物事に夢中になる。
(15) 会話障害がある。
(16) かんしゃくを起こす。
(17) 話を最後まで聞かない。
(18) 反抗的である。
(19) なかなか床につこうとしない。
(20) イライラしやすい。
(21) 無鉄砲である。
(22) 同級生から人気がない。
(23) 辛抱強さがない。
(24) 嘘つきである。
(25) 事故を起こしやすい。

(26) おねしょをする。
(27) 破壊的である。

各項目について、その症状が重度なら五点、中程度なら三点、当てはまらないなら一点として採点する。最高点は一三五点、最少点は二七点である。正常な子供は四五点以下である。私が検査した八〇〇人以上の多動症児の平均点は七五点前後である。改善するにつれこの点数は下がってくるはずである。この行動チェックリストは、多動症の子供を正常の子供から識別する症状に注目することが、評価のポイントになっている。(9)

## (2) 子供の治療

何年もの間、ビタミン療法に対しては予測のつかない反応が起こることがあって、私は困惑していた。一部の子供には確かに効くのだが、臨床的な症状が同じようであっても、別の子供には効かない、ということがあったのである。幸運にも十分に多くの子供が改善したため、治療の有効性については確信していた。「脳（セレブラル）アレルギー」という概念がオーソモレキュラー精神療法の一部に導入されてようやく、この謎が解けたのである。当時ビタミン療法で改善しなかった子供の大半は、アレルギーを起こす食物を特定して食事から除去することで、回復したのだ。子供がその疾患であるのかどうかの決定こそが、診察を行う際にまず行うべき課題なのである。

**①脳アレルギー**　腹痛などの消化器系の不調や、湿疹などの皮膚の症状の既往（症状の軽重にかかわりなく、これまで〔特定の〕病気にかかった経験があること）があるということは、牛乳、砂糖、その他何らかの食物に対するアレルギーの可能性を示唆している。その子供に合う薬を見付けようとして処方を変える小児科医にかかったことがあるかもしれない。母乳で育った赤ちゃんであっても、アレルギーは起こりうるわけで、たとえば母親が牛乳を飲んでいれば、牛乳に対してアレルギーを起こす場合もある。牛乳アレルギーの乳幼児であっても、普通は状態が改善してアレルギーがすっかり無くなったかのように見えるもの

である。そして数年たつと原因食材がまた食卓に上るようになる。特に牛乳の場合は、母乳と同じくらい健康的で重要なものだと母親が思い込んでいることが多いものである。しばらくすると、ほとんどの子供は牛乳を飲んでも当初のような症状が再び起こるようなことがなくなる。だが数年後、たいてい幼稚園に入る前あたりに、子供は多動的になったり、学習障害を発症したりする。これはアレルギー反応が脳に表出したものであるが、親は普通そんなことを知らないし、家庭医や小児科医でさえ、このことを知る人はほとんどいない。アレルギーの既往があり、しばらく何ら問題のない沈静期を過ごし、今度は学習・行動障害が出現する、という一連の流れは、アレルギーこそが原因であるということを濃厚に示唆している。多くの子供は心身ともに何らかの問題をいくつか抱えているもので、皮疹・喘息・花粉症・副鼻腔炎（ふくびくうえん）（慢性的な風邪あるいは「よく風邪をひく」と思われていることが多い）といった症状もよくある。アレルギーの家族歴もあるかもしれない。

最終的な診断を下すには除去食を実際にやってみることである。複雑なローテーション食よりはまず、全ての乳製品や砂糖を添加した食品はすべて避けるといったシンプルなやり方を行うとよい。牛乳アレルギーが原因で子供が多動であった場合、牛乳除去食を始めて数週間以内にその子は回復するだろう。その回復ぶりは劇的なものだろう。子供にまた牛乳を飲ませ、すぐに症状が再発すれば、診断は確定できる。原因となる食物をやめて過敏性が高まっている段階では、このような反応がほぼ確実に見られ、この段階は一年ほど続くことがある。その後は原因食物を四、五日おきに食べても耐えられるようになっているかもしれない。

複数の食物アレルギーがあるときは、どれが原因かを見極めるのが難しいため、年長の子供では一日断食が必要かもしれない。断食の後、食事に一つひとつ食物を加えていく。同様の治療（除去食や食物のローテーション）は四、五日おきのローテーション食でも用いられている。相当数の子供がファインゴールド制限食（ダイエット）のような特別食で改善している[10]。

アレルギーの子供の中には、ビタミンのサプリも必要な者がある。使用される最も一般的なビタミンは、アスコルビン酸（ビタミンC）であり、抗ヒスタミン作用（ビタミンCはヒスタミン分子を破壊する）を期待して一日500～3

０００mgが用いられる。ビタミン$B_3$（たいていはナイアシンアミド）やピリドキシン（$B_6$）も必要かもしれない。牛乳アレルギーの子供はピリドキシンと亜鉛のサプリが必要なことが多い。牛乳の過剰消費（一日にコップ三杯以上）とピロール尿症の間には高い相関がある。これは牛乳の化学組成が原因かもしれない。つまり、牛乳にはタンパク質が過剰に含まれており（そのためピリドキシンの需要が高まる）、しかも亜鉛と鉄がほとんど含まれていない。乳糖（ラクトース）という糖が多いことも問題である。

すでに述べたように、一般的には、子供にはジャンクフードを含まない食事や〝生きている〟食材の（生の新鮮な）食事を与え、健康上の問題が生じたと思える場合は、あれこれと食品を除去してみて様子を見るとよい。また、子供らに最少用量でよいから三種類のビタミンを開始するとよい。それはナイアシンアミド（ビタミン$B_3$として、５００mgを一日三回）、アスコルビン酸（ビタミンCとして、５００mgを一日三回）、ピリドキシン（ビタミン$B_6$として、一日１００～２５０mg）である。急速に回復するようであれば、食事が主な原因であったと考えられるため、ナイアシンアミドとピリドキシンについては徐々に減量することを考えるとよい。アスコルビン酸については、どの子供も継続すべきだ。症状が全然改善しないか、改善してもごくわずかであるときは、子供はビタミン依存に陥っているため、ナイアシンアミドとピリドキシンをもっと増やす必要があるだろう（詳細は「②ビタミン依存群」を参照）。また、ジャンクフード抜きの食事は常に継続するべきである。

治療プログラムを行うにしても、なぜ一部の食材を避けないといけないのかということを、子供が自分自身の体験として知っている方がプログラムを行いやすい。子供が身を以て体験しながら自覚的に観察したことは、親が子供に除去食を〝一方的に押しつける〟よりも価値がある。一度その毒性に中った食物に二度は中らないよう動物を守る進化的適応のことが思い出される。我々は経験から学ぶものであるが、この適応が機能するには、食物を食べることと不快な心理的・身体的経験が時間的に近接していなくてはいけない。食べてから反応が出るまでの間隔が長過ぎては、この適応は機能しない。同様に、何か悪いことをしてすぐに叱られた子供は、その関係性を認識するものである。

食物アレルギーは徐々に発生し、やがて食物とは関係なく症状が出現する慢性期に至る。原因となる食物を継続して摂取していることが問題を長引かせている原因である。急激な体調悪化を自覚するには、まず一度、すっかり元気にならなくてはいけない。砂糖アレルギーがあるのならば、これには数週間から数カ月必要かもしれない。体の回復を待ってから再び砂糖を摂取すると、急激に不快な症状が出現し、砂糖がいかに強い作用があるかをようやく体験として理解できるのである。治療に協力的ではない子供に対して、私はこの技術を使っている。六日間ジャンクフードを一切摂ってはいけないが、七日目（できれば土曜日が好ましい）には好きなだけたっぷりのジャンクフードを食べてもよいと指示する。症例の約半分において、暴力的な行動が出現し、さらに頭痛・吐き気・嘔吐が見られることもある。これが起こった後、日曜日には回復し始める。しかし主観的な身体症状が出現しない代わりに、多動や暴力がいっそうひどくなって、ますます対応が困難になる子供もいる。

## 【コラム12】砂糖嗜癖患者

食事と行動障害の間には、極めて明確な関係がある。ある種の食物やジャンクフードへの嗜癖があると食事が乱れてしまう。アレルギーは砂糖・牛乳・小麦などといったしばしば食卓に上る食物に対して発症するものである（言い換えると、ほぼ毎日大量に食べる主要な食材に対して、ということである）。食べ続けると、アレルギー症状は慢性的になり、そうした食物への依存症が起こる。どの食物に対してアレルギーがあるのか、手っ取り早く知りたいのであれば、嫌いな食物や好きな食物を聞くことである。好きな食物は食べ過ぎていることがよくあるもので、多くの問題の原因となっている。

我々は自分の好きな食物を食べるのだから、味覚が食の乱れに大きな影響を与えているのだ。砂糖への嗜癖はすでに子供時代から始まっているのかもしれない。砂糖の嗜癖性はヘロインやモルヒネと同程度の強さであり、砂糖断ちをすると患者は同様の離脱症状に苦しむことがある。彼らは「コールドターキー」状態に陥る。これは牛乳やその他の食物を断ったときにも現れることがある。子供・青年・成人と年齢問わず多くの患者がこの状態になるのを私は見てきた。

砂糖への嗜癖が形成されると、砂糖への欲求を満たそうとして反社会的行為を犯すことがある。薬物嗜癖患者が薬物を買うための金を得ようとして物を盗んで売ったりするように、子供はまず盗みを犯すようになる。親が砂糖をたっぷり与えているか、それを買うためのお小遣いを与えているときには、盗みを働く必要はない。しかし親が砂糖の有害性を認識し、砂糖摂取を制限するようになると、子供は手始めに親や家族から盗み始める。通常家族は身内から金品を隠したりしないためである。子供はばれるまで延々と小額の盗みを繰り返すことがある。子供が小さな盗みをするようになったとしても、最初の頃に見とがめられ、そして親がその原因を認識し、かつ、人間的な思いやりを持ってしっかりと叱るなら、ささやかな盗みはそれを最後に、以後はもうやらないかもしれない。思春期になってその反社会的行為がひどくなって、アルコールやタバコやマリファナとか、路上で密売されている類いの違法薬物を買う金を捻出するために盗みは結局続くかもしれない。砂糖への嗜癖は、思春期の反社会的行為に走らせる素因として最も重要な因子だと我々は考えている。砂糖はまた、嗜癖患者の判断力をも歪めてしまう。低血糖症の影響下にあるときには、反社会的衝動を抑えるのははるかに難しいことである。

**②ビタミン依存群**　子供の半分はビタミン依存群に該当し、もっとビタミンが必要である。ビタミン$B_3$が最低でも一日３０００mg必要である。用量は非常に重要である。ビタミン依存に陥っている子供に、欠乏しているビタミンを与えても、その投与量が少な過ぎると治療に反応しない場合があるのだ。一日３０００mgの投与なら回復する子供でも、一日２０００mgだと全く反応しないということがあり得る。子供が良くなれば、用量を徐々に減らしていって、少量での維持を続けるかどうかを決めればよい。ビタミン$B_3$の形態として子供にはナイアシンアミドが好まれるが、少数ながらわずかな投与量にも耐えられない者がいるため、代わりにナイアシンを使う必要があることもある。フラッシュ（紅潮）反応のことは事前に伝えておかなければならない。最大耐用量（患者に耐えられる最大の投与量）が一日１５００mg（ナイアシン、ナイアシンアミドとも）以下ならば、「リノディル®」（ニコチン酸イノシトール）１０００mgを一日三回使うとよい。ナイアシンアミド、ナイアシンのそれぞれについて１５００mgの投与に耐えられるなら、両方を使えば一日トータル３０００mgの治療効果が得られる。

**③幼児自閉症とピロール尿症の子供**　幼児自閉症やピロール尿症の子供にはピリドキシン（ビタミン$B_6$）の必要性が高い。通常の用量は100～200㎎を一日三回に分けて服用する。理想的な投与量は用量を増やしてその都度、臨床で反応を見ていきながら決定する。ピリドキシンはマグネシウムや亜鉛のサプリと併せて用いるべきであることが多い。

三つのビタミン（$B_3$、$B_6$、C）の適切な投与量は、子供が着実に回復し元気になるまで増量した量である。しばらくその好調が続いたら、それから減量を検討するとよい。子供が成長して大きくなったため、元の用量では不十分だという場合を除けば、増量の必要があることはそんなにない。親も子供も、どれくらいビタミンを続けないといけないのか知りたがるものだが、これに対する私の答えは「体調の良さを維持したい限りは、ずっと」である。

### （3）青年期の治療

青年期の子供の治療については、小児に行う治療と考え方としては同じである。しかし青年期には、治療の困難さを増す新たな問題が生じる。青年期になると自分の病気や生物医学的病因論（メディカル・モデル）（「医学的モデル」とも呼ばれているが、行動異常を、身体の疾患や異常と同様に、生物医学的な機能障害と見なして、病因と治療薬を追求する考え方）を認めるのを拒んだり治療を拒否したりする者が多くなる。これは驚くには当たらない。学習障害や多動症、反社会的行為が何年も続いているようなら、問題が自分自身の側にあるのだと認めることは非常に難しいことである。これらの患者の多くは挫折の経験があって、それは人格的な問題ではなく、生化学的な問題のせいだと言われた方がまだしも受け入れやすいが、たとえ代謝のせいに過ぎなかったとしても、それでも挫折は挫折なのだ。青年期の者は一般に子供よりも病歴が長くて、その分考える時間が多くあって、思考や行動のパターンを妙な方向にこじらせて、かえって生きるのが困難になっていることもある。また、生きづらさを抱える思春期の子供は、反社会的な連中に加わる可能性が高く、悪い仲間と連れ立って反社会的行為がますますひどくなるのである。

治療をしようと思うかどうかは、青年期の子供、親、親子の関係性にかかっている。子供のときから病気であり、親と不健全な関係性しか持ったことがない患者は、最も治療が難しい。関係性に前向きなプラスの要素がたくさんあるのなら、それらに支えられてやっていけるだろう。しかしそうした前向きな要素がほとんどない場合には、患者が病院外で立ち直ってゆくのは不可能かもしれない。親がしっかりしていて、ストレスに強く、病気の子供とやっていけるのならば、予後ははるかに明るい。青年期の子供がいったん回復し始めれば、その回復が治療プロセスをいっそう促進してくれる。

一般に、私はこれらの患者を大人として扱っている。私は彼らに検査を行い、何が問題であるのかを伝え、彼らが改善のために自分でできることを指導する。誰にも責任はない。敵は病気それ自身であり、親は患者や医師の味方として最初の問診時から同席してもらう。患者が治療を受け入れ、改善し始めたら、家や学校での状況も着実に改善してくる。しかし二種類の危険な時期がある。一つは、自分が望んでであれ、何らかの事情があってであれ、患者が治療をやめたときに訪れる危機である。すぐに再発する可能性があるし、治療プログラムを再開することがとても難しい場合もある。もう一つの危機は、患者が回復して新たな自信が芽生えたときに訪れる。これは特に統合失調症の患者で多いのだが、自分はもうすっかり良くなったから治療は必要ないと思い込んでしまうのだ。薬を全てやめてしまい、再発して、病気のサイクルにまた入ってしまう可能性がある。

患者はこの治療プログラムを続ける期間が長いほど、急激に再発するリスクが低くなる。五年間好調を維持した後では、たとえ投薬がストップしても、再発するとしてもその発症は一般的に遅いし、対処も比較的容易である。また、思春期以後では、彼らは自分の症状に対してもっとうまく対応できるし、慌てるようなことも少ない。

**【コラム13】ビタミンは子供を重金属から守り、行動障害を軽減する**

行動障害、学習障害、ＡＤＨＤ、自閉症は〝流行病〟とも呼べるほどの勢いで蔓延（まんえん）している。それら全ての原因が特定されているわけではないが、重金属汚染が大きな要因ではないかとする証拠が増えている。ビタミンＣがこの問題解決の一助となるかもしれない。ビタミンＣが動物を重金属中毒から守る特性については十分に確立している。イースト菌・魚・二十日鼠（マウス）・熊鼠（ラット）・鶏（にわとり）・貝・天竺鼠（モルモット）・七面鳥を使って最近行われた比較対照試験では、これらの生物すべてで同じ結論が出た。すなわち、ビタミンCは生育中の動物を重金属中毒から守る、という結論だ。[11] わずか一種類の実験動物で有益だったことが、人間で必ずしも成り立つとは限らない。しかしこのケースでは、この有益さは広範多様な種類の動物でも成り立つことが証明されてきた。ビタミンCが人間の子供を守ってくれる可能性は高いのである。

　ブリティッシュコロンビア大学のエリック・パターソン医師は、精神障害者の治療センターで顧問医師をしていたとき、ある患者が通常よりも鉛の血中濃度が一〇倍高いことに気付いた。パターソン医師は一日４０００㎎のビタミンCを投与した。彼はすぐに回復するとは考えていなかった。翌年、その患者の血中鉛濃度はむしろ増加していた。しかしこれはビタミンCが体内に蓄積していた鉛を〝動員(モビライズ)〟（体内とりわけ生体組織内に貯蔵・蓄積されていた物質を血中などに放出すること。あるいは、休止物質を生理的活性因子へと作用させること）させているのかもしれないと考え、ビタミンCの投与を根気よく続けた。その翌年、鉛濃度は急激に下がっていた。そして年月が過ぎるにつれ、その濃度はほとんど検出できないほどになり、患者の行動は非常に改善した。

　世界中で石炭や硫黄を含む重油の燃焼によって一年当たり30万トン近くの重金属が排出されている。そのうち10万トンについて米国環境保護庁（ＥＰＡ）は有害大気汚染物質だと考えている。ここにはヒ素、ベリリウム、カドミウム、コバルト、クロム、水銀、マンガン、ニッケル、鉛、アンチモン、セレン、ウラン、トリウムが含まれる。これらの金属は、鉱石を採掘・精錬する産業活動によっても排出される。目に見えないほど極小の微粒子として大気中に拡散した重金属は、風に飛ばされますます広範囲に拡散する。母親であれ子供であれ、汚染された空気や食物を避けることができる人たちはほとんどいないが、行動障害が富裕層にも貧困層にも発生しているのはこれが理由である。カナダにあるビクトリア大学のハロルド・Ｄ・フォスター医学博士は「妊娠した女性は、胎児が重金属中毒にさらされて成長に影響する可能性があるため、特別な保護が必要である。重金属中毒に対しては、ビタミンCはもちろん、栄養素である各種のミネラルも防御作用がある。たとえばセレンは、ヒ素・水銀・カドミウムに対して拮抗作用がある（つまり、これらに対して防御的に働く）」と述べている。

　金属も常に環境の一部であり続けてきたわけで、我々の体内にはそうした金属の害から身を守る方法が進化的に備わっている。このプロセスとして、ビタミン依存性の代謝経路がある。[12] 栄養サプリを使ってビタミンを補足的に摂ることで、

> 重金属の排泄スピードを早めることができる。ビタミンCとセレンを毎日、補足的に摂ることにより、子供の体から重金属を除去する一助となって、子供を守ることができるだろう。これらの栄養素の摂取量を増やすための簡単で安くつく方法は、毎食後にビタミンCのサプリと、セレンを含むマルチビタミンを摂ることである。ビタミンのサプリは子供にとって極めて安全である。[13]

**①サプリメント**　子供に用いられるのと同じビタミンやミネラルが青年期の患者の治療にも用いられるわけだが、ビタミン$B_3$とアスコルビン酸の最小有効量（ミニマル・ドース）（薬物や治療処置が、望ましい生理学的効果を生み出すための、最小の用量）はいずれも一日３０００mgであり、ビタミン$B_6$については一日２５０mgである。病気の自覚があったり、治療の効果を実感している青年であれば、治療に協力的になってくれるだろう。自分は病気ではないと思い込んでいる患者は、いろいろな理由をつけて錠剤の服用を拒否するだろう。たとえば、「錠剤が大きすぎる」「味がまずい」「飲むと気分が悪くなる」などと言うだろう。これらの問題について話し合わねばならないし、本当に困難があるときには何らかの対応が必要である。

**②薬**　青年期の患者は精神安定剤・抗鬱薬・抗不安薬といった現代的な薬剤が必要なことが多い。こうした薬を栄養やビタミンと併せて使うと、その効果が増強されるため、使用量が少なくて済む。精神安定剤（トランキライザー）は精神病によって興奮した行動や緊張状態を軽減するために用いられ、抗鬱薬は鬱状態に対して用いられる。若い患者の中にはこの両方の薬が必要なときもある。患者が学校や社会で学び続けることができるよう、精神安定剤はできるだけ使用量を少なくすることが必須である。思春期の患者は混乱状態がひどいため、家や病院で大量の精神安定剤が必要となることがあるが、この用量はなるべく早く減量し、最終的にはゼロにすべきである。

## 8　ルース・フリン・ハレル博士の生涯（一九〇〇～九一年）――子供たちを守るために闘い抜いた人

栄養の欠如が子供の学習障害の原因かもしれないという説は、新しいものではない。少数の研究者がまるで臨床における洗礼者ヨハネのように、数十年にもわたって勇敢にも警鐘を鳴らしてきた。一九八一年初め頃、医学界や学校は衝撃を受けた。ルース・フリン・ハレルとその同僚らが、『米国科学アカデミー紀要』（PNAS）に、高用量のビタミンによってダウン症も含めた学習障害児の知能と学力が改善したことを示したのだ。[14] 多くの研究者にとってこれは全くの予想外のことであった。四〇年にもわたって学習に対するビタミンの影響を調べていた当のハレル博士にしても、ビタミンの大量投与療法という発想があったわけではない。しかし彼女は最終的に、現代医学では解決できなかった問題である学習障害において、栄養がいかに重要かということについて、一般大衆の注目を集めることに成功したのだった。

第二次大戦が勃発した頃、ハレル博士は彼女が言うところの「最高の食事」（スーパーフィーディング）をテーマとして彼女の最初の研究を行っていた。コロンビア大学での彼女の博士論文『チアミン追加による学習への効果』は一九四三年に大学によって出版され、一九四七年には続いて、『チアミン追加による学習およびその他のプロセスへのさらなる効果』が出版された。[15] 彼女の研究テーマは〝食材へのビタミン添加による栄養強化食品〟ではなかった。「追加」というのはサプリによる補足的供給を意味していた。ハレル博士は一九四六年『栄養ジャーナル』（略称JN。米国栄養学会が一九二八年の発足時に創刊した、栄養学専門の初めての学術誌）の記事の中で「チアミン（ビタミン$B_1$）を豊富に摂ることで、孤児院の子供たちの精神的・身体的技能が改善した」と述べた。[16] 一九五六年までにハレル博士は母親の食事が子供の知性にどう影響するのかを研究し、「妊婦や授乳中の母親の食事をサプリメントで補うことにより、その子の三歳時、四歳時の知能指数が向上した」ことを発見した。[17]

ほとんどの人は脚気（かっけ）のことを聞いたことがあるだろう。貧困な国ではチアミン欠乏（すなわち脚気）による身体障害を見出すことは非常に簡単である。アメリカの教室で脚気による精神障害を見出すことも難しいことではない。しかし、いずれもチアミン欠乏により引き起こされているとすれば、どちらにとってもチアミンのサプリが治療の一助となるはずである。ハレル博士は六〇年前にこのテーマを深く追求し、チアミンのサプリが学習能力を向上させることを実証した。ハレル博士の最初の実験で、チアミンを与えられた子供はプラセボ群と比べて、学習能力が25%上回った。砂糖を含め炭水化物は体内でのチアミン需要を増加させてしまう。これはADHD（注意欠除多動症）その他や子供の学習障害・行動障害の発症機序の一部である可能性がある。

　ビタミンB群は神経機能に必須である。神経の栄養状態が不良なのに学校の成績がいい子供というのは想像がつかない。ビタミンB群の欠乏によって、神経機能の喪失・記憶力低下・集中力低下・癇癪（かんしゃく）（易怒性）・混乱・鬱が生じるということは、事実として確立している。[18] ハレル博士は、チアミンはじめその他のビタミンB群は一個のチームとして作用するとより機能が高まることを認識していた。彼女は臨床的に有効な（しかし、しばしば批判される）栄養療法の技術を二つ用いた。それは多種類の栄養素を同時に補う治療法（「散弾銃的総攻撃（ショットガン）」アプローチ）と大量投与（メガドース）療法である。学習障害の子供は神経機能がきちんと働いていないのだから、通常投与量以上の栄養素が必要なのではないかという合理的な仮定に基づいて、彼女はチアミンの重要性を強調する当初の考えから、様々な栄養素のサプリを供給すべき、との考えに進化した。

　一九八八～九四年に実施された第三次の米国国民健康栄養調査（ＮＨＡＮＥＳ Ⅲ）のデータを分析すると、小学校に通う年齢のアメリカ人の子供のうち85%以上で、一日推奨摂取量を満たしていない野菜・果物が5品目以上あった。[19] さらに、子供はカロリー摂取量のうち20% をソフトドリンク、クッキー、キャンディーなどのジャンクフードから摂っている。学習障害や行動障害を全てビタミン摂取が不十分なせいだと言い切っては飛躍があるかもしれないが、ビタミン不足が原因の患者が存在することは間違いない。行動面での症状は、栄養不足が気付かれる前に出現する傾向がある。

　ハレル博士は自分の行ったビタミン大量投与療法に対して「言い掛かりや誹謗中傷」が起こるだろうと予想してい

た[20]。彼女の予想通りだった。彼女の仕事を「再現」するための研究がいくつか行われ、広く出版されたが、これらの研究は十分な量のビタミンを使うことを拒否したため、彼女の仕事と同じ成果は出なかった[21]。明らかにバイアス（偏見）を持って行われた研究であるにもかかわらず、不十分な少ない量を用いた否定的「再現」研究がアクセプト（受理）され、ハレル博士の仕事は棚上げされてしまった。ハレル博士の研究が成功したのは彼女の研究班が学習障害の子供に対して、他の研究者が一般に使う量よりもはるかに多い量のビタミンを使ったからである。簡単に言うと、ハレル博士はＩＱは栄養の用量と比例することを発見したのだ。この比例関係は医学における最も初歩的にして、しかも最も議論を呼ぶ数学的方程式と言えるかもしれない。

批判の激しさはハレル博士の研究を単に不注意だとか無能だとかののしる程度ではなく、思いがけないほど極端なものだった。ハレル博士はオールド・ドミニオン大学（米国バージニア州最大級の研究志向の公立大学）心理学部の元主任教授であり、彼女を批判する人々の多くが生まれる前から、子供の研究をしてきた人である。ありそうな話だが、ハレル博士の批判者は「究極的には医学こそがビタミンよりも優れたアプローチでなくてはならない。もし何かを大量投与するとしても、それは製薬会社の製品であらねばならない」とでも思い込んでいるのではないか。ビタミン療法は製薬会社にとって魅力がない。特許が取れないような製品では金にならないからだ。

### （1） ビタミンとダウン症

〝正統派〟を気取る現代医学の主流勢力は、ビタミンを使って生徒の学習能力を高めることにさえ因習的に抵抗しているぐらいだから、ビタミンはダウン症の子供にも有効だと言ったところで、賛同が得られないのは当然だろう。ダウン症児に三本ある21番染色体が栄養ごときで元通りになるはずがない、と批判者たちは言う。栄養療法は染色体を再編成するというＳＦ小説のような働きはしないが、遺伝的なハンデを生化学的に埋め合わせてくれる働きをする可能性がある。ビタミンの一つ、パントテン酸（ビタミン$B_5$）の発見者であるロジャー・ウィリアムズはこれを「遺伝栄養性の概念」（栄養の必要性には遺伝的な個人差がある、という考え方）と名付けた。「遺伝栄養性」疾患は、その改善のために一種類またはそれ以上の栄養素を余分に供給せねばならない遺伝子パターンを持った人の疾患である。ルース・ハレルの数十年にわたる研究は、この概念が正しい可能性が高いことを示している。

二〇〇三年八月の時点で、ビタミン関連の治療法について、全米ダウン症協会は以下のような見解を述べている。「ダウン症の子供の症状が良くなることを願って親がそうした治療に大金を使っているにもかかわらず、何らかの利点があったという証拠はない」[22]。問題の核心にあるのは、言葉の定義や解釈という、ほとんど哲学的な側面での不一致である。第一に、小麦へのビタミン添加などの施策によってビタミン欠乏が解消された社会で、一体何が「欠乏」しているというのか、という問題。従来通りの栄養学に固執する人は「子供の間にビタミン欠乏が広がっていると主張する人は誤った仮定を正さねばならない」と思い込んでいる。ビタミン療法の有効性を主張する人は、ダウン症候群によって「機能が欠如」するため、それを適切なサプリによって補わねばならない、と応じる。そして、有効に補う十分量としては一日摂取推奨量（ＲＤＡ）の百倍は必要であるという考えに対して、たいていの研究者は拒絶的である。

もう一つのよくある議論としては、なるほど子供の食生活が劣悪なのは認めるとしても、ダウン症候群が栄養不足によって悪化したり、逆に良質の栄養摂取によって改善するというエビデンスは不十分だ、というものである。結局それは遺伝的に決定された病気なのだ、と。しかし栄養がない状態では遺伝子が適切に機能しないことは確かである。たとえばビタミンＥはダウン症患者の細胞内で遺伝物質を保護することが実証されており、抗酸化ビタミンのサプリはダウン症患者に特に有効だと考えられる[23]。問題の本質はこうである。「栄養はダウン症児の助けになるのか」。ハレル博士が一九八一年に行った研究によると、ＩＱが10～15ポイント上昇した場合には、家族や教師もその変化に気付いたほどだという[24]。ハレル博士が観察したこの劇的なＩＱ上昇は、単なるプラセボ効果によるものだった可能性もある。だが仮にそうであるなら、全ての学区に〝砂糖を丸めただけの偽薬（にせぐすり）〟を備え付けるべき、という理屈になるだろう。

今のところ、ダウン症学会など権威筋の公式見解は以下のようにまとめられるだろう――「栄養が効くというエビデンスはないため、試してはいけない」。だがハレル博士の見解はこうである――「栄養が有効であると信じるだけの理由はあるのだから、本当に効くか試してみよう」。前者の見解に従えば今後はいっさい医師の症例報告など出て来なくなるであろうが、後者はそれを生み出すことになる。空理空論だけでは話が先走るだけだが、大事なのは内実である。ハレル博士のアプローチによって、より賢くより幸せな子供が生み出されたのだ。彼女の研究結果はオーソモレキュラー療法があらゆる学習障害児に対して有効であることを十分な説得力で以て実証するものである。

## 9 犯罪行為――そこに栄養的な側面はないだろうか

栄養状態と行動（良い行動であれ悪い行動であれ）の間に強い関連があることは間違いない。一番分かりやすい例は、アルコールである。アルコールはカロリーだけはあるものの、他に何らの栄養素も含まない。自然界には、我々の身体の生化学機構がアルコールに適応せねばならない状況というのは、本来存在しなかったのである。不良行動（反社会的・犯罪的）の主な原因の一つはアルコールであり、これはアルコール嗜癖でない人にも見られる。これはアルコールそれ自体の有害作用によるものや、長期間にわたってアルコール由来の過剰なカロリーを消費してきた結果さまざまな栄養不足が慢性的に生じたことによる場合もあるが、この両方による場合もある。栄養不足に陥った人はアルコールにさらに過敏になるが、このせいで多くのアルコール嗜癖患者はますます体調を崩し、次第にアルコールへの耐性が弱まっていく。これはまた、栄養に気をつかいサプリを摂っている人がアルコールに強い理由でもある。

不良行動の主な原因は純粋な糖（蔗糖（しょとう）〔スクロース〕、ブドウ糖〔グルコース〕、果糖〔フルクトース〕）である。アルコールはこうした糖を発酵させることで簡単に作ることができる。アルコールと糖は密接な関係がある。糖によって人が酔っ払うことはないが、糖の影響はアルコールよりはるかに狡猾（こうかつ）で油断のならないものであり、何十年も嗜癖が続けば恐らくアルコールよりもはるかに有害である。稀ではあるが、糖が腸内でイースト菌によってアルコールに変換されて、その人を酔わせることもある。熟した果物に含まれるくらいの少量の糖に対してなら、身体は適応している。

オーソモレキュラー診療医は何年もの間、糖の消費によって生じる不良行動を観察してきた。糖のような有害な物質でもバラエティ豊かな食材と一緒に食べれば何も問題ないと考える医師や栄養学者にとって、糖質摂取後に起きる低血糖発作による粗暴行為など、思いも寄らないものだろう。

事前の偏見なく観察している人は昔から、精製された炭水化物（特に砂糖）と不良行動の関係性を指摘してきた。この観察者には、教師（ハロウィーンの翌日に生徒がどうなるかを見ている）、親（甘いものを食べて数時間以内に子供がどう変化するかを見ている）、刑務官（常習犯罪者が砂糖によってどう変わるかを見ている）などがいる。比較対照実験によりこれらの観察は裏付けられている。砂糖や精製小麦を含まない食事を与えられた群では行動がより普通であるということがいくつかの研究で示されている。[25]この結果は低血糖症を示す囚人で最も顕著だった。囚人の75％以上が低血糖症だった。アメリカやカナダの矯正施設で蔗糖（スクロース）の消費量を減らした施設はすべて、規則上の問題行動が明らかに減少した。

砂糖だけが原因ではないかもしれない。精製された炭水化物の多い食事も、ビタミンB群（中枢神経系の機能に関与）の含有量が少ないのである。精製された炭水化物に有害な作用があるのは、それが食事全体のバランスを乱してしまうためばかりでなく、それ自体がアレルゲンとなることも多いため、それが原因で不良行動を引き起こしてしまうからである。ある研究では二六人の若年常習犯罪者のうち88％が低血糖症であり、集団全体として、食物や環境中の物質に対するアレルギーや、アレルギー性鼻炎や、皮膚症状を有する割合が高い、という特徴があった。多くの者がオレンジジュースや大量の砂糖を含むソフトドリンクの過剰摂取に加えて、８オンス（２３７cc）グラスで一日に五～一〇杯もの牛乳を飲んでいた。彼らの食事から乳製品と砂糖を除去したところ、副鼻腔の鼻づまりが軽減し、皮膚症状が軽快し、活力がわき、素行が改善した[26]（敵対心や攻撃性、易怒性（いどせい）、鬱が少なくなった）。

食物に対してだけでなく食品添加物にアレルギーを持つ人は多い。北アメリカの食品には三〇〇〇種類以上の添加物が用いられており、食品添加物だけで、一人当たり平均して、10ポンド（４・54kg）近くを食べている。ベンジャミン・ファインゴールド医学博士は、添加物が子供の素行不良の原因となっていることを初めて報告した。[27]彼は筋の通らない出鱈目（でたらめ）な誹謗中傷を散々浴びせられたが、オーソモレキュラー診療医たちは数千人の患者家族の協力を得て、ファインゴールド医師の発見が正しいことを確認した。当初、ファインゴールド医師は砂糖も添加物と同じくらい有害だとは気付いていなかった。砂糖の入った加工食品はそれ以外にも色々な添加物が入っているものであり、また子供に、添加物を含まない食事でも、砂糖を含まない食事でも、どちらを与えても同様に症状が改善するため、実験の結果が混乱していたのだ。添加物は多くの子供に影響するし、砂糖も同様である。両方を一緒に摂ることは大きなダメージを与える。

「食物が素行不良の原因になどなるはずがない」という考え方は、実はごく最近のものである。[28] 実際、数百年にわたって医学界の公式見解は「食事由来の要因は、精神的な病状の原因となり得る」というものだった。しかも我々現代人の食事は、事前に検査されていない〝実験的な食事〟とでも言うべきものである。砂糖も添加物もろくに比較対照実験すら行われぬまま認可を受けて、我々の食事に使用されている。ある精神医学の研究者が、栄養的なアプローチが行動にどう影響するかを次のようにまとめている――「古代の人は、健全な精神は健全な肉体に宿ると考えていた。現代の精製された炭水化物や添加物入りの便利な食物を含む食事を摂っていては、健全な心も体も得られないということは、きちんと話の分かる人たちの間では、広く同意された事実である。ところが驚くべきことに、栄養的要因が精神機能の維持に重要だという考え方が、公的団体や、それに準ずる団体から、極端に頑固で不合理な反対に遭っていることである。現在何らかの治療（製薬会社の薬による治療、社会的治療、心理学的治療、入院治療）を受けていてもいなくても、精神障害・行動障害に苦しむ多くの人が栄養の改善によって回復するという結論については、十分なエビデンスがこれを支持しているのである。栄養の改善によって、その他の治療の必要性がなくなったり軽減したりする症例もある。[29]」

反社会的行為や犯罪行為の全てが、ただ栄養状態が悪いことにのみ起因している、などとは誰も言っていないのである。だが行動を矯正しようと様々な試みが研究され広く適用されている一方で、素行不良の最も重要な要因がほとんど完全に無視されているのだ。原因の候補が全て検証され、最も妥当な原因に対して治療が向けられたなら、治療成果は目覚ましいものになるだろう。最近のエビデンスには、犯罪行為は遺伝的な生物学的要因と関連しているのではないかとするものがある。デンマークの研究者が一万四〇〇〇組以上の養子縁組のデータを使って、罪を犯した親とその子供との間に統計学上、有意な相関があることを見出した。その子供が、実親でなく養親に育てられていても、相関が見られたのである。[30] 犯罪行為には生物学的な傾向が関連している側面がある、というのが彼らの結論である。栄養的に言えば、食事由来の原因に対して過敏性が高いことは、その背景に遺伝が関与していることは間違いないと考えられている。この過敏性によって、判断力の低下、衝動的行動の増加、自己中心性の増大といった犯罪行為の要因が引き起こされるのである。ひょっとしたら遺伝するのは、アルコール・砂糖・食品添加物への過敏性や食物アレルギーの起こりやすさかもしれない。こうした問題に対処する方法の一つは、家庭の脆弱さに特別の注意を払うことである（その子の片親に犯罪歴があるときは特に）。子供に適切な食事を与えることによって、この関連性を断ち切ることができる可能性がある。

アルコール症は栄養に関する疾患であり、アルコール嗜癖患者はアルコール嗜癖がない人々よりも反社会的かつ、犯罪行為の傾向があることは疑いを容れない。アルコールは単糖の液状代替物だと言える。アルコールには食物に備わっているべき要素（タンパク質、脂質、複合炭水化物、ビタミン、ミネラル）が全く含まれていない。アルコールを代謝し、その影響を中和するために必要な栄養素を摂ろうとして何らかの食物への依存を引き起こすことによって、アルコールは全般的な栄養不良の原因となる。つまり、アルコール自体が毒物でもある。アルコールへの嗜癖は砂糖への嗜癖と非常に似通っている。どちらの嗜癖患者も、砂糖なりアルコールなりを入手できるなら何でもするだろう。アルコール嗜癖患者はもともとは砂糖嗜癖患者だったということが非常に多いのである。

統合失調症と犯罪の間にも関連性があることはよく知られている。統合失調症は総じて一般の人と同じように法律をきちんと守るのだが、罪を犯すとなれば、一般の人よりも奇妙で理解し難い犯罪であることが多い。これは彼らの行動が知覚や思考の障害に基づいているためである。もし全ての統合失調症者が回復すれば、犯罪率がその分だけ減少するだろう。尿中にクリプトピロール（ＫＰ）が存在することも、異常行動に走る可能性が高い人々（統合失調症者もそうでない人も含めて）を検知する別のマーカーとなる。[31] ある研究対象として重犯罪で告発されている一四人を調べたところ、そのうち一〇人がＫＰ陽性だった。彼らの容疑は風俗犯、窃盗、詐欺、武装強盗、警官への発砲などである。ＫＰが出なかった四人はごく軽微な罪で告発されていた。治療によってこれらの患者は正常に戻った。ＫＰ陽性の人が全員治療を受けるなら、犯罪や反社会的行為は大幅に減少するだろう。

犯罪で告発されている人全員に対して、検査を行うべきだと我々は考えている。これらの生化学的な背景を有する精神障害を持つ人は、食事を正し、適切な栄養素を最適量摂ることによる治療を受けるべきである。

**【コラム14】健康的な食事によって犯罪は減らせるか**

オクスフォード大学の研究チームは、若年者の食事にビタミンなどの栄養素を加えることで犯罪を25％減らせることを発見した。彼らは最も警戒厳重な刑務所にいる二三〇人の若年犯罪者を研究対象として選んだ。その若者たちの半数にビタミン、ミネラル、必須脂肪酸を与え、残り半数にはプラセボを与えた。各々（おのおの）の囚人が、この介入研究の開始前の九カ月間と、介入研究実施中の九カ月間に、どんな罪を犯したのか（その回数、タイプ）を研究チームは記録した。栄養のサプリを摂った群は、プラセボを与えられていた群よりも犯罪が25％少なくなり、暴力犯罪は40％少なくなったことを彼らは発見した。食事の改善は犯罪を減らすための費用対効果（コスト・パフォーマンス）の高い方法である、というのが彼らの結論である。[32]

# 第16章　癲癇とハンチントン病

この章では神経学的な症状である癲癇（てんかん）とハンチントン病の二つを見ていくことにしよう。

ナイアシンおよびナイアシンアミドには抗痙攣（けいれん）作用があるが、抗痙攣薬として単独で用いるにはそれだけの強さはない。これらは一般的な抗痙攣薬の作用を増強する。私（A・H）は通常の投薬でコントロール不良の癲癇患者数人にこれらを投与したことがある。彼らは症状を安定させるために大量の抗痙攣薬が必要だったが、そうすると今度は眠気と倦怠感でまともに生活できないのだった。ビタミン$B_3$（１０００mgを指示通りに服用）を追加することによって、半分量の抗痙攣薬で良好なコントロールを得ることができ、社会で働き生活することができるようになった[1]。

抗痙攣薬の減量を行うのは、患者がナイアシン（あるいはナイアシンアミド）を数カ月服用してからのことである。抗痙攣薬の量は大発作や小発作の頻度と性状を注意深く観察しながらゆっくりと減らしてゆく。他の研究者はナイアシンアミドの抗癲癇作用に関する報告の中で、ナイアシンアミドが精神安定剤の効果をも増強すると述べている[2]。ナイアシンアミドが抗痙攣薬の治療指数を向上させたということは、治療効果が高まり、しかも毒性はないということであり、これは重要なことである。他のどの抗痙攣薬にもこんな働きをするものはない。

マグネシウムにも軽度から中等度の抗痙攣作用があるようである[3]。抗癲癇薬を使っている子供では血中ビタミンE濃度が減少しており、ビタミンE欠乏の兆候があることが分かっている。トロント大学の医師は癲癇の子供に抗癲癇薬に加えて一日４００ＩＵのビタミンEを数カ月間投与した。この組み合わせた治療によって、癲癇の頻度がほとんどの子供で60％以上減少した。彼らのうち半数では90～１００％減少した[4]。

### （1）　乳児痙攣（ヒプスアリズミア）

乳児痙攣（すなわち「乳児スパズム」、別名「点頭痙攣」）は稀ではあるが重度の小児癲癇（てんかん）の一形態で、通常生後一年以内に出現するが、三歳までに発症することもある。予後（病気の、その後の経過の見通し）は深刻である。痙攣は三～五歳の間に消失するか、他の形態の全般発作（脳の皮質全体が同時に異常な活動を呈する発作）が起こるようになり、患者の90％が知的障害となる。発作は突然に腕が屈曲することから始まり、体幹の前方屈曲、足の伸展が見られる。発作エピソードは数秒続き、頻繁に起こることもある。

副腎皮質刺激ホルモン（ＡＣＴＨ）を使った治療法は、一九五〇年代にＦ・Ａ・ギブスによって開発された。幼子の治療を彼に託した親たちは、治療結果に大変な感銘を受けたため、さらなる研究を後援するための研究基金を組織した。現在では副腎皮質ホルモンが用いられており、一般に体重１kg当たり２mgから開始し、八～一〇週間使用して、その後はゆっくりと減量する。ＡＣＴＨも用いられており、ピリドキシンが有効な小児もいる。

一九八三年一一月、家庭医と神経内科医に乳児痙攣と診断された一歳児を私は診察した。生誕時の脳波（ＥＥＧ）は正常だったが、生後五カ月時には異常が見られた。彼女はぐったりしており、ほとんど動くことなく、一日の大半は眠ったままだった。二カ月後、授乳中を除いて絶え間なく痙攣が見られたため、診断が確定した。ＡＣＴＨとプレドニゾンの投与が開始された。プレドニゾンは一日30mg、ＡＣＴＨは高用量で用いられた。三カ月時と六カ月時に予防接種を受けたが、その翌月に彼女の調子はいっそう悪くなった。

私が彼女を診たとき、彼女の脳波は異常で、癲癇によって頻回な瞬目（しゅんもく）〔＝まばたき〕反射が出現していた。プレドニゾンは一日５mgに減量した。彼女は前回の入院時に大発作を一度経験していた。彼女は授乳時のほかは一日中寝ており、手足を動かすことができたが、寝返りをしなくなった。無意味に発声したが言葉を全く知らなかった。今回の入院で、彼女は脊柱指圧療法（カイロプラクティック）の治療師から頭部のマッサージを受けた。私は彼女に以下のようなマルチビタミン処方（ミネラルも含む）を開始した。

- **マルチビタミン**――ビタミンＡ（１０００ＩＵ）、Ｃ（１２５mg）、$B_1$（６mg）、$B_2$（６mg）、$B_6$（50mg）、ナイアシンアミド（８mg）、ナイアシン（６mg）、パントテン酸（20mg）、レシチン（１００mg）
- グルタミン酸　50mg
- ビタミンＥ　61ＩＵ

●葉酸　70mcg
●ビオチン　16mcg
●カルシウムとマグネシウム　それぞれ40mg
●亜鉛　2mg
●マンガン　2mg
●イノシトール　16mg
●パラアミノ安息香酸（ＰＡＢＡ）16mg
●モリブデン　12mcg

私はさらに、彼女の治療プログラムにジメチルグリシン（略称ＤＭＧ。体内で合成できる非必須アミノ酸であり、最も簡単なアミノ酸でもある「グリシン」の誘導体であり、コリンの代謝の副産物でもあり、豆類や肝臓に見出され、かつては「ビタミン$B_{16}$」と呼ばれていた）（12・5mgを一日三回）を加えた。

一二月の半ば過ぎ、私が次にこの赤ちゃんを診たときには、彼女は二週間前からインフルエンザにかかっていたのだが、乳児痙攣に関わる症状の方は、この診療時には大幅に良くなっていた。よく発声するようになったし、体重が増え始めた。二月までに、彼女はたくさん食べるようになり、もっと発声するようになり、「ダーダ」という言葉を一つ覚えた。一二月以降、痙攣発作は一切起こっていなかった。彼女は二月初旬に内科医でもある鍼療法士から三日間続けて鍼療法も受けた。

彼女はひどい栄養不良状態にあったために私は多くの栄養処方を用いたのだが、これが痙攣にまで効くとは私も予想していなかった。主に抗痙攣作用を発揮したのはジメチルグリシンだった。研究者の報告によると、ジメチルグリシンの投与によって数週間以内に痙攣の頻度が減少した（週に一七回も大発作が起こっていたのが週一、二回になった）が、通常の抗痙攣薬にこれほどの効果はない[5]。私の患者数人にも同様の好ましい改善が見られた。ジメチルグリシン（ビタミン$B_{15}$あるいはパンガミン酸として知られている）は健康食品店で買えるが、多くの医師はこれを無意味だと思っており、中には危険だと思っている医師さえいる。しかしジメチルグリシンは多くの人に使用されており、彼らはこの効果を実感しているし、外国にもこれを用いる医師がいる。

ジメチルグリシンを用いることで、口のきけない少数の子供の言語発達を促進できることを見出した医師たちもいる。ジメチルグリシンに抗痙攣作用があることが新たに発見されたことで、この治療成果も今では説明可能である。私が治療したこの女児が発語能力の向上を見せ、ついには言葉を覚えるようになったのも、言語能力自体の発達とは別の理由だ。実際のところ、運動能力が退行していたために、コミュニケーションに対して受動的で無関心になっていたのだ。そのため、親とも十分な交流がとれなかったのだと思われる。言葉はこうした相互のやりとりなしには発達しない。継続的に発作が起こっていたためにこのような無関心状態になり、言語学習にも困難をきたしていたのだと考えると説明がつくのである。発作が治まったために、彼女は学習を開始できるようになったのだ。口のきけない子供、話すようにならない子供は、それと気付かれないような潜在性の癲癇発作にかかっている可能性がある。もしこれらの乳幼児が本当に潜在性の癲癇にかかっているのなら、ジメチルグリシンによって言語能力を取り戻せるということを我々は説明できるが、治療は、脳がまだ可塑(かそ)性があって言語を習得できる間に開始されねばならない。

もう一人の小児も同様に歩いたり話したりできなかったが、大幅な症状改善を見せた。この少女は一九七九年一月に生まれ、生後一四カ月まで母乳で育てられた。彼女は歩いたり話したりし始めていた。そのとき、ひどい風邪をひいたことをきっかけに授乳を終了し、牛乳と固形食が始まった。二カ月後、彼女の成長は悪化し始めた。歩行が下手になり、言葉を発さなくなり、トイレのしつけも失われてしまった。二歳の時点で唯一の身体的異常は、脳波所見上、前頭部のヒプスアリズミアがあることだった。幼児自閉症が疑われた。そのときには彼女は完全に〝引きこもり〟の状態にあった。必死になった母親は、三カ月のあいだ果物だけを食べさせる食事を与えたが改善しなかった。その後、この女児には精神安定剤が投与されたが、このため彼女はぼんやりとするようになり、遅発性ジスキネジアを発症した。彼女の母親は神経内科医の方針に従うことができず、治療を断念して、わが娘に少量のビタミンを与え始めた。私が彼女を診察する一〇週間前には、整體治療医(オステオパス)による頭蓋の徒手整復(クラニアル・マニピュレーション)が開始され、これによって初めて、症状が幾分改善した。

一九八三年四月、私が彼女を診たとき、彼女は「ママ」という一語しか言うことができず、全く落ち着きがなく、常に歯ぎしりしており、一日一二時間も眠っていた。彼女は母親に抱っこされるのが好きで、そういう愛着を楽しんでおり、テーブルにつかまり立ちすることはできたが一人で歩くことはできなかった。私は彼女に砂糖と牛乳を除去した食事を与え、さらに以下のようなサプリメントを投与した――ナイアシンアミド（毎食後500mg）、アスコルビン酸（毎食後500mg）、ピリドキシン（一日250mg）、大鮃（おひょう）の肝油（一日3カプセル）、ジメチルグリシン（毎食後50mg）。六週間後、彼女は活発さが増し、発語の量も増えた。六カ月後、彼女の発話はずっと活発になっており、自分以外の人たちへの振る舞い方も改善し、注意力が高まり、寝返りができるようになり、学習能力も改善していた。私はジメチルグリシンの用量を一日300mgに増やし、ナイアシンアミドを同量のニコチン酸イノシトールに変更し、マルチビタミンとマルチミネラルの調剤も開始した。八カ月後、彼女は母の手につかまりながら少し歩くことができるようになっていた。最後に診たのは私の治療プログラムを開始してから十一カ月後だったが、彼女の健康状態はあらゆる面で改善していた。食欲が増し、周囲の状況に注意を向ける能力も増し、注意を引くために泣くという意思伝達もできるようになったし、歯ぎしりをしなくなり、きちんと立って、何かにつかまってなら一人で歩くことができるようになっていた。彼女の母は、わが子の未来をもっと前向きに考えられるようになった。

この女児の症状には全く痙攣発作がなかったため、癲癇ではないということになるが、脳波所見では前頭部に多少波形の乱れがあった。この所見は乳児痙攣が感覚上の障害という形をとって現れたことを示しているのだろうか。また、治療が効いたのはこれが理由だろうか。ナイアシンにも抗痙攣作用があるため、ニコチン酸イノシトールかジメチルグリシンか、このどちらが主要な抗痙攣剤として効いたのか、ここでは決めることはできない（彼女の感覚症状・神経症状が、癲癇が別の形態をとって出現したものだと仮定しての話だが）。私はそれはジメチルグリシンではないかと思う。ジメチルグリシンはホモシステインがメチオニンに代謝される際に産生される身体の通常の構成要素である。ジメチルグリシンはグリシンやセロトニンの血中濃度の異常（これが小児痙攣の原因かもしれない）を是正することによって効果を発揮している可能性がある。痙攣症状のある小児を患者に持っている医師は、この治療を試してみるべきだろう。多くの医師がこの治療を実践すれば、同様の境遇にあるどれほど多くの乳幼児が救われることか、分かるだろう。

## 2　ハンチントン病

ハンチントン病（Huntington's disease、略称ＨＤ）は、以前は「ハンチントン舞踏病」と呼ばれていた神経学的疾患であり、恐らく中世の頃には存在していたが、最初に文献に記録されたのは一八七二年、米国の医師ジョージ・ハンチントンによってである。ただ、それは後から回顧する形で記録されたもので、医学的好奇心から書かれたものであった。ハンチントン病はたいてい二〇～五〇歳（特に三五～四四歳）の間に初発症状が出現し、その後二〇年以上かけてゆっくりと進行する。症状が軽快する時期はないが、症状が増悪する前に一時的に進行が止まって安定することがある。罹患した患者のおよそ70％は発症から一五年以内に死亡する。二〇年以上生存するのは10％だけである。[6]

ハンチントン病は一〇万人当たり四～七人が発症する。医師がこの病気に詳しくなるにつれ、その発症率は上昇する。つまり、ハンチントン病であると疑われない限りは、ハンチントン病患者は統合失調症、神経症、あるいはその他の神経内科的疾患だと誤診される恐れがある。アメリカではおよそ一万～二万五〇〇〇人がハンチントン病に罹患しており、二万～五万人にその発症リスクがある。ハンチントン病が一般の注目を集めたのは、ウディ・ガスリー（一九一二～六七年。アメリカのフォーク歌手。貧困や差別に苦しむ労働者らの感情を歌った）がこの病気に一三年ものあいだ苦しんだ後、一九六七年に亡くなったときである。彼の未亡人である故マージョリー・ガスリーは《ハンチントン病と戦う委員会》を創設した。この委員会はハンチントン病の恐ろしさを一般の人々に認知させる上で重要な役割を果たした。

この病気は、身体的には、体中の至る所で不随意筋の運動を引き起こす。それぞれの患者は各人各様の異常運動

（舞踏様症状）を発症する。発症当初、患者は落ち着きがなくなり、時々しかめ面をする。口が部分的に開いたり、のどが痙攣様に動くようになり、発語の際には構音障害をきたすようになる。嚥下や呼吸が困難になることもある。眼の筋肉は細かい震顫を生じ、眼球は上転したり下転したりすることもある。下肢が侵されると、歩行がぎこちなく不安定になる。疲労感が常にあり、それは次第にひどくなる。

身体的な変化が明らかになる前に、精神的な症状が現れる。知覚の変化は稀だが、思考障害はよく見られる。妄想が出現するが、集中力は正常に保たれている。混乱状態になることは稀である。不安や鬱といった気分の変化も起こるが、病気の進行につれ、気分はむしろ多幸的になることがある。行動が変化する。患者の約20％はハンチントン病と診断される前に犯罪行為で処罰されている。患者が精神病様症状を呈する時期は二つあって、一つは病気の初期、統合失調症症候群となる。第二のピークは、病気の中期で、器質性精神病に近い症状となる。

ハンチントン病は常染色体優性（欠陥遺伝子が一つでもあれば発症する）の遺伝病である。つまり、片親がハンチントン病の子供がその遺伝子を受け継ぐ確率は50％である。ハンチントン病遺伝子を持たない人はこの病気を次世代につなぐことはないし、もちろんその人自身がハンチントン病を発症することもない。人々は自分がこの遺伝子を持っていないということを、自分の人生が終わりに近づく頃になるまで確信することはできないのである。

ハンチントン病に特異的な経過は知られていない。つまり、診断や治療に使えるこの病気特有の異常というものは決まっていない。最近の研究で、遺伝的マーカーが存在することが示された。一般的な原因は遺伝なのである。これは、その遺伝子によって決定される生化学的反応が進むためには、ハンチントン病を発症するリスクがある人の神経系細胞の内外にある種の特別な化学的環境が必要である、ということである。ハンチントン病の発症が通常身体的に成長して以後であるという事実は、その特異的遺伝子が一種類かそれ以上の栄養素を必要としていて、三五～四五歳頃に何かがその遺伝子をオンにする、ということを示唆している。

ハンチントン病遺伝子は、二つのビタミン（$B_3$とE）が平均的な量よりも多くなくてはならない一連の化学反応を担っているのだと私は考えている。言い換えると、それは二重のビタミン依存（＝極端なビタミン欠乏ゆえに、通常量のビタミン摂取では欠乏症が改善せず大量投与による治療が必要な状態）状況だということである。依存状態はゆっくり発症するかもしれないし、生誕時にすでに存在しているかもしれない。典型的なビタミン$B_3$依存を発症する前の数年の間に、ストレスと栄養不良が存在しているはずである。典型的なハンチントン病が発症する前の二〇年間、糖質代謝症候群を引き起こすような食事を摂っていたに違いない。ハンチントン病の発症リスクの高い人は恐らく$B_3$とEの需要量が増えている人だが、ハンチントン病が発症するのには何年もかかるのである。食事の質とビタミン$B_3$とビタミンEの摂取量が、いつ症状が出現するかを決めている。ハンチントン病の発症リスクのある人がジャンクフードを含まない食事を摂り、ビタミン$B_3$、Eを十分量摂れば、ハンチントン病の発症はもっと遅くなるか、あるいは全く発症しないと私は考えている。ハンチントン病の発症リスクのある人を集めて栄養的な面から対照実験を行ったら、ハンチントン病は最も貧相な食事をしている人で最も早く出現し、ジャンクフードを含まない食事（オーソモレキュラー食）に最も近い食事をしている人で発症が最も遅い結果となるだろう。

これまでのところ、明らかな生化学的変化は発見されていない。ある研究によると、ハンチントン病患者の脳には、脳内の赤く色付いた領域にガンマアミノ酪酸（GABA）とホモカルノシン（脳の構成成分で、L-ヒスチジンとガンマアミノ酪酸から生合成される）がはるかに少なかった[7]。これはGABA欠乏を示すものであるが、その原因はGABAを作る酵素（GAD。グルタミン酸脱炭酸酵素）の欠乏によるものかもしれない。研究者はハンチントン病患者の脳ではGADが80％減少していることを発見した[8]。これらの赤く色素沈着した部位にはノルアドレナリン由来（ひょっとしたらアドレナリン由来の可能性はあるが、ジヒドロキシフェニルアラニン〔ドーパ〕由来ではない）の色素が含まれている。統合失調症症候群にはアドレナリン由来の酸化色素（アドレノクロム）が関与しているが、これはハンチントン病の発症について手がかりを与えるものかもしれない[9]。

ハンチントン病には知られた治療法はない。その症状は部分的には投薬によりコントロールできるかもしれないが、病気自体は抑制されることなく進行する。この点でハンチントン病はパーキンソン病と似ている。パーキンソン病もLドーパを使っているかどうかにかかわらず、病勢が悪化し続けるからだ。ハンチントン病が快方に向かった、あるいは少なくとも、病気の進行が止まった、と医学文献に報告された症例を、私はただの一つも見つけることができなかった。

## （1）症例

一九七三年A・G氏は彼の主治医から私のところに照会されて、私の診察室を妻と一緒に訪れた。彼はハンチントン舞踏病にかかっている、とのことだった。彼らはハンチントン病について私よりも詳しく知っていた。というのも、私はこの以前にハンチントン病患者を全く診たことがなかったのだ。しかし私は、ハンチントン病は治療法がない病気だと医学部で習ったことを思い出した。彼らはビタミン大量投与療法のことを耳にし、すでに食事から全てのジャンクフードを除去しており、さらに食事をビタミンのサプリで補いたいと思っていたが、どのサプリを使うべきか分からなかったため、私の助言を求めているのだった。彼らはハンチントン病が治療不能であることを知っており、すっかり治ってくれたらなどとは思っていなかった。ただ、ビタミンのサプリによって悪化のスピードを少しでも遅らせることができたら、と望んでいたのだ。

この男性の家系には兄弟がいた。彼らの父はハンチントン病だったし、伯父（父の兄の一人）もそうだった。両方とも精神病に罹患し精神病院で亡くなった。五人兄弟だったが二人は正常だった。五人のうち長男は介護施設におり、寝たきりで、精神状態は悪化していた。末っ子はさらにひどく、また別の介護施設にいた（一年後そこで亡くなった）。三男のA・G氏はおよそ二〇年にわたって症状が着実に悪化していた。

A・G氏は一九一三年に生まれた。彼は四〇歳の頃からずっと病気だったという。彼の病気は神経質さが増すことから始まった。神経質さはその前年から次第にひどくなってきていた。彼の体重は四〇歳時には１６５ポンド（75kg）だったが、私が診たときには１３０ポンド（59kg）に減っていた。これは筋肉が失われたことによるものだった。彼は非常に衰弱していて、彼の全てのエネルギーは、ただ生きるための努力（食べて、服を着て、自分のケアをして）に費やすのがやっとだった。彼はいつも疲れていた。A・G氏は知覚の変化はなかったが、彼の思考は悪化の兆しがあった。具体的には、思考停止（思考の流れが飛んだり止まったりする）が見られ、覚え間違いが多くなり、集中力も続かなくなった。彼は鬱状態で、苛立ちやすく、神経質で、緊張していた。歩行はぎくしゃくとして、筋肉はしばしば痙攣し、よく躓いた。

私は彼のビタミンサプリを指導することに同意したが、回復すると期待しないように言った。いまだ回復した症例のない病気なのに誤った希望を抱かせては、回復しなかったときに非難されることを私は懸念したのだった。A・G氏にはジャンクフード抜きの食事を継続するよう指示し、食事にアスコルビン酸（毎食後1g）、高濃度マルチビタミン調剤（チアミン（100mg）、リボフラビン（25mg）、ピリドキシン（100mg）、ナイアシンアミド（200mg）、アスコルビン酸（500mg）を含有。毎食後）、ビタミン$B_{12}$（週に1000mcg）を加えるように伝えた。

一カ月後、彼は鬱が軽快し、元気になり、集中力が続くようになり、数年ぶりに家事をすることができた。私はナイアシン（1000mgを毎食後）、葉酸（5mgを一日二回）を追加し、彼の筋肉の痙攣には硫酸マグネシウムの水溶液を処方した。二カ月後、彼はこう言った。「もし私の残りの人生を今の快適な気持ちで過ごせるのなら、たとえ体調が悪化したとしても私は満足です」。私はナイアシンを倍量にし、ビタミンE（400IUを一日二回）を加えた。六カ月後、彼は変わらなかったが、5ポンド（2・27kg）やせていた。ひどい副鼻腔炎の既往があり、牛乳をよく飲んでいたため、私は彼に二週間だけ乳製品を控えるよう指導した。

七カ月後、彼は「疲れやすくなった」と言った。乳製品抜きの治療プログラムでは改善を感じなかった彼は、乳製品の摂取を再開していた。彼は自分では調子が良くて元気になったと感じていたが、実際には改善していなかったのだと私は考えた。体重がどんどん減っていることが気がかりで、何年にもわたって筋肉が徐々にやせ細ってきた傾向はやはり変わっていないのだと思われた。私はビタミンEを倍量にし、800IUを一日二回摂るよう指示した。翌月、彼は2ポンド（0・9kg）増えた。治療が始まって十一カ月目、彼は135ポンド（61・2kg）となり、病気の発症以後、減っていた体重が増えだしたのは初めてのことだった。彼の筋肉は大きさ・張り・筋力とも回復しつつあった。筋肉の震顫や痙攣はすっかり消失した。彼も、彼の妻も、ビタミンEの用量を倍にした途端に改善したと感じていた。私はビタミンEを再び倍にして1600IUを一日二回服用とし、ナイアシンを毎食後500mgに減らした。

私の診療から一三カ月目、彼の体重は135ポンド（61・2kg）と136ポンド（61・7kg）の間で安定していた。彼は非常に活動的になっていたので、消費カロリーも亢進して体重が増えなかったのだ。彼も彼の妻も病状の回復を喜んだ。彼はナイアシンによって鼻腔が腫れると感じたため、ナイアシンをやめて、代わりに同量のナイアシンアミドに切り替えた。診療開始から二二カ月目、彼はそのナイアシンアミドもやめた。自分がまだそれが必要かどうか確かめてみたかったのだ。数週間以内に彼は非常に落ち着きがなくなり緊張し、歩行時には足が硬直したため、彼はすぐナイアシンアミドを再開し、数日してまた改善した。最後に診たのは治療開始から三年近く経った頃だが、彼は元気なままだった。

私がこれら特定のビタミンを使うのにはいくつか理由がある。こんなふうに複数種類の投与をオーソモレキュラー診療医が行うと、批判者は苦々しい顔をする。しかし精神安定剤や抗鬱薬やこれらの薬の副作用から患者を守るその他の薬などを複数同時に使うことに対しては、オーソモレキュラー医学に文句をつける連中は全く問題なしと容認しているわけだから、その依怙贔屓ぶりは奇妙に思えてならない。一般的な医師は「一つの病気には一つの薬を」という原則で教育を受けてきたので、ある病気に対して一つの薬を使うが、その薬が効かなかった場合、他に為す術がなくなるのである。こんなものが「科学的なアプローチ」だと考えられていて、二重盲検試験の支持者は特にそう考える傾向がある。ある人が治療法がない病気にかかったら、「科学的」アプローチはただ一つの化合物を使うことを要求する。六つの栄養素が効く可能性があるが、具体的にどれを使うべきか分からないとき、採るべき方法は二通りある。一つは、各栄養素を単独に調べることだが、この方法では研究に何年もかかってしまう。科学者の方には失うものは何もないが、患者にはそんなぜいたくな「科学的」アプローチなどしている余裕はないのだ。しかし、科学的であることと患者の健康を第一に優先すること（倫理的に大切である）は両立できる。患者に全ての栄養素を投与して、まず回復させてしまうのだ。患者がいったん回復すれば、一つ栄養素を抜いては様子を見ながら、その栄養素が必須かどうかを決めていくとよい。これはどうしようもないほど悪化した患者に対応するときに私がとる方法である。

二番目の症例。T・Tさんはハンチントン病の母からその遺伝子を受け継ぐ可能性が50％あることを知ってはいたが、まさか自分が本当にハンチントン病になるとは思っていなかった。[10] 彼女の夫は統合失調症だったが、オーソモレキュラー療法で回復していた。彼女の母はハンチントン病のためフランスの精神病院に入院していた。「ビタミンによって統合失調症のような重い病気が治るのならば、ビタミンによってハンチントン病の発症を予防できるかもしれない」と彼女は考えた。彼女は一九七八年一二月にビタミン大量投与療法を開始した。彼女が摂ったのは以下のビタミンである――ビタミンE（８００ＩＵ）、ナイアシン（２５００mg）、ビタミンC（１０００mg）、そしてマルチビタミン錠。一九八一年、「調子が良くなったと思う」と彼女は言った。彼女はそれ以前の七年間、疲労感があまりにひどいためエンジニアの仕事をやめていたが、再び職場復帰した。さらに、彼女は知覚異常（錯覚）がひどくて車の運転ができなかったし、何事にも不安を感じたり、記憶力の低下もあったが、ビタミンを一年続けた後には、これらの症状は全て消失した。この人は二〇〇七年現在も健康な状態を保持している。

T・Tさんはハンチントン病だと診断されたわけではないが、彼女には初期症状があったし、彼女の娘たちもこの遺伝子を受け継いだ。後に娘たちもビタミン療法を受けて健康状態が改善している。我々には、どの子供がハンチントン病遺伝子を持っている可能性が高いか予測する方法があるし、この病気が発症するのを防ぐ方法もある。発症リスクのある子供は皆、ビタミンを開始すべきである。大幅に調子が良くなった人はハンチントン病遺伝子を持っている可能性があるため、ビタミン摂取を継続すべきである。私がビタミンEを使ったのは、各種の動物実験でビタミンE欠乏と筋ジストロフィー発症との相関が十分に確立しているためであり、ビタミン$B_3$を使ったのは、$B_3$に知覚障害や思考障害を予防する特性（すでによく知られている）があるためであり、ビタミンCを使ったのはその抗ストレス作用のためである。他のビタミンも使ったが、それは治療プログラムのバランスをとるために過ぎなかった。けれども明確な目的をもって投与したビタミンEと$B_3$とC以外の、ついでに与えたビタミンのいくつかが重要な作用を発揮した可能性も、あり得ることである。

よくある病気で二つ症例が回復しても大して意味はないが、ハンチントン病のような稀な病気で二症例が回復したということは、注目すべきことである。なにしろ他の誰も回復症例の報告をした者はいないのであるから。二つの症例が回復したことは、全てのハンチントン病患者が回復するという証明にはなっていないが、他の人もこの治療によって回復する可能性があることの証明になっていることは間違いない。ハンチントン病症候群はいくつかの要因によって引き起こされるが、その要因の一つは、遺伝性でゆっくりと静かに進行していくビタミン依存（ビタミン$B_3$とビタミンE両方への依存の可能性がある）であると私は確信している。

もっとハンチントン病の治療症例をお見せできたら、と思うのだが、ハンチントン病は非常に稀な疾患であるため、慢性期の精神科病院で症例を集めるなどしない限りは、一人の精神科医がこの病気の患者を診ることはめったにないのである。二五年の臨床経験で私は一症例だけ診察した。私は『カナダ医学会誌（ＣＭＡＪ）』にレポートを提出したが、二重盲検試験を行っていないという理由で即座に却下された。初めて報告された回復症例であるにもかかわらず、「無意味」だと判断されたようである。そこで私は『オーソモレキュラー精神医学誌（ＪＯＰ）』にこのレポートを報告した。[11] 自分のことを科学者だと主張する医師たちが、他人の研究を正確に再現することは、少しでも科学的であろうとする責任を自覚しているときにさえも、不可能なことなのだろうか。

いくつかの最近のレポートは、栄養療法の使用が支持されつつあることを示している。チャールズ・Ｎ・スティル医師はハンチントン病とペラグラは臨床的に比較すると非常によく似ていることを見出した。いずれも慢性的に進行する中枢神経系の障害であり、必然的に悪液質（カヘキシー）（癌や糖尿病や慢性感染症の末期に見られる、栄養失調による著しい全身衰弱状態で、極端にやせおとろえ、貧血などのため皮膚が乾燥して弛緩し、顔色は黄灰色となり目や頬がくぼんで独特の顔つきになる）になって死に至る。いずれも人生の後半に発症することが多く、同じような症状があり、遺伝的に似通っている。いずれの疾患にもそれ特有の神経病理学的な変化は見られず、それらは互いに似ている。我々はハンチントン病をペラグラ症候群の一つだと考えている。もっと言うと、ペラグラは良質の食物とビタミンサプリを必要とする複数の栄養の欠乏による疾患なのだから、ハンチントン病の治療に際しても同じアプローチが用いられるべきだと考えている。スティル医師は十分なカロリー、アミノ酸、ビタミンＥ、その他の各種ビタミンのサプリの重要性を強調した。彼はビタミンＥ（４００～８００ＩＵ）を食事の30分前に投与した。彼はビタミンＥの働きを高めるためにアスコルビン酸（一日1000mg）も用いた。彼はまた、少量のビタミンB群、液状の栄養サプリとしてタンパク質（一日50～100g）、レシチンと結合した多価不飽和脂肪酸も用いた。この治療プログラムによって、スティル医師は体重減少を止めることに成功した[12]。

《ハンチントン病と戦う委員会》は『ともに生きる（レッツ・リブ）』誌（一九八〇年七月号）に載った報告記事（レポート）を抜き刷りして配布した[13]。数人のハンチントン病患者が栄養療法が自分にとってどんなふうに助けになったかを語った記事である。エレーヌさんは四〇歳までに死んだ彼女の二人の兄弟のことを語っていた。兄弟の一人は病院を退院したとき身長6フィート（1・82m）なのに体重が118ポンド（53・5kg）しかなかった。処方された薬に加えて、エレーヌさんは彼にタンパク質、ビタミンE、アスコルビン酸、$B_3$、$B_6$、パントテン酸、その他のビタミンB群、ビタミンAとD、カルシウム、マグネシウム、マンガン、亜鉛を含む栄養飲料を与えた。一年で彼の体重は160ポンド（72・6kg）まで増えた。もう一人の兄弟はそこまで目覚ましく回復しなかった。彼はハンチントン病だけでなく癌にもかかっていたのである。だが兄弟二人はどちらも活発になり、一人は再びちゃんと読めるだけの字を書けるようにまでなった。

記事中にスティル医師の言葉が引用されている。「中枢において一種類または複数の栄養が不足していることからくる老化の促進が、関与しているのだと私は考えている。男性であれ女性であれ、我々は体重を安定させることができる。我々は患者の持久力（スタミナ）と活力を確実に向上させているわけで、患者がその湧き出たエネルギーを使えないほど弱っている、などということはないのである。」

### (2) ハンチントン病の治療

ハンチントン病の治療の基本は栄養である。これは極力早く始めるべきであり、行われる最初の治療であるべきであり、最後の治療であってはならない。なにしろ、これ以外の治療は理論的根拠もないし、ただの一人も患者を救ったとは証明されていないのだから。発症リスクのある人は遅くとも青年期のうちに予防的治療を開始すべきだ。理想的には、発症リスクのある家族に生まれた子供は皆、乳幼児のうちから砂糖抜きかジャンクフード抜きの食物を食べるべきである。

## ①ハンチントン病発症リスクのある家族に生まれた、全ての子供のために

⑴オーソモレキュラー栄養

⑵必要ならばサプリメントの摂取――多動症や学習障害にビタミン$B_3$と$B_6$、喘息や花粉症といったアレルギーにビタミンAとD。その他、オーソモレキュラー診療医による日常生活上の療養指示に従うこと。

## ②ハンチントン病発症リスクのある家族にいる、全ての青年期の子供のために

⑴オーソモレキュラー栄養

⑵サプリメント（三回に分けて）

- ナイアシンアミド（一日１００～５００mg）
- アスコルビン酸（一日１５００mgかそれ以上）
- ピリドキシン（一日１００～３００mg）
- ビタミンＥ（一日８００ＩＵ）
- 亜鉛製剤（亜鉛を一日30mg相当）
- マンガン（一日50mg）
- セレン（一日１００mcg）

## ③ハンチントン病患者のために

⑴オーソモレキュラー栄養。但し、何らかの食物アレルギーがないかどうか調べ、その食物は避けることが重要である。

(2)サプリメント（三回に分けて服用）

●**ビタミン$B_3$**——$B_3$は精神症状が出ているときには特に重要である。ナイアシンを使うと血中脂質が低下する。イノシトールヘキサナイアシネート（「ノー・フラッシュ・ナイアシン」）の方がフラッシュ（紅潮）が起こりにくいなどの理由で、耐えやすいという患者が多い。推奨用量は一日１０００～３０００mgである。ビタミン$B_3$はハンチントン病によく見られる精神障害の治療に有効である。

●**アスコルビン酸**——最低でもビタミンCは１０００mg（１g）を一日三回摂取することを勧めている。症例によってはお腹がゆるくなる程度まで用量を増やす必要があるときもある。純粋なアスコルビン酸がすっぱいというのであれば、何らかの塩類（たとえばアスコルビン酸ナトリウム、アスコルビン酸カルシウム、アスコルビン酸カリウム）の形で用いてもよい。ビタミンCは免疫防御能力を高め、生体組織や細胞の修復を促進する。また、全般的な抗ストレス作用があり有用である。

●**ピリドキシン**——ビタミン$B_6$の推奨用量は一日２５０mgである。ピリドキシン欠乏や亜鉛欠乏の明らかな証拠があるときにはもっと必要である。ピリドキシンは神経の炎症を抑える作用に有効性がある。

●**ビタミンE**——天然のトコフェロールを含有するタイプが好ましい。用量は４００ＩＵを一日二回から始め、体重の減少が止まるまで、一カ月ごとに様子を見ながら増量していくとよい。４０００ＩＵまで必要となることもある。ビタミンEは実験動物で神経筋疾患（神経と筋肉との関係、とりわけ骨格筋に対する運動神経支配を阻害する疾患）への有効性が実証されている特効性のある抗酸化物質である。

●**亜鉛**——亜鉛は塩類の形で硫酸亜鉛（２２０mgを一日に一、二回）あるいはグルコン酸亜鉛（１００mgを一日に一、二回）が用いられる。一方の亜鉛塩を用いて吐き気が生じれば、もう一方を用いるとよい。食事と一緒に摂ること。亜鉛には全般的な治癒作用がある。亜鉛欠乏は非常に多く見受けられる。

●**マンガン**——マンガン調剤の推奨用量は一日50mgである。マンガンには抗震顫（しんせん）作用があり、精神安定剤が原因の遅発性ジスキネジアに特によく効く。

●セレン――一日200mcgのセレンを摂るとよい。セレンはビタミンEの効果を高める抗酸化物質として有用である。

●**必須脂肪酸**（EFA）――必須脂肪酸は正常な脳組織に豊富にあり、脳の細胞膜の健全さを保ち、体の動きをコントロールするために重要である。EPA（エイコサペンタエン酸）のようなオメガ3系脂肪酸が特に重要で、補充する必要がある。(14) 最もよい供給源は、亜麻仁油、小麦胚芽油、魚油（魚の肝油ではない）である。月見草油（プリムローズ）も非常に豊富な供給源である。小麦胚芽油はそれほど効果が強くないので、推奨用量としてはかなり多めで、大さじ一日6杯までとなる。

# 第17章　アレルギー、感染症、中毒反応、外傷、エリテマトーデス、多発性硬化症

医学が始まったのは、人間の最初の不快感が、目に見えたり触知できる（おできができたり、足首が腫れたりなどの）形になって現れたときである。しかし局所的な医学は病気の一部だけ、それも恐らくは、ほんのごく一部の〝断片〟だけを扱っているに過ぎない。だがこれと異なる志向性を抱いた医学というのも確かに存在していて、こちらの医学は、全身に影響する代謝反応を扱うものである。代謝ストレスを引き起こす原因にはいくつかある。遺伝、栄養不良および飢餓、さまざまな生命有機体（オーガニズム）（ウイルス、細菌、真菌、寄生虫）の侵入、外傷、骨折、熱傷、アレルギーおよび食物への過敏、重金属あるいはその他の物質による中毒反応などである。健康な人がそうでない人に比べて、心身を侵す外傷や感染症によく耐えられることは、誰も疑いようがない。我々の体に自然に備わった防御力は、最適な状態に保たれなくてはならない。栄養によって健康状態が高まると、病気に対する防御力が上がって、多くの病気の発症率が下がるし、病気になったとしても回復が早くなると我々は考えている。

アスコルビン酸（ビタミンC）を最適量摂取すると、大量の細菌やウイルスなどが外部から侵入してきても、身体の自己修復を効率的に行うことができる。ビタミンB群も非常に重要である。たとえばビタミン$B_3$は結核や細菌に対する身体の防御力を高めてくれる。概して、何らかの栄養素の欠乏（相対的な欠乏も含めて）があると外からの病原体の侵入に対して効率的に防御する能力が低下するものである。種類は少ないが、生命有機体のなかには（たとえば結核菌のように）侵入先の人体の免疫系から菌体自身を防御する（あるいは少なくとも、免疫系からの攻撃を無力化する）ものも存在する。だが、そうした生命有機体に対しても$B_3$やアスコルビン酸といった栄養素を使えば、増殖を効率的に封じ込めることができる。

慢性カンジダ症（鵞口瘡カンジダ菌〔カンジダ・アルビカンス〕による真菌感染症）が大きな問題になっている。現在の様々な医療行為によって、ふだんは（消化器内などに常在細菌叢を成して）穏やかに暮らしている酵母（イースト）菌の類いが、生命に関わる深刻な感染症の〝病原体〟集落へと変化してしまう可能性が高くなるのである。慢性疾患にも様々に異なるタイプがあるが、そうした慢性疾患患者は、まずイースト菌感染症を抑制しない限り、回復しないということが研究で分かった[1]。この疾患にはアレルギー反応、鬱、統合失調症、多発性硬化症やその他もっと多くの疾患が含まれている。慢性的なイースト菌感染を生み出す要因は、砂糖たっぷりの食事、抗生物質、副腎皮質ホルモン、避妊薬の使用がある。砂糖を豊富に含む食事を摂ることは、腸内にいるイースト菌に理想的なエサを供給することになる。イースト菌が過剰増殖し、そのイースト菌によって腸内でアルコールが生成されてそれに酔ってしまう、というような症例も多少は見うけられる。抗生剤を長く使い続けるとこの問題はますますひどくなる。副腎皮質ホルモンや抗癌剤は免疫による防御系の作用を抑えてしまうため、やはりイースト菌の成長を促してしまう。避妊薬も同様である。慢性的なイースト菌感染は慢性的な代謝ストレスを引き起こす。治療としては、抗ストレス用の栄養プログラムおよびカンジダ菌への直接攻撃を行うことである。食事は砂糖を除去すべきだが、症例によっては、全く食べない（断食）ことで消化管を空っぽにすることが必要である。

全身的な病気はすべて、身体にとって大きなストレスである。自覚的には、調子が悪い・疲れやすい・物事に関心が持てない、といった症状があり、悪寒や発熱を生じることもある。こうした症状はすべて、人によって出方が異なるものである。体温の上昇・脈拍の増加または減少・白血球数の変化、さらには生化学的な変化など、客観的な変化もある。また、尿中に流出して失われる栄養分が多くなる。水溶性ビタミンやミネラルは特に失われがちである。重度の熱傷では、尿中のみならず滲出液（生体組織や毛細血管から、特に外傷や炎症のときには著しく、滲〔し〕み出る体液）としても必要な栄養素が大量に失われる。消化管疾患においても同様に、栄養分が失われる。これは、ストレスに対応する際に体内ではこれらの必須栄養素が動員されているが、その過程で大量に失われてしまうということを示している。体内で生成可能なビタミンに関しては、大幅に増加する。アスコルビン酸の生成能力がある動物では、重度のストレス下では四～五倍もビタミンC生産量が増えることがある。ストレスのある状況では、副腎にあるアスコルビン酸の量が急激に減少し、同時に酸化したアスコルビン酸の量が増加する。アスコルビン酸は白血球の働きを正常に保つために必要である。白血球はその内部にアスコルビン酸を十分量含んでいると、より多くの細菌を貪食・破壊することができる。白血球はビタミンCを非常に貪欲に求めるため、体内にはほとんどビタミンCがないような状況下でも、そのなけなしのアスコルビン酸を取り込んでしまう。そのため、他の生体組織でビタミンCの欠乏が起こってしまうのである。

## 1　全般的な抗ストレス処方

抗ストレス治療課程はどんな治療においても最も重要なパートの一つである。この治療課程は以下の栄養素を最適量含むべきである。

- カロリー。ただし、オーソモレキュラー食のみを用いること。
- 質の高いタンパク質。生体組織の喪失を防ぎ、損傷組織の修復を可能にするため。
- アスコルビン酸（緩下作用〔おなか（腸）を緩めて下痢を起こす作用〕が起こらない程度まで高用量を）。

- 主要なビタミンB群を多く含むマルチビタミン調剤。現在入手可能な抗ストレス処方のマルチビタミン調剤には、主要なビタミンB群（$B_3$や$B_6$）に加えてビタミンCも含んでおり、良質な製品が多い。
- 亜鉛をはじめとする必須ミネラル。たいていの人は通常の亜鉛摂取量が十分とは言えないため、ストレスなどで消費が亢進すると簡単に欠乏状態に陥る可能性がある。断食するなどの、ごく軽度なストレスによってさえ、爪のつけ根に白っぽい部分が現れるなど、亜鉛欠乏の症状が出現する。

抗ストレスのための栄養療法に加えて、不安や苦痛を軽減したり、さらなるストレスを予防する対策も用いるべきである。特に何らかの病気がある場合には、さらに補強した栄養療法が必要だろう。

## 2　熱傷と外傷

熱傷（やけど）に際しては、体液やタンパク質、多くの必須栄養素の喪失に対処せねばならない。熱傷の面積が広いほど、重症度は高くなる。今日の救急治療室では、熱傷に対して体液とタンパク質を補う重要性や、熱傷部位を移植組織で治療することの重要性が認識されている。これに加えて、抗ストレス処方もプラスし、さらに大量のビタミンEを内服・外用（熱傷部位の表面に塗布）の両面から用いるべきである。狭い範囲の深部熱傷が完全に治って、どこに熱傷を負ったのか全く見分けがつかないという回復ぶりを、我々は繰り返し見てきた。唯一の治療はビタミンEの表面への塗布である。熱傷部位では組織が空気に、つまり酸化にさらされているわけで、リンゴやジャガイモの切断面と同じような状況である。血液の循環も損なわれているために、体内の抗酸化物質（活性酸素のスカベンジャー〔掃除屋〕）も十分な効果を発揮できない。ビタミンEは優れた抗酸化物質であるため、熱傷表面に塗布されると、こうしたフリーラジカルの発生を抑制するのである[2]。アスコルビン酸も抗酸化物質であるため、アスコルビン酸ナトリウムとビタミンEを混ぜたものを熱傷部位に噴霧すると、非常に有効である。ナイアシンは熱傷部の皮膚から出る滲出液を減少させるために併せて用いるべきである。

打撲傷、擦過傷（すりきず）、骨折、外科手術は、たとえ痛みがコントロールされていたとしても、いずれも深い外傷である。現在の外科手術は比較的痛みも少なく、患者はそれほど苦しまないが、それでもやはり術中および術後は体に外傷を負った状態である。一般に病院は最適な栄養素の必要性を認識していないし、どうやってその必要性が満たされるのかも知らないのだから、そういう病院に入院していることは必要以上に傷に負担となっているはずである。

数年前に入院（手術のために、ということが多い）して以後、全般的な疲労感や緊張、不快感が始まったという多くの患者を私（A・H）は治療してきた。良質な栄養の重要性をわきまえていて入院経験もある人なら、病院の食事がいかにひどいかということを知っている。ソフトドリンク、インスタント食品のプリン、精白小麦粉で作った白パン、砂糖、缶詰のスープなどを、現代の病院は良質の食物だといまだに考えている。入院した患者が皆、手術なり他の治療なりに備えて抗ストレス処方を服用していれば、回復が早まることだろう。同様の栄養療法は他のタイプの外傷を軽減するのにも役立つだろう。

## 3　感染症

どんな感染症に対しても、抗ストレス処方に加えて、高用量のアスコルビン酸を用いるべきである。時には高用量を点滴で投与することが必要なこともある。ビタミンCは感染症への防御力を高めるのに有効であり、しかも抗生物質を使ってもその作用を阻害しない。ビタミンCはウイルス感染症（細菌・真菌などの細胞代謝を阻害して発育を抑制する抗生物質は、本来、ウイルスには無効）に特に有効である。これはアスコルビン酸が体内でのインターフェロン産生を促進し、そのためにウイルスと戦う免疫系が活性化されるからである。ビタミンCの必要量はそのウイルス感染症がどの程度の重症度かということと直接的に関連している。単純なウイルス性の風邪なら一日10gまででよいだろうが、ウイルス性肝炎では一日100gまで必要になることもある（たいていの場合アスコルビン酸として点滴で投与される）。

ヘルペス（疱疹）は最もしつこいウイルス感染症の一つで、これに対してもアスコルビン酸が著効を示す。性器ヘルペスや帯状疱疹となれば、さらにプラスの治療が必要となる。これらの感染症には、L－リシン（L－リジン、あるいは通常、冒頭の「L－」を省略して、リシン〔またはリジン〕とも呼ぶ。250mgを一日四回）、アスコルビン酸（下痢しないギリギリまで高用量で）、ビタミン$B_{12}$（注射で毎日1000mcgまで）を組み合わせて用いることを私は勧めている。性器ヘルペスの治療は、十分量のアスコルビン酸を使うことが重要で、この点は他のウイルス感染症の治療と同じなのだが、効き始めるのが遅いことがよくあるし、治療を行っていても再発することがある（ただし、再発したとしても長引かないし痛みも少ない）。

抗生物質は腸内の〝体に良い細菌〟（いわゆる善玉菌）を殺してしまうが、大腸菌やカンジダ菌に対してはあまり効かない。このため、抗生物質が必要な患者の多くは、カンジダ菌およびその他の悪玉菌が過剰に増殖するリスクがある。この症状に対しては、必要ならば数日間だけ抗生物質の点滴を用いたり、イースト菌の繁殖を促進しない食事に改めることによって、症状を抑えることが可能である。オーソモレキュラー治療食は砂糖を含まず、食物繊維が豊富な炭水化物を含んでいるため、用いるべきである。人によっては抗生物質と併せて、マイコスタチン®のような抗真菌薬（抗カンジダ菌薬）を用いる必要があることもある。これは慢性的に抗生物質投与を受けている患者に必要かもしれない。最終的に、好酸性乳酸菌（ラクトバシルス・アシドフィルス）を使って腸内の正常細菌叢を増やすことが行われることもある。発酵乳（牛乳にアレルギーがない場合）や自然に発酵したヨーグルトや、ザワークラウト（キャベツを乳酸菌で発酵させた漬物）、ドラッグストアや健康食品店で購入可能な善玉菌のサプリメントなど、良質な微生物を豊富に含む食物を摂るのもよい。これらは食事と一緒に摂り、抗生物質の投与が終了してから一週間は継続すべきである。

## 4　アレルギー

アレルギーに対しては抗ストレス処方を用いる。ある種のアレルギー反応においては、いくつかの栄養素が特別な役割を果たす。全ての症例において、アレルギーのある物質を特定し、食事を改善し、抗アレルギー作用のあるサプリメントを用いて治療が行われる。いくつかのビタミンには抗アレルギー作用があるのだ。

**●ナイアシン**――ナイアシンフラッシュ（ナイアシン摂取による紅潮(フラッシュ)）とは、実際には〝ヒスタミンによる紅潮(フラッシュ)〟と呼ぶべきものである。五〇年以上前に私は十二人の統合失調症患者に対して大量のヒスタミンを注射で用いる実験を行った。(3) 注射後に起こったフラッシュは、ナイアシンフラッシュと同じものだった。ナイアシンは細胞に貯蔵されているヒスタミンを放出させるので、ヒスタミンが再び溜(た)まるまでは新たなフラッシュは起こらない。これが、最初のフラッシュが最も強烈な理由であり、また、ナイアシン摂取を何日か中断でもしない限りは、最初のフラッシュの強烈さをもう一度経験することがない理由である。ナイアシン摂取を維持量で続けていると、体内のヒスタミンの貯蔵量は低いままである。血中のナイアシンの半減期は90分である。ナイアシンを摂っているとヒスタミンの放出量が少なくなるのだから、急性アレルギーによるショック反応に際しても強烈さが緩和されるはずだということは予想されることである。

大量のナイアシンを摂ると食物へのアレルギー反応を軽減することができる。「脳アレルギー」という考え方を私の臨床現場に取り入れる前は、私はアレルギーから回復させるのにナイアシンを一日1万2千mg（12g）以上使わなければならないこともしばしばあった。その後、一日12gの投与で好調な患者たちが、それぞれにアレルギーの原因（アレルゲン）になっている食物をやめると、その量のナイアシンには（アレルギー患者の健康維持に必要な分量をはるかに上回るようになったので）もはや耐えることができなくなるということを私は発見した。彼らのナイアシン必要量は一日3g（時には6g）にまで減った。高用量のナイアシン（12g以上）に耐えられる人は皆（それだけの量のナイアシンを必要としているのであるから）、一種類かそれ以上の食物アレルギーがあるのだろうと、私は推測するに至った。だから、フラッシュが起こらない程度でもナイアシンを飲んでいる人は、ヒスタミンが介在するアレルギー反応が起こってもかなり軽い反応で済むのである。

ナイアシンはまた、ヘパリンをその貯蔵部位から放出する。ヘパリンの半減期は数日である。ヘパリン類似物質は多くの分子に対して著明なスカベンジャー作用を持っている。血栓に対する作用はないが、有効な臨床特性のある経口のヘパリン類似物質の調剤がいつの日かできるのではないかと私は考えている。[4]それは抗ヒスタミン（抗アレルギー）作用のある物質となるかもしれない。

● **アスコルビン酸**――アスコルビン酸とヒスタミンは相殺（そうさい）し合う。体内にアスコルビン酸が豊富にあることによって、放出されたヒスタミン分子はすぐに破壊される。虫刺されに大量のビタミンCが有効なのはこれが理由である。刺された箇所の腫れやかゆみが軽減される。

● **ピリドキシン**――ビタミン$B_6$はアレルギー反応をすぐに軽減する際に有用である[5]（特に点滴で投与されたとき）。

● **ビタミンAとビタミン$D_3$**――これら二つのビタミンは喘息への有効性が言われているが、[6]私はアレルギーに有効な治療であると考えている。

ビタミンは、ほとんどどんな薬とも併用可能である。抗ヒスタミン薬が必要ならば、併せて使うとよい。

## 5　食物への過敏性

ある種の食物を食べると体調を崩す人がいるということは、いつの時代の医師も気付いていた。民間伝承の中にはこの事実に基づいたものもある。たとえばある民話で、牛乳は体内で粘液（痰、鼻水）を産生する食物だと考えられている。実際、牛乳アレルギーの人が牛乳を飲むと、粘液が産生されることは非常によくあることである。よくある症状としては、副鼻腔漏、後鼻漏、痰の分泌過多、風邪様症状がある。風邪は「ひく」ものではなく、「食べる」ものからきているのだ。しかし牛乳が自分にとって粘液産生食物となっていることに気付いている人はほとんどいないだろう。

七〇年以上も前に、ウォルター・アルバレスは不安・イライラ・精神錯乱などの症状と食物の影響について記述した。他の研究者は、ある種のアレルギー反応がどのようにして神経症や精神病を引き起こすのかを多くの報告の中で記述した。しかしこれらの研究者は無視されていた。一九七〇年代になってようやく、臨床実践を踏まえた病因学がオーソモレキュラー精神医学の中に取り入れられ始めた[7]。すでに我々の多くは「正統」を誇る主流派精神医学からオーソモレキュラー精神医学に移行していたが、アレルギーが精神医学と関係しているとは、当時はまだ思いも寄らなかった。

今日、ほとんどのオーソモレキュラー診療医は患者のアレルギーを調べる。私は自分が受けもつことになった統合失調症患者一六〇人に四日間の断食をさせたことがある。全員がすでに高用量ビタミン療法や標準的治療を受けてはいたが、その甲斐もなく症状があまり改善しなかったか全く改善しなかった患者である。しかし断食が終わるときには一〇〇人以上が正常になっていた。数カ月以内に私の臨床スタイルはがらりと変わった。アレルギーを要因として考えるようになって以来、電気痙攣療法を使わなければいけないことが極めて稀になった。私は今では全ての精神科医はアレルギーの関与を無視してはならないと確信するに至っている。

〝正統流〟に拘泥るアレルギー専門医は、調子が悪くなった患者その人を見るよりは、実験室的な免疫学的検査を重視する。彼らは「アレルギー」という言葉をある種の「反応」を表現する言葉として堅持したいと考えていて、彼らの多くは、食物が原因でアレルギーが起こり得るという考え方を受け入れるのを拒否している。オーソモレキュラー医はアレルギーという言葉を、食物に対する望ましくない反応という意味で使うのが一般的である〔ただしアレルギーとは無関係な直接的な毒性（汚染、添加物など）がない場合〕。要するにアレルギーとは、食物やその他の〝身体にとって異質の分子〟に対する過敏性（センシティビティー）のことである。

### (1) 過敏性の診断

アレルギー原因物質が空気中にあるのであれ、水中にあるのであれ、食物に含まれているのであれ、その過敏性の診断は通常の方法で行う。既往歴を聞けば、アレルギー反応が乳児期にあったのかどうか、また、その後どうなったのかということが分かるはずである。喘息、花粉症、皮疹（ひしん）（発疹、吹出物）といったアレルギーに関連する症状があるということは、その他の病気もアレルギーによるものである可能性がある。鬱病の患者にはこのような身体症状として現れて認識できるアレルギー反応を持っている人の割合が非常に高いことを私は発見した。栄養状態の聞き取りの際には、食物アレルギーにも注目すべきである。食物の好き嫌いも非常に参考になる。食物アレルギーを起こすことが多い食物を示した一覧表を使いながら、そうした問診を行うとよい。

臨床での検査や生化学的検査も過敏性の診断に用いられる。それぞれの検査には長所と短所がある。

**●除去食（断食も含む）**——アレルギー反応を引き起こす食物を十分長い期間にわたって口にせずにいると、身体の（アレルギー）反応が止まり、症状が消えてゆく。四日間の断食を行ったり、原因と思しき食物を個別に除去したり、まとめて一度に除去すると、このような回復が起こるのが普通である。いったん症状がすっかり消失すれば、食物を一つずつ戻してゆく。もし症状が再び出るようなら、その食物への過敏性ができているということである。除去食の利点は、実際の食物を使った検査なので信頼性が高いことだが、多くの人は断食したがらないし、自分に断食ができるなんて思ってもいない。だからこの方法で食物への過敏性の検査を完了するには数週間かかる。この方法はまた、非常に安上がりでもある。結局のところ、どんな食物によって症状が引き起こされるのかということを、断食ほど劇的な形で示してくれるものは他にない。牛乳をコップ一杯飲んだ後、四日間も寝込んでしまった、という経験をすれば、牛乳をまた飲もうとは思わなくなるだろう。

●**皮内反応試験**――この診断検査では、食物の抽出物がそれぞれに濃度を変えて皮内（皮膚の下すなわち皮下）に注射される。アレルギー反応を起こす最も薄い溶液よりもさらに薄い溶液を用いて、反応を無効化するのである。この溶液の濃度を調整して毎週投与し、患者を脱感作させていく。この方法は医師や検査技師の側にかなり手間がかかるため、値段も高額になる。多くの人にとってこの方法は断食（およびその後に食物を一つずつ戻して調べていく方法）よりも簡単だが、正確さの点で断食よりも劣ると、私は思っている。断食や特別食は注意深い検査や食事プログラムに従わないといけないので嫌だという患者にとっては、この方法がうってつけだ。この「脱感作」療法なら食事内容をほとんど変えることなく実施できる。これは〝正統派〟にこだわる医師とその信心深い患者が行う伝統的な方法である。

●**舌下試験**――舌下（ぜっか）試験は原理としては皮内試験と同様であるが、こちらの方がより正確である。これは恐らく、舌下試験の方が人体の生理にかなっているからである。つまり通常、我々は皮膚を通してではなく消化管粘膜で食物を吸収しているからである。この方法の主な欠点は患者の主観に頼らざるを得ないところで、このために問題も起こり得るが、上手に行えば非常に有効な方法である。

●**放射線アレルギー吸着試験（RAST）**――RASTを用いて、血中に存在する免疫グロブリンE（IgE）の量を測定する。ある特定の物質に対してIgEの抗体価（特定の抗原を認識して結合し無力化できる抗原特異的抗体〔＝特異抗体〕の〝量や強さ〟を知る目安で、患者の血清を段階的に薄めていって、特定抗原への抗体反応が起きる〔＝抗体陽性〕濃度の逆数で表す）が高いならば、それは患者がその物質にアレルギーがあるということを示しているが、低い値でもアレルギーが存在しないという証明にはならない。

●**細胞毒性試験**――この試験では食物抽出物に白血球を混ぜる。白血球にとって毒性のある食物抽出物によって、白血球が破壊されるが、これを顕微鏡で観察する。そのダメージの程度によって、大まかな定量的評価をすることができる。一回の血液サンプルで二〇〇種類もの食物抽出物（への白血球の感受性）を検査することができる。前提となっているのは、「試験管内でこのような毒性（細胞毒性）が見られているということは、同様の破壊的影響が生体内でも起こっているだろう」ということである。原因となる食物が特定されたら、検査で陽性となった食物は摂取を中止し、除去食を開始する。新しい食事に慣れてゆく間、もはや白血球が継続的な攻撃を受けることがなくなったおかげで、体調としては次第に良くなってくるはずである。新しいアレルギーの発症を防ぐためには、四日~五日周期のローテーション食を行う。数カ月経った後で、禁じられていた食物をローテーションに加えても耐えられる状況が訪れることもあるだろう。最終的に多くの人が何でも食べられるようになるかもしれないが、これはローテーション食を続けているからこそである。細胞毒性試験は多くのアレルギー専門医が定義している意味での「アレルギー」を測定しているわけではなく、食物への過敏性を測定しているのである。試験の信頼性は、臨床医の観察眼にもよるが、臨床反応で見たところ、かなり使える検査である。細胞毒性試験は患者と医師の双方にとって簡単に行えるところもいい。

多くの人にとってこうした検査は不要であり、問診や、いくつかの〝原因食材〟の除去によって、主にどの食物への過敏性があるのか発見することができるが、なかにはいくつかの検査(時には全ての検査)が必要な人もいるかもしれない。

## (2) 食物過敏性の治療

ひとたび原因食物と過敏性の関係が分かれば、治療は比較的簡単である。当初のアレルギー反応を再び起こすことなく食物過敏症の原因食材を食べられるようになるまでは、除去食を行わねばならない。数カ月で原因食物を再び食べられるようになる人もいるが、いつまで経ってもその食物で反応が出てしまう症例も若干は存在する。十五歳のときにトマトを食べて蕁麻疹(じんましん)が出た患者を私は診療していたことがあるが、彼女が六五歳のときに再度トマトを試しに食べたところ、再び蕁麻疹が出た。これは「固定アレルギー」と呼ばれている。食物と自分自身の健康状態の関連がいったん理解できると、自分のアレルギーに気付くことができるだろう。

治療は簡単に進むこともあるが、患者によっては治療プログラムに従うのが非常に難しい者もいる。それまで食べていたものから新しい食事への切り替えが難しいのだ。周囲の支援や励まし、相談が必要であるが、そういう支援があってなお失敗し、イライラするという者も多い。甘いものに過敏性がある人にとって、休日（特にクリスマス）は特に辛いものである。大人の場合、治療プログラムを離脱してしまう者が多いのは年明けの一月なのだ。結局のところ、一番大事なのは本人の〝治療への意欲〟で、しっかりした意志のある人こそが自分の健康に必要な食事プログラムを習慣化できるのである。除去食を始めた最初の段階では、多くの患者はほんの少量の原因食材でもひどい反応が起きるという超過敏性期に入る。だがこれは、考えようによっては、ありがたいことなのだ。この時期にそういう反応を経験すれば、その人にとっても自分がアレルギーだということが痛感せられて、その食物を再び口にしようとは思わなくなるからである。

抗アレルギー作用のある栄養素については先に述べた通りである。不幸なことだが、オーソモレキュラー診療医の中にもアレルギーについてほとんど知らない者がいるし、臨床環境医の大半はアレルギーはもちろん、ビタミンやミネラルについてもほとんど知らない。しかしやがて多くの臨床医が両方の治療の優れたところを併せて用いるようになるだろう。臨床環境医はかつてはビタミンの使用に反対していたが、今やビタミンを使い始め、その結果のすばらしさに彼ら自身が驚いている。ビタミンが体内からアレルギー反応を一掃する能力や、より効率的にアレルギーに対処する能力を高める働きがあることに関しては、エビデンスがある。

## 6　中毒反応

### (1)　重金属

金属中毒の多くの症例は、アマルガム（水銀と他の金属との合金）を使う歯科医と、ガソリンに含まれる鉛に由来している。公衆衛生当局や政府は後者については認識していて、ガソリンに添加される鉛の量を徐々に減らすよう指導してきたが、この鉛汚染がすっかりなくなるのは、かなり将来のことになりそうだ。鉛は、鉛入りペンキの剥離片からも生じている。一番の被害者は子供である。彼らは地面（重い鉛分子が降り積もっているのだ！）に近いし、鉛で汚染された土やペンキ片を口に含みがちである。子供の歯や髪に含まれる鉛濃度が高いことは、学習障害や行動障害との関連性がある。

水銀入りのアマルガム充填は「銀歯の詰め物」などと誤って呼ばれているが、これが重金属汚染の主要な原因となっていることはあまり知られていない。歯科学校ではアマルガム充填は安全だと教えられているため、非常に広く用いられている。ひどい話だが、二〇〇一年までにアメリカで6万1500ポンド（2800万グラム、つまり28トン）が使用されたのである。しかし幸いなことに、この傾向は下火である。水銀を使った治療が百年以上も続いた後で、ようやく変化の兆しが現れたのである。今やますます多くの歯科医がコンポジット（「白色」の合成樹脂）充填を使っており、ますます多くの患者がコンポジット充填だけにしてくれと言い始めた。歯科学会はアマルガムの害について、いまだに控えめに言っている。『オーソモレキュラー精神医学ジャーナル』は、歯に埋め込まれ、そこに一〇年以上放置された水銀の危険性について最初に世に先駆けて警告してきた。ベスティ・ラッセル・マニング女史は歯科医により用いられる様々な金属に関する大量の情報（金属の体への影響、そうした影響を診断する方法およびその対処法）をまとめた[8]。有害事象に悩む人がたとえごく一部だとしても、歯科医は最終的にはこれらの危険な金属の使用を中止せざるを得なくなるだろう。

水銀アマルガムは銀（最低65％）、錫（最低25％）、銅（最大6％）、亜鉛（最大2％）という金属の混合からなる。これはそれほど悪いように見えないが、純粋な水銀が等しい割合で混ぜられているため、主な成分は水銀である。水銀は口の中で簡単に蒸発し、吸い込まれ、吸収され、有機水銀化合物へと変換されるため、水銀こそが最も有害な原料である。有機水銀化合物は強い酵素毒（酵素阻害剤、すなわち酵素分子と結合してその活性を奪う物質の別称）であり、もちろん水銀自体も体内で恐ろしい反応を引き起こす。水銀は歯から歯茎、骨、その他の組織へと移動する。ほとんどの人にとって思いも寄らないことだが、水銀は歯に詰め込まれてそのままじっとしているわけではない。充填した箇所をくり抜いて顕微鏡で調べると、かつて水銀が存在したところが空っぽの空間になっている。

水銀アマルガムは片頭痛、多発性硬化症[9]、免疫疾患など多くの病気の原因であることが分かっている。金属アマルガムを除去すると、非常に多くの症状や徴候が消失する。他に選択肢がないのなら、アマルガムを使うことも仕方ない。歯を保つことは大切だからである。だが同じくらい有効で、しかもそれよりも使い勝手のいい非金属の充填材料があるし、最も可溶性が低く最も害が少ない金属である金（ゴールド）を使うこともできる。金属は単純にその電離作用が体に有害だということもある。金属は口の中で小さな電池となり、電流が生じるため、その症状に困る人もいる。

総合診療医は、標準治療の効果が出てこない珍しい症状を医者に訴えかける患者を診たときは、歯科充填と病気が関連している可能性に注意を向けるべきであり、深く調べもせずにそうした患者を神経症（ノイローゼ）だとか心理社会的な原因からくる（心身症のような）病気だと結論を下してはいけない。医師は口の中を注意深く調べ、アマルガム充填やその他の金属充填の数を記録し、いつその充填が行われたのか調べる。歯科医が作成した診療録（カルテ）を持ってきてもらうよう、患者に頼むのもよいだろう。歯科金属による心身への影響を評価することに興味もないし、そんな技術もない、という歯科医がほとんどである。しかしそうした場合にも、これ以上アマルガムの充填を受けないよう患者に指導することはできるし、症例によっては、アマルガムを除去し、コンポジットに置き換えてもらうよう指導してもよい。その間、抗ストレス処方を行えば、歯科金属による有害反応をいくらか抑制緩和（ニュートラライズ）でき、金属を排出する助けになるだろう。

食物繊維の豊富な食事は、食物繊維が重金属と結合するため、重金属の排泄促進に有効である。ビタミンは有害金属が酵素に及ぼす悪影響を中和してくれる。アスコルビン酸は水銀やその他のミネラルと結合し、それらの排出を促す。水銀アマルガムをドリルで取り出す処置中に大量の水銀分子が放出されるため、歯医者の診療を受ける前後にはアスコルビン酸を追加して多く摂っておくべきである。最後に、アマルガム充填やニッケルの橋義歯はすべて避けるべきである。歯科の主治医には非金属の充填、ゴールド、あるいはニッケル含有量の少ない高品質なステンレス鋼だけしか使わないようお願いすべきである。安全にアマルガムを除去したり、毒性のある材料は使わない方針の歯科医もいる。もっとよいのは、まず第一に、適切な食事と口腔内衛生（歯ブラシ、糸ようじ、洗浄、マッサージなどで口の中をきれいに保つこと）を心掛け、歯科充填する必要性自体がなくなることである。

## (2) 有機性毒物

有機性の毒物には炭素を含む化合物、たとえば四塩化炭素（常温ではクロロホルム臭を有する不燃性の重い液体で、消火剤、有機溶媒、ドライクリーニング用溶剤として用いられる）、殺虫剤、植物の生長抑制剤がある。これらは酵素毒（＝酵素阻害剤）であり、体内でフリーラジカル産生を増加させる。過剰な酸化によって、老化や癌化が促進されたり、アレルギー反応が増加するなど、様々な慢性疾患が起こる。多くの都市では水分供給は（生活産業排水が混入する水源から水道の原水を汲み上げて浄化供給するという）〝水のリサイクル利用〟をしているので、微量の有機化合物が除去されないまま含有されている。殺菌のため水道水に添加される塩素は、これらと結合して有機塩素化合物になるが、これは極めて毒性が強く、しかも体内に蓄積する。これに対する最善の治療薬は抗ストレス処方であるが、これに加えて大量のビタミンEも必要なことがある。アスコルビン酸は水溶性フリーラジカルを破壊し、ビタミンEは脂溶性フリーラジカルを破壊してくれるだろう。水が非常に汚染されている場合には活性炭で濾過（ろか）してこれらの有機塩素化合物を除去すべきだ。

## (3) ハロゲン

ハロゲンで我々がとにかく気を付けるべきは、塩素とフッ素である。前者は殺菌のため水に添加されており、後者は虫歯を減らすために添加されている。塩素消毒よりもましな方法がないならば、塩素を使わざるを得ない。殺菌しなければもっとひどいことになるからだ。水の浄化のためにオゾン処理が行われている国もあるが、処理した水に水酸化イオン（フリーラジカル）が多く含まれていないとすれば、このオゾン処理のほうが好ましいかもしれない。塩素に過敏な人はいるわけで、何をやっても好転しなかったが塩素消毒していない水を使い始めると回復した患者を、私は何人か見たことがある。塩素を除去するには、有機塩素化合物を濾過して除去したり、飲む前に微量のアスコルビン酸を加えることで塩化ナトリウムに変換させてやることで除去する方策がある。フッ素添加した水からフッ素を除去することは不可能だから、こうした水は飲まないのが一番である。

### (4) 動物・植物・虫の毒

動物・植物・虫の毒には、蛇による咬傷(こうしょう)(咬み傷)や虫刺され、ある種の魚類による刺傷や咬傷、ポイズンアイビー(蔦漆(つたうるし)の一種)のような有毒植物が含まれている。これらに対する最善の治療は、抗ストレス処方の投与である。高用量のアスコルビン酸や、利用可能なときには(被害に遭った特定の動物なり植物なり虫の毒素を中和できる特異的な抗《毒素》抗体を用いた抗血清製剤である)抗毒素を用いる。高用量のアスコルビン酸によって虫刺されや蛇咬傷の毒を中和することができる。[10] これによって一命をとりとめることも可能なのだ。植物毒には抗ヒスタミンが非常に有効である。

何年も前に私はスズメバチに刺された。腕の刺された箇所が〝蜂の巣〟のように大きくなるのを見て私は驚いた。数分以内に私は1000mgのアスコルビン酸粉末を一気に呑み込んだ。当時の私はその量でも高用量だと思ったのだ。それから私は腕の腫れを観察した。それは一〇分間大きくなり続けた。大きく発赤して輝いていて、非常にかゆかった。だがその症状は突然止まり、発症したときと同じくらいの速やかさで消失し始めた。刺されてから一時間後には、その箇所は他と見分けがつかないようになり、かゆみも皆消えた。五年ほど前にカリブ海のグランドケイマン島で、知人がアメリカ凌霄花(のうぜんかずら)(「牛かゆし(cow itch)」と呼ばれる毒草で、学名は*Lagunaria patersonii*(ラグナリア・パテルソニイ))という危険な植物に触れた。数分後、この刺性植物に触れた腕・胸・首にひどく不快な痛みが出現した。私はすぐに彼にアスコルビン酸5000mgと「ベナドリル®」(ジフェンヒドラミン。抗ヒスタミン薬の一つ)錠を呑ませた。一時間以内に彼は楽になり、かゆみもほとんど消えた。

アスコルビン酸はヒスタミンを破壊するが、毒物に対して有効なのはこれが理由かもしれない。刺傷(刺し傷)や咬傷を受けることが多い人は皆、アスコルビン酸を毎日、十分な量摂って、実際に受傷したときにはできるだけすぐに高用量を飲むべきである。毒素の危険性が高いほど、アスコルビン酸の服用量を増やすべきであり、場合によってはアスコルビン酸塩を一日10万mg（１００g）まで経静脈的に投与しなければならないこともある。

## 7　自己免疫疾患

自己免疫疾患にかかると、免疫防御系が自分自身の身体組織を正しく認識できず、自分を攻撃してしまい、エリテマトーデスや多発性硬化症（これらについては、その他の疾患とともに以下で詳述する）といった病気になってしまう。免疫系が〝反乱〟を起こす原因は、栄養欠乏、重金属中毒（アマルガム充填から滲出した水銀など）、慢性感染症（カンジダやその他の真菌、寄生虫）など、数多(あまた)ある。複数の食物に対するアレルギーや過敏性は最終的に免疫による防御を活動停止に追い込んでしまう可能性がある。過剰なフリーラジカルも同じ〝悪さ〟をしているかもしれない。エリテマトーデスの多くの患者は日光に耐えられないが、これは太陽の影響（フリーラジカルを産生して我々の肌を黒くする）に彼ら患者たちが非常に敏感であることを示唆している。ここからは、私が治療経験のある二つの自己免疫疾患、エリテマトーデスと多発性硬化症について検討していくことにしよう。

### (1)　エリテマトーデス（紅斑性狼瘡(こうはんせいろうそう)）

エリテマトーデスに対してナイアシン（ビタミン$B_3$）を使うことに私が最初に関心を持ったのは、何年も前、ひどい鬱(うつ)病とエリテマトーデスにかかった患者が私のところに照会されてきたときである。治療の一部にはナイアシンがあったが、鬱病のために使ったのであって、ナイアシンが彼のエリテマトーデスに著効するとは予想していなかった。驚いたことに、彼のエリテマトーデスは改善し始め、数カ月後には彼はほとんど回復した。二番目の患者も当初は同じくらい好調に回復したが、六カ月後エリテマトーデスが再び出現し、ナイアシンをアスコルビン酸と併用してももはや効かなかった。

『太陽は私の敵（*The Sun is My Enemy*）』という本の中で、著者のヘンリエッタ・アラジェム（Henrietta Aladjem）は、エリテマトーデスが彼女の健康をどのように侵したか、治療がないとされているのはなぜなのか、治療法を生み出したブルガリアの医師を彼女がどんなふうに追いかけて行ったのか、といったことを描写している。[11] その医師は彼女に、エリテマトーデスのあるタイプはナイアシンの筋肉注射(一日1cc)によって改善すると話し、彼女にこの治療をアメリカで開始するよう指示した。ボストンにいる彼女の主治医は、彼女にナイアシンを投与することを嫌がり、この治療法を許可することをしぶったが、彼女はこの医者を説き伏せて、やってもらった。彼女がこの本を出版したとき、彼女はすっかり健康を取り戻し、良好な状態を保っていた。

エリテマトーデスに栄養療法が極めて重要であることは間違いない。現代医学の産物である、あれやこれやの新薬を、併用しないといけないこともあるかもしれない。一般に、サプリを加えた栄養療法を用いると、治療効果が向上するし、強い薬が必要だとしてもその量が少なくて済むし、より早くにやめられる。エリテマトーデスの治療として、アレルギーの検査、ビタミンやミネラルのサプリメントが必要かどうか決めるための検査、そしてアレルギーや過敏性の治療を行うべきである。

### (2) 多発性硬化症

多発性硬化症は未知の部分が多く、治療は非常に難しい。外来の物質(「生体異物」と呼ばれる)が多発性硬化症の一因である可能性がある。現在その一つだと考えられているのが、非常に広く用いられている人工甘味料であるアスパルテームである。神経外科医のラッセル・ブレイロック医師は彼の著書『興奮毒:その味が死を招く(*Exitotoxins:The Taste That Kills*)』の中で、アスパルテームの使用と多発性硬化症は密接に関係していると報告している。多発性硬化症と診断されたが、人工甘味料入りの飲み物をやめることで回復した人の症例が報告されている。[12]

他の研究者は、プロスタグランジンとその前駆体である必須脂肪酸が関与していると主張している。[13] 月見草油は一部の多発性硬化症患者に有効であり、乳製品由来の脂肪が少ない食事は有効性が示されている。[14] こうしたことは、脂肪が関与していることを示しているが、牛乳へのアレルギー反応によるものである可能性もある。居住地の緯度が主な要因だとすると、ある関係性を仮定することができる。それは、寒冷地に生息する動植物は、冬への耐久力を増すために多くの不飽和脂肪酸を持たねばならない、というものである。冷たい水域で獲れた魚、カナダ北方にいるアザラシ、亜麻仁油やキャノーラ油（＝菜種油）のような植物油には、温暖な水域に生息する動物や温暖な地方で採れた植物油（オリーブ油、ピーナッツ油、ココナッツ油など）よりもオメガ3系の必須脂肪酸が豊富に含まれている。寒冷地に住む人はより多くのオメガ3系必須脂肪酸が必要であるが、現代の食事の必須脂肪酸の含有量は、百年前の食事のたった20%に過ぎない。[15] 現代の工業文明が、温暖地域で栽培収穫された油料作物から採取した、元よりオメガ3系必須脂肪酸の含有量が少ない油脂を、「加熱調理用オイル」と称して世間に普及させるようになって、起きたことなのだ。

多発性硬化症の症候群には四種類（かそれ以上）のタイプがあるということがはっきりと示されている。まず、アレルギーや過敏性のある食物を除去食で避けることにより、回復するタイプの人がいる。第二のタイプはビタミン大量投与によるオーソモレキュラー医学のアプローチで回復する人であり、[16] 第三のタイプは慢性カンジダ症を治療すると回復する人である。第四のタイプはミネラルに過敏な人である。純粋な症候群として確立されるまでは、プラセボ対照二重盲検試験を行うことは不可能かもしれない。しかしそのような、将来に行われるかもしれない対照試験による裏付けを待たずとも、こうした各々のアプローチにより多くの人を救うことができると我々は考えている。

患者は栄養療法をきっちりやり通すのだと強い動機を持って、一生懸命にならなければならない。栄養療法に反対して公然と悪しざまに言う医師とやり合わねばならないし、治療の費用面での負担や、治療の回復スピードが遅いことについても耐える必要がある。多発性硬化症が早期に発見されて栄養療法が行われたなら、回復は非常に良い。多発性硬化症の患者は全員、使える診断法は全て使って注意深く評価される必要があるし、発症時からオーソモレキュラー医学のアプローチで治療が行われるべきである。家族、医療提供者、地元の行政機関などのサポートも重要である。オーソモレキュラー栄養療法による治療成果は、姑息的（疾病そのものを治癒するのではなく、疾病に伴う苦痛をとりあえず和らげるという、治療方針）な薬物治療だけを用いた場合よりもはるかに優れていると我々は考えている。

**①多発性硬化症のビタミン療法**　最近の研究によると、ナイアシンアミド（ビタミン$B_3$）こそが、多発性硬化症やその他の神経疾患の治療が成功する鍵だということが確認されている。ハーバード大学医学大学院（メディカル・スクール）の研究者は以下のように述べている。「ナイアシンアミドは軸索（じくさく）の脱髄（だつずい）による変性を大幅に予防し、運動障害を改善する」[17]。これは非常に良いニュースだが、実はニュースでも何でもない。六〇年以上前にカナダの医師H・T・マウントがビタミン$B_1$（チアミン）を静脈注射で、肝臓抽出物（その他のビタミンB群の補給のため）を筋肉注射で投与することにより多発性硬化症患者を治療し始めた。彼はこれらの患者の経過を二七年にわたって見守った。その治療成果はすばらしいもので、一九七三年の『カナダ医学会誌』に掲載された論文に記述されている[18]。しかもこうした研究をしたのは、マウント医師ただ一人ではなかった。四〇年前にノースカロライナのフレデリック・R・クレンナー医学博士は多発性硬化症の進行を止め、回復させるために、ビタミン$B_3$および$B_1$と、その他のビタミンB群、ビタミンC、E、さらに他の栄養素（マグネシウム、カルシウム、亜鉛など）をすでに使っていた[19]。

マウント医師もクレンナー医師も、多発性硬化症、重症筋無力症、その他多くの神経学的障害は、神経細胞の栄養不足によるものであるという自分たちの臨床的観察に説得力を感じていた。両医師はこの理論を検証すべく、自分の患者にオーソモレキュラー医学のやり方で大量の栄養素を投与した。数十年にわたり臨床現場で治療に成功してきたということが、彼らの理論の正しさを証明している。チアミンやナイアシンアミドなどビタミンB群は神経細胞の健康に絶対的に重要なものである。すでに病理所見が存在する場合には、損傷した神経細胞を修復するために極めて大量のビタミンが必要なのである。

鍵となる栄養素は「日光ビタミン」、つまりビタミンDである可能性がある。一九五〇年、私（A・H）はカナダのサスカチュワン州にいる多発性硬化症患者全員に調査を行った。ウィニペグ地方に住んでいる人は、米国南部のニューオーリンズに住んでいる人に比べて多発性硬化症にかかるリスクが4倍も高いということが当時すでに知られていたが、その原因は誰も分からなかった。理由を特定しようとして様々な研究が行われた。土壌の成分にまで調査が及んだ。だが多発性硬化症のこの奇妙な偏在はこうした研究によっては明瞭に説明することはできなかった。明らかになったのは、ニューオーリンズに住んでいる人はウィニペグの人よりも太陽に多く当たっているということだった。カナダでは一年のうち四カ月を除いて、日光にビタミンＤを作るだけの十分な紫外線が含まれていない。南部では一日のうち多少なり日光を浴びる時間を持つだけで、かなりの量のビタミンＤ（数千ＩＵ）が産生されるだろう。

　陽光を浴びる時間が多い地域では多発性硬化症の有病率が比較的低いというのが最近の研究で確かめられている。さらに、ビタミンＤの主な代謝産物（25水酸化ビタミンＤ）の血中濃度が低いことは多発性硬化症の発症率の高さと相関がある。他の疫学的エビデンスによるとビタミンＤには免疫を調整する働きがあり、免疫反応による炎症を抑える方向に導く仲介役になっている。[20] ビタミンＤ欠乏は今やアメリカで疫病と言えるほどに流行している。ビタミンＤ欠乏によって多くの疾患（多発性硬化症、関節リウマチ、糖尿病、心臓病、癌など）のリスクが増加することを示す科学的エビデンスは枚挙にいとまがない。[21] 多発性硬化症に有効な治療のためには高用量のビタミン$D_3$が必要かもしれない。研究によると、患者の血中ビタミンＤ濃度が生理学的濃度（＝正常範囲内の濃度）の上限の二倍になっても高カルシウム血症やカルシウム尿症になることはなく、このことは現行の上限値を超えるビタミンＤを摂取しても十分に安全であることを示している。[22]

　マルチビタミン剤だけを一日一回摂ってもビタミンＤ不足を補うことはできないのと同じで、ビタミンＤが数百ＩＵ添加された牛乳を飲んでもビタミンＤ摂取には不十分である。多発性硬化症に対しては、一年を通して一日に５０００〜１００００ＩＵの用量が必要である。最近のレポートによると、血中のビタミンＤ濃度が高いと多発性硬化症の発症リスクが低くなる相関があるという。[23]

　私（Ａ・Ｗ・Ｓ）には多発性硬化症をわずらう友人がたくさんいる。私の家系にも一人、母方の叔母が多発性硬化症にかかっているが、これを見て、私も自分自身が多発性硬化症にかからないように予防しようと決心した。私が心掛けていることの一つは、ビタミンＤのサプリを摂ることで、ニューヨークが冬の間は一日３０００ＩＵを摂るようにしている。暖かい気候の頃には一日２０００ＩＵ摂って、さらに庭いじりをしたり、一日数マイルの散歩をしたり、自転車に乗るなどして、日光を浴びるようにしている。これは、ビタミンDに関するＲＤＡ／ＤＲＩ（全米科学アカデミーが定めた食事摂取基準）の五倍から（日光を含めると）優に一〇倍以上を私は摂っていることになる。そんなに摂っては過剰ではないかと思う人がいるかもしれないが、私が最近受けた血液検査によると、私のビタミン濃度は、何と、低かった！　特に私の「25水酸化ビタミンＤ」濃度は25ng／mL（血清1ミリリットル（＝1cc）当たり25ナノグラム（＝10億分の25g））で、報告書を引用すると「ビタミンＤ不足です」とのことだった。私はこれ以上ないほど驚いた。私はこれらの比較的高用量のビタミンＤを一年以上にわたって摂っていたので、少し高値になるかと思っていたのである。健康マニアの私の血中ビタミンＤ濃度が「不十分」ということは、他の人もきっと同じような状況だろう。

クレンナー医師は「一つの病気には一つの薬を」という使い方のような、一つのビタミンだけに頼るスタイルではなかった。彼は多くの栄養素を用いた最初のオーソモレキュラー診療医だった。経口や注射で必要なビタミンを全て摂るにはかなりの努力が要るが、これができる人は健康になれる。クレンナーの治療要綱は毎日続けるには非常に煩雑で難しいので、多発性硬化症治療のための毎日のプログラムとして、私は以下のような、もっとシンプルなものを作っている。

- ナイアシン――５００～１０００mg
- アスコルビン酸――３０００mg以上
- ビタミンＤ――５０００～１００００ＩＵ
- ビタミンＢ群――一日1錠
- 鮭油から抽出した必須脂肪酸――１０００mgを一日三回
- クエン酸亜鉛――50mg

クレンナー医師の治療手順を使って回復した最も有名な症例の一つは、バンクーバー島在住のデール・ハンフリーズで、彼の多発性硬化症からの回復ぶりは完璧だった。ブリティッシュコロンビア州都ビクトリア市の新聞『ザ・ビクトリアン』に掲載された以下のニュース報道に見られるように、他にも回復した患者がいる。[24]

### 五人は多発性硬化症を克服した（ザ・ビクトリアン紙、1976年1月26日付）

多発性硬化症に苦しんでいた五人の闘病者たちが、ここビクトリアで、静かに医学の歴史を塗り替えている。現在までのところ、この恐ろしい病気に対する医学的治療法はない。今、簡単なビタミンを使った新しい治療が、五人全員に明らかな改善をもたらしており、一人の女性の回復ぶりを彼女の主治医は「劇的だ」と語った。

J・Mさん（四二歳、主婦）は車椅子生活だったが、今では歩くこともできればダンスすることさえできる。三児の母であり、退職した公務員の妻である。Mさんはこの治療を始めてまだわずか六週間である。しかしMさんやその他の四人は幸運である。彼らにはこの治療を喜んで行ってくれる医師がビクトリアにいるのだ。グレータービクトリア地方にいる他の一三人も助けとなってくれる医師を見つけ、彼らも現在治療を開始している。しかしさらに一〇人の多発性硬化症患者がいまだ医学的なサポートを探しているものの、拒絶されている。問題なのは、この治療は医師にとっても新しいものであるため、医学界から公式に認められていないことである。

「この治療に付き合ってくれる医師はたったの七、八人しかいない」と全ての始まりとなったデール・ハンフリーズ氏は言う。一九七五年一一月五日『ザ・ビクトリアン』は多発性硬化症から回復したハンフリーズ氏の驚くべき話を掲載した。この四八歳の音楽教師は、ノースカロライナのレイズビルにいるフレデリック・R・クレンナー医師が処方した治療を受けることで、多発性硬化症が治ったのだ。

治療の概略を説明したクレンナーによる医学論文は『ザ・ビクトリアン』に問い合わせれば入手できた。多発性硬化症の患者がこの治療を試したい場合は、その論文を自分の主治医のところに持っていくよう指示された。その結果は驚くべきものだった。そのとき以後、ハンフリーズの話が津々浦々に広まったため、世界中から手紙が殺到した。

自分を治してくれる人を見つけようと必死のトロントの男性が、ハンフリーズ氏に会うために二月一日にビクトリアに行くという。かつては車椅子生活を余儀なくされていたハンフリーズ氏は、今や100％健康で、二つの仕事を掛け持ちしているほどである。

Mさんは主治医に感謝している。彼女は語る。「私は幸運です。私は彼に私を助けてくれるようお願いし、彼はクレンナーの論文を読みました。『この治療法はあなたに害を与えるものではありません』と彼は言って、クレンナー流の治療を行うことに同意してくれました。この治療をして欲しいと頼む患者に『ノー』と言う医者が信じられません。中には、その理由さえ言わない医者もいるんですから」。

# 第18章　皮膚障害

## 1　ニキビ（痤瘡（ざそう））

青年期のニキビは最もよくある悩みの一つであるが、それが私（A・H）のところに照会されてくる患者の主訴であることはほとんどない。ひどいニキビが一番の気がかりだということは稀である。三〇年ほど前に診たサスカトゥーン市の患者の場合は、一六歳の青年だったが重度の鬱だった。彼の顔は滲出液（しんしゅつ）でじゅくじゅくした、でこぼこの赤い腫れ物に一面覆われており、それはあちこちで化膿していて、見るも無残だった。「こんな顔では生きていけません。先生の治療が効かなければ、僕は自殺します」と彼は私に話した。「このニキビのせいで、僕の人生はめちゃくちゃです」と彼は非常に冷静に、かつ深刻に語るのだった。

私はニキビを慢性的な感染症と考えたことはなく、なぜ抗生剤が効くのか分からないのだが、じっさい彼には抗生剤は効かなかった。私はニキビを栄養不良の一形態だと考えている。カール・C・ファイファー医師も同様で、彼は著書『精神の栄養と自然の栄養』の中で、ニキビに対する栄養療法について述べている。[1] 私はこの青年に砂糖と乳製品を含まない食事を摂るよう指導し、サプリメントを毎日摂る治療プログラムを開始した。そのサプリは、ナイアシン（3000㎎）、アスコルビン酸（3000㎎）、ピリドキシン（250㎎）、硫酸亜鉛（220㎎）である。一カ月後、彼の顔はずいぶん良くなった。痛々しい発赤が引き始め、もう化膿していなかった。気分も明るくなった。「自殺しようなんてもう考えていません」と彼は私に語った。三カ月後、彼の顔はほとんどきれいになった。彼は快活になり、学校などの社会活動を再開し始めた。

これは劇的な回復例だが、栄養療法が効かない人はほとんどいない。ただ、回復のスピードは人によって様々である。顔を強くこすったり、ニキビを潰したり弄（いじ）ったりしないようにと、私は指導している。ニキビがあって、それが鬱や不安に影響している多くの患者の中から、いくつかの症例をここで紹介しよう。青年期の人はたいていちょっとしたニキビが（顔、肩、背中に多少）あるものである。彼らはそれを問題だと自分からは言い出さなくても、こちらから聞いてみると、「実は気にしている」と認める。オーソモレキュラー療法を実施した全ての症例において、彼らのニキビはすっかり消失した。

三児の母のスーザンさんは子供の頃から顔のひどいニキビに悩んでいたが、化粧が大変うまかったので、彼女のことを知っていた私も何年かのあいだ彼女のニキビに気付かなかった。数年前、彼女は私にニキビのことで相談に来て、栄養やビタミンで良くならないかと尋ねた。私は彼女にオーソモレキュラー医学による治療プログラムを行った。半年ほどで彼女のニキビはなくなった。それ以前には総合診療医や皮膚科医の治療を受けても全く改善しなかったにもかかわらず、である。彼女はしばらく調子が良かったが、その後この治療プログラムをさぼり始めた。するとニキビが再びぶり返した。栄養療法プログラムを再開すると、ニキビはすぐまた消えて、彼女は好調を維持している。

二九歳のS・Gさんは一三歳のときからニキビに悩んでいた。効果があった唯一の治療は抗生物質テトラサイクリンであったが、彼女がこの抗生剤を使うたび、しばらくは効くのだがやがてまたニキビが出てくるのだった。避妊薬による治療（一種のホルモン療法）は、抗生剤ほどの効果はなかったし、しばらく続けると全く効かなくなった。様々な塗り薬や軟膏を試したが軽快せず、石鹸も含めそうした塗り薬のいくつかに対してアレルギーを発症してしまった。太陽灯照射療法は彼女の顔には効いたが、胸部の肌は逆にひどくなった。ビタミンAとEとB群を含む処方を行っても良くならなかった。ニキビだけではなく、S・Gさんは頭皮のかゆみ、爪に白い部分が生じる症状、強いワキガにも悩んでいた。子供の頃、彼女は腹痛によく見舞われていて、また、乳製品をたくさん食べていた。彼女に砂糖と乳製品をやめるよう指導し、サプリとしてナイアシン（100㎎を一日三回）、アスコルビン酸（1000㎎を一日三回）、ピリドキシン（一日250㎎）、鱈（たら）の肝油（一カプセルを一日三回）、ドロマイト（一日三錠）、硫酸亜鉛（110㎎）を摂るよう指示した。一週間後、彼女のニキビは消え始めたが、軽い症状がぶり返すことは何度かあった。三カ月後、彼女はすっかりよくなった。（硫酸亜鉛だけは一日220㎎に増量せねばならなかった。）それから八年も経つが、彼女は今もニキビのないままである。

二五歳のL・Nさんは、ニキビがなかったのはいつの頃だか、思い出せない。テトラサイクリンは効いたが、彼女がその使用をやめるとニキビは必ず再発した。彼女にはピリドキシン欠乏を示唆するいくつかの特徴があった。爪に生じる白い部分、体にできる皮膚線条、月経前の重度の鬱といった特徴である。彼女には砂糖抜きの食事とともにナイアシン（100㎎を一日三回）、アスコルビン酸（1000㎎を一日三回）、ピリドキシン（一日250㎎）、硫酸亜鉛（一日110㎎）を開始した。三カ月後、改善が見られなかったため、ナイアシンは500㎎を一日三回に、アスコルビン酸は2gを一日三回に、ピリドキシンは250㎎のまま、硫酸亜鉛は一日220㎎に増量した。さらに私は彼女に避妊薬によるニキビ治療をやめるよう指導した。一週間でニキビは改善し始め、治療を開始して九カ月後には彼女は健康になり、七年経った今でも好調である。

### (1) ニキビに対する治療のまとめ

軽度から重度まで、ニキビのある人のほとんどは砂糖を除去し、アレルギーを起こす食物を除去した食事を摂り、ビタミン$B_3$とビタミンCとピリドキシンと亜鉛をサプリで補えば、回復するだろう。しかし治療反応を見て用量を加減しつつ最適な量を見出しながら投与しなければならない。誰もニキビに苦しむ必要はないし、抗生物質テトラサイクリンの慢性的な使用による有害な影響を受ける必要もないのだ。

皮膚も神経系も外胚葉由来の構造物である（胚発生期に共通の組織から発生している）。皮膚、神経系とも、必要な栄養素が似通っているのはこのためかもしれない。多くの精神科患者が皮膚トラブルを抱えているのも、これによって説明できるかもしれない。ニキビに悩んでいる状態のまま精神症状が軽快したという症例を私はまだ見たことがない。精神疾患から回復した私の患者は、肌がきれいになったと決まって言うし、ニキビで悩んでいた人はニキビがなくなるにつれ、鬱や不安が軽快してくる。皮膚症状と精神症状の相関関係を説明できるに違いない関係性が確かにあるのだ。単純にニキビから解放されたことで鬱や不安が軽快するという面もあるだろうが、ニキビを抗生物質でコントロールできていても精神的には不安定なままの患者を私はたくさん見てきた。オーソモレキュラー治療はニキビ（およびテトラサイクリンの必要性も）と鬱の両方を取り除いたのだ。重度から中等度のニキビと精神症状はいずれも栄養不良により引き起こされたものである。

## 2 乾癬

乾癬（かんせん）はその症状の分布に一貫性がなく、寛解（かんかい）（病気の兆候の衰退・減少）したり増悪（ぞうあく）（病状の再燃）したりも不規則なので、安定して効果的な治療法を開発するのは非常に難しいのである。ある人には効いた方法が別の人では悪化させてしまうこともある。何年も前に私はある統合失調症患者をナイアシンで治療した。一カ月後、彼は改善したが、彼の話は統合失調症が治ったことそっちのけで、乾癬がいかに見事に治ったかに終始した。彼の背中と胸は病変に覆われていたが、一カ月後には彼の皮膚はきれいになったのだった。次に私のところへ乾癬のある患者が来たとき、当然私はナイアシンを開始した。私は彼に、私の以前に診た患者がいかに良くなったかを話した。しかしこの二番目の患者が再び来院したとき、残念ながら彼の乾癬はひどくなっていた。そのとき以来、ナイアシンは乾癬患者を増悪させることもあるのだという教訓を心に留めている。私は乾癬のある患者を担当して、ビタミン$B_3$を使いたいときには、ナイアシンアミドを使っている。これだと、のるかそるか、といった作用がないのだ。

以下に治療例を挙げて説明しよう。

四二歳のC・Tさんは思春期以後、毎週のようにひどい頭痛に悩まされていた。彼女は二五歳の頃から、足・腕・頭皮に乾癬が出現した。病院で何度か治療を受けたこともある。彼女は手首と膝に軽度の関節炎もあった。私は彼女に砂糖と牛乳抜きの食事を摂るよう指示し、ナイアシンアミド（500㎎を一日四回）、ピリドキシン（一日250㎎）、硫酸亜鉛（一日220㎎）のサプリを投与した。六週間後、乾癬は改善した。足はきれいになり、腕はもっときれいになった。頭痛もずいぶん軽快し、二週間おきにごく軽い頭痛があるだけになった。

E・Sさんは一七歳で、肘と足に乾癬があった。およそ七年前から症状があった。あちこちにある病変部は、彼女が火照(ほて)ったときや疲れたとき、コーヒーを飲んだ後などに症状がひどくなった。七月と八月には乾癬はたいてい消失した。彼女の精神状態は、統合失調症にぎりぎりに、なりかけていることを示していた。私は彼女にナイアシンアミド（1000㎎を一日三回）、アスコルビン酸（1000㎎を一日二回）、ビタミンA（一日2万5000IU）、ビタミン$B_2$（リボフラビン、一日100㎎）、ドロマイト（一錠を一日三回）を開始した。二カ月後、精神的にも身体的にも彼女は良くなったが、乾癬については少ししか改善しなかった。精神的にはすっかり良くなったため、彼女は通院する必要がなくなった。

## 3　肌をいたわろう

皮膚は（髪と爪も含めて）その容積と、活発さと、複雑さのゆえに、身体の主要臓器の一つなのである。微生物の侵入、化学的汚染物質、過剰な日光から我々を守り、我々の体を覆い、水分や栄養素が失われるのを防いでいる。皮膚は我々の体温調節装置の一部であり、一種の排泄器官でもある。皮膚は人間同士や動物の間でのコミュニケーションに関わっており、また、生殖とも密接に関連している。こうした多様な働きを考えると、ヒトがかかる皮膚病の少なさがむしろ驚きである。

しかし皮膚がきちんと機能を続けるためには、適切に栄養を施して養わねばならない。直接的に栄養素を吸収することはできないため、循環系を経由して栄養が与えられねばならない。栄養不良になれば皮疹・かゆみ・ニキビ・吹き出物・感染・湿疹といった症状となって現れるだろう。栄養不良に由来する皮膚症状に対して軟膏やローション（これらは表面的な感染の治療には役立つが）を塗っても効かないだろう。不幸なことだが、ほとんどの皮膚科医はいまだに食事とニキビ（およびその他の皮膚疾患）の関係を否定している。一般に皮膚病変は、他の疾患と同じような方法で治療できる。つまり、食事から悪化因子を除去し、有害な環境物質を除去し、栄養豊富な食物を与え、必要ならばサプリも使うことで改善する。

# 結　論

本書において我々は、栄養によって副作用なしに多くの症状が治療できるということを示そうと心を砕いてきた。

我々はここにはっきりと、あらためて宣言しよう――「健康の回復は、製薬会社の薬によってではなく、栄養によってなされねばならない」と。全ての人間の全ての細胞は、我々の飲んだり食べたりする物質から作られている。薬から作られた細胞なんて一個もないのだ。自然はそういう具合に我々を作ったのであり、オーソモレキュラー医学はそのことを知っている。栄養療法は安価で、しかもよく効き、そして何より重要なことだが、安全である。ビタミンによる死者は年間一人もいないのである。

オーソモレキュラー医学が正統医学と異なるのは、ビタミン、ミネラル、必須脂肪酸、その他の栄養素という極めて重要なものを無視していない点である。オーソモレキュラー医学は、製薬業者の薬による治療も時には有効である可能性を認めているが、同時に、最適量の栄養素の使用による治療を主眼としており、オーソモレキュラー療法で用いられる治療手段は、〝正統〟を自負する主流派の医学よりも多岐にわたっている。オーソモレキュラー医学のアプローチは一九五二年カナダのサスカチュワン州で、統合失調症患者をビタミン$B_3$とアスコルビン酸で治療したのが始まりだった。こうした成果は、製薬業者寄りの医師には認められていないが、血中コレステロールの正常化のために高用量のナイアシンが有効であることは今や標準療法として受け入れられている。

栄養療法を特に「オーソモレキュラー医学」と名付けたのは、二度もノーベル賞を受けたライナス・ポーリングであった。ポーリング博士の考え方は、生命は注意深くゆっくりと進化し、その過程で生命を維持するのに必要な多くの化合物を使うようになった、というものである。カロリーや栄養素において、食物からの供給が不十分だと生物は生き長らえることができない。栄養素の必要性が高まり、一般には十分量だとされている食事では身体の要求が満たされなくなったとき、生と死の中間として病気が発生する、ということかもしれない。

欠乏状態を補正するだけの栄養量が必要なだけではなく、長年にわたって満たされぬままだった需要を正しく満たすには、単なる食事量以上の栄養量が必要なのである。この状態にまでなった栄養欠乏は、「栄養依存」と呼ばれている。「栄養依存」は薬によっては決して治せない。薬によって鎮静をかけて落ち着かせることはできる。わずらわしい症状を取り去ってくれることもよくあるし、時には命を救ってくれることもある。しかし、薬は体内で他の変化をも引き起こす。その多くは非常に有害なものだ。薬の登場によって、薬漬けの「歩く病人」が大量に生み出された。薬はせいぜいその場しのぎにしかならず、決して根本から治すものではないのだ。薬による治療のせいで、北アメリカだけで毎年一〇万人以上もの人々が死亡しており、公衆衛生上の大問題になっている。

オーソモレキュラー医学による栄養補助は薬による治療とは全く異なる。栄養素は極めて安全である。これによって身体を根本から治療することができる。治される必要があるのは栄養不良なのである。そしてこれを治す方法こそがオーソモレキュラー医学であり、これは誰にでも行えるものなのだ。

# 〈補遺〉オーソモレキュラー医学について信頼できる情報を見つけるために

## （1）インターネットを覆（おお）う否定的偏見

健康についての情報を求めて、毎日、何億人もの人がインターネットで検索しているが、それで得られる情報というのは一体どんなものなのだろうか？　「健康（health）」というキーワードでグーグルで検索すると、９億件の検索結果が出てくる（訳注――本書出版から11年後の２０１９年8月現在、「health」という語でグーグル検索すると「約73億7千万件」の項目が浮上（ヒット）する）。アメリカ政府は《www.health.gov》《www.healthfinder.gov》《www.nih.gov》（これらは皆アメリカ合衆国厚生省〔ＨＨＳ〕のウェブサイトである）といった目につきやすいサイトをいくつか持っている。アメリカ政府の《Healthfinder》のウェブサイトでは（二〇〇七年一一月アクセス時点）、「信頼できる健康情報を得るためのあなたのガイド役」と自らのサイトを位置付け、以下のように述べている。「私どものウェブサイトは、諸々の団体組織がある中でそれらが健康情報の提供者として信頼するに足るかどうかを先ずもって見定め、選り抜き作業（セレクション・プロセス）を徹底して行うことを、活動の土台に据えています。私どもは団体組織の素性を慎重に見きわめぬかぎり、その団体組織のウェブサイトからの情報を当サイトに紹介することはいたしません」。ところがこのサイト内で「オーソモレキュラー（orthomolecular）」と試しに検索してみると、ヒット件数はゼロである。あなたの払う税金がこんな“締め出し作業（エクスクルージョン）”のために使われているのである。

国民の血税はアメリカ食品医薬品局（ＦＤＡ）の「栄養補助食品有害事象報告（Dietary Supplements Adverse Event Reporting）」のウェブページにも投入されており、そこのページでサプリに関連した病気や傷害を報告することができる。このサイトは実際、以下のように述べている。「栄養補助食品によって、いつ症状が出たのかをＦＤＡは知りたいと思っています。その商品によって症状が起きたのか確信が持てなくても、また、その症状のために病院にかかっていなくてもかまいません」[1]。サプリについては、有害事象の報告の場合は、臨床症状ではなくて証言による証拠が、結局のところ重視されるようである。

健康情報を紹介する大きなサイトとして、二〇〇七年一〇月時点ではなくなっているが、《HealthWeb》（www.healthweb.org）というのがあった。これは非政府系の情報源という面が多少なりともあった（「二〇以上の図書館が積極的に参加して健康科学についての一大蔵書（ライブラリーズ）を作ろうという共同プロジェクト」）。一九九四年に始まった《HealthWeb》はアメリカ国立医学図書館（National Library of Medicine、略称ＮＬＭ）の後援を受けていた。アメリカ国民の血税がそこに使われていたということである。このプロジェクトは「インターネットでアクセスできる健康関連の情報源として一定の評価を受け、かつ、商業的ではない情報へ誰もがアクセスできる窓口となり、しかも教育的な情報を総合し、利用者が訓練に関連した技術を習得したり教材を使ったりするのに『このサイト一つあれば用が足りる』というような入口としてのサイトを作る」ために創設された[2]。「商業的ではない」と「このサイト一つあれば用が足りる」という言葉に注目して欲しい。なぜなら、このサイトでも「オーソモレキュラー」を検索しても全く情報が出てこないからだ。

《HealthWeb》が「栄養（nutrition）」という言葉で示したリンク先の一つは確かに「商業的ではない」ウェブサイトにつながっていて、これは国際食品情報評議会（International Food Information Council、略称ＩＦＩＣ）財団のものである。ＩＦＩＣの掲げる任務は、医療関係者、教育者、ジャーナリスト、その他消費者に情報を発信する人に「食物の安全性や栄養に関する科学的情報」を提供することにある。しかしＩＦＩＣは情報を公正に提供していない。主に食品産業や農業関係者からの後援を受けているのだ[3]。このためＩＦＩＣは実質的にロビー活動のための団体になっている。ＩＦＩＣは食品マーケティング協会や食品技術研究所といった団体との「提携」を主張している[4]。

現在、グーグル（ここでは検索結果に意図的な操作が行われている証拠はない）で「オーソモレキュラー」と検索すると27万8千件の結果がヒットする（訳注——２０１９年8月現在、「orthomolecular」というキーワードによるグーグル検索のヒット件数は「約92万7千件」）。こうして見つかるサイトの多くはオーソモレキュラーに反対する立場であることは注意しておくべきだが、喜ばしいこととしては、肯定的なサイトも徐々に増えていることである。

それでも、最も大きく閲覧数も多い「健康」ウェブサイトの多くでは、オーソモレキュラー医学についての情報は全く触れられていない。だから、専門外の人たちが栄養療法を検索しても、製薬会社寄りの（薬を使いましょう的な）視点からの誤った情報や誤解させるような情報をつかまされてしまうのはよくあることである。製薬産業のインターネット上における影響力は非常に強いものの、テレビや出版媒体における巨大な存在感ほど圧倒的なものではないと我々は考えている。

インターネット上の医療関連のサイトで「信頼できる」とか「注意深く選び抜いた」という言葉は、オーソモレキュラー医学を意図的に除外する（選別でなく）差別を意味しているように思われる。「この治療法は一般に知られてはいけない」という医学上のブラックリストがあるのだろうか。もしそうなら、オーソモレキュラー医学はそのリストに載っているのではないか。「信頼できる」とか「注意深く選び抜いた」という言葉は、ある種の意図なり目的を持った〝編集行為〟（「編集（edit）」という言葉には「発表の意図に適った対象物を選り集めてまとめ直す」という含意がある）が外から加わっているということを意味するが、オーソモレキュラー医学の全ての分野が丸ごと除外されているということは、「選り抜き」という名を借りた、事実上の検閲である。

## （2）政府に根づいた否定的偏見

世界最大の医学図書館はバイアス（偏見）がかかっている。つまりアメリカ国立医学図書館（国立衛生研究所（ＮＩＨ）の一部局として連邦政府が運営する世界最大の医学図書館）のことなのだが、この連邦機関はほとんどの医学雑誌に索引をつけ、その電子版の《メドライン（ＭＥＤＬＩＮＥ）》データベースを経由してすぐそれらにアクセスできるようにしている。だが『オーソモレキュラー医学誌』（Journal of Orthomolecular Medicine、略称 ＪＯＭ）は、同じ研究領域の専門家たちから査読による厳格な批評を受け、四〇年以上にわたって継続的に出版されてきたというのに、この図書館のリストには載っておらず、この奇妙な排斥差別のおかげで、むしろ注目の的であり続けている。この医学誌は高用量のビタミン療法の研究を掲載しており、三五カ国以上の医師や科学者に読まれている。それなのに、二〇〇五年には7億5千4百万件の《メドライン》検索が行われたが、それらの検索のうち、『オーソモレキュラー医学誌』の記事がヒットすることはただの一つもなかった。アメリカ国立医学図書館が堅持する情報検閲に対して、「税金で運営される公的な図書館としてはひどく不適切だ」と批判する人もいる。

一九八九年以来、『オーソモレキュラー医学誌』は《メドライン》への索引掲載を五回も断られている。これはアメリカ国立医学図書館によって選ばれた顔ぶれの医学誌査読委員会が決定した。『オーソモレキュラー医学誌』の編集者が「《メドライン》に索引掲載されるために、我々の専門誌(ジャーナル)に欠けているものは何ですか」と尋ねたが、具体的な回答は返ってこなかった。査読委員会の採点表はあいまいなもので、『オーソモレキュラー医学誌』に対する採点は政府の図書館がわざわざ〝索引づくり〟をするほど高くないらしいのだけれども、図書館側は「再度請求があれば、再び採点を行うことも吝(やぶさ)かではない」と言っている。これは一見、公明正大な姿勢のように思われるが、政府機関としての偏見を隠す方便に過ぎない。

《メドライン》が医学誌〝選別〟の決め手となる八項目の「留意点」を公表しているが、重要なのは次のようなことらしい。《メドライン》は「主に生物医学的な事柄をテーマとする記事を扱う医学誌」を蔵書目録に収載し「雑誌の内容が科学に利益をもたらしうることが第一に考慮すべきこと」であり、外部の同業者による査読が必要である、としている。『オーソモレキュラー医学誌』には外部の査読者がいる。だから結局のところ、同誌が却下されるのは、オーソモレキュラー医学という、アメリカ国立医学図書館から見れば「生物医学的な主流的関心事項」とは離れた分野を扱った雑誌だから、ということである。そして「科学に利益をもたらしうること」についても、アメリカ国立医学図書館の目から見れば、『オーソモレキュラー医学誌』には科学的メリットがない、ということである。

「オーソモレキュラー医学誌」は四〇年にわたって出版され続けている。学術専門誌として医師や大学の研究者からなる編集査読委員会も備えている。そして二度のノーベル賞受賞者のライナス・ポーリング医学博士をはじめとする傑出した科学者の論文を掲載してきた。

《メドライン》は今日（二〇〇八年八月）までのところ、いまだ一貫して『オーソモレキュラー医学誌』の索引収載を拒否している。この状況は、小さな町の美人コンテストを思い出させる。コンテストの審判が市長のことを嫌っていれば、市長の娘がこのコンテストに出てどんな衣装を着てどんな歌を歌ったところで、高得点は望めないだろう。検察側が陪審員を選んでいるのなら、評決は裁判をやる前から確定しているようなものである。

【コラム15】米国政府が運営する世界最大の生物医学データベース《メドライン》の理不尽で不可思議な依怙贔屓（えこひいき）

以下の論文（略ⓐ…416頁参照）は二度にわたってノーベル賞を受けたライナス・ポーリング医学博士によるものだが、《メドライン》に収録されていない。これらの論文が『オーソモレキュラー医学誌』に掲載されたから、というただそれだけの理由のために、である。

しかし以下の論文（略ⓑ…415頁参照）は《メドライン》に収録されている。同じ著者、同じテーマであるにもかかわらず、である。

《メドライン》にはポーリング医師による二一八編の論文が索引収載されているが、それらの論文と同じくらい価値がある彼の論文が、それがどこに初出で掲載されたかという理由のために、除外されているのである。何とバカげたことだろう。こうした情報検閲は非科学的であり、不道徳だし不公正である。

（3） あなたが知らないところで行われてきたビタミンへの不信感を煽るための心理作戦の数々

「紳士淑女の皆さまがた、《製薬業界のための政治家・教育者・ジャーナリスト連合世界本部》の年次総会にようこそおいでくださいました。さっそく本題に入ります。我らが会員および同志の諸君は、保険医薬分野（ヘルスケア）の一部勢力が我々にとって脅威であり、危険な存在であると、これまで常々、愚痴をこぼして参りました。そうです、いわゆるオーソモレキュラー医学というヤツです。残念ながらヤツらの治療アプローチは疾患の予防と治療に非常に効きます。しかし皆さん、安心してください。我々は、一般大衆にこの治療法が知られないようにするため万全を尽くすことを、皆さまにお約束したいと思います。我々が相当の自信をもってこのように言うことができるのは、過去五〇年以上にわたる我々の実績があるからです。我々は統合失調症治療に際して、実質的には全ての精神科医がナイアシンを使うことがないよう、何とか抑え込んできました。心臓病に対して心臓専門医がビタミンEを処方するのもやめさせましたし、ウイルス性疾患に対して総合診療医がビタミンCを処方などしないよう、対策を講じてきたのです。

そうです、この五〇年は、実に、我々にとって勝利の半世紀だったのです。我々はどうやって、それを成し遂げたのか？　極めて簡単なことです。我々の行動原理は、一般大衆に恐怖心を植え付けることです。恐怖ならどんなものでも構いませんが、我々にとって喜ばしい〝恐怖〟であり、それゆえ一般大衆に大いに植えつけたい〝恐怖〟は、「新種のウイルスに対する恐怖」、「ワクチンの不足に対する恐怖」、そして何より、「ビタミンの毒性に対する恐怖」であります。「ビタミンの毒性」なるものを大衆の心理に刷り込んだときの我々の大成功は、劇的の一語に尽きるものでした。もちろん毒物管理センターの数十年分の統計を見れば、ビタミンによる死亡は実質存在しないことが分かりますし、皆さんもご存知かもしれませんが、薬の場合は適切に処方されたものを指示通りに服用したとしても毎年少なくとも一〇万人のアメリカ人の命を奪っています。我々にとって最も不都合なのは、ビタミン療法は薬物療法よりも数万倍も安全性が高いということを、一般大衆が知ってしまうことです。そこで我々は次のような作戦を展開しております。

まずもって栄養療法には常に100％の安全性を求めよ。一般大衆に対して「薬物療法には危険な、時には致命的な副作用もあるけれども、これは仕方がないことであって受け入れざるを得ないのである」とか「もし一つの薬が効かなければ、効く可能性のあるもっと高価な別の薬があるものだ」という考えを擦り込まなきゃならない機会を、皆さまがたもしばしばお持ちのことと思いますが、そんな時にはこの作戦を繰り出すと特に効験あらたかなのであります。

そして「ビタミンは効かない」あるいは「明らかに有害である」と断言できるような〝研究成果〟を出版・流布することに専念せよ。ビタミンの使用量が少ない研究ばかりを選び、高用量使った研究は無視せよ。低用量のビタミン投与の結果を調べた研究に対しては「効果がないと非難を浴びせ、有効性のある高用量ビタミン投与の研究に対しては、危険性を指摘して信頼性を落とす。これこそが我々の見事な打撃策です。ビタミンの有効性を否定する研究を一つあげつらって、それ以外の数百の肯定的な研究は無視する。このやり口も覚えておきましょう。

ビタミン大量投与を有効だとする肯定的研究が実際に皆さんの部署や学会、あるいは学術専門誌に提出されたらどうするか。そういう場合は重箱の隅をつつく戦法で難癖をつけて却下する。しかもそれを、一年とか二年とかたっぷり時間をかけて焦らしながらすればよい。もっといいのは、そういう論文の著者に「『オーソモレキュラー医学誌』に掲載してもらったらどうですか」と勧めることです。そこに掲載されたものは何であれ、もはやアメリカ国立医学図書館に索引収載されることはありません。つまり、一般の人たちが《メドライン》で年に7億件の検索をかけようが、そうした研究が彼らの目に触れることはない、という寸法です。人目につかない研究など、存在しないも同然ですからね。

状況を分かりにくくする、という手も有力です。何が問題なのかを不明瞭にし、混乱させましょう。大衆への情報提供の際には、厄介な真実が含まれていてはいけません。我々はこうしたことをタバコ産業から学びました。理屈で説得できないときには、デタラメを並べてでも、とにかく攪乱させるのです。ビタミンについては否定的な面にスポットを当て、肯定的なところは無視することをお忘れなく。すぐれた議論が、事実によって邪魔されるなんてことは、断じてあってはならないことです。（ついでに申し上げておきますが、勝れた議論ってのは、もちろん皆様が勝ちを占めることができる議論ってことです。）これは「健康」云々という話ではなく、攻略駆け引きの問題なのであります。

アメリカ国民の実に半数がビタミンのサプリを摂っているのですが、オーソモレキュラー医学を実践する医師は1パーセントもいません。つまり、そういう医師はほんの少数派なわけですから、ヤツらを黙らせるなんて、難しいはずは無いじゃありませんか。早い話が、ライナス・ポーリングの身に何が起きたか御覧になればいい。彼がビタミン

Cの有効性を世間に説いたとき、我々は医学界がすべて公然と彼を嘲笑するように仕向けたのですから。二度ノーベル賞をとった歴史上稀に見る人でさえ、あの通りだ。

教育というのは小さなステップの無数の積み重ねであって、そこに付け入る秘訣は、機会のあるごとにこつこつ干渉し続けることです。ニュースメディアや医療出版に事実が現れるたびに我々はそれを暈してあいまいにする。こうして洗脳に向けた努力を少しずつ積み重ねることで一般大衆の思考を無邪気なままに保ち、栄養医学など即座に踏み潰して、彼らに永遠に栄養医学なんぞが吹き込まれないようにするのです。さあ、皆さまもご自身のパソコンに向かって、仕事にとりかかってください。皆さまの力強い〝作品〟を、マスコミ報道機関は首を長くして待っておりますよ。」

《製薬業界のための政治家・教育者・ジャーナリスト連合世界本部》などというあからさまな〝陰謀団体〟をここに登場させたのは（いささか）作り話めいているけれども、この〝演説〟で語られている問題は、現実に起きてきたことである。ビタミンへの不信や恐怖を煽るような話は実際にニュースのトップ記事になるが、ビタミンで治ったという話は夕方のニュースにさえ登場することはまず無い。友人や医師、マスコミから、栄養大量投与療法についてのデマや迷信、明らかな嘘を人々はたくさん耳にしている。一般大衆は自分たちにとって最も助けとなるまさにそのもの（栄養サプリメント）に対して、近づいてはいけないと警告されているわけだから、実に奇妙な事態なのである。一九六〇年当時に大人気だったテレビドラマ『ビーバーちゃん』のなかで、まだ小学校低学年の主人公ビーバー少年に、やさしい父親がこんな人生訓を垂れたものだった——「たいていの人は、本当は自分の役に立つことなのに、『そうじゃない』って突っぱねて、『やっぱり役に立たなかった』っていう証拠を見つけるために人生を無駄に過ごしてしまうものなんだ」。ケチをつける報道の方が新聞はよく売れるし、インターネットでもアクセスが増えるものである（「血が流れれば、トップニュースになる」とは、経験豊富な編集者の格言である）。製薬会社は政府に対して政策誘導工作を行っており、また、マスコミに対しては合成新薬を「魔法の薬」だと信じ込ませるような好ましいイメージを一般大衆に向けて流布させるために資金を注入している。そんな彼らの活動は見事に成功しているのである。彼らの製品（適切に処方され、指示通りに服用したとしても）によって毎年一〇万六千人の患者が死んでいるにもかかわらず、である。[5]

## （4） オーソモレキュラー医学の真価を確かめるのはあなた自身である

ビタミン療法がどれほど安全かを確認するのは、誰にでもすぐにできる。インターネットであれ《メドライン》であれ「ビタミン　死亡」で検索してみれば分かる。ヒットするのは、ビタミンがどんなふうに死を予防するかを教えてくれる情報だろう。『メルクマニュアル』（世界的な製薬企業の米国メルク社が一八九九年以来刊行している診断・投薬治療マニュアルを中心とした医療百科事典で、米国とカナダ以外では『ＭＳＤマニュアル』の名称で知られる）には、数十年間に及ぶビタミンＡの過量服用により二人が死亡したとの記載がある。[6]ビタミンＤの過量服用とされる死も一件あるが、これは実際には別の薬の副作用による死亡である。[7]他のどのビタミンについても、それがもとで死亡したという証拠は確認できなかった。「ビタミンの危険性」が言い立てられているが、科学的な裏付けは殆どないのである。たとえば、低血糖症、不妊症、果ては癌さえもビタミンＣの副作用として起こると言われてきたが、とんでもない話である。ビタミンＣにそんな作用はない。[8]

ビタミンについての噂話が一人歩きする中、我々はオーソモレキュラー医学についての適切な情報を定期的に発信している。その試みの一つは、『オーソモレキュラー医学ニュースサービス』（ＯＭＮＳ）である。これはオーソモレキュラー療法への啓発を進めていきたいと望んでいた故ヒュー・リオルダン医師が特に重要視していたプロジェクトである。「オーソモレキュラー医学」という言葉が一般の家庭で普通に飛び交う言葉になって欲しい、ということをリオルダン医師はかねがね口にしていた。ＯＭＮＳはまさにこれを達成したいと思っている。ＯＭＮＳは二〇〇五年三月にフル稼働を始め、現在ＯＭＮＳの出版物は世界で３０００以上のメディア媒体に配布されている。ＯＭＮＳは以下のような前向きなメッセージを繰り返し発信している。

・オーソモレキュラー医学は人命を救う。

・ビタミンについて最も多い失敗は、十分な量のビタミンを摂取していないことである。
・ビタミンは、問題をもたらすのではなく、解決をもたらす。

ＯＭＮＳの電子メール（e-mail）サービス（無料）を受け取りたい人は、www.orthomolecular.org/subscribe.html を検索してください。以前のＯＭＮＳの出版物は全て、http://orthomolecular.org/resources/omns/index.shtml に収められていて自由に見ることができます。

## （５）「オーソモレキュラー医学誌」のオンライン版

『オーソモレキュラー医学誌』に掲載した大量の論文はインターネット上で無料で閲覧できる。これらの論文が《メドライン》に索引収載される価値があるかどうか、あなた自身の目で確かめていただきたい。（略②…４１７頁参照）

———. "Orthomolecular Medicine on the Internet." *J Ortho Med* 20:2 (2005): 70–74.Available online at: www.doctoryourself.com/internet.html.

———."Vitamins and Food Supplements: Safe and Effective." Testimony before the Government of Canada, 38th Parliament, 1st Session, Standing Committee on Health, Ottawa, Canada, May 12, 2005. Available online at: www.doctoryourself.com/testimony.htm.

———."Taking the Cure: Irwin Stone: Orthomolecular Educator and Innovator." *J Ortho Med* 20:4 (2005): 230–236.Available online at: www.doctoryourself.com/stone.html.

———, (editor). "Intravenous Vitamin C is Selectively Toxic to Cancer Cells." *Townsend Letter for Doctors and Patients* (December 2005). Available online at: www.townsendletter.com/Dec2005/iv_c1205.htm.

———."Medline Bias: Update." [Editorial.] *J Ortho Med* 21:2 (2006): 67.Available online at: www.doctoryourself.com/medlineup.html.

———. "Taking the Cure: Claus Washington Jungeblut, M.D.: Polio Pioneer; Ascorbate Advocate." *J Ortho Med* 21:2 (2006): 102–106. Available online at: www.doctoryourself.com/jungeblut.html.

———, (editor). "Vitamin C Prevents and Treats the Common Cold." *Townsend Letter for Doctors and Patients* (June 2006).Available online at: www.townsendletter.com/June2006/vitaminc0606.htm.

Foster, H.D., and A.W. Saul. "AIDS May Be a Combination of Nutritional Deficiencies: HIV Depletes Selenium and Three Amino Acids." *Townsend Letter for Doctors and Patients* (July 2006). Available online at: www.orthomolecular.org/resources/omns/v02n03.shtml and www.alliance-natural-health.org/index.cfm?action=news&ID=236.

Saul, A.W. "Medline Bias." [Editorial.] *Townsend Letter for Doctors and Patients* 277/278 (August-September 2006): 122–123. Available online at: www.townsend letter.com/ AugSept2006/medline0806.htm.

———."Hidden in Plain Sight:The Pioneering Work of Frederick Robert Klenner, M.D." *J Ortho Med* 22:1 (2007): 31–38. Available online at: www.doctoryour
self.com/klennerbio.html.

Reprinted in Cameron, E., and L. Pauling. *Cancer and Vitamin C.* Philadelphia: Camino Books, 1993.

Hoffer, A. "Orthomolecular Medicine." In Maksic, Z.B., and M. Eckert-Maksic (eds.). *Molecules in Natural Science and Medicine: An Encomium for Linus Pauling.* Chichester,West Sussex, England: Ellis Horwood, 1991.

———. "How to Live Longer—Even with Cancer." *J Ortho Med* 11 (1996): 147–167.

———."Orthomolecular Treatment of Schizophrenia." *Complement Med Official J S Afr Complement Med Assoc* 4 (1998): 9–14.

———. "Schizophrenia and Cancer: The Adrenochrome Balanced Morphism." *Med Hypotheses* 62:3 (March 2004): 415–419.

アンドリュー・W・ソウル〈主な文献〉

**【書籍】**

Saul, A.W. *Doctor Yourself.* Laguna Beach, CA: Basic Health, 2003.

———. *Fire Your Doctor!* Laguna Beach, CA: Basic Health, 2005.

**【論文・記事】**

Saul, A.W. "William Kaufman, B3, and Arthritis." *J Ortho Med* 16:3 (3rd Quarter 2001): 189.Available online at: www.doctoryourself.com/JOM1.html.

———."In Memoriam: Lendon H. Smith, M.D." *J Ortho Med* 16:4 (4th Quarter 2001): 248–250. Available online at: http://orthomolecular.org/library/jom/2001/pdf/2001-v16n04-p248.pdf and www.doctoryourself.com/smith1.

———."Taking the Cure:The Pioneering Work of William Kaufman:Arthritis and ADHD." *J Ortho Med* 18:1 (2003): 29–32.Available online at: www.doctoryourself.com/news/v3n16.txt.

———."Taking the Cure:The Pioneering Work of William J. McCormick, M.D." *J Ortho Med* 18:2 (2003): 93-96. Available online at: www.doctoryourself.com/mccormick.html.

———."Vitamin D: Deficiency, Diversity and Dosage." *J Ortho Med* 18:3–4 (2003): 194–204.Available online at: www.doctoryourself.com/dvitamin.htm.

———."Vitamin E:A Cure in Search of Recognition." *J Ortho Med* 18:3–4 (2003): 205–212.Available online at: www.doctoryourself.com/evitamin.htm.

———."Can Vitamin Supplements Take the Place of a Bad Diet?" *J Ortho Med* 18:3–4 (2003): 213–216. Available online at:www.doctoryourself.com/replace.htm.

———."Taking the Cure:The Pioneering Work of Ruth Flinn Harrell, Champion of Children." *J Ortho Med* 19:1 (2004): 21–26.Available online at: www.doctoryourself.com/downs.html.

———."Vitamin Dependency." [Editorial.] *J Ortho Med* 19:2 (2004): 67–70.Available online at: www.doctoryourself.com/dependency.html.

———."Taking the Cure: Natural Health Principles and Principals: Jackson and Macfadden in Dansville." *J Ortho Med* 19:3 (2004): 167–172. Excerpt available online at: www.doctoryourself.com/news/v2n23.txt.

———."Medline Bias." [Editorial.] *J Ortho Med* 20:1 (2005): 10–16. Excerpt available online at: www.doctoryourself.com/news/v5n10.txt.

Hoffer,A., and L. Pauling. *Healing Cancer: Complementary Vitamin and Drug Treatments.* Toronto: CCNM Press, 2004.
Hoffer, A., and J. Challem. *User's Guide to Natural Therapies for Cancer Prevention and Control.* North Bergen, NJ: Basic Health, 2004.
Hoffer,A. *Adventures In Psychiatry: The Scientific Memoirs of Dr. Abram Hoffer.* Toronto: KOS Publishing, 2005.

**【論文・記事】**

Hoffer, A., H. Osmond, and J. Smythies. "Schizophrenia: A New Approach. II. Results of a Year's Research." *J Mental Sci* 100 (1954): 29–45.
Altschul, R., A. Hoffer, and J.D. Stephen. "Influence of Nicotinic Acid on Serum Cholesterol in Man." *Arch Biochem Biophys* 54 (1955): 558–559.
Hoffer, A., H. Osmond, M.J. Callbeck, et al. "Treatment of Schizophrenia with Nicotinic Acid and Nicotinamide." *J Clin Exper Psychopathol* 18 (1957): 131–158.
Hoffer,A., and H. Osmond."The Adrenochrome Model and Schizophrenia." *J Nerv Mental Dis* 128 (1959): 18–35.
Osmond, H., and A. Hoffer. "Schizophrenia: A New Approach. III." *J Mental Sci* 105 (1959): 653–673.
———."Massive Niacin Treatment in Schizophrenia.Review of a Nine-year Study." *Lancet* 1 (1963): 316–320.
Hoffer, A., and H. Osmond. "Treatment of Schizophrenia with Nicotinic Acid—A Ten-year Follow-up." *Acta Psych Scand* 40 (1964): 171–189.
Hoffer, A. "A Theoretical Examination of Double-blind Design." *Can Med Assoc J* 97 (1967): 123–127.
———. "Treatment of Schizophrenia with a Therapeutic Program Based upon Nicotinic Acid as the Main Variable." In Walaas, O. (ed.). *Molecular Basis of Some Aspects of Mental Activity,*Vol. II. New York: Academic Press, 1967.
———."Safety, Side Effects and Relative Lack of Toxicity of Nicotinic Acid and Nicotinamide." *Schizophrenia* 1 (1969): 78–87.
———. "Pellagra and Schizophrenia." Academy of Psychosomatic Medicine, Buenos Aires, January 12–18, 1970; *Psychosomatic* II, pp. 522–525.
———."Mechanism of Action of Nicotinic Acid and Nicotinamide in the Treatment of Schizophrenia." In Hawkins, D., and L. Pauling (eds.). *Orthomolecular Psychiatry.* San Francisco:W.H. Freeman, 1973.
———."Natural History and Treatment of Thirteen Pairs of Identical Twins, Schizophrenic and Schizophrenic-spectrum Conditions." *J Orthomolecular Psych* 5 (1976): 101–122.
———."Latent Huntington's Disease—Response to Orthomolecular Treatment." *J Orthomolecular Psych* 12 (1983): 44–47.
———."Orthomolecular Nutrition at the Zoo." *J Orthomolecular Psych* 12 (1983): 116–128.
Hoffer, A., and L. Pauling. "Hardin Jones Biostatistical Analysis of Mortality Data for Cohorts of Cancer Patients with a Large Fraction Surviving at the Termination of the Study and a Comparison of Survival Times of Cancer Patients Receiving Large Regular Oral Doses of Vitamin C and Other Nutrients with Similar Patients Not Receiving Those Doses." *J Ortho Med* 5 (1990): 143–154.

# 著者文献リスト

## エイブラム・ホッファー〈主な文献〉

**【書籍】**

Hoffer, A., and H. Osmond. *Chemical Basis of Clinical Psychiatry*. Springfield, IL: Charles C.Thomas, 1960.

Hoffer,A. *Niacin Therapy in Psychiatry*. Springfield, IL: Charles C.Thomas, 1962.

Hoffer, A., and H. Osmond. *How to Live with Schizophrenia*. New York: University Books, 1966. (Revised edition, Kingston, ON, Canada: Quarry Press, 1999.)

———. *New Hope for Alcoholics*. NewYork: University Books, 1966.

Hoffer,A. *The Hallucinogens*. New York: Academic Press, 1967.

Hoffer, A., H. Kelm, and H. Osmond. *Hoffer-Osmond Diagnostic Test*. Huntington, NY: R.E. Krieger, 1975.

Hoffer, A., and M.Walker. *Orthomolecular Nutrition*. New Canaan, CT: Keats, 1978.

Hoffer,A. *Dr. Abram Hoffer's Guide to the Identification and Treatment of Schizophrenia*. New Canaan, CT: Keats, 1980.

Hoffer, A., and M.Walker. *Nutrients to Age without Senility*. New Canaan, CT: Keats, 1980.

Hoffer,A. *Nutrition for the General Practitioner*. New Canaan, CT: Keats, 1988.

———. *Orthomolecular Medicine for Physicians*. New Canaan, CT: Keats, 1989.

———. *Vitamin $B_3$ (Niacin) Update*. New Canaan, CT: Keats, 1990.

———. *Hoffer's Laws of Natural Nutrition: A Guide to Eating Well for Pure Health*. Kingston, ON, Canada: Quarry Press, 1996.

———.*Vitamin $B_3$ and Schizophrenia: Discovery, Recovery, Controversy*. Kingston,ON, Canada: Quarry Press, 1999.

———. *Common Questions on Schizophrenia and Their Answers*. New Canaan, CT: Keats, 1988. (Reprint, Kingston, ON, Canada: Quarry Press, 1999.)

Hoffer, A., and M.Walker. *Putting It All Together:The New Orthomolecular Nutrition*. New York: McGraw-Hill, 1998.

Hoffer,A. *Hoffer's A. B. C. of Natural Nutrition for Children*. Kingston, ON, Canada: Quarry Press, 1999.

———. *Orthomolecular Treatment for Schizophrenia*. New Canaan, CT: Keats, 1999.

———.*Vitamin C and Cancer: Discovery, Recovery, Controversy*. Kingston,ON, Canada: Quarry Press, 2000.

Hoffer,A., and M.Walker. *Smart Nutrients: Prevent and Treat Alzheimer's, Enhance Brain Function*, 2nd rev. ed. Ridgefield, CT:Vital Health, 2002.

———. *Healing Schizophrenia: Complementary Vitamin and Drug Treatments*. Toronto: CCNM Press, 2004.

———. *Healing Children's Attention and Behavior Disorders: Complementary Nutritional and Psychological Treatments*. Toronto: CCNM Press, 2004.

www.seanet.com/~alexs/ascorbate
**〈The Vitamin D Council〉**
www.vitamindcouncil.com
**〈The Feingold Association〉 (Information on children's learning and behavior problems and their link to synthetic food additives)**
www.feingold.org/pg-research.html
**〈Health-Heart.org〉 (A large noncommercial website focusing on preventing and reversing heart disease nutritionally)**
www.health-heart.org
**〈Irwin Stone's book *The Healing Factor: Vitamin C Against Disease*〉**
http://vitamincfoundation.org/stone/
**〈The Biochemical Institute at the University of Texas at Austin〉 (Contains many of the nutrition papers of vitamin pioneer Roger J.Williams, Ph.D.)**
www.cm.utexas.edu/williams
**〈Soil and Health Library〉 (Online library of organic gardening, natural farming, and nutrition information)**
www.soilandhealth.org/
**〈*Townsend Letter for Doctors and Patients*〉**
www.tldp.com
**〈Jack Challem's Nutrition Reporter〉**
www.thenutritionreporter.com/

〈**Vitamin E Therapy**〉
www.doctoryourself.com/evitamin.htm
www.doctoryourself.com/estory.htm
〈**Vitamin D Therapy**〉
www.doctoryourself.com/dvitamin.htm
〈**Gerson Therapy**〉
www.doctoryourself.com/gersonbio.htm
〈**Orthomolecular Medicine and Arthritis**〉
www.doctoryourself.com/JOM1.html
〈**Vitamins and Children**〉
www.doctoryourself.com/smith1.html
〈**Why Take Vitamin Food Supplements?**〉
www.doctoryourself.com/replace.htm
〈**Fluoridated Water Risks**〉
www.doctoryourself.com/fluoride_cancer.html
〈**Orthomolecular Medicine and Thyroid Problems**〉
www.doctoryourself.com/thyroid.html
〈**Problems with Caffeine Consumption**〉
www.doctoryourself.com/caffeine_allergy.html
www.doctoryourself.com/caffeine2.html

インターネット情報
〈**Free full-text papers from the *Journal of Orthomolecular Medicine***〉
http://orthomolecular.org/library/jom/
〈**Oregon State University's Linus Pauling Institute**〉
http://lpi.oregonstate.edu/
〈**Linus Pauling's 1968 paper on megavitamin therapy, "Orthomolecular Psychiatry:Varying the Concentrations of Substances Normally Present in the Human Body May Control Mental Disease"**〉
www.orthomed.org/pauling2.html
〈**Linus Pauling's 1974 paper on the same subject, "On the Orthomolecular Environment of the Mind: Orthomolecular Theory"**〉
www.orthomed.org/pauling.html
〈**Frederick R. Klenner's *Clinical Guide to the Use of Vitamin C***〉
www.seanet.com/~alexs/ascorbate/198x/smith-lh-clinical_guide_1988.htm
〈**C for Yourself**〉 **(Information on vitamin C)**
www.cforyourself.com
〈**Vitamin C Foundation**〉
www.vitamincfoundation.org/
〈**Ascorbate Web**〉 **(A very large number of full-text papers on curing illness with vitamin C)**

p.403 略ⓑ

（訳注——ちなみに、インターネット上のウェブサイトは歳月の経過とともに移転したり消滅することも起こりうるので、書物のような紙メディアに記されたウェブサイトのアドレス（URL）にアクセスしてもお目当てのサイトが転居や消滅で読めなくなっている場合には、キーワード検索でそのサイトを捜し出すか、過去のウェブサイトの収蔵に努めている《インターネット・アーカイブ》（Internet Archive：https://web.archive.org/）の《ウェイバック・マシン》（Wayback Machine：「時代さかのぼり閲覧装置」という意味）を試してみることをお勧めする。）


**〈Linus Pauling on Mental Illness〉**
www.orthomed.org/pauling2.htm
www.orthomolecularpsychiatry.com/library/articles/orthotheory.shtml
**〈Linus Pauling Defines Orthomolecular Medicine〉**
www.orthomed.org/pauling.htm
**〈Principles of Orthomolecular Medicine〉**
www.orthomed.org/kunin.htm
**〈Orthomolecular Case Histories〉**
www.orthomed.org/wund.html
**〈Nutritional Influences on Aggressive Behavior〉**
www.orthomolecularpsychiatry.com/library/articles/webach.shtml
**〈High Blood Pressure and Chelation〉**
www.orthomolecularpsychiatry.com/library/articles/hyper.shtml
**〈Abram Hoffer on the Megavitamin Revolution〉**
www.orthomolecularpsychiatry.com/library/articles/hoffer.shtml
www.healthy.net/library/journals/ortho/issue7.1/Jom-eD2.htm
**〈Abram Hoffer on Humphry Osmond〉**
www.orthomolecularpsychiatry.org/humphry.pdf
**〈Linus Pauling and Matthias Rath on Heart Disease〉**
www.healthy.net/library/journals/ortho/issue7.1/Jom-lp1.htm
**〈Orthomolecular Medicine and Schizophrenia〉**
www.healthy.net/library/journals/ortho/issue7.1/Jom-hk1.htm
**〈Lowering Health Costs with Nutrition〉**
www.healthy.net/library/journals/ortho/issue7.2/Jom-dh1.htm
**〈Abram Hoffer on Vitamin C Deficiency〉**
www.healthy.net/library/journals/ortho/issue7.3/Jom-eD2.htm
**〈Why Vitamin C Megadoses?〉**
www.doctoryourself.com/cathcart_thirdface.html
**〈Vitamin C Therapy〉**
www.doctoryourself.com/mccormick.html
www.doctoryourself.com/levy.html

(3rd Quarter 1993): 137.

Hoffer, A., and L. Pauling. "Hardin Jones Biostatistical Analysis of Mortality Data for a Second Set of Cohorts of Cancer Patients with a Large Fraction Surviving at the Termination of the Study and a Comparison of Survival Times of Cancer Patients Receiving Large Regular Oral Doses of Vitamin C and Other Nutrients with Similar Patients Not Receiving These Doses." *J Ortho Med* 8 (3rd Quarter 1993): 157.

p.403 略ⓐ

Pauling, L. "Biostatistical Analysis of Mortality Data for Cohorts of Cancer Patients." *Proc Natl Acad Sci USA* 86:10 (May 1989): 3466–3468. PMID: 2726729.

Pauling, L., and Z.S. Herman. "Criteria for the Validity of Clinical Trials of Treatments of Cohorts of Cancer Patients Based on the Hardin Jones Principle." *Proc Natl Acad Sci USA* 86:18 (September 1989): 6835–6837. PMID: 2780542.

Rath, M., and L. Pauling. "Immunological Evidence for the Accumulation of Lipoprotein(a) in the Atherosclerotic Lesion of the Hypoascorbemic Guinea Pig." *Proc Natl Acad Sci USA* 87:23 (December 1990): 9388–9390. PMID: 2147514 (indexed by PubMed for Medline).

Rath, M., and L. Pauling. "Hypothesis: Lipoprotein(a) is a Surrogate for Ascorbate." *Proc Natl Acad Sci USA* 87:16 (August 1990): 6204–6207. Erratum in: *Proc Natl Acad Sci USA* 88:24 (December 1991): 11588. PMID: 2143582.

p.132 略①

**ビタミンCについての知識をさらに深めるために**

アスコルビン酸について論じた文献は極めて多いが、ビタミンCにかんする著作物のなかでも最も重要なものをここに紹介しておく。医師だけでなく広く世間の人々がこれらの著作物の知識を吸収し、ビタミンCへの理解を深め発展させていただけることを願っている。

*Ascorbate: The Science of Vitamin C* by S. Hickey and H. Roberts. Lulu.com, 2004.
*Vitamin C, Infectious Diseases and Toxins* by Thomas E. Levy. Philadelphia: Xlibris, 2002.
*Cancer and Vitamin C* by E. Cameron and L. Pauling. New York: W.W. Norton, 1979.
*The Healing Factor: Vitamin C Against Disease* by Irwin Stone. New York: Grosset and Dunlap, 1972. Posted online at the Vitamin C Foundation website: http://vitamincfoundation.org/stone/.
*How to Live Longer and Feel Better* by Linus Pauling, Ph.D. Corvallis: Oregon State University Press, 2006.
*The Vitamin C Connection* by E. Cheraskin, W.M. Ringsdorf, Jr., and E.L. Sisley. New York: Harper and Row, 1983.
*Vitamin C: Its Molecular Biology and Medical Potential* by S. Lewin. New York: Academic Press, 1976.
*Vitamin C, the Common Cold, and the Flu* by Linus Pauling. San Francisco: W.H. Freeman, 1976.
ライナス・ポーリング博士やロバート・キャスカート医師などが執筆した医療専門家向けの文献はインターネット上の『オーソモレキュラー医学誌』ライブラリー（the *Journal of Orthomolecular Medicine* online: www.orthomed.org/jom/jomlist.htm.）で読むことができる。

p.408 略②

Rath, M., and L. Pauling. "Solution to the Puzzle of Human Cardiovascular Disease: Its Primary Cause is Ascorbate Deficiency Leading to the Deposition of Lipoprotein(a) and Fibrinogen/Fibrin in the Vascular Wall." *J Ortho Med* 6 (3rd and 4th Quarters 1991): 125.
Pauling, L., and M. Rath. "An Orthomolecular Theory of Human Health and Disease." *J Ortho Med* 6 (3rd and 4th Quarters 1991): 135.
Rath, M., and L. Pauling. "Apoprotein(a) is an Adhesive Protein." *J Ortho Med* 6 (3rd and 4th Quarters 1991): 139.
Rath, M., and L. Pauling. "Case Report: Lysine/Ascorbate Related Amelioration of Angina Pectoris." *J Ortho Med* 6 (3rd and 4th Quarters 1991): 144.
Rath, M., and L. Pauling. "A Unified Theory of Human Cardiovascular Disease Leading the Way to the Abolition of this Disease as a Cause for Human Mortality." *J Ortho Med* 7 (1st Quarter 1992): 5.
Rath, M., and L. Pauling. "Plasmin-induced Proteolysis and the Role of Apoprotein(a), Lysine and Synthetic Lysine Analogs." *J Ortho Med* 7 (1st Quarter 1992): 17.
Pauling L. "Third Case Report on Lysine-Ascorbate Amelioration of Angina Pectoris." *J Ortho Med* 8

smith-lh-clinical_guide_1988.htm. It includes his MS protocol. See also: Klenner, F.R. "Observations on the Dose and Administration of Ascorbic Acid When Employed Beyond the Range of a Vitamin in Human Pathology." Available online at: www.doctoryourself.com/klennerpaper.html.

(20) Smolders, J., J. Damoiseaux, P. Menheere, et al. "Vitamin D as an Immune Modulator in Multiple Sclerosis, a Review." *J Neuroimmunol* 194:1-2 (February 2008): 7-17.

(21) Holick, M.F. "The Vitamin D Epidemic and Its Health Consequences." *J Nutr* 135:11 (November 2005): 2739S-2748S.

(22) Kimball, S.M., M.R. Ursell, P. O'Connor, et al. "Safety of Vitamin $D_3$ in Adults with Multiple Sclerosis." *Am J Clin Nutr* 86:3 (September 2007): 645-651.

(23) Munger, K.L., L.I. Levin, B.W. Hollis, et al."Serum 25-Hydroxyvitamin D Levels and Risk of Multiple Sclerosis." *JAMA* 296:23 (December 2006): 2832-2838.

(24) "Group of Five Beat Multiple Sclerosis." *The Victorian* (January 26, 1976). See note 19 for references to Dr. Klenner's papers mentioned in the story.

### 第18章　皮膚障害

(1) Pfeiffer, Carl C. *Mental and Elemental Nutrients*. New Canaan, CT: Keats, 1975.

### オーソモレキュラー医学について信頼できる情報を見つけるために

(1) U.S. Food and Drug Administration (FDA), Center for Food Safety and Applied Nutrition (CFSAN). Dietary Supplements: Adverse Event Reporting. www.cfsan.fda.gov/~dms/dsrept. html. Accessed November 2007.

(2) HealthWeb. www.healthweb.org/aboutus.cfm. Accessed November 2007.

(3) International Food Information Council (IFIC). www.ific.org./about/index.cfm. Accessed November 2007.

(4) International Food Information Council (IFIC). www.ific.org./newsroom/index.cfm. Accessed November 2007.

(5) Lazarou, J., et al."Incidence of Adverse Drug Reactions in Hospital Patients." *JAMA* 279:15 (April 1998): 1200–1205. See also: Leape, L.L. "Institute of Medicine Medical Error Figures are Not Exaggerated." *JAMA* 284:1 (July 2000): 95–97. Leape, L.L."Error in Medicine." *JAMA* 272:23 (December 1994): 1851–1857.

(6) "Vitamin Deficiency, Dependency, and Toxicity." *Merck Manual Online*, Section 1, Chapter 3. www.merck.com/mrkshared/mmanual/section1/chapter3/3a.jsp.

(7) Tarpey v. Crescent Ridge Dairy, Inc., 47 Mass. App. Ct. 380.

(8) Levine, M., S.C. Rumsey, R. Daruwala, et al. "Criteria and Recommendations for Vitamin C Intake." *JAMA* 281:15 (April 1999): 1415–1423.

*J Ortho Molecular Psych* 7 (1978): 17–37. Truss, C.O. "The Role of *Candida albicans* in Human Illness. *J Ortho Molecular Psych* 10 (1981): 228–238.Truss, C.O. *The Missing Diagnosis*. Birmingham, AL: C.O.Truss, 1983.

(2) Shute, E., and W. Shute. *Your Heart and Vitamin E*. Detroit: Cardiac Society, 1956.

(3) Hoffer,A., and S. Parsons. "Histamine Therapy for Schizophrenia:A Follow-up Study." *Can Med Assoc J* 72 (1955): 352–355.

(4) Jaques, L.B. "Heparin: An Old Drug with a New Paradigm." *Science* 206 (1979): 528–533.

(5) Philpott,W.H. "Ecologic, Orthomolecular and Behavioral Contributors to Psychiatry." *J Ortho Molecular Psych* 3 (1974): 356–370.

(6) Reich, C.J. "The Vitamin Therapy of Chronic Asthma." *J Asthma Res* 9 (1971): 99–102.

(7) Philpott. "Ecologic, Orthomolecular and Behavioral Contributors to Psychiatry."

(8) Russell-Manning, Betsy. *How Safe are Silver (Mercury) Fillings?* Los Angeles: Cancer Control Society, 1983.

(9) Huggins, H.A. "Mercury: A Factor in Mental Disease." *J Ortho Molecular Psych* 11 (1982): 3–16.

(10) Klenner, F.R."Response of Peripheral and Central Nerve Pathology to Mega-Doses of the Vitamin B-Complex and Other Metabolites." *J Appl Nutr* 25 (1973): 16–40. Available online at: www.tldp.com/issue/11_00/klenner.htm.

(11) Aladjem, H. *The Sun is My Enemy*. Englewood Cliffs, NJ: Prentice-Hall, 1972.

(12) Blaylock, Russell L. *Excitotoxins:The Taste That Kills*. Albuquerque: Health Press, 1996.

(13) Horrobin, D.F. "Schizophrenia as a Prostaglandin Deficiency Disease." *Lancet* 1 (1977): 936–937. Horrobin,D.F., M. Oka, and M.S. Manku."The Regulation of Prostaglandin E1 Formation: A Candidate for One of the Fundamental Mechanisms Involved in the Actions of Vitamin C." *Med Hypotheses* 5 (1979): 849–858. Rudin,D.O."The Major Psychoses and Neuroses as Omega-3 Essential Fatty Acid Deficiency Syndrome: Substrate Pellagra." *Biol Psych* 16 (1981): 837–850.

(14) Swank, R. *Multiple Sclerosis Diet Book*. Garden City, NY: Doubleday, 1972.

(15) Rudin, D.O., and C. Felix. *The Omega-3 Phenomenon*. New York: Rawson Associates, 1987.

(16) Klenner, F.R."Response of Peripheral and Central Nerve Pathology to Mega-Doses of the Vitamin B-Complex and Other Metabolites." *J Appl Nutr* 25 (1973): 16–40. Available online at: www.tldp.com/issue/11_00/klenner.htm.

(17) Kaneko, S., J.Wang, M. Kaneko, et al. "Protecting Axonal Degeneration by Increasing Nicotinamide Adenine Dinucleotide Levels in Experimental Autoimmune Encephalomyelitis Models." *J Neurosci* 26:38 (September 2006): 9794–9804.

(18) Mount, H.T. "Multiple Sclerosis and Other Demyelinating Diseases." *Can Med Assoc J* 108:11 (June 1973): 1356–1358.

(19) Klenner, F.R."Response of Peripheral and Central Nerve Pathology to Mega-Doses of the Vitamin B-Complex and Other Metabolites." *J Appl Nutr* 25 (1973): 16–40. Available online at: www.tldp.com/issue/11_00/klenner.htm. This is Dr. Klenner's complete treatment program, originally published as "Treating Multiple Sclerosis Nutritionally" in *Cancer Control Journal*. Dr. Klenner's "Clinical Guide to the Use of Vitamin C," which discusses orthomolecular therapy with all vitamins (not just vitamin C), is available online at: www.seanet.com/~alexs/ascorbate/198x/

Evidence from an Adoption Cohort." *Science* 224 (1984): 891–894.

(32) Hoffer, A. "Quantification of Malvaria." *Intl J Neuropsych* 2 (1966): 559–561. Hoffer, A. "Malvaria and the Law." *Psychosomatics* 7 (1966): 303–310.

### 第16章　癲癇とハンチントン病

(1) Hoffer,A. *Niacin Therapy in Psychiatry*. Springfield, IL: Charles C.Thomas, 1962.

(2) Bourgeois, B.F.,W.E. Dodson, and J.A. Ferrendelli."Potentiation of the Antiepileptic Activity of Phenobarbital by Nicotinamide." *Epilepsia* 24:2 (April 1983): 238–244.

(3) Barnett, L.B. "Clinical Studies of Magnesium Deficiency in Epilepsy." *Clin Physiol* 1:2 (Fall 1959).

(4) Ogunmekan, A.O., and P.A. Hwang. "A Randomized, Double-blind, Placebo-controlled Clinical Trial of D-Alpha-tocopheryl Acetate (Vitamin E) as Add-on Therapy for Epilepsy in Children." *Epilepsia* 30:1 (1989): 84–89.

(5) Roach, E.S., and L. Carlin. "N,N-Dimethylglycine for Epilepsy." *N Engl J Med* 307:17 (October 1982): 1081–1082.

(6) Bruyn,G.W."Huntington's Chorea: Historical, Clinical and Laboratory Synopsis." *Handbook Clin Neurol* 6 (1978): 298–378.

(7) Perry,T.H., S. Hansen, and M. Kloster. "Huntington's Chorea." *N Engl J Med* 288 (1973): 337–342.

(8) Bird, E.D.,A.V.P. Mackay,C.N. Rayner, et al."Reduced Glutamic Acid Decarboxylase Activity of Post-mortem Brain of Huntington's Chorea." *Lancet* 1 (1973): 1090–1092.

(9) Hoffer,A., and H. Osmond. *The Hallucinogens*. New York: Academic Press, 1967.

(10) Hoffer,A. "Latent Huntington's Disease Response to Orthomolecular Treatment." *J Ortho Molecular Psych* 12 (1983): 44–47.

(11) Ibid.

(12) Still, C.N."Nutritional Therapy in Huntington's Chorea Concepts Based on the Model of Pellagra." *Psych Forum* 9 (1979): 74–78. Still,C.N."Sex Differences Affecting Nutritional Therapy in Huntington's Disease—An Inherited Essential Fatty Acid Metabolic Disorder?" *Psych Forum* 9 (1981): 47–51.

(13) Zucker, M. "Looking for the Nutritional Link to Defuse the Time Bomb." New York: Committee to Combat Huntington's Disease, 1980.

(14) Vaddadi, K.S., E. Soosai, E. Chiu, et al. "A Randomised, Placebo-controlled, Double-blind Study of Treatment of Huntington's Disease with Unsaturated Fatty Acids." *Neuroreport* 13:1 (January 2002): 29–33. Murck, H., and M. Manku."Ethyl-EPA in Huntington Disease: Potentially Relevant Mechanism of Action." *Brain Res Bull* 72:2-3 (April 2007): 159–164. Puri, B.K., B.R. Leavitt, M.R. Hayden, et al. "Ethyl-EPA in Huntington Disease: A Double-blind, Randomized, Placebo-controlled Trial." *Neurology* 65:2 (July 2005): 286–292. Puri, B.K.,G.M. Bydder, S.J. Counsell, et al. "MRI and Neuropsychological Improvement in Huntington Disease Following Ethyl-EPA Treatment." *Neuroreport* 13:1 (January 2002): 123–126.

### 第17章　アレルギー、感染症、中毒反応、外傷、エリテマトーデス、多発性硬化症

(1) Truss, C.O. "Tissue Injury Induced by *Candida albicans:* Mental and Neurologic Manifestations.

*Offspring*. New York: Bureau of Publications, Teachers College, Columbia University, 1956. (Also known as *Relation of Maternal Prenatal Diet to Intelligence of the Offspring*.)

(18) Garrison, R.H., and E. Somer. *Nutrition Desk Reference*. New Canaan, CT: Keats, 1990, pp. 43–51.

(19) The analysis of NHANES III data was conducted by Block Dietary Data Systems of Berkeley, California, and was sponsored by Dole Food Company, Inc. NHANES III was conducted by the National Center for Health Statistics (NCHS) at the U.S. Centers for Disease Control and Prevention (CDC) from 1988 to 1994. Available online at: www.eurekalert.org/pub_releases/2002-05/pn-akp051602.php. Accessed August 2003.

(20) Horwitz, N. "Vitamins, Minerals Boost IQ in Retarded." *Medical Tribune* 22:3 (January, 21, 1981): 1, 19.

(21) Bennett, F.C., S. McClelland, E.A. Kriegsmann, et al. "Vitamin and Mineral Supplementation in Down's Syndrome." *Pediatrics* 72:5 (November 1983): 707–713. Bidder, R.T., P. Gray, R.G. Newcombe, et al. "The Effects of Multivitamins and Minerals on Children with Down Syndrome." *Dev Med Child Neurol* 31:4 (August 1989): 532–537. Menolascino, F.J., J.Y. Donaldson, T.F. Gallagher, et al. "Vitamin Supplements and Purported Learning Enhancement in Mentally Retarded Children." *J Nutr Sci Vitaminol* (*Tokyo*) 35:3 (June 1989): 181–192. Smith, G.F., D. Spiker, C.P. Peterson, et al. "Failure of Vitamin/mineral Supplementation in Down Syndrome." *Lancet* 2 (1983): 41.Weathers, C. "Effects of Nutritional Supplementation on IQ and Certain Other Variables Associated with Down Syndrome." *Am J Mental Defic* 88:2 (September 1983): 214–217.

(22) National Down Syndrome Society. www.ndss.org.

(23) Pincheira, J., M.H. Navarrete, C. de la Torre, et al. "Effect of Vitamin E on Chromosomal Aberrations in Lymphocytes from Patients with Down Syndrome." *Clin Genet* 55:3 (March 1999): 192–197.

(24) Craft, D. "Can Nutritional Supplements Help Mentally Retarded Children?" Available online at: www.diannecraft.com/nut-sup1.html. Accessed August 2003.

(25) Schauss, A.G., and C.E. Simonsen. "A Critical Analysis of the Diets of Chronic Juvenile Offenders." *J Ortho Molecular Psych* 8 (1979): 149–157. Schauss, A. *Diet, Crime and Deliquency*. Berkeley, CA: Parker House, 1980.

(26) "Healthy Eating 'Can Cut Crime'." From the BBC News (June, 25, 2002).Available online at: http://news.bbc.co.uk/go/em/fr/-/hi/english/health/newsid_2063000/2063117.stm.

(27) Schauss, A.G., and C.E. Simonsen. "A Critical Analysis of the Diets of Chronic Juvenile Offenders." *J Ortho Molecular Psych* 8 (1979): 149–157.

(28) Feingold, B. *WhyYour Child is Hyperactive*. NewYork: Random House, 1975.

(29) Rippere,V. *The Allergy Problem*.Wellingborough, England:Thorsons, 1983.Rippere,V."Food Additives and Hyperactive Children:A Critique of Connors." *Br J Clin Psych* 22 (1983): 19–32. Rippere,V. "Nutritional Approaches to Behavior Modification." *Prog Behav Modif* 14 (1983): 299–354.

(30) Ibid.

(31) Mednick, S.A.,W.F. Gabrielli, Jr., and B. Hutchings."Genetic Influences in Criminal Convictions:

(5) Hoffer,A. *Niacin Therapy in Psychiatry*. Springfield, IL: Charles C.Thomas, 1962.

(6) Smith, R.F. "A Five-year Field Trial of Massive Nicotine Acid Therapy of Alcoholics in Michigan." *J Ortho Molecular Psych* 3 (1974): 327–331.

(7) Ibid.

(8) Libby,A.F., and I. Stone."The Hypoascorbemia-Kwashiorkor Approach to Drug Addiction: A Pilot Study." *J Ortho Molecular Psych* 6 (1977): 300–308.

(9) Stewart, M.A. "Hyperactive Children." *Sci Am* 222 (1974): 94–98.

(10) Feingold, B.F. *Why Your Child is Hyperactive*. New York: Random House, 1974. See also: Crook,W.G. *Can Your Child Read? Is He Hyperactive?* Jackson, TN: Professional Books, 1977. Smith, L.H. *Improving Your Child's Behavior Chemistry*. Englewood Cliffs, NJ: Prentice-Hall, 1976.

(11) Borane,V.R., and S.P. Zambare. "Role of Ascorbic Acid in Lead and Cadmium Induced Changes on the Blood Glucose Level of the Freshwater Fish, *Channa orientalis*." *J Aquatic Biol* 21:2 (2002): 244–248. Gajawat, S., G. Sancheti, P.K. Goyal. "Vitamin C Against Concomitant Exposure to Heavy Metal and Radiation: A Study on Variations in Hepatic Cellular Counts." *Asian J Exp Sci* 19:2 (2005): 53–58. Shousha,W.G. "The Curative and Protective Effects of LAscorbic Acid and Zinc Sulphate on Thyroid Dysfunction and Lipid Peroxidation in Cadmium-intoxicated Rats." *Egypt J Biochem Mol Biol* 22:1 (2004): 1–16.Vasiljeva, S.,N. Berzina, and I. Remeza. "Changes in Chicken Immunity Induced by Cadmium, and the Protective Effect of Ascorbic Acid." *Proc Latvian Acad Sci B Natural Exact Appl Sci* 57:6 (2003): 232–237. Mahajan, A.Y., and S.P. Zambare. "Ascorbate Effect on Copper Sulphate and Mercuric Chloride Induced Alterations of Protein Levels in Freshwater Bivalve *Corbicula striatella*." *Asian J Microbiol Biotechnol Environ Sci* 3:1–2 (2001): 95–100. Norwood, J., Jr., A.D. Ledbetter, D.L. Doerfler, et al. "Residual Oil Fly Ash Inhalation in Guinea Pigs: Influence of Ascorbate and Glutathione Depletion." *Toxicol Sci* 61:1 (2001): 144–153. Guillot, I., P. Bernard,W.A. Rambeck. "Influence of Vitamin C on the Retention of Cadmium in Turkeys." *Vitamine und Zusatzstoffe in der Ernaehrung von Mensch und Tier*, 5th Symposium, Jena, September 28–29, 1995, pp. 233–237.

(12) Lewinska, A., and G. Bartosz. "Protection of Yeast Lacking the Ure2 Protein against the Toxicity of Heavy Metals and Hydroperoxides by Antioxidants." *Free Radical Res* 41:5 (2007): 580–590.

(13) Saul, A.W. "Vitamins and Food Supplements: Safe and Effective." Testimony before the Government of Canada, 38th Parliament, 1st Session, Standing Committee on Health. Ottawa, Canada, May 12, 2005.Available online at: www.doctoryourself.com/testimony.htm.

(14) Harrell, R.F., R.H. Capp, D.R. Davis, et al. "Can Nutritional Supplements Help Mentally Retarded Children? An Exploratory Study." *Proc Natl Acad Sci USA* 78 (1981): 574–578.

(15) Harrell, R.F. *Effect of Added Thiamine on Learning*. NewYork: Bureau of Publications,Teachers College, Columbia University, 1943. Harrell,R.F. *Further Effects of Added Thiamine on Learning and Other Processes*. New York: Bureau of Publications, Teachers College, Columbia University, 1947.

(16) Harrell, R.F. "Mental Response to Added Thiamine." *J Nutr* 31 (1946): 283.

(17) Harrell, R.F., E.Woodyard, and A.I. Gates. *The Effect of Mothers' Diets on the Intelligence of*

Alzheimer's Disease?" *Can Med Assoc J* 145:7 (October 1991): 793–804.

(15) Jackson, J.A., H.D. Riordan, and C.M. Poling. "Aluminum from a Coffee Pot." *Lancet* 1:8641 (April 1989): 781–782.

(16) Dooley, E.E. "Linking Lead to Alzheimer's Disease." *Environ Health Perspectives* 108:10 (2000). Available online at: www.ehponline.org/docs/2000/108-10/forum.html#beat.

(17) Garrison, Robert H., Jr., and Elizabeth Somer. *Nutrition Desk Reference*. New Canaan, CT: Keats, 1990, pp. 78–79, 106, 210–211.Weiner, Michael A. "Aluminum and Dietary Factors in Alzheimer's Disease." *J Ortho Molecular Med* 5:2 (1990): 74–78.

(18) Murray, Frank."A $B_{12}$ Deficiency May Cause Mental Problems." *Better Nutrition for Today's Living* (July 1991): 10–11.

(19) Dommisse, John."Subtle Vitamin $B_{12}$ Deficiency and Psychiatry: A Largely Unnoticed but Devastating Relationship?" *Med Hypotheses* 34 (1991): 131–140.

(20) Garrison and Somer. *Nutrition Desk Reference*, p. 211.

(21) Fisher, M.C., and P.A. Lachance. "Nutrition Evaluation of Published Weight Reducing Diets." *J Am Dietetic Assoc* 85:4 (1985): 450–454.

(22) Little, A., R. Levy, P. Chaqui-Kidd, et al. "A Double-blind, Placebo-controlled Trial of High-dose Lecithin in Alzheimer's Disease." *J Neurol Neurosurg Psych* 48:8 (1985): 736–742.

(23) Balch, J.F., and P.A. Balch. *Prescription for Nutritional Healing*. Garden City Park, NY:Avery, 1990, pp. 87–90.

(24)Balch and Balch. *Prescription for Nutritional Healing*, pp. 8790. Kushnir, S.L., J.T. Ratner, and P.A. Gregoire. "Multiple Nutrients in the Treatment of Alzheimer's Disease." *Am Geriatr Soc J* 35:5 (May 1987): 476–477.

(25) Ayd, F. Discussion, American Psychiatric Association (APA) meeting, Toronto, Ontario, Canada, 1977.

(26) Kunin, R.A. "Manganese and Niacin in the Treatment of Drug-induced Dyskinesias." *J Ortho Molecular Psych* 5 (1976): 4.

(27) Davis, K.L., L.E. Hollister, J.D. Barchas, et al. "Choline in Tardive Dyskinesia and Huntington's Disease." *Life Sci* 19 (1976): 1507.Wurtman, R.J. "Food for Thought." *The Sciences* 18 (1978): 6.

(28) Domino, E.F.,W.W. May, S. Demetriou, et al. "Lack of Clinically Significant Improvement of Patients with Tardive Dyskinesia Following Phosphatidylcholine Therapy." *Biol Psych* 20 (1985): 1174–1188.

### 第15章　精神疾患および行動障害

(1) Mandell, M., and L.W. Scanlon. *Dr. Mandell's 5-Day Allergy Relief System*. NewYork:Thomas Y. Crowell, 1979.

(2) Hoffer, A., H. Osmond, and J. Smythies. "Schizophrenia: A New Approach. II. Results of a Year's Research." *J Mental Sci* 100 (1954): 29–45.

(3) Hoffer,A., and H. Osmond. *The Hallucinogens*. New York: Academic Press, 1967.

(4) For a review of the benefits of niacin, see Hoffer,A., and H.D. Foster. *Feel Better, Live Longer with Niacin*. Toronto, Canada: CCNM Press, 2007.

and L. Pauling. *Cancer and Vitamin C.* New York: W.W. Norton, 1979; revised 1993.

(11) Wassell,William, M.D. "Skin Cancer and Vitamin C." Cancer Tutor. Available online at: www.cancertutor.com/Cancer02/VitaminC.html.

(12) Riordan, N.H., H.D. Riordan, X. Meng, et al. "Intravenous Ascorbate as a Tumor Cytotoxic Chemotherapeutic Agent." *Med Hypotheses* 44 (1995): 207–213.

(13) "Age Spots, Basal Cell Carcinoma, and Solar Keratosis." Available online at: www.doctoryourself.com/news/v5n9.txt.

(14) Moss, R.W. *Antioxidants against Cancer.* State College, PA: Equinox Press, 2000.

(15) Prasad, K.N., A. Kumar,V. Kochupillai, et al. "High Doses of Multiple Antioxidant Vitamins: Essential Ingredients in Improving the Efficacy of Standard Cancer Therapy." *J Am College Nutr* 18 (1999): 13–25.

(16) Stoute, J.A. "The Use of Vitamin C with Chemotherapy in Cancer Treatment: An Annotated Bibliography." *J Ortho Molecular Med* 19 (2004): 198–245.

## 第14章　脳の老化

(1) Pfeiffer, C.C. *Mental and Elemental Nutrients.* New Canaan, CT: Keats Publishing, 1975.

(2) Nottebohm, F. (Reported in Research News.) *Science* 224 (1984): 1325–1326.

(3) Wright, I.S. "Can Your Family History Tell You Anything about Your Chances for a Long Life?" *Executive Health* (February 1978).

(4) Falek,A., F.J. Kallmann, I. Lorge, et al. "Longevity and Intellectual Variation in a Senescent Twin Population." *J Gerontol* 15 (1960): 305–309. Jarvik, L.F.,A. Falek, F.J. Kallman, et al."Survival Trends in a Senescent Twin Population." *Am J Human Genet* 12 (1960): 170–179.

(5) Hoffer,A. *Niacin Therapy in Psychiatry.* Springfield, IL: Charles C.Thomas, 1962.

(6) Harman, D."Aging:A Theory Based on Free Radical and Radiation Chemistry." *J Gerontol* 11 (1956): 298–300.

(7) Barr, F.E., J.S. Saloma, and M.J. Buchele."Melanin:The Organizing Molecule." *Med Hypotheses* 11 (1983): 1–140.

(8) Levine, S.A., and P.M. Kidd. *Antioxidant Adaptation: Its Role in Free Radical Pathology.* San Leandro, CA: Biocurrents Division, Allergy Research Group, 1985.

(9) Hoffer, A. "Orthomolecular Nutrition at the Zoo." *J Ortho Molecular Psych* 12 (1983): 116–128.

(10) Rudin, D.O. "The Major Psychoses and Neuroses as Omega-3 Essential Fatty Acid Deficiency Syndrome: Substrate Pellagra." *Biol Psych* 16 (1981): 837–850.

(11) Coleman, M., S. Sobels, H.N. Bhagavan, et al. "A Double-blind Study of Vitamin $B_6$ in Down's Syndrome Infants. Part I, Clinical and Biochemical Results." *J Mental Def Res* 29 (1985): 233–240.

(12) Abalan, F. "Alzheimer's Disease and Malnutrition: A New Etiological Hypothesis." *Med Hypotheses* 15 (1984): 385–393.

(13) Pfeiffer, C.C. *Mental and Elemental Nutrients.* New Canaan, CT: Keats, 1975.

(14) Martyn, C.N., D.J. Barker, C. Osmond, et al."Geographical Relation Between Alzheimer's Disease and Aluminum in Drinking Water." *Lancet* 1:8629 (January 1989): 59–62. McLachlan, D.R.,T.P. Kruck, and W.J. Lukiw."Would Decreased Aluminum Ingestion Reduce the Incidence of

VT: E.L. Hildreth, 1949.Available online at: www.doctoryourself.com.
(3)Hoffer, A. "Treatment of Arthritis by Nicotinic Acid and Nicotinamide." *Can Med Assoc J* 81 (1959): 235–238.
(4) Mandell, M. *Dr. Mandell's Lifetime Arthritis Relief System*. NewYork: Coward-McCann, 1983.
(5) Simkin, P.A."Oral Zinc Sulphate in Rheumatoid Arthritis." *Lancet* 2:7985 (September 1976): 539542.
(6) Darlington, L.G., N.W. Ramsey, and J.R. Mansfield. "Placebo-controlled, Blind Study of Dietary Manipulation Therapy in Rheumatoid Arthritis." *Lancet* 1 (1986): 236–238.
(7) Reich, C.J. "The Vitamin Therapy of Chronic Asthma." *J Asthma Res* 9 (1971): 99–102.

## 第13章　癌

(1) Cameron, E., and L. Pauling. *Cancer and Vitamin C*. NewYork:W.W. Norton, 1979; revised 1993.
(2) Prasad, K.N.,A. Kumar,V. Kochupillai, et al. "High Doses of Multiple Antioxidant Vitamins: Essential Ingredients in Improving the Efficacy of Standard Cancer Therapy." *J Am College Nutr* 18 (1999): 13–25.
(3) Foster, H.D., and A. Hoffer."Schizophrenia and Cancer:The Adrenochrome Balanced Morphism." *Med Hypotheses* 62 (2004): 415–419.
(4) "Lifestyle Changes and the 'Spontaneous' Regression of Cancer:An Initial Computer Analysis." *Intl J Biosocial Res* 10:1 (1988): 17–33.
(5) Riordan, H.D., J.A. Jackson, and M. Schultz. "Case Study: High-dose Intravenous Vitamin C in the Treatment of a Patient with Adenocarcinoma of the Kidney." *J Ortho Molecular Med* 5 (1990): 5–7.
(6) Riordan, N., J.A. Jackson, and H.D. Riordan. "Intravenous Vitamin C in a Terminal Cancer Patient." *J Ortho Molecular Med* 11 (1996): 80–82.
(7) Riordan, N.H., H.D. Riordan, X. Meng, et al. "Intravenous Ascorbate as a Tumor Cytotoxic Chemotherapeutic Agent." *Med Hypotheses* 44 (1995): 207–213.
(8) Cohen, M.H., and S.H. Krasnow. "Cure of Advanced Lewis Lung Carcinoma (LL): A New Treatment Strategy." *Proc AACR* 28 (1987): 416. Lupulesco,A."Vitamin C Inhibits DNA,RNA and Protein Synthesis in Epithelial Neoplastic Cells." *Vitamin Nutr Res* 61 (1991): 125–129. Varga, J.M., and L. Airoldi. "Inhibition of Transplantable Melanoma Tumor Development in Mice by Prophylactic Administration of Ca-ascorbate." *Life Sci* 32 (1983): 1559–1564. Pierson, H.E., and G.G. Meadows. "Sodium Ascorbate Enhancement of Carbidopa-levodopa Methyl Ester Antitumor Activity Against Pigmented B-16 Melanoma." *Cancer Res* 43 (1983): 2047–2051. Chakrabarti, R.N., and P.S. Dasgupta. "Effects of Ascorbic Acid on Survival and Cell-mediated Immunity in Tumor-bearing Mice." *IRCS Med Sci* 12 (1984): 1147–1148.
(9) From "Intravenous Ascorbate as a Chemotherapeutic and Biologic Response Modifying Agent." Wichita, KS:The Center for the Improvement of Human Functioning, International, Inc., Bio-Communications Research Institute. Available online at: www.brightspot.org. See the full text of Dr. Riordan's paper at: www.doctoryourself.com/riordan1.html.
(10) Hoffer, A. *Vitamin C and Cancer*. Kingston, ON, Canada: Quarry Press. 2000. Also: Cameron, E.,

(4) Altschul,R. *Niacin in Vascular Disorders and Hyperlipidemia.* Springfield, IL: Charles C.Thomas, 1964.

(5) Altschul, R., A. Hoffer, and J.R. Stephen. "Influence of Nicotinic Acid on Serum Cholesterol in Man." *Arch Biochem Biophys* 54 (1955): 558–559.

(6) Ginter, E. "Vitamin C and Cholesterol." *Intl J Vitamin Nutr Res* 16 (1977): 53.

(7) Myers, R.E."Brain Damage Not Caused by Lack of Oxygen." *Medical Post* (*Canada*) (March 29, 1977). Myers, R.E. "Lactic Acid Accumulation as Cause of Brain Edema and Cerebral Necrosis Resulting from Oxygen Deprivation." In Korobkin, R., and C. Guilleminault (eds.). *Advances in Perinatal Neurology.* New York: Spectrum Publishing, 1977. Myers, R.E."Report to Second Joint Stroke Conference." *Medical Post* (*Canada*) (March 29, 1977).

(8) McCarron, D.A., C.D. Morris, H.J. Henry, et al."Blood Pressure and Nutrient Intake in the United States." *Science* 224 (1984): 1392–1398. Ramos, J.G., E. Brietzke, S.H. Martins-Costa, et al."Reported Calcium Intake is Reduced in Women with Preeclampsia." *Hypertens Pregnancy* 25:3 (2006): 229–239. Matsuura, H. ["Calcium Intake and Cardiovascular Diseases."] *Clin Calcium* 16:1 (January 2006): 25–30. Rylander, R., and M.J. Arnaud. "Mineral Water Intake Reduces Blood Pressure among Subjects with Low Urinary Magnesium and Calcium Levels." *BMC Public Health* 4 (November 2004): 56. Porsti, I., and H. Makynen. "Dietary Calcium Intake: Effects on Central Blood Pressure Control." *Semin Nephrol* 15:6 (November 1995): 550–563. Ryzhov, D.B., N.Z. Kliueva, G.T. Eschanova, et al. ["The Mechanisms of the Development of Arterial Hypertension with a Calcium Deficiency in the Diet."] *Fiziol Zh Im I M Sechenova* 79:8 (August 1993): 104–110. Mikami, H.,T. Ogihara, and Y.Tabuchi. "Blood Pressure Response to Dietary Calcium Intervention in Humans." *Am J Hypertens* 3:8 Part 2 (August 1990): 147S–151S. Karanja, N., and D.A. McCarron. "Calcium and Hypertension." *Annu Rev Nutr* 6 (1986): 475–494. McCarron, D.A. "Dietary Calcium as an Antihypertensive Agent." *Nutr Rev* 42:6 (June 1984): 223–225.

(9) Sontia, B., and R.M.Touyz. "Role of Magnesium in Hypertension." *Arch Biochem Biophys* 458:1 (February 2007): 33–39. Rosanoff, A. ["Magnesium and Hypertension."] *Clin Calcium* 15:2 (February 2005): 255–260. Carlin Schooley, M., and K.B. Franz. "Magnesium Deficiency During Pregnancy in Rats Increases Systolic Blood Pressure and Plasma Nitrite." *Am J Hypertens* 15:12 (December 2002): 1081–1086. Martynov, A.I.,O.D. Ostroumova,V.I. Mamaev, et al. ["Role of Magnesium in Pathogenesis and Treatment of Arterial Hypertension."] *Ter Arkh* 71:12 (1999): 67–69. Evans, G.H., C.M.Weaver, D.D. Harrington, et al. "Association of Magnesium Deficiency with the Blood Pressure-lowering Effects of Calcium." *J Hypertens* 8:4 (April 1990): 327–337. Singh, R.B., S.S. Rastogi, P.J. Mehta, et al."Magnesium Metabolism in Essential Hypertension." *Acta Cardiol* 44:4 (1989): 313–322. Ryan, M.P., and H.R. Brady."The Role of Magnesium in the Prevention and Control of Hypertension." *Ann Clin Res* 16:Suppl 43 (1984): 81–88.

### 第12章　関節炎

(1) Kaufman,W. *Common Form of Niacin Amide Deficiency Disease: Aniacinamidosis.* Bridgeport, CT:Yale University Press, 1943.Available online at: www.doctoryourself.com.

(2) Kaufman,W. *The Common Form of Joint Dysfunction, Its Incidence and Treatment.* Brattleboro,

*Zinc and Other Micro-Nutrients*. New Canaan, CT: Keats, 1978.

(18) Kunin, R.A. "Manganese and Niacin in the Treatment of Drug-Induced Dyskinesias." *J Ortho Molecular Psych* 5 (1976): 4–27.

(19) Pfeiffer, C.C. *Mental and Elemental Nutrients*. Also: Pfeiffer, C.C. *Zinc and Other Micro-Nutrients*.

## 第二部　それぞれの病気の治療

### 第 10 章　消化管障害

(1) Cleave,T.L., G.D. Campbell, and N.S. Painter. *Diabetes, Coronary Thrombosis, and the Saccharine Disease*, 2nd ed. Bristol, England: John Wright and Sons, 1969.

(2) Cleave, Campbell, and Painter. *Diabetes, Coronary Thrombosis, and the Saccharine Disease*, 2nd ed.Adatia,A."Dental Caries and Periodontal Disease." In Burkitt,D.P., and H.C.Trowell (eds.). *Refined Carbohydrate Foods and Disease*. New York: Academic Press, 1975, pp. 251–277.

(3) Hileman, B. "Fluoridation of Water: Questions about Health Risks and Benefits Remain after More Than 40 Years." *Chem Engineer News* 66 (August 1988): 26–42. Hileman, B. "New Studies Cast Doubt on Fluoridation Benefits." *Chem Engineer News* 67 (May 1989): 5–6.

(4) Cleave,T.L., G.D. Campbell, and N.S. Painter. *Diabetes, Coronary Thrombosis, and the Saccharine Disease*, 2nd ed. Bristol, England: John Wright and Sons, 1969.

(5) Burkitt, D. "Hiatus Hernia." In Burkitt, D.P., and H.C.Trowell (eds.). *Refined Carbohydrate Foods and Disease*. NewYork: Academic Press, 1975, pp. 161–172.

(6) Cleave, Campbell, and Painter. *Diabetes, Coronary Thrombosis, and the Saccharine Disease*, 2nd ed.

(7) Heaton, K. "The Effects of Carbohydrate Refining on Food Ingestion, Digestion and Absorption." In Burkitt and Trowell (eds.). *Refined Carbohydrate Foods and Disease*, pp. 59-68.

(8) Parker,W., and R.R. Bollinger. Duke University Medical Center press release, October 8, 2007.

(9) De Liz, A.J. "Administration of Massive Doses of Vitamin E to Diabetic Schizophrenic Patients." *J Ortho Molecular Psych* 4 (1975): 85–87.

(10) Warburg,O."The Prime Cause and Prevention of Cancer." Lecture at meeting of the Nobel Laureates on June 30, 1966, at Lindau, Lake Constance, Berlin-Dahlem.

(11) Cleave, Campbell, and Painter. *Diabetes, Coronary Thrombosis, and the Saccharine Disease*, 2nd ed.

### 第 11 章　心血管系疾患

(1) Sinatra, Stephen T., M.D., and James C. Roberts, M.D. *Reverse Heart Disease Now*. New York: Wiley, 2006.

(2) Illingworth, D.R., B.E. Phillipson, J.H. Rapp, et al."Colestipol Plus Nicotinic Acid in Treatment of Heterozygous Familial Hypercholesterolemia." *Lancet* 1:8215 (1981): 296–298.

(3) Canner, P.L."Mortality in Coronary Drug Project Patients During a Nine-year Post-treatment Period." *J Am Coll Cardiol* 5 (1985): 442.

## 第9章　ミネラル


(1) Pfeiffer, Carl C. Personal communication, June 19, 1984.

(2) Foster, H.D. "How HIV-1 Causes AIDS: Implications for Prevention and Treatment." *Med Hypotheses* 62:4 (2004): 549–553.

(3) Foster, H.D. *What Really Causes AIDS.* Victoria, BC, Canada:Trafford, 2002.Available online at: www.hdfoster.com.

(4) Sojka, J.E., and C.M.Weaver. "Magnesium Supplementation and Osteoporosis." *Nutr Rev* 53:3 (March 1995): 71–74. Dimai, H.P., S. Porta, G.Wirnsberger, et al. "Daily Oral Magnesium Supplementation Suppresses Bone Turnover in Young Adult Males." *J Clin Endocrinol Metab* 83:8 (August 1998): 2742–2748.

(5) Martin, D.D., and C.S. Houston. "Osteoporosis, Calcium and Physical Activity." *Can Med Assoc J* 136 (1987): 587–593.

(6) Kipp,D.E., C.E. Grey, M.E. McElvain, et al."Long-term Low Ascorbic Acid Intake Reduces Bone Mass in Guinea Pigs." *J Nutr* 126:8 (August 1996): 2044–2049. Kipp, D.E., M. McElvain, D.B. Kimmel, et al. "Scurvy Results in Decreased Collagen Synthesis and Bone Density in the Guinea Pig Animal Model." *Bone* 18:3 (March 1996): 281–288. Erratum in: *Bone* 19:4 (October 1996): 419.

(7) National Institutes of Health. "Vitamin D and Osteoporosis." Available online at: http://ods.od.nih.gov/factsheets/vitamind.asp.

(8) Mikati, M.A., L. Dib, B.Yamout, et al. "Two Randomized Vitamin D Trials in Ambulatory Patients on Anticonvulsants: Impact on Bone." *Neurology* 67 (2006): 2005–2014.

(9) LeBoff, M.S., L. Kohlmeier, S. Hurwitz, et al. "Occult Vitamin D Deficiency in Postmenopausal U.S.Women with Acute Hip Fracture." *JAMA* 281:16 (April 1999): 1505–1511.

(10) Martin, D.D., and C.S. Houston. "Osteoporosis, Calcium and Physical Activity." *Can Med Assoc J* 136 (1987): 587–593.

(11) Graber,T.W.,A.S.Yee, and F.J. Baker."Magnesium: Physiology, Clinical Disorders and Therapy." *Ann Emerg Med* 10 (1981): 49–57.

(12) Fouty, R.A. "Liquid Protein Diet, Magnesium Deficiency and Cardiac Arrest." *JAMA* 240 (1978): 2632–2633.

(13) Rubin, H."Growth Regulation, Reverse Transformation and Adaptability of 3T3 Cells in Decreased Mi + Concentration." *Proc Natl Acad Sci* 78 (1981): 328–332.

(14) Seelig, M.S. "Magnesium in Oncogenesis and in Anti-cancer Treatment Interaction with Minerals and Vitamins." In Quillan, P., and R.M.Williams (eds.). *Adjuvant Nutrition in Cancer Treatment.* Arlington Heights, IL: Cancer Treatment Research Foundation, 1994, pp. 238–318. Available online at: www.mgwater.com/cancer.shtml.

(15) Altura, B.M., B.J. Altura, A. Gebrewold, et al. "Magnesium Deficiency and Hypertension: Correlation between Magnesium Deficiency Diets and Micro-circulatory Changes in Situ." *Science* 223 (1984): 1315–1317.

(16) Neilsen, F.H. "Ultratrace Minerals." *Contemporary Nutr* 15:7 (1990).

(17) Pfeiffer, C.C. *Mental and Elemental Nutrients.* New Canaan, CT: Keats, 1975. Also, Pfeiffer, C.C.

and on the Hepatic Activities of NADPH-generating Enzymes in Rats Fed on Sucrose." *Biosci Biotechnol Biochem* 59:6 (June 1995): 1159–1160.

(4) Pfeiffer, C.C. *Mental and Elemental Nutrients*. New Canaan, CT: Keats, 1975.

(5) Marx, J.L. "A New View of Receptor Action." *Science* 224 (1984): 271–274.

(6) Levine, J. "Controlled Trials of Inositol in Psychiatry." *Eur Neuropsychopharmacol* 7:2 (May 1997): 147–155.

(7) Fux, M., J. Levine,A.Aviv, et al. "Inositol Treatment of Obsessive-compulsive Disorder." *Am J Psych* 153:9 (September 1996): 1219–1221.

(8) Benjamin, J., J. Levine, M. Fux, et al. "Double-blind, Placebo-controlled, Crossover Trial of Inositol Treatment for Panic Disorder." *Am J Psych* 152:7 (July 1995): 1084–1086.

(9) Pfeiffer, C.C. *Mental and Elemental Nutrients*. New Canaan, CT: Keats, 1975.

(10) Casley-Smith, J. "Results of Coumarin Double-blind Study." Letter, October 18, 1983.

(11) Casley-Smith, J.R., F. Weston, and P.C. Johnson. "Benzo-pyrones in the Treatment of Chronic Schizophrenia Diseases." *Psych Res* 18:3 (1986): 267–273.

(12) Grieb, G. ["Alpha-lipoic Acid Inhibits HIV Replication."] (In German.) *Med Monatsschr Pharm* 15:8 (August 1992): 243–244. Baur,A.,T. Harrer, M. Peukert, et al. "Alpha-lipoic Acid is an Effective Inhibitor of Human Immuno-deficiency Virus (HIV-1) Replication." *Klin Wochenschr* 69:15 (October 1991): 722–724. Fuchs, J., H. Schofer, R. Milbradt, et al. "Studies on Lipoate Effects on Blood Redox State in Human Immunodeficiency Virus Infected Patients." *Arzneimittelforschung* 43:12 (December 1993): 1359–1362.

(13) Rudin, D., and C. Felix. *Omega-3 Oils*. Garden City Park, NY:Avery, 1996.

(14) Jacobson, T.A. "Secondary Prevention of Coronary Artery Disease with Omega-3 Fatty Acids." *Am J Cardiol* 98:4A (August 2006): 61i–70i. Lee, K.W.,A. Hamaad, R.J. MacFadyen, et al. "Effects of Dietary Fat Intake in Sudden Death: Reduction of Death with Omega-3 Fatty Acids." *Curr Cardiol Rep* 6:5 (September 2004): 371–378. Richter,W.O. "Long-chain Omega-3 Fatty Acids from Fish Reduce Sudden Cardiac Death in Patients with Coronary Heart Disease." *Eur J Med Res* 8:8 (August 2003): 332–336. Bhatnagar, D., and P.N. Durrington. "Omega-3 Fatty Acids: Their Role in the Prevention and Treatment of Atherosclerosis-related Risk Factors and Complications." *Intl J Clin Pract* 57:4 (May 2003): 305–314. Zock, P.L., and D. Kromhout. ["Nutrition and Health—Fish Fatty Acids against Fatal Coronary Heart Disease."] (In Dutch.) *Ned Tijdschr Geneeskd* 146:47 (November 2002): 2229–2233. (No authors listed.) ["Cardioprotective and Anti-arrhythmia Omega-3 Fatty Acids. Protection from Sudden Cardiac Death."] (In German.) *MMW Fortschr Med* 144:37 (September 2002): 54. Nair, S.S., J.W. Leitch, J. Falconer, et al."Prevention of Cardiac Arrhythmia by Dietary (n-3) Polyunsaturated Fatty Acids and Their Mechanism of Action." *J Nutr* 127:3 (March 1997): 383–393. Christensen, J.H., P. Gustenhoff, E. Korup, et al. "Effect of Fish Oil on Heart Rate Variability in Survivors of Myocardial Infarction: A Double-blind Randomised Controlled Trial." *Br Med J* 312:7032 (March 1996): 677–678.

(15) Bucher, H.C., P. Hengstler, C. Schindler, et al. "N-3 Polyunsaturated Fatty Acids in Coronary Heart Disease: A Meta-analysis of Randomized Controlled Trials." *Am J Med* 112:4 (March 2002): 298–304.

1953, p. 573.
(34) Woodhead, J.S., R.R. Ghose, and S.K. Gupta. "Severe Hypophosphataemic Osteomalacia with Primary Hyperparathyroidism." *Br Med J* 281 (1980): 647–648.
(35) Standing Committee on the Scientific Evaluation of Dietary Reference Intakes, Food and Nutrition Board, Institute of Medicine. *Dietary Reference Intakes for Calcium, Phosphorus, Magnesium, Vitamin D, and Fluoride*, Chapter 7. Washington, DC: National Academies Press, 1999.
(36) Glerup, H., K. Mikkelsen, L. Poulsen, et al. "Commonly Recommended Daily Intake of Vitamin D is Not Sufficient if Sunlight Exposure is Limited." *J Intern Med* 247 (2000): 260–268.
(37) Eguchi, M., and N. Kaibara."Treatment of Hypophosphataemic Vitamin D-resistant Rickets and Adult Presenting Hypophosphataemic Vitamin D-resistant Osteomalacia." *Intl Orthop* 3 (1980): 257–264.
(38) Bicknell, F., and F. Prescott. *Vitamins in Medicine*, 3rd ed. Milwaukee,WI: Lee Foundation, 1953, pp. 544, 578–591.
(39) Marya, R.K., S. Rathee,V. Lata, et al. "Effects of Vitamin D Supplementation in Pregnancy." *Gynecol Obstet Invest* 12 (1981): 155–161.
(40) Trivedi, D.P., R. Doll, and K.T. Khaw. "Effect of Four Monthly Oral Vitamin $D_3$ (Cholecalciferol) Supplementation on Fractures and Mortality in Men and Women Living in the Community: Randomised Double-blind Controlled Trial." *Br Med J* 326:7387 (March 2003): 469.
(41) Rosenbloom, Mark, M.D. "Vitamin Toxicity." eMedicine.com. Available online at: www.emedicine.com/emerg/topic638.htm.
(42)Garrison, R.H., Jr., and E. Somer. *Nutrition Desk Reference*, 2nd ed. New Canaan,CT:Keats, 1990, p. 40.
(43) "Cholecalciferol (Vitamin $D_3$) Chemical Profile 12/84." Chemical Fact Sheet No. 42.Washington, DC: U.S. Environmental Protection Agency, 1984. Available online at: http://pmep.cce.cornell.edu/profiles/rodent/cholecalciferol/rod-prof-cholecalciferol.html.

## 第8章　その他の重要な栄養素

(1) Jariwalla, R.J. "Inositol hexaphosphate (IP6) as an Anti-neoplastic and Lipid-lowering Agent." *Anticancer Res* 19:5A (September-October 1999): 3699–3702.
(2) Fuller, H.L. "Reduction of Serum Cholesterol in Hypercholesteremic Patients: Effect of a Polysorbate 80-choline-inositol Complex." *Md State Med J* 8:1 (January 1959): 6–13. Felch, W.C., J.H. Keating, and L.B. Dotti. "The Depressing Effect of Inositol on Serum Cholesterol and Lipid Phosphorus in Hypercholesteremic Myocardial Infarct Survivors." *Am Heart J* 44:3 (September 1952): 390–395. Dotti, L.B.,W.C. Felch, and S.J. Ilka. "Inhibiting Effect of Inositol on Serum Cholesterol and Phospholipids Following Cholesterol Feeding in Rabbits." *Proc Soc Exp Biol Med* 78:1 (October 1951): 165–167. Felch,W.C., and L.B. Dotti. "Depressing Effect of Inositol on Serum Cholesterol and Lipid Phosphorus in Diabetics." *Proc Soc Exp Biol Med* 72:2 (November 1949): 376–378.
(3) Katayama,T. "Effect of Dietary Sodium Phytate on the Hepatic and Serum Levels of Lipids

Dilated Cardiomyopathy." *Pediatr Cardiol* 24:5 (2003): 510–512.

(23) Key, S.W., and M. Marble."Studies Link Sun Exposure to Protection against Cancer." *Cancer Weekly Plus* (November 17, 1997): 5–6. Studzinski, G.P., and D.C. Moore. "Sunlight: Can It Prevent as well as Cause Cancer?" *Cancer Res* 55 (1995): 4014–4022.

(24) Sullivan, K. *Naked at Noon: Understanding Sunlight and Vitamin D.* North Bergen, NJ: Basic Health, 2004.

(25) Martinez, M.E., E.L. Giovannucci,G.A. Colditz, et al."Calcium,Vitamin D, and the Occurrence of Colorectal Cancer among Women." *J Natl Cancer Inst* 88 (1996): 1375–1382. Kearney, J., E. Giovannucci, E.B. Rimm, et al. "Calcium, Vitamin D, and Dairy Foods and the Occurrence of Colon Cancer in Men." *Am J Epidemiol* 143 (1996): 907–917.Tong,W.M., E. Kallay, H. Hofer, et al. "Growth Regulation of Human Colon Cancer Cells by Epidermal Growth Factor and 1,25-Dihydroxyvitamin $D_3$ is Mediated by Mutual Modulation of Receptor Expression." *Eur J Cancer* 34 (1998): 2119–2125.

(26) Salazar-Martinez, E., E.C. Lazcano-Ponce,G. Gonzalez Lira-Lira, et al."Nutritional Determinants of Epithelial Ovarian Cancer Risk:A Case-control Study in Mexico." *Oncology* 63:2 (2002): 151–157. Thys-Jacobs, S., D. Donovan, A. Papadopoulos, et al. "Vitamin D and Calcium Dysregulation in the Polycystic Ovarian Syndrome." *Steroids* 64 (1999): 430–435.

(27) Reich,C.J."The Vitamin Therapy of Chronic Asthma." *J Asthma Res* 9:2 (December 1971).

(28) Mathieu, C., et al. "Prevention of Autoimmune Diabetes in NOD Mice by Dihydroxyvitamin $D_3$." *Diabetology* 37 (1994): 552–558. Hypponen, E., E. Laara,A. Reunanen, et al. "Intake of Vitamin D and Risk of Type I Diabetes:A Birth-cohort Study." *Lancet* 358 (2001): 1500–1503. Stene, L.C., J. Ulriksen, P. Magnus, et al. "Use of Cod Liver Oil During Pregnancy Associated with Lower Risk of Type I Diabetes in the Offspring." *Diabetologia* 43 (2000): 1093–1098.The EURODIAB Substudy 2 Study Group. "Vitamin D Supplement in Early Childhood and Risk for Type I (Insulin-dependent) Diabetes Mellitus." *Diabetologia* 42 (1999): 51–54.

(29) Stumpf,W.E., and T.H. Privette. "Light,Vitamin D and Psychiatry. Role of 1,25 Dihydroxyvitamin $D_3$ (Soltriol) in Etiology and Therapy of Seasonal Affective Disorder and Other Mental Processes." *Psychopharmacology* (*Berlin*) 97:3 (1989): 285–294. Lansdowne, A.T., and S.C. Provost. "Vitamin $D_3$ Enhances Mood in Healthy Subjects During Winter." *Psychopharmacology* (*Berlin*) 135:4 (February 1998): 319–323. Gloth, F.M., 3rd,W. Alam, and B. Hollis."Vitamin D vs Broad-spectrum Phototherapy in the Treatment of Seasonal Affective Disorder." *J Nutr Health Aging* 3:1 (1999): 5–7.

(30) Humbert, P., J.L. Dupond, P.Agache, et al."Treatment of Scleroderma with Oral 1,25-Dihydroxyvitamin $D_3$: Evaluation of Skin Involvement Using Non-invasive Techniques. Results of an Open Prospective Trial." *Acta Derm Venereol* 73:6 (1993): 449–451.

(31) Morimoto, S., K.Yoshikawa,T. Kozuka, et al."An Open Study of Vitamin $D_3$ Treatment in Psoriasis Vulgaris." *Br J Dermatol* 115:4 (1986): 421–429.

(32) Cantorna, M.T., C. Munsick, C. Bemiss, et al."1,25-Dihydroxycholecalciferol Prevents and Ameliorates Symptoms of Experimental Murine Inflammatory Bowel Disease." *J Nutr* 130:11 (November 2000): 2648–2652.

(33) Bicknell, F., and F. Prescott. *Vitamins in Medicine*, 3rd ed. Milwaukee,WI: Lee Foundation,

337 (1997): 670–676.
(9) Mitric, J.M. *Maturity News Service* (November 15, 1992).
(10) Recker, R.R. "Osteoporosis." *Contemporary Nutr* 8:5 (May 1983).
(11) Christiansen,C., and P. Rodbro."Initial and Maintenance Doses of Vitamin $D_2$ in the Treatment of Anticonvulsant Osteomalacia." *Acta Neurol Scand* 50 (1974): 631–641.
(12) Kreiter, S.R., R.P. Schwartz, H.N. Kirkman Jr., et al."Nutritional Rickets in African American Breast-fed Infants." *J Pediatr* 137:2 (August 2000): 153–157.
(13) Wortsman. J., et al."Decreased Bioavailability of Vitamin D in Obesity." *Am J Clin Nutr* 72 (2000): 690–693.
(14) Cosman, F., J. Nieves, L. Komar, et al. "Fracture History and Bone Loss in Patients with MS." *Neurology* 51:4 (October 1998): 1161–1165. Nieves, J., F. Cosman, J. Herbert, et al. "High Prevalence of Vitamin D Deficiency and Reduced Bone Mass in Multiple Sclerosis." *Neurology* 44:9 (September 1994): 1687–1692.
(15) Hayes, C.E., M.T. Cantorna, and H.F. DeLuca. "Vitamin D and Multiple Sclerosis." *Proc Soc Exp Biol Med* 216:1 (October 1997): 21–27.
(16) Embry, A.F. "Vitamin D Supplementation in the Fight against Multiple Sclerosis." Available online at: www.direct-ms.org/vitamind.html. Accessed July 2003. Goldberg, P. "Multiple Sclerosis:Vitamin D and Calcium as Environmental Determinants of Prevalence. Part 1: Sunlight, Dietary Factors and Epidemiology." *Intl J Environ Studies* 6 (1974): 19–27. Goldberg, P. "Multiple Sclerosis:Vitamin D and Calcium as Environmental Determinants of Prevalence. Part 2: Biochemical and Genetic Factors." *Intl J Environ Studies* 6 (1974): 121–129.
(17) Goldberg, P., M. Fleming, and E. Picard. "Multiple Sclerosis: Decreased Relapse Rate Through Dietary Supplementation with Calcium, Magnesium and Vitamin D." *Med Hypotheses* 21 (1986): 193–200.
(18) Smith, L.H. *Clinical Guide to the Use of Vitamin C.* Portland, OR: Life Sciences Press, 1988, pp. 42–53. Klenner, F.R."Treating Multiple Sclerosis Nutritionally." *Cancer Control J* 2:3, 16–20. (Undated reprint.) Klenner, F.R. "Response of Peripheral and Central Nerve Pathology to Mega-Doses of the Vitamin B-Complex and Other Metabolites." *J Appl Nutr* 25 (1973): 16–40. Available online at: www.tldp.com/issue/11_00/klenner.htm.
(19) Barthel, H.R., and S.H. Scharla. "Benefits Beyond the Bones—Vitamin D against Falls, Cancer, Hypertension and Autoimmune Diseases." (Article in German.) *Dtsch Med Wochenschr* 128:9 (February 2003): 440–446. Rostand, S.G. "Ultraviolet Light May Contribute to Geo-graphic and Racial Blood Pressure Differences." *Hypertension* 30:2 Part 1 (1997): 150–156. Werbach, M.R., and J. Moss. *Textbook of Nutritional Medicine.* Tarzana, CA: Third Line Press, 1999, p. 423.
(20) Zittermann,A., S.S. Schleithoff, G.Tenderich, et al. "Low Vitamin D Status: A Contributing Factor in the Pathogenesis of Congestive Heart Failure?" *J Am Coll Cardiol* 41:1 (January 2003): 105–112.
(21) Nishio, K., S. Mukae, S. Aoki, et al. "Congestive Heart Failure is Associated with the Rate of Bone Loss." *J Intern Med* 253:4 (April 2003): 439–446.
(22) Price,D.I., L.C. Stanford, Jr.,D.S. Braden, et al."Hypocalcemic Rickets:An Unusual Cause of

(20) Wang, X., X. Qin, H. Demirtas, et al. "Efficacy of Folic Acid Supplementation in Stroke Prevention: A Meta-analysis." *Lancet* 369:9576 (June 2007): 1876–1882. Freudenheim, J.L., S. Graham, J.R. Marshall, et al. "Folate Intake and Carcinogenesis of the Colon and Rectum." *Intl J Epidemiol* 20:2 (June 1991): 368–374. Also: Jennings, E."Folic Acid as a Cancer-preventing Agent." *Med Hypotheses* 45:3 (September 1995): 297–303.

(21) Boyd, W.D., J. Graham-White, G. Blackwood, et al. "Clinical Effects of Choline in Alzheimer's Senile Dementia." *Lancet* 2 (1977): 711.

(22) Berry, I.R, and L. Borkan. "Phosphatidyl Choline—Its Use in Neurological and Psychiatric Syndromes." *J Ortho Molecular Psych* 12 (1983): 129–141.

(23) Davis, K.L., P.A. Berger, and L.E. Hollister."Letter: Choline for Tardive Dyskinesia." *N Engl J Med* 293:3 (July 1975): 152. Also: Davis, K.L., L.E. Hollister, P.A. Berger, et al. "Cholinergic Imbalance Hypotheses of Psychoses and Movement Disorders: Strategies for Evaluation." *Psychopharmacol Comm* 1:5 (1975): 533–543. See also: Growdon, J.H.,A.J. Gelenberg, J. Doller, et al. "Lecithin Can Suppress Tardive Dyskinesia." *N Engl J Med* 298:18 (May 1978): 1029–1030. Growdon, J.H., and A.J. Gelenberg."Choline and Lecithin Administration to Patients with Tardive Dyskinesia." *Trans Am Neurol Assoc* 103 (1978): 95–99. Growdon, J.H., M.J. Hirsch, R.J. Wurtman, et al. "Oral Choline Administration to Patients with Tardive Dyskinesia." *N Engl J Med* 297:10 (September 1977): 524–527. Davis, K.L., P.A. Berger, L.E. Hollister, et al."Choline Chloride in the Treatment of Huntington's Disease and Tardive Dyskinesia: A Preliminary Report." *Psychopharmacol Bull* 13:3 (July 1977): 37–38. Davis, K.L., L.E. Hollister, J.D. Barchas, et al. "Choline in Tardive Dyskinesia and Huntington's Disease." *Life Sci* 19:10 (November 1976): 1507–1515.

## 第7章　ビタミンD

(1) Kroening, G., S.Westphal, and C. Luley."Vergleichende Untersuchungen zur 25-OH-Vitamin-$D_3$-Bestimmung im Serum." (Poster.) Available online at: www.ibl-hamburg.com/prod/mg_11021_m.htm.

(2) Trang, H.M., D.E. Cole, L.A. Rubin, et al. "Evidence that Vitamin $D_3$ Increases Serum 25-Hydroxyvitamin D More Efficiently than Does Vitamin $D_2$." *Am J Clin Nutr* 68 (1998): 854–858.

(3) "Vitamin Deficiency, Dependency, and Toxicity.Vitamin D Toxicity." *Merck Manual Online*, Section 1, Chapter 3. Available online at: www.merck.com/pubs/mmanual/section1/chapter3/3e.htm.

(4) "BluePrint for Health Herb Index:Vitamin D." Blue Cross and Blue Shield of Minnesota, Inc., 2002.

(5) Willis, M., and A. Fairly. "Effect of Increased Dietary Phytic Acid on Cholecalciferol Requirements in Rats." *Lancet* 7774 (1972): 406.

(6) Holick, M.F. "Vitamin D: A Millenium Perspective." *J Cell Biochem* 88 (2003): 296–307.

(7) McCormick, C.C. "Passive Diffusion Does Not Play a Major Role in the Absorption of Dietary Calcium in Normal Adults." *J Nutr* 132:11 (November 2002): 3428–3430.

(8) Dawson-Hughes, B., S.S. Harris, E.A. Krall, et al. "Effect of Calcium and Vitamin D Supplementation on Bone Density in Men and Women 65 Years of Age or Older." *N Engl J Med*

156:9 (May 1996): 925–935.
(4) Basu, S., B. Sengupta, and P.K. Paladhi. "Single Megadose Vitamin A Supplementation of Indian Mothers and Morbidity in Breastfed Young Infants." *Postgrad Med J* 79:933 (July 2003): 397–402. Also: Rahmathullah, L., J.M.Tielsch, R.D. Thulasiraj, et al. "Impact of Supplementing Newborn Infants with Vitamin A on Early Infant Mortality: Community-based Randomized Trial in Southern India." *Br Med J* 327:7409 (August 2003): 254.
(5) Victor, M., and R.D. Adams. "On the Etiology of the Alcoholic Neurologic Diseases with Special Reference to the Role of Nutrition." *Am J Clin Nutr* 9 (1961): 379–397.Victor, M., R.D.Adams, and G.H. Collins. *The Wernicke-Korsakoff Syndrome*. Philadelphia: F.A. Davis, 1971.
(6) Cade, J.F.J."Massive Thiamine Dosage in the Treatment of Acute Alcoholic Psychoses." *Aust NZ J Psych* 6 (1972): 225–230.
(7) Klenner, F.R. "Observations on the Dose and Administration of Ascorbic Acid When Employed Beyond the Range of a Vitamin in Human Pathology." *J Appl Nutr* 23 (1971): 61–88. Klenner, F.R. "Response of Peripheral and Central Nerve Pathology to Mega-Doses of the Vitamin B-Complex and Other Metabolites." *J Appl Nut*r 25 (1973): 16–40. Available online at: www.tldp.com/issue/11_00/klenner.htm. Mount, H.T.R. "Multiple Sclerosis and Other Demyelenating Diseases." *Can Med Assoc J* 108 (1973): 1356–1358.
(8) Zaslove, M.,T. Silverio, and R. Minenna."Severe Riboflavin Deficiency:A Previously Undescribed Side Effect of Phenothiazines." *J Ortho Molecular Psych* 12 (1983): 113–115.
(9) McCully, Kilmer S. *The Homocysteine Revolution*, 2nd ed. New York: McGraw-Hill, 1999. McCully, Kilmer S. *The Heart Revolution*. New York: Harper, 2000.
(10) Will, E.J., and O.L.M. Bijvoet. "Primary Oxalosis: Clinical and Biochemical Response to High-dose Pyridoxine Therapy." *Metabolism* 28 (1979): 542–548. Mitwalli,A.,G. Blair, and D.G. Oreopoulos. "Safety of Intermediate Doses of Pyridoxine." *Can Med Assoc J* 131 (1984): 14.
(11) Rimland, B. *Infantile Autism: The Syndrome and Its Implications for a Neural Theory of Behavior*. New York: Appleton-Century-Crofts, 1964.
(12) Hoffer,A., and H. Osmond."The Relationship between an Unknown Factor (US) in Urine of Subjects and HOD Test Results." *J Neuropsych* 2 (1961): 363–368.
(13) Pfeiffer, C.C. *Mental and Elemental Nutrients*. New Canaan, CT: Keats, 1975. Pfeiffer, C.C., A. Sohler, M.S. Jenney, et al. "Treatment of Pyroluric Schizophrenia (Malvaria) with Large Doses of Pyridoxine and a Dietary Supplement of Zinc." *J Appl Nutr* 26 (1974): 21–28.
(14) Schaumberg, H., et al."Sensory Neuropathy from Pyridoxine Abuse." *New Engl J Med* 309 (1983): 445–448.
(15) Coleman, M., S. Sobels, H.N. Bhagavan, et al. "A Double-blind Study of Vitamin $B_6$ in Down's Syndrome Infants. Part I, Clinical and Biochemical Results." *J Mental Def Re*s 29 (1985): 233–240.
(16) Staff of *Prevention* Magazine. *Complete Book of Vitamins*. Emmaus, PA: Rodale, 1977.
(17) Pfeiffer, C.C. *Mental and Elemental Nutrients*. New Canaan, CT: Keats, 1975.
(18) Reading, C.M. "Latent Pernicious Anemia: A Preliminary Report." *Med J Aust* 1 (1975): 91–94.
(19) Carney, M.W.P. "Serum Vitamin $B_{12}$ Values in 374 Psychiatric Patients." *Behav Neuropsych* 1 (1969): 19–22.

Retinal Blood Flow and Creatinine Clearance in Patients with Type 1 Diabetes." Diabetes Care 22:8 (August 1999): 1245–1251.

(36) Koo, J.R., Z. Ni, F. Oviesi, et al."Antioxidant Therapy Potentiates Antihypertensive Action of Insulin in Diabetic Rats." *Clin Exp Hypertens* 24:5 (July 2002): 333–344.

(37) Ogunmekan, A.O., and P.A. Hwang. "A Randomized, Double-blind, Placebo-controlled, Clinical Trial of D-Alpha-tocopheryl Acetate (Vitamin E), as Add-on Therapy, for Epilepsy in Children." *Epilepsia* 30:1 (January-February 1989): 84–89.

(38) Hittner, H.M., L.B. Godio, A.J. Rudolph, et al. "Retrolental Fibroplasia: Efficacy of Vitamin E in a Double-blind Clinical Study of Preterm Infants." *N Engl J Med* 305:23 (December 1981): 1365–1371.

(39) Office of Dietary Supplements."Vitamin E." Office of Dietary Supplements, National Institutes of Health.Available online at: http://ods.od.nih.gov/factsheets/vitamine.asp#en3.

(40) Cheraskin, E."Antioxidants in Health and Disease:The Big Picture." *J Ortho Molecular Med* 10:2 (1995): 89–96. See also: Meydani, S.N., M.P. Barklund, S. Liu, et al. "Effect of Vitamin E Supplementation on Immune Responsiveness of Healthy Elderly Subjects." *FASEB J* 3 (1989): A1057.

(41) Meydani, S.N., M.P. Barklund, S. Liu, et al. "Vitamin E Supplementation Enhances Cellmediated Immunity in Healthy Elderly Subjects." *Am J Clin Nutr* 52:3 (September 1990): 557–563.

(42) Wright, M.E., K.A. Lawson, S.J.Weinstein, et al. "Higher Baseline Serum Concentrations of Vitamin E are Associated with Lower Total and Cause-specific Mortality in the Alpha-Tocopherol, Beta-Carotene Cancer Prevention Study." *Am J Clin Nutr* 84:5 (November 2006): 1200–1207.

(43) Roche Vitamins. "Vitamin E in Human Nutrition." Available online at: www.roche-vitamins.com/home/what/what-hnh/what-hnh-vitamins/what-hnh-vitamin-e.

(44) Gruppo Italiano per lo Studio della Sopravvivenza nell'Infarto Miocardico. "Dietary Supplementation with n-3 Polyunsaturated Fatty Acids and Vitamin E after Myocardial Infarction: Results of the GISSI-Prevenzione Trial." *Lancet* 354:9177 (August 1999): 447–455.

(45) Rosenberg, H., and A.N. Feldzamen. *Book of Vitamin Therapy*. New York: Berkley Publishing, 1974.

(46) Rosenbloom, M. "Vitamin Toxicity." eMedicine. October 23, 2001. Available online at: www.eMedicine.com.

(47) ABC News."Vita-Mania:RDA for C, E Raised; Limits Set."Available online at: http://abcnews.go.com/sections/living/DailyNews/vitamin000411.html.Also: *The Associated Press*, Washington, DC (April 11, 2000).

### 第6章　その他のビタミンB群とビタミンA

(1) Willett,W.C., and B. MacMahon. "Diet and Cancer—An Overview." *N Engl J Med* 310 (1984): 633–638, 697–703. Nettesheim, P. "Inhibition of Carcinogenesis by Retinoids." *Can Med Assoc J* 122 (1980): 757–765. Prasad, K.N., and B.N. Rama. "Nutrition and Cancer." In Bland, J. (ed.). *1984–85 Yearbook of Nutritional Medicine*. New Canaan, CT: Keats, 1985, pp. 179–211.

(2) Reich, C.J. "The Vitamin Therapy of Chronic Asthma." *J Asthma Res* 9 (1971): 99–102.

(3) Meyers, D.G., P.A. Maloley, and D.Weeks. "Safety of Antioxidant Vitamins." *Arch Intern Med*

(20) Ni, J., M. Chen,Y. Zhang, et al. "Vitamin E Succinate Inhibits Human Prostate Cancer Cell Growth via Modulating Cell Cycle Regulatory Machinery." *Biochem Biophys Res Commun* 300:2 (January 2003): 357-363. Morris, M.C., D.A. Evans, J.L. Bienias, et al. "Dietary Intake of Antioxidant Nutrients and the Risk of Incident Alzheimer's Disease in a Biracial Community Study." *JAMA* 287:24 (2002): 3230-3237.

(21) "Vitamin E: Safe, Effective, and Heart-Healthy."*Orthomolecular Medicine News Service* (March 23, 2005).Available online at: www.orthomolecular.org/resources/omns/v01n01.shtml.

(22) Stampfer, M.J.,C.H. Hennekens, J.E. Manson, et al."Vitamin E Consumption and the Risk of Coronary Disease in Women." *N Engl J Med* 328 (1993): 1444-1449. Rimm, E.B., M.J. Stampfer, A. Ascherio, et al. "Vitamin E Consumption and the Risk of Coronary Heart Disease in Men." *N Engl J Med* 328 (1993): 1450-1456.

(23) Stephens, N.G., et al. "Randomised Controlled Trial of Vitamin E in Patients with Coronary Disease: Cambridge Heart Antioxidant Study (CHAOS)." *Lancet* 347 (March 1996): 781-786.

(24) Ochsner, A., M.E. Debakey, and P.T. Decamp. "Venous Thrombosis." *JAMA* 144 (1950): 831-834.

(25) Korsan-Bengtsen, K., D. Elmfeldt, and T. Holm. "Prolonged Plasma Clotting Time and Decreased Fibrinolysis After Long-term Treatment with Alpha-tocopherol." *Thromb Diath Haemorrh* 31:3 (June 1974): 505-512.

(26) Shute,W.E. *Your Child and Vitamin E.* New Canaan, CT: Keats, 1979.

(27) Horwitt, M.K. "Vitamin E: A Reexamination." *Am J Clin Nutr* 29 (1976): 569-578.

(28) Vasdev, S.,V. Gill, S. Parai, et al. "Dietary Vitamin E Supplementation Lowers Blood Pressure in Spontaneously Hypertensive Rats." *Mol Cell Biochem* 238:1-2 (September 2002): 111-117.Vaziri, N.D., Z. Ni, F. Oveisi, et al."Enhanced Nitric Oxide Inactivation and Protein Nitration by Reactive Oxygen Species in Renal Insufficiency." *Hypertension* 39:1 (January 2002): 135-141. Galley, H.F., J.Thornton, P.D. Howdle, et al. "Combination Oral Antioxidant Supplementation Reduces Blood Pressure." *Clin Sci* (*London*) 92:4 (April 1997): 361-365.

(29) President and Fellows of Harvard College. "Antioxidants:What They Are and What They Do." *Harvard Health Letter* 24:5 (February 1999).

(30) Elsayed,N.M.,R. Kass, M.G. Mustafa, et al."Effect of Dietary Vitamin E Level on the Biochemical Response of Rat Lung to Ozone Inhalation." *Drug Nutr Interact* 5:4 (1988): 373-386.

(31) Sano, M., C. Ernesto, R.G. Thomas, et al. "A Controlled Trial of Selegiline, Alpha-tocopherol, or Both as Treatment for Alzheimer's Disease. The Alzheimer's Disease Cooperative Study." *N Engl J Med* 336:17 (April 1997): 1216-1222.

(32) Malmberg, K.J., R. Lenkei, M. Petersson, et al."A Short-term Dietary Supplementation of High Doses of Vitamin E Increases T Helper 1 Cytokine Production in Patients with Advanced Colorectal Cancer." *Clin Cancer Res* 8:6 (June 2002): 1772-1778.

(33) Shute, E.V., A.B.Vogelsang, F.R. Skelton, et al. "The Influence of Vitamin E on Vascular Disease." *Surg Gynecol Obst* 86 (1948): 1-8.

(34) United States Post Office Department Docket No. 1/187, March 15, 1961.Available online at: www.usps.gov/judicial/1961deci/1-187.htm.

(35) Bursell, S.E.,A.C. Clermont, L.P.Aiello, et al."High-dose Vitamin E Supplementation Normalizes

*Nutr* 33 (1980): 1–3.
(60) Murata, Morishige, and Yamaguchi. "Prolongation of Survival Times of Terminal Cancer Patients by Administration of Large Doses of Ascorbate."Also: Hanck,A. (ed.). *Vitamin C: New Clinical Applications*. Bern: Huber, 1982, pp. 103–113. Null, G., H. Robins, M.Tanenbaum, et al. "Vitamin C and the Treatment of Cancer: Abstracts and Commentary from the Scientific Literature." *Townsend Letter for Doctors and Patients* (April/May 1997). Riordan, N.H., et al. "Intravenous Ascorbate as a Tumor Cytotoxic Chemotherapeutic Agent." *Med Hypotheses* 44:3 (March 1995): 207–213. Rivers, J.M. "Safety of High-level Vitamin C Ingestion. Third Conference on Vitamin C." *Ann NY Acad Sci* 498 (1987).

### 第5章　ビタミンE

(1) Pacini,A.J."Why We Need Vitamin E." *Health Culture Magazine* (January 1936).
(2) Shute, Evan, M.D. (edited by Shute, James C.M.). *Vitamin E Story*. Burlington, Ontario, Canada:Welch Publishing, 1985.
(3) Shute, E.V.,A.B.Vogelsang, F.R. Skelton, et al."The Influence of Vitamin E on Vascular Disease." *Surg Gynecol Obst* 86 (1948): 1–8.
(4) Legge, R.F. *Resolving the Vitamin E Controversy*. Toronto: Maclean Hunter, 1971. See also: Shute. *Vitamin E Story*. Saul,A.W."Vitamin E:A Cure in Search of Recognition." *J Ortho Molecular Med* 18:3–4 (2003): 205–212.
(5) Horwitt, M.K. "Vitamin E: A Reexamination." *Am J Clin Nutr* 29:5 (1976): 569–578.
(6) HealthWorld Online Interviews with Nutritional Experts."Vitamin E and the RDA."Available online at: www.healthy.net.
(7) Shute. *Vitamin E Story*, p. 146.
(8) Ibid.
(9) Vivekananthan, D.P., M.S. Penn, S.K. Sapp, et al. "Use of Antioxidant Vitamins for the Prevention of Cardiovascular Disease: Meta-analysis of Randomised Trials. *Lancet* 361 (2003): 2017–2023.
(10) "Natural Alpha Tocopherol (Vitamin E) in the Treatment of Cardiovascular and Renal Diseases." Available online at: www.doctoryourself.com/shute_protocol.html.
(11) Williams, H.T.G., D. Fenna, and R.A. MacBeth. "Alpha Tocopherol in the Treatment of Intermittent Claudication." *Surg Gynecol Obst* 132:4 (April 1971): 662–666.
(12) Hove, E.L., K.C.D. Hickman, and P.L. Harris. *Arch Biochem* 8 (1945): 395.
(13) Shute,Vogelsang, Skelton, et al. "The Influence of Vitamin E on Vascular Disease."
(14) Enria and Fererro. *Arch Scienze Med* 91 (1951): 23.
(15) Shute,Vogelsang, Skelton, et al. "The Influence of Vitamin E on Vascular Disease."
(16) Butturini. *Gior Clin Med* 31 (1950): 1.
(17) Percival, L. *The Summary* 3 (1951): 55–64.
(18) Ames, Baxter, and Griffith. *Intl Rev Vitamin Res* 22 (1951): 401.
(19) Ridker, P.M., C.H. Hennekens, J.E. Buring, et al. "C-reactive Protein and Other Markers of Inflammation in the Prediction of Cardiovascular Disease in Women." *N Engl J Med* 342 (2000): 836–843.

Beyond the Range of a Vitamin in Human Pathology." Klenner. "Response of Peripheral and Central Nerve Pathology to Mega Doses of the Vitamin B Complex and Other Metabolites."
(44) Ibid.
(45) Stone. "The Natural History of Ascorbic Acid in the Evolution of the Mammals and Primates and Its Significance for Present-day Man." Stone. *The Healing Factor: Vitamin C Against Disease.*
(46) Cathcart,R."Vitamin C:The Non-toxic, Non-rate-limited,Antioxidant Free Radical Scavenger." *Med Hypotheses* 18 (1985): 61-77.
(47) Curhan, G.C.,W.C.Willett, F.E. Speizer, et al. "Intake of Vitamins $B_6$ and C and the Risk of Kidney Stones in Women." *J Am Soc Nephrol* 10:4 (April 1999): 840-845.
(48) Gerster, H. "No Contribution of Ascorbic Acid to Renal Calcium Oxalate Stones." *Ann Nutr Metab* 41:5 (1997): 269-282.
(49) McCormick, W.J. "Lithogenesis and Hypovitaminosis." *Med Record* 159:7 (July 1946): 410-413.
(50) McCormick,W.J. "Intervertebral Disc Lesions: A New Etiological Concept." *Arch Pediatr NY* 71 (January 1954): 29-33.
(51) Libby, A. F., and I. Stone. "The Hypoascorbemia-Kwashiorkor Approach to Drug Addiction Therapy:A Pilot Study." *J Ortho Molecular Psych* 6 (1977): 300-308. Libby,A.F., J.Day,C.R. Starling, et al. "A Study Indicating a Connection between Paranoia, Schizophrenia, Perceptual Disorders and I.Q. in Alcohol and Drug Abusers." *J Ortho Molecular Psych* 11 (1982): 50-66. Libby,A.F., C.R. Starling, F.H. Josefson, et al. "The 'Junk Food Connection': A Study Reveals Alcohol and Drug Lifestyles Adversely Affect Metabolism and Behavior." *J Ortho Molecular Psych* 11 (1982): 116-127. Libby,A.F., C.R. Starling, D.K. MacMurray, et al."Abnormal Blood and Urine Chemistries in an Alcohol and Drug Population: Dramatic Reversals Obtained From Potentially Serious Diseases." *J Ortho Molecular Psych* 11 (1982): 156-181.
(52) Kalokerinos, A. *Every Second Child.* New Canaan, CT: Keats, 1981.
(53) McCormick,W.J. "The Striae of Pregnancy: A New Etiological Concept." *Med Record* (August 1948).
(54) McCormick. "Lithogenesis and Hypovitaminosis."
(55) Cathcart R.F. Available online at: www.orthomed.com/index2.htm. (See comment near bottom of webpage.)
(56) Gerster, H. "No Contribution of Ascorbic Acid to Renal Calcium Oxalate Stones." *Ann Nutr Metab* 41:5 (1997): 269-282. See also: Hickey, S., and H. Roberts. "Vitamin C Does Not Cause Kidney Stones." *Orthomolecular Medicine News Service* (July 5, 2005). Available online at: http://orthomolecular.org/resources/omns/v01n07.shtml.
(57) Herbert,V., and E. Jacob."Destruction of Vitamin $B_{12}$ by Ascorbic Acid." *JAMA* 230 (1974): 241-242.
(58) Newmark, H.L., J. Scheiner, M. Marcus, et al. "Stability of Vitamin $B_{12}$ in the Presence of Ascorbic Acid." *Am J Clin Nutr* 29 (1976): 645-649.
(59) Marcus, M., M. Prabhudesai, and S.Wassef. "Stability of Vitamin $B_{12}$ in the Presence of Ascorbic Acid in Food and Serum: Restoration by Cyanide of Apparent Loss." *Am J Clin Nutr* 33 (1980): 137-143. Hogenkamp, H.P.C. "The Interaction between Vitamin $B_{12}$ and Vitamin C." *Am J Clin*

(30) Gorton, H.C., and K. Jarvis. "The Effectiveness of Vitamin C in Preventing and Relieving the Symptoms of Virus-induced Respiratory Infections." *J Manipul Physiol Ther* 22:8 (1999): 530–533. See also: Smith, Lendon H. (ed.). *Clinical Guide to the Use of Vitamin C:The Clinical Experiences of Frederick R. Klenner, M.D.* Available online at: www.seanet.com/~alexs/.

(31) Jungeblut,C.W."Inactivation of Poliomyelitis Virus *in vitro* by Crystalline Vitamin C (Ascorbic Acid)." *J Exp Med* 62 (1935): 517–521. Jungeblut, C.W. "Further Observations on Vitamin CTherapy in Experimental Poliomyelitis." *J Exp Med* 66 (1937): 459–477. Jungeblut, C.W."A Further Contribution to Vitamin C Therapy in Experimental Poliomyelitis." *J Exp Med* 70 (1939): 315–332.

(32) Sabine,A.B."Vitamin C in Relation to Experimental Poliomyelitis." *J Exp Med* 69 (1939): 507–515.

(33) Klenner, F.R. "Recent Discoveries in the Treatment of Lockjaw with Vitamin C and Toluenol." *Tri-State Medical Journal* (July 1954). Klenner, F.R. "Observations on the Dose and Administration of Ascorbic Acid When Employed Beyond the Range of a Vitamin in Human Pathology." *J Appl Nutr* 23 (1971): 61–88. Klenner, F.R. "Response of Peripheral and Central Nerve Pathology to Mega-Doses of the Vitamin B-Complex and Other Metabolites." *J Appl Nutr* 25 (1973): 16–40.Available online at: www.tldp.com/issue/11_00/klenner.htm. Stone, I. "The Natural History of Ascorbic Acid in the Evolution of the Mammals and Primates and Its Significance for Present-day Man." *J Ortho Molecular Psych* 1 (1972): 82–89. Stone, I. *The Healing Factor:Vitamin C Against Disease*. New York: Grosset and Dunlap, 1972.

(34) Cathcart, R.F. "Clinical Trial of Vitamin C." (Letter to the Editor.) *Medical Tribune* (June 25, 1975).

(35) Lewin, S. *Vitamin C: Its Molecular Biology and Medical Potential*. New York: Academic Press, 1976.

(36) Cathcart, R.F. "Vitamin C in the Treatment of Acquired Immune Deficiency Syndrome (AIDS)." *Med Hypotheses* 14:4 (August 1984): 423–433.Available online at: www.doctoryourself.com/aids_cathcart.html.

(37) Cathcart, R.F. "Treatment of the Flu with Massive Doses of Vitamin C." Available online at: www.orthomed.com/mystery.htm#treatment. Cathcart, R.F. "Avian (Bird) Flu." Available online at: www.orthomed.com/bird.htm.

(38) Stone, I. "The Genetic Disease, Hypoascorbemia: A Fresh Approach to an Ancient Disease and Some of Its Medical Implications." *Acta Genet Med Gemellolog* 16:1 (1967): 52–60.

(39) McCormick,W.J. "Have We Forgotten the Lesson of Scurvy?" *J Appl Nutr* 15:1-2 (1962): 4–12. McCormick,W.J. "Cancer: The Preconditioning Factor in Pathogenesis." *Arch Pediatr NY* 71 (1954): 313. McCormick,W.J."Cancer: A Collagen Disease, Secondary to a Nutritional Deficiency?" *Arch Pediatr* 76 (1959): 166.

(40) McCormick. "Have We Forgotten the Lesson of Scurvy?"

(41) Stone. "The Natural History of Ascorbic Acid in the Evolution of the Mammals and Primates and Its Significance for Present-day Man." Stone, I. *The Healing Factor:Vitamin C Against Disease*.

(42) Holmes, H.N., K. Campbell, and E.J. Amberg. "The Effect of Vitamin C on Lead Poisoning." *J Lab Clin Med* 24:11 (August 1939): 1119–1127.

(43) Klenner."Observations on the Dose and Administration of Ascorbic Acid When Employed

(11) Neale, R.J., H. Lim, J.Turner, et al. "The Excretion of Large Vitamin C Loads in Young and Elderly Subjects:An Ascorbic Acid Tolerance Test." *Age Ageing* 17:1 (January 1988): 35-41.

(12) Knekt, P., J. Ritz, M.A. Pereira, et al. "Antioxidant Vitamins and Coronary Heart Disease Risk: A Pooled Analysis of 9 Cohorts." *Am J Clin Nutr* 80:6 (December 2004): 1508-1520.

(13) Spittle,C.R."Atherosclerosis and Vitamin C." *Lancet* 2:7737 (December 1971): 1280-1281. Spittle, C.R. "Atherosclerosis and Vitamin C." *Lancet* 1:7754 (April 1972): 798.

(14) Eteng, M.U., H.A. Ibekwe,T.E. Amatey, et al. "Effect of Vitamin C on Serum Lipids and Electrolyte Profile of Albino Wistar Rats." *Niger J Physiol Sci* 21:1-2 (June-December 2006): 15-19.

(15) Kurl, S.,T.P.Tuomaninen, J.A. Laukkenen, et al. "Plasma Vitamin C Modifies the Association between Hypertension and Risk of Stroke." *Stroke* 33 (2002): 1568-1573.

(16) Ibid.

(17) Block, G., C. Jensen, M. Dietrich, et al. "Plasma C-Reactive Protein Concentrations in Active and Passive Smokers: Influence of Antioxidant Supplementation." *J Am Coll Nutr* 23:2 (2004): 141-147.

(18) Pauling, L. "The Significance of the Evidence about Ascorbic Acid and the Common Cold." *Proc Natl Acad Sci USA* 68:11 (November 1971): 2678-2681.

(19) Pauling, L. *Vitamin C and the Common Cold.* San Francisco:W.H. Freeman, 1970. See also: Pauling, L."Ascorbic Acid and the Common Cold."Available online at: http://profiles.nlm.nih.gov/MM/B/B/G/V/_/mmbbgv.pdf.

(20) Hemila, H. "Vitamin C and the Common Cold." *Br J Nutr* 67:1 (January 1992): 3-16.

(21) Gorton, H.C., and K. Jarvis. "The Effectiveness of Vitamin C in Preventing and Relieving the Symptoms of Virus-induced Respiratory Infections." *J Manipul Physiol Ther* 22:8 (1999): 530-533.

(22) Van Straten, M., and P. Josling. "Preventing the Common Cold with a Vitamin C Supplement: A Double-blind, Placebo-controlled Survey." *Adv Ther* 19:3 (May-June 2002): 151-159.

(23) Klenner, F.R. "Significance of High Daily Intake of Ascorbic Acid in Preventive Medicine." *Megascorbate Ther* 1:1 (1997). Available online at: www.vitamincfoundation.org/mega_1_1.html. Smith, Lendon H. (ed.). *Clinical Guide to the Use of Vitamin C: The Clinical Experiences of Frederick R. Klenner, M. D.* Available online at: www.seanet.com/~alexs/.

(24) Mink, K.A., E.C. Dick, L.C. Jennings, et al. "Amelioration of Rhinovirus Colds by Vitamin C (Ascorbic Acid) Supplementation." Paper presented at the 1987 International Symposium on Medical Virology, Los Angeles, California, November 12-14, 1987.

(25) Cathcart,R.F."Vitamin C,Titrating to Bowel Tolerance,Anascorbemia, and Acute Induced Scurvy." *Med Hypotheses* 7 (1981): 1359-1376.

(26) Cathcart, R.F. "Vitamin C in the Treatment of Acquired Immune Deficiency Syndrome (AIDS)." *Med Hypotheses* 14:4 (August 1984): 423-433.Available online at: www.doctoryourself.com/aids_cathcart.html.

(27) McCormick,W.J. "The Changing Incidence and Mortality of Infectious Disease in Relation to Changed Trends in Nutrition." *Med Record* (September 1947).

(28) McCormick,W.J."Ascorbic Acid as a Chemotherapeutic Agent." *Arch Pediatr NY* 69 (April 1952): 151-155.

(29) Ibid.

(33) Ross, Harvey. *Fighting Depression.* New York: Larchmont Books, 1975.

(34) Hoffer, A. "Hong Kong Veterans Study." *J Ortho Molecular Psych* 3 (1974): 34–36. Hoffer, A., and M.Walker. *Nutrients to Age Without Senility.* New Canaan, CT: Keats, 1980.

(35) Warburg, O."The Prime Cause and Prevention of Cancer." Lecture at a meeting of Nobel Laureates on June 30, 1967, at Lindau, Lake Constance, Berlin-Dahlem. (English edition by Burk, Dean, and Konrad Triltsch,Wurtzburg, Germany, 1967.)

(36) Illingworth,D.R., B.E. Phillipson, J.H. Rapp, et al."Colestipol Plus Nicotinic Acid in Treatment of Heterozygous Familial Hypercholesterolemia." *Lancet* 1:8215 (1981): 296–298.

(37) Hoffer,A. *Niacin Therapy in Psychiatry.* Springfield, IL: Charles C.Thomas, 1962. Hoffer,A. "Safety, Side Effects and Relative Lack of Toxicity of Nicotinic Acid and Nicotinamide." *Schizophrenia* 1 (1969): 78–87.

## 第４章　ビタミンC（アスコルビン酸）

(1) Stone, I. "The Natural History of Ascorbic Acid in the Evolution of the Mammals and Primates and Its Significance for Present-day Man." *J Ortho Molecular Psych* 1 (1972): 82–89. Stone, I. *The Healing Factor: Vitamin C Against Disease.* New York: Grosset and Dunlap, 1972.

(2) Ibid.

(3) Clemetson, C.A.B. "Histamine and Ascorbic Acid in Human Blood." *J Nutr* 110 (1980): 662–668.

(4) Levy,Thomas E., M.D. *Vitamin C, Infectious Diseases, and Toxins: Curing the Incurable.* Philadelphia: Xlibris Corporation, 2002.

(5) Murata, A., F. Morishige, and H.Yamaguchi. "Prolongation of Survival Times of Terminal Cancer Patients by Administration of Large Doses of Ascorbate." *Intl J Vitamin Nutr Res Suppl* 23 (1982): 103–113. Null, G., H. Robins, M.Tanenbaum, et al. "Vitamin C and the Treatment of Cancer: Abstracts and Commentary from the Scientific Literature." *Townsend Letter for Doctors and Patients* (April/May 1997). Riordan, N.H., et al. "Intravenous Ascorbate as a Tumor Cytotoxic Chemotherapeutic Agent." *Med Hypotheses* 44:3 (March 1995): 207–213.

(6) Enstrom, J.E., L.E. Kanim, and M.A. Klein."Vitamin C Intake and Mortality among a Sample of the United States Population." *Epidemiology* 3 (1992): 194–202.

(7) Dr. Klenner's papers are listed and summarized in Smith, Lendon H., M.D. (ed.). *Clinical Guide to the Use of Vitamin C.* Tacoma,WA: Life Sciences Press, 1988. Available online at: www.seanet.com/~alexs/ascorbate/198x/smith-lh-clinical_guide_1988.htm.

(8) Rath, M., and L. Pauling."A Unified Theory of Human Cardiovascular Disease Leading the Way to the Abolition of This Disease as a Cause for Human Mortality." *J Ortho Molecular Med* 7 (First Quarter 1992): 5.

(9) Ignore, L.J. "Long-term Combined Beneficial Effects of Physical Training and Metabolic Treatment on Arterioscleroses in Hypercholesterolemic Mice." *Proc Natl Acad Sci* 101 (June 2004): 246–252.

(10) Losonczy, K.G.,T.B. Harris, and R.J. Havlik. "Vitamin E and Vitamin C Supplement Use and Risk of All-cause and Coronary Heart Disease Mortality in Older Persons: The Established Populations for Epidemiologic Studies of the Elderly." *Am J Clin Nutr* 64:2 (August 1996): 190–196.

(16) Boyle, E. In "The Vitamin $B_3$ Therapy: A Second Communication to A.A.'s Physicians." From Bill W. (February 1968).

(17) Mason, M."An Old Cholesterol Remedy is New Again." *The New York Times* (January 23, 2007).

(18) Condorelli, L."Nicotinic Acid in the Therapy of the Cardiovascular Apparatus." In Altschul, R. (ed.). *Niacin in Vascular Disorders and Hyperlipidemia.* Springfield, IL: Charles C. Thomas, 1964.

(19) Ibid.

(20) Ibid.

(21) Wahlberg, G., L.A. Carlson, J.Wasserman, et al. "Protective Effect of Nicotinamide Against Nephropathy in Diabetic Rats." *Diabetes Res* 2:6 (1985): 307–312.

(22) Green, R.G. "Subclinical Pellagra: Its Diagnosis and Treatment." *Schizophrenia* 2 (1970): 70–79. Green, R.G. "Subclinical Pellagra—A Central Nervous System Allergy." *J Ortho Psych* 3 (1974): 312–318. Green, R.G."Subclinical Pellagra." In Hoffer,A., H. Keirn, and H. Osmond (eds.). *Hoffer-Osmond Diagnostic Test.* Huntington, NY: Robert E. Krieger, 1975.

(23) Cott, A. "Treatment of Schizophrenic Children." *Schizophrenia* 1 (1969): 44–59. Cott, A. "Orthomolecular Approach to the Treatment of Learning Disabilities." *J Ortho Molecular Psych* 3 (1971): 95–105. Cott, A. "Orthomolecular Approach to the Treatment of Children with Behavioral Disorders and Learning Disabilities." *J Appl Nutr* 25 (1973): 15–24. See also: Hoffer, A."Vitamin $B_3$ Dependent Child." *Schizophrenia* 3 (1971): 107–113. Hoffer,A."Treatment of Hyperkinetic Children with Nicotinamide and Pyridoxine." *Can Med Assoc J* 107 (1972): 111–112.

(24) Vague, P., B.Vialettes,V. Lassmann-Vague, et al."Nicotinamide May Extend Remission Phase in Insulin-dependent Diabetes." *Lancet* 1:8533 (1987): 619–620.

(25) Yamada, K., K. Nonaka,T. Hanafusa, et al. "Preventive and Therapeutic Effects of Large-dose Nicotinamide Injections on Diabetes Associated with Insulitis." *Diabetes* 31 (1982): 749–753.

(26) Boyle. In "The Vitamin $B_3$ Therapy: A Second Communication to A.A.'s Physicians."

(27) Hoffer,A. *Niacin Therapy in Psychiatry*. Springfield, IL: Charles C.Thomas, 1962.

(28) Kaneko, S., J.Wang, M. Kaneko, et al. "Protecting Axonal Degeneration by Increasing Nicotinamide Adenine Dinucleotide Levels in Experimental Autoimmune Encephalomyelitis Models." *J Neurosci* 26:38 (September 2006): 9794–9804.

(29) Mount, H.T. "Multiple Sclerosis and Other Demyelenating Diseases." *Can Med Assoc J* 108 (1973): 1356–1358.

(30) Klenner, F.R. "Treating Multiple Sclerosis Nutritionally." *Cancer Control J* 2:3, 16–20. (Undated reprint.) Dr. Klenner's megavitamin protocol is available online at: www.tldp.com/issue/11_00/klenner.htm.

(31) Carlson, L.A, L. Levi, and L. Oro."Plasmal Lipids and Urinary Excretion of Catecholamines in Man During Experimentally Induced Emotional Stress, and Their Modification by Nicotinic Acid." Report of Laboratory for Clinical Stress and Research, Department of Medicine and Psychiatry, Karolinska Sjukhuset, Stockholm, Sweden, 1967.

(32) Smith, Russell F. "A Five-year Field Trial of Massive Nicotinic Acid Therapy of Alcoholics in Michigan." *J Ortho Molecular Psych* 3 (1974): 327–331.

## 第3章　ナイアシン（ビタミン$B_3$）

（1）Hoffer,A., and H. Foster. *Feel Better, Live Longer with Vitamin $B_3$*. Toronto, Canada: CCNM Press, 2007.

（2）Rudin, D.O. "The Major Psychoses and Neuroses as Omega-3 Essential Fatty Acid Deficiency Syndrome: Substrate Pellagra." *Biol Psych* 16 (1981): 837–850.

（3）Hoffer, A., H. Osmond, M.J. Callbeck, et al. "Treatment of Schizophrenia with Nicotinic Acid and Nicotinamide." *J Clin Exp Psychopathol* 18 (1957): 131–158.

（4）Still, C.N. "Nutritional Therapy in Huntington's Chorea Concepts Based on the Model of Pellagra." *Psych Forum* 9 (1979): 74–78. Still,C.N."Sex Differences Affecting Nutritional Therapy in Huntington's Disease—An Inherited Essential Fatty Acid Metabolic Disorder?" *Psych Forum* 9 (1981): 47–51.

（5）Kaufman,William, Ph.D.,M.D. Unpublished notes, January 13, 1998.Courtesy of Mrs.Charlotte Kaufman.

（6）Kaufman,William, Ph.D., M.D. *The Common Form of Joint Dysfunction: Its Incidence and Treatment*. Brattleboro,VT: E.L. Hildreth, 1949, p. 24. The text of this book is available online at: www.doctoryourself.com/kaufman6.html.

（7）Kaufman,William, Ph.D., M.D., in a 1978 radio interview with Carlton Fredericks.

（8）Kaufman,William, Ph.D., M.D. "Niacinamide Therapy for Joint Mobility." *Conn State Med J* 17 (1953): 584–589.Also:"Niacinamide,A Most Neglected Vitamin. 1978 Tom Spies Memorial Lecture." *J Intl Acad Prev Med* 8 (1983): 5–25. See also: "Niacinamide Improves Mobility in Degenerative Joint Disease."Abstract published in Program of the American Association for the Advancement of Science for its meeting in Philadelphia, Pennsylvania, May 24–30, 1986. A complete bibliography of Dr. Kaufman's writings is available online at: www.doctoryour self.com/biblio_kaufman.html.

（9）Hoffer,A., and H. Osmond. "In Reply to the American Psychiatric Association Task Force Report on Megavitamins and Orthomolecular Therapy in Psychiatry." Regina, Saskatchewan, Canada: Canadian Schizophrenia Foundation, 1976.

（10）Altschul, R.,A. Hoffer, and J.D. Stephen. "Influence of Nicotinic Acid on Serum Cholesterol in Man." *Arch Biochem Biophys* 54 (1955): 558–559.

（11）Altschul, R., and A. Hoffer. "The Effect of Nicotinic Acid upon Serum Cholesterol and upon Basal Metabolic Rate of Young Normal Adults." *Arch Biochem Biophys* 73 (1958): 420–424.

（12）Carlsons, L.A. "Nicotinic Acid: The Broad-spectrum Lipid Drugs. A 50th Anniversary Review." *J Intern Med* 258 (2005): 94–114. Parsons,W.B., Jr. *Cholesterol Control Without Diet: The Niacin Solution*, 2nd ed. Scottsdale,AZ: Lilac Press, 2003.

（13）Canner, P.L., K.G. Berge, N.K.Wenger, et al. "Fifteen-year Mortality in Coronary Drug Project Patients: Long-term Benefit with Niacin." *J Am Coll Cardiol* 8 (1986): 1245–1255.

（14）Hoffer,A., and H. Foster. *Feel Better, Live Longer with Vitamin $B_3$*. Toronto, Canada: CCNM Press, 2007.

（15）Wright, J. "Statins:To Whom Should They Be Prescribed." *The Medical Post* (*Toronto*) (February 20, 2007).

(8) Enstrom, J.E., L.E. Kanim, and M.A. Klein."Vitamin C Intake and Mortality Among a Sample of the United States Population." *Epidemiology* 3 (1992): 194–202.

(9) Block, G., C.D. Jensen, E.P. Norkus, et al."Usage Patterns, Health, and Nutritional Status of Long-term Multiple Dietary Supplement Users: A Cross-sectional Study." *Nutr J* 6:1 (October 2007): 30.Available online: www.nutritionj.com/content/pdf/1475-2891-6-30.pdf.

(10) Stone, I."The Natural History of Ascorbic Acid in the Evolution of the Mammals and Primates and Its Significance for Present-day Man." *J Ortho Molecular Psych* 1 (1972): 82–89. Stone, I. *The Healing Factor: Vitamin C Against Disease*. NewYork: Grosset and Dunlap, 1972.

(11) Hoffer,A."Mechanism of Action of Nicotinic Acid and Nicotinamide in the Treatment of Schizophrenia." In Hawkins, D., and L. Pauling. *Orthomolecular Psychiatry:Treatment of Schizophrenia*. San Francisco:W.H. Freeman, 1973, pp. 202–262.

(12) Smith, L. *Clinical Guide to the Use of Vitamin C:The Clinical Experiences of Frederick R. Klenner, M.D.* Tacoma,WA: Life Sciences Press. 1991.

(13) Sackler,Arthur M. *Nutr Rev* (Fall 1985): 23.

(14) "Report of the Independent Vitamin Safety Review Panel." *Orthomolecular Medicine News Service* (May 23, 2006). Available online at: http://www.orthomolecular.org/resources/omns/v02n05.shtml. "Vitamin Safety Review Panel Issues Follow-up Report." *Orthomolecular Medicine News Service*, (May 26, 2006). Available online at: http://www.orthomolecular.org/resources/omns/v02n06.shtml.

(15) Annual Reports of the American Association of Poison Control Centers' National Poisoning and Exposure Database (formerly known as the Toxic Exposure Surveillance System). AAPCC,Washington, DC. Available online at: www.aapcc.org/dnn/NPOS/AnnualReports/tabid/125/Default.aspx.

(16) Leape, L.L."Error in Medicine." *JAMA* 272:23 (1994): 1851. Also: Leape, L.L. "Institute of Medicine Medical Error Figures are Not Exaggerated." *JAMA* 284:1 (July 2000): 95–97.

(17) Wynn,V. "Vitamins and Oral Contraceptive Use." *Lancet* 1:7906 (March 1975): 561–564.

(18) Watson,W.A.,T.L. Litovitz,W. Klein-Schwartz, et al. "2003 Annual Report of the American Association of Poison Control Centers Toxic Exposure Surveillance System." *Am J Emerg Med* 22:5 (September 2004): 388–389.

(19) Fletcher, R.H., and K.M. Fairfield. "Vitamins for Chronic Disease Prevention in Adults: Clinical Applications." *JAMA* 287 (2002): 3127–3129. Fairfield, K.M., and R.H. Fletcher."Vitamins for Chronic Disease Prevention in Adults: Scientific Review." *JAMA* 287 (2002): 3116–3126.

(20) Peters, J.M., S. Preston-Martin, S.J. London, et al."Processed Meats and Risk of Childhood Leukemia." *Cancer Causes Control* 5:2 (March 1994): 195–202.

(21) Sarasua, S., and D.A. Savitz."Cured and Broiled Meat Consumption in Relation to Childhood Cancer." *Cancer Causes Control* 5:2 (March 1994): 141–148.

(22) Saul,A.W."Can Vitamin Supplements Take the Place of a Bad Diet?" *J Ortho Molecular Med* 18:3–4 (2003): 213–216.

(23) Watson, Litovitz, Klein-Schwartz."2003 Annual Report of the American Association of Poison Control Centers Toxic Exposure Surveillance System."

# 参考文献

## 第一部　オーソモレキュラー医学

### 第1章　オーソモレキュラー医学とは何か

(1) Pauling, L."Orthomolecular Psychiatry." *Science* 160 (1968): 265–271. Pauling, L. *How to Live Longer and Feel Better*. NewYork:W.H. Freeman, 1986.

(2) Williams, R.J. *Biochemical Individuality*. New York: John Wiley and Sons, 1956.

(3) Pauling, L. "Orthomolecular Psychiatry." *Science* 160 (1968): 265–271.

(4) Stone, I. "The Natural History of Ascorbic Acid in the Evolution of the Mammals and Primates and Its Significance for Present-day Man." *J Ortho Molecular Psych* 1 (1972): 82–89. Stone, I. *The Healing Factor: Vitamin C Against Disease*. NewYork: Grosset and Dunlap, 1972.

(5) Williams, R.J. *The Wonderful World Within You*. New York: Bantam Books, 1977.

(6) Paterson, E.T. "Towards the Orthomolecular Environment." *J Ortho Molecular Psych* 10 (1981): 269–283. Kowalson, B. "Metabolic Dysperception: Its Diagnosis and Management in General Practise." *J Schizophrenia* 1 (1967): 200–203. Green, R.G. "Subclinical Pellagra: Its Diagnosis and Treatment." *Schizophrenia* 2 (1970): 70–79.

(7) Cleave,T.L., G.D. Campbell, and N.S. Painter. *Diabetes, Coronary Thrombosis and the Saccharine Disease*. Bristol, England: John Wright and Sons, 1969. Cleave,T.L. *The Saccharine Disease*. New Canaan, CT: Keats Publishing, 1975.

(8) Cleave. *The Saccharine Disease*.

(9) Ross, R.N. "The Hidden Malice of Malnutrition" *Bostonia* 61:2 (February/March 1987): 49–52.

### 第2章　栄養補助食品の利用

(1) National Cancer Institute press release (April 25, 2002).Available online at: www.hhs.gov/news/press/2002pres/20020425.html.

(2) Fletcher, R.H., and K.M. Fairfield. "Vitamins for Chronic Disease Prevention in Adults: Clinical Applications." *JAMA* 287 (2002): 3127–3129. Fairfield, K.M., and R.H. Fletcher."Vitamins for Chronic Disease Prevention in Adults: Scientific Review." *JAMA* 287 (2002): 3116–3126.

(3) Kolata, G. "Vitamins: More May Be Too Many." *The New York Times* (April 29, 2003).

(4) Flegal, K.M., M.D. Carroll, C.L. Ogden, et al. "Prevalence and Trends in Obesity Among U.S. Adults, 1999–2000." *JAMA* 288:14 (October 2002): 1723–1727.

(5) Wynn,V. "Vitamins and Oral Contraceptive Use." *Lancet* 1:7906 (March 1975): 561–564.

(6) "Antioxidants: What They Are and What They Do." *Harvard Health Letter* 24:5 (February 1999).

(7) Stampfer, M.J., C.H. Hennekens, J. Manson, et al. "Vitamin E Consumption and the Risk of Coronary Disease in Women." *N Engl J Med* 328 (1993): 1444–1449. Rimm, E.B., M.J. Stampfer, A. Ascherio, et al. "Vitamin E Consumption and the Risk of Coronary Heart Disease in Men." *N Engl J Med* 328 (1993): 1450–1456.

## る



## れ



## ろ

## み



## む



## め



## も



## や



## ゆ



## よ



## ら



## り

## へ



## ほ



## ま

## ふ

## は



## ひ

## な



## に



## ね

## ち



## つ



## て



## と

## そ



## た

## す



## せ

## さ



## し

## け



## こ

## き



## く

## か

## う



## え



## お

## い

# 索　引

凡例――①本書に登場した主な単語・熟語を下記に示した。
②複数の呼び名がある場合は、／で区切って列挙した。
③医薬品の商標は「【®】」、書名や紙誌名は『　』、団体や組織名は《　》で示した。
④英文表記は〈　〉で示した。

## あ

## 著者紹介

### エイブラム・ホッファー（Abram Hoffer）

1917年にサスカチュワン州（カナダ中西部）の農家に生まれ、最初は農業への関心からサスカチュワン大学で理学士号（農学）、修士号（農芸化学）を取得。ミネソタ大学の大学院に進み、ビタミン（特にビタミンB群とその生理作用）を研究し、ウィニペグ市の小麦製品検査施設でナイアシンの定量技術開発にも携わり、同大学で博士号（生化学）を取得。

栄養学への関心から45年にマニトバ大学で医学研究を開始、トロント大学で臨床医学の教育訓練を受け49年に医師資格（医学博士号/M.D.）を取得。最初は総合診療医になるつもりだったが精神医療に関心が向かう。大学院時代に結婚し、医師研修中に3児に恵まれた。

1950年、サスカチュワン州公衆衛生部に就職し、同州の精神医療体制の"近代化"を推進。翌年に州精神医療サービスの州都レジャイナ市分局に移り、精神医療研究部部長として、従来の"精神分析"を診療の原理に据えた"精神身体医学"偏重の精神医療に、生化学と人体生理学を導入する研究体制の発展に尽力した。彼のオーソモレキュラー精神医学の臨床実践と研究知見はこの時期に土台が築かれた。

州政府の精神医学研究部長を20年近く務めたのち、67年に独立してサスカトゥーン市に精神科クリニックを開業して『統合失調症研究報』（*Journal of Schizophrenia*）を発行。同誌は86年に『オーソモレキュラー医学雑誌』（*Journal of Orthomolecular Medicine*）に改称するが、彼が創始した栄養精神医学の研究発表の場となった。76年にブリティッシュコロンビア州に拠点を移し、2005年まで開業医を続けた。94年には《国際オーソモレキュラー医学会》を創設し、同州ビクトリア市の《オーソモレキュラービタミン情報センター》の所長としても活躍した。2009年、91歳で死去。

生涯に600篇以上の論文と36冊の著作を世に出した。そのうちの1冊は『統合失調症を治す：栄養療法による驚異的回復！』（訳・大沢博、第三文明社、2005年）として邦訳されている。

### アンドリュー・W・ソウル（Andrew W.Saul）

1959年、米国ニューヨーク州ロチェスター生まれ。15歳で大学進学しオーストラリア国立大学とキャンベラ病院で医療関係の教育訓練を受け、19歳でニューヨーク州立大学の学士号（理学）を取得し、西アフリカのガーナ大学・大学院および米国ボストン（マサチューセッツ州）のブリガム病院で研究生活を続けたのち、栄養学とビタミン療法の歴史についての教育啓蒙に人生を捧げる決意を固め、各地での教育機関での講義やコンサルタント活動を続けている。

89年に修士号（理学）を取得し、ニューヨーク州立大学で栄養学・嗜癖患者の回復ケア・健康科学・細胞生物学を、ニューヨーク・カイロプラクティック大学で臨床栄養学を教えてきた。95年には、前例なき行動生物学の哲学博士号（Ph.D）を取得。

1999年にインターネット上に《DoctorYourself.com》を開設し、『*Doctor Yourself Newsletter*』の発行と臨床栄養学の教育啓蒙書の執筆を行い、『*Doctor Yourself: Natural Healing That Works*』、『*Fire Your Doctor! How to Be Independently Healthy*』など14冊の著作がある。

ホッファー医師の『オーソモレキュラー医学雑誌』を編集と執筆の両面で支え、オランダのオーソモレキュラー研究教育誌『*ORTHOmoleculair magazine*』の編集委員であり、2005年には栄養療法の安全性を擁護する証言をカナダ国会で行うとともに、専門家審査を通過した高品質の学術論文の無料公開を目的とした《オーソモレキュラー医学ニュースサービス》を開設し、その編集長に就いた。ゲルソン療法の教育啓蒙機関《米国ゲルソン・インスティテュート》の名誉院長や、オーソモレキュラー医学を実践する医師の研究教育団体である日本の《点滴療法研究会》の国際ボードメンバーとしても活躍している。

訳者
中村篤史（なかむら・あつし）
医師。現在神戸市中央区にて、内科・心療内科・精神科・オーソモレキュラー療法を行う「ナカムラクリニック」を開業している。対症療法ではなく、根本的な原因に目を向けて症状の改善を目指し、オーソモレキュラー医学に基づいた栄養療法を実践している。
［http://www.clnakamura.com/］

オーソモレキュラー医学入門

2019 年 10 月 30 日　初版第 1 刷発行
2022 年 11 月 10 日　第 2 版第 2 刷発行

著　者　エイブラム・ホッファー／アンドリュー・W・ソウル
訳　者　中村篤史
発行者　森下紀夫
発行所　論創社
〒101-0051 東京都千代田区神田神保町 2-23　北井ビル 2F
tel. 03（3264）5254　fax. 03（3264）5232
web. https://www.ronso.co.jp/
振替口座　00160-1-155266

装幀／宗利淳一
組版／フレックスアート
印刷・製本／中央精版印刷
ISBN978-4-8460-1840-5